临床试验精选案例

统计学解读

陈 峰 于 浩 **主编**

编者（按姓名拼音顺序排列）：

柏建岭　陈　峰　黄丽红
刘丽亚　娄冬华　魏永越
荀鹏程　易洪刚　于　浩
曾　平　张汝阳　赵　杨

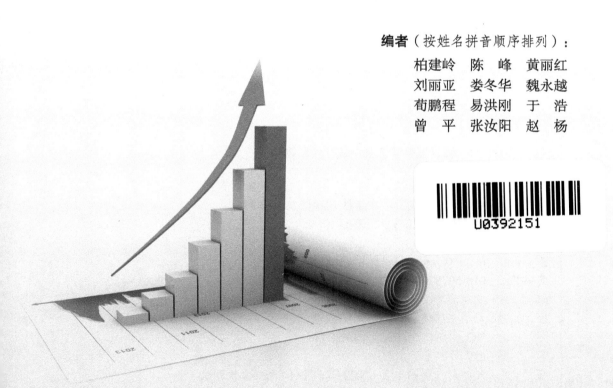

U0392151

人民卫生出版社

图书在版编目（CIP）数据

临床试验精选案例统计学解读 / 陈峰，于浩主编 . —北京：人民卫生出版社，2014

ISBN 978-7-117-20071-4

I.①临… II.①陈… ②于… III.①临床医学 – 试验 – 案例 – 统计分析 IV.①R4-33

中国版本图书馆 CIP 数据核字（2014）第 280536 号

| 人卫社官网 | www.pmph.com | 出版物查询，在线购书 |
| 人卫医学网 | www.ipmph.com | 医学考试辅导，医学数据库服务，医学教育资源，大众健康资讯 |

临床试验精选案例统计学解读

主　　编：陈　峰　于　浩
出版发行：人民卫生出版社（中继线 010-59780011）
地　　址：北京市朝阳区潘家园南里 19 号
邮　　编：100021
E - mail：pmph @ pmph.com
购书热线：010-59787592　010-59787584　010-65264830
印　　刷：北京虎彩文化传播有限公司
经　　销：新华书店
开　　本：787 × 1092　1/16　　印张：27
字　　数：657 千字
版　　次：2015 年 3 月第 1 版　2022 年 6 月第 1 版第 9 次印刷
标准书号：ISBN 978-7-117-20071-4/R · 20072
定　　价：69.00 元

打击盗版举报电话：010-59787491　E-mail：WQ @ pmph.com
（凡属印装质量问题请与本社市场营销中心联系退换）

前 言

　　这是一本结合实际案例介绍临床试验中涉及的统计学方法的专著。从国际顶尖杂志精选了 36 个临床试验案例,以 Ⅱ、Ⅲ 期临床试验为主。全书按照统计设计方法来安排。案例 1 介绍了史上最早的随机对照试验,案例 2~4、6 分别了介绍了单中心、多中心、国际多中心随机双盲安慰剂对照试验,案例 5 是随机开放盲终点对照试验,案例 7 介绍加载试验,案例 8~9 介绍了阳性对照、多剂量平行对照试验,案例 11~14 介绍了临床等效性、非劣效性试验,案例 15~20 介绍了交叉设计、析因设计试验,案例 21~22 介绍了序贯设计,案例 23~24 介绍了多阶段设计,案例 25~29 介绍了几种适应性设计,案例 32~33 介绍了群随机对照和疫苗的临床试验,案例 34~35 介绍了医疗器械的临床试验,最后一个案例介绍了非随机对照试验。此外,案例 4 重点讨论了基线与协变量的处理,案例 5 重点讨论了多重性校正,案例 6 讨论了临床试验的期中分析和独立数据监察委员会,案例 10 介绍了分析人群的不同定义,案例 26 讨论了临床试验中量表的要求,案例 30 讨论了亚组分析,案例 31 讨论了试验的早期终止,案例 33 讨论了替代指标;案例 2 和案例 36 分别介绍了随机对照临床试验报告规范和非随机对照试验报告规范。

　　在案例选择中,我们尽可能兼顾到临床试验的方方面面,用 180 多个问答介绍了目前临床试验中经常遇到的统计学问题。在试验目的上兼顾了探索性试验和确证性试验;研究设计上涉及了经典设计方法(平行组设计、交叉设计、析因设计、序贯设计)和现代方法(适应性试验设计);比较的形式上兼顾了优效性、等效性和非劣效性;主要终点指标兼顾了连续性变量、分类变量、生存变量;统计推断兼顾了区间估计和假设检验;所用统计分析方法兼顾了经典统计方法(t 检验、χ^2 检验、确切概率法、秩和检验等非参数方法、方差 / 协方差分析、多元线性回归、多元 logistic 模型、Poisson/ 负二项模型、Cox 模型、时依 Cox 模型、多重性校正等)和现代统计方法(广义估计方程、多水平模型、随机效应模型、bootstrap 估计、permutation 检验、多重填补等)。并介绍了以连续性变量、二分类变量、生存变量为终点指标的优效性、等效性、非劣效性检验时样本量的估计。

　　对每个案例,在简单介绍完研究的背景、方案、结果与结论后,通过问答形式,就研究中涉及的主要统计学问题进行解读,包括统计设计方法、样本量估计、统计分析方法和结论表达,并就临床试验中可能遇到的相关问题进行讨论。前面案例已经介绍的方法,后面将不再介绍。需要说明的是,每一个临床试验都有遗憾之处,这里精选的 36 个案例,也并非都是完美无瑕的。因此,在介绍完每个案例后,还就每个试验设计、实施或报告中存在的问题进行了分析和讨论。

除个别文章外,本书所选文章大部分是国际顶尖杂志上发表的、PubMed上能够免费获得原文的。附录一中列出了所有案例在PubMed上的编号,读者在PubMed网站上输入相应的编号,即可查到原文。有些研究发表了多篇文章,但本书仅选其中之一进行介绍。

本书不是教科书,在统计学方法的介绍上缺乏系统性。本书按照临床试验中的统计设计方法编排,结合用案例介绍统计方法,每一种设计、每个统计分析方法、统计图表都有其应用的背景,易于理解,便于学习,利于模仿。

荀鹏程、魏永越、柏建岭帮助筛选案例;张汝阳编写了书中所有SAS程序;江苏省中医院孙雪梅教授审阅了书稿,纠正了书稿中很多错误的医学表达。在此一并表示感谢。

本书目标读者为临床各科医生、从事临床医学科研的研究人员、高等院校及临床各科学生、医药企业临床研究相关人员、生物统计工作者,也可以作为生物统计学、医学科研设计与分析课程的教学参考书。

由于作者水平和认识有限,错缪之处在所难免,有些观点不一定正确,敬祈国内外同行及广大读者批评指正。

陈　峰　于　浩
2014 年 10 月于南京医科大学公共卫生学院

目　录

1　链霉素治疗肺结核——历史上第一个随机对照临床试验 ·········· 1

1.1　试验方案简介 ·· 1
1.2　主要结果与结论 ·· 2
1.3　统计学解读 ·· 3
　　Q1.1　临床研究设计的基本原则是什么？ ·························· 3
　　Q1.2　临床试验中为什么要随机化？ ······························ 3
　　Q1.3　临床试验中为什么要设立对照组？ ·························· 7
　　Q1.4　临床试验中为什么要重复？ ································· 9
1.4　统计学评价 ·· 9

2　硝酸甘油药膏对绝经后女性骨骼密度与强度的作用——
**　单中心随机对照试验** ·· 11

2.1　试验方案简介 ··· 11
2.2　主要结果与结论 ··· 13
2.3　统计学解读 ··· 16
　　Q2.1　什么是偏倚？ ··· 16
　　Q2.2　什么是盲法？ ··· 16
　　Q2.3　安慰剂的作用是什么？ ····································· 17
　　Q2.4　临床试验中为什么要分主要指标与次要指标？ ··············· 17
　　Q2.5　不良事件与不良反应有什么区别？ ·························· 17
　　Q2.6　两均数比较时如何估计样本量？ ···························· 18
　　Q2.7　如何对两组均数进行假设检验？ ···························· 18
　　Q2.8　如何估计两组均数之差的 95% 可信区间？ ·················· 20
　　Q2.9　变量变换有什么作用？ ····································· 20
　　Q2.10　什么是缺失值的 LOCF 填补法？ ·························· 20
　　Q2.11　临床试验统计分析报告应该包含哪些主要内容？ ············ 21

　　　　Q2.12　在国际期刊发表临床试验报告有哪些要求？ …………………… 21
　　2.4　统计学评价 ……………………………………………………………… 23

3　依法利珠单抗治疗斑块状银屑病——多中心随机对照试验 …………… 25
　　3.1　试验方案简介 …………………………………………………………… 25
　　3.2　主要结果与结论 ………………………………………………………… 27
　　3.3　统计学解读 ……………………………………………………………… 30
　　　　Q3.1　如何用确切概率法估计总体率的可信区间？ ………………… 30
　　　　Q3.2　如何用确切概率法进行组间率的比较？ ……………………… 31
　　　　Q3.3　如何用确切概率法估计组间率差的可信区间？ ……………… 32
　　　　Q3.4　用确切概率法比较两个率时如何估计样本量？ ……………… 32
　　　　Q3.5　$k:1$ 分配比例对总样本量有何影响？ ……………………… 33
　　　　Q3.6　什么是 Wilcoxon 秩和检验？ ………………………………… 34
　　　　Q3.7　什么是分层随机化？ …………………………………………… 35
　　　　Q3.8　如何评价和处理中心效应？ …………………………………… 35
　　3.4　统计学评价 ……………………………………………………………… 38

4　利莫那班治疗动脉粥样硬化——国际多中心随机对照试验 …………… 40
　　4.1　试验方案简介 …………………………………………………………… 40
　　4.2　主要结果与结论 ………………………………………………………… 43
　　4.3　统计学解读 ……………………………………………………………… 50
　　　　Q4.1　什么是方差分析？ ……………………………………………… 51
　　　　Q4.2　什么是协变量？ ………………………………………………… 52
　　　　Q4.3　什么是协方差分析？ …………………………………………… 52
　　　　Q4.4　如何处理临床试验中的基线？ ………………………………… 53
　　　　Q4.5　如何进行缺失数据的多重填补？ ……………………………… 53
　　　　Q4.6　什么是 χ^2 检验？ ……………………………………………… 55
　　　　Q4.7　什么是交互式语音应答系统？ ………………………………… 56
　　　　Q4.8　什么是 MedDRA？ …………………………………………… 57
　　4.4　统计学评价 ……………………………………………………………… 57

5　二十碳五烯酸与冠脉事件——PROBE 设计 …………………………… 59
　　5.1　试验方案简介 …………………………………………………………… 59
　　5.2　主要结果与结论 ………………………………………………………… 61
　　5.3　统计学解读 ……………………………………………………………… 64
　　　　Q5.1　什么是 PROBE 设计？ ………………………………………… 64

Q5.2　什么是区组随机化? ··· 64

Q5.3　什么是生存资料? ·· 64

Q5.4　生存资料有哪些常用的分析方法? ·························· 65

Q5.5　什么是 Kaplan-Meier 法? ····································· 65

Q5.6　什么是 log-rank 检验? ··· 65

Q5.7　什么是 Cox 比例风险模型? ·································· 65

Q5.8　生存分析如何估计样本量? ·································· 66

Q5.9　什么是重复测量方差分析? ·································· 67

Q5.10　什么是多重性问题? ··· 68

Q5.11　什么时候需要校正多重性? ································· 69

5.4　统计学评价 ··· 70

6　普萘洛尔治疗急性心肌梗死——临床试验的期中分析 ·············· 72

6.1　试验方案简介 ··· 72

6.2　主要结果与结论 ·· 74

6.3　统计学解读 ··· 75

Q6.1　什么是期中分析? ·· 75

Q6.2　为什么期中分析要调整 α? ··································· 76

Q6.3　期中分析时如何调整 α? ······································ 76

Q6.4　什么是 Pocock 法? ··· 76

Q6.5　什么是 O'Brien-Fleming 法? ································ 77

Q6.6　什么是 Peto 法? ··· 77

Q6.7　什么是 Lan-DeMets 的 α 消耗函数? ···················· 77

Q6.8　什么是数据监察委员会? ······································ 78

Q6.9　数据监察委员会章程包含哪些内容? ····················· 80

6.4　统计学评价 ··· 80

7　介入治疗后早期和持续地口服氯吡格雷——加载试验 ·············· 82

7.1　试验方案简介 ··· 82

7.2　主要结果与结论 ·· 84

7.3　统计学解读 ··· 89

Q7.1　什么是加载试验? ·· 89

Q7.2　什么是 RRR? ··· 89

Q7.3　两个率比较时如何估计样本量? ···························· 90

7.4　统计学评价 ··· 91

8 普拉格雷与氯吡格雷治疗急性冠脉综合征——多中心随机阳性对照试验 ········· 93

8.1 试验方案简介 ··· 93

8.2 主要结果与结论 ··· 95

8.3 统计学解读 ··· 99

　　Q8.1 什么是双盲双模拟？ ··· 99

　　Q8.2 什么是 Anderson-Gill 模型？ ·································· 100

　　Q8.3 什么是时依 Cox 比例风险模型？ ···························· 104

8.4 统计学评价 ··· 105

9 达格列嗪治疗 2 型糖尿病——多剂量平行对照试验 ···························· 107

9.1 试验方案简介 ·· 107

9.2 主要结果与结论 ·· 110

9.3 统计学解读 ··· 113

　　Q9.1 如何进行临床试验的剂量筛选？ ······························· 113

　　Q9.2 如何检验剂量反应关系的总趋势？ ····························· 114

　　Q9.3 如何确定剂量反应关系评价中的最优剂量？ ·················· 116

　　Q9.4 什么是 logistic 回归？ ··· 119

9.4 统计学评价 ··· 120

10 扎那米韦治疗 A 型和 B 型流感——分析人群的定义 ························· 122

10.1 试验方案简介 ··· 122

10.2 主要结果与结论 ·· 124

10.3 统计学解读 ··· 125

　　Q10.1 临床试验中有哪些常用的数据集？ ··························· 125

　　Q10.2 什么是细菌 / 病毒阳性分析人群？ ·························· 127

　　Q10.3 什么是 Hodges-Lehmann 估计？ ··························· 127

　　Q10.4 什么是 van Elteren 检验？ ·································· 128

　　Q10.5 什么是 bootstrap 估计？ ···································· 128

10.4 统计学评价 ··· 129

11 三联抗 HIV 逆转录病毒治疗——临床等效性试验 ···························· 131

11.1 试验方案简介 ··· 131

11.2 主要结果与结论 ·· 133

11.3 统计学解读 ··· 135

　　　Q11.1　什么是等效性？ ·· 135
　　　Q11.2　临床等效与生物等效有何区别？ ························· 135
　　　Q11.3　常用的等效性检验方法有哪些？ ························· 136
　　　Q11.4　如何确定临床等效性界值？ ······························ 137
　　　Q11.5　如何确定等效性试验所需样本量？ ····················· 138
　　　Q11.6　什么是 AUC，如何确定 AUC 的 95%CI？ ············· 139
　　11.4　统计学评价 ··· 139

12　HIV 抗病毒治疗中两种监测方案的比较——临床非劣效性试验 ······ 141
　　12.1　试验方案简介 ··· 141
　　12.2　主要结果与结论 ·· 142
　　12.3　统计学解读 ··· 144
　　　Q12.1　什么是非劣效性临床试验？ ······························ 144
　　　Q12.2　如何确定非劣效性界值？ ································· 144
　　　Q12.3　常用的非劣效性分析方法有哪些？ ····················· 145
　　　Q12.4　如何确定非劣效性研究所需样本量？ ··················· 146
　　　Q12.5　期中分析的Ⅰ类错误控制方法有哪些？ ················ 147
　　12.4　统计学评价 ··· 148

13　超长效德谷胰岛素与甘精胰岛素治疗 1 型糖尿病——
　　临床非劣效性试验 ··· 149
　　13.1　试验方案简介 ··· 149
　　13.2　主要结果与结论 ·· 151
　　13.3　统计学解读 ··· 152
　　　Q13.1　什么是负二项回归？ ······································· 152
　　　Q13.2　什么是 post-hoc 检验？ ··································· 153
　　　Q13.3　什么是多个终点指标的顺序检验？ ····················· 154
　　13.4　统计学评价 ··· 154

14　奈韦拉平联合齐多夫定预防 HIV-1 母婴传播——
　　三臂自适应非劣效试验 ·· 156
　　14.1　试验方案简介 ··· 156
　　14.2　主要结果与结论 ·· 158
　　14.3　统计学解读 ··· 161
　　　Q14.1　非劣效是指试验药不比阳性对照药差吗？ ············· 161
　　　Q14.2　非劣效设计中，α 应取 0.05 还是 0.025？ ·············· 161

　　　　Q14.3　三臂非劣效试验是不是最优的非劣效试验设计？ ……………… 161
　　　　Q14.4　非劣效试验的分析应针对 ITT 人群还是 PP 人群进行？ ……… 161
　　14.4　统计学评价 …………………………………………………………… 161

15　**HD203 与依那西普的生物相似性——2×2 交叉试验** ………… 163
　　15.1　试验方案简介 ………………………………………………………… 163
　　15.2　主要结果与结论 ……………………………………………………… 165
　　15.3　统计学解读 …………………………………………………………… 166
　　　　Q15.1　什么是交叉设计？ ……………………………………………… 166
　　　　Q15.2　什么是洗脱期？ ………………………………………………… 167
　　　　Q15.3　什么是滞后效应？ ……………………………………………… 167
　　　　Q15.4　交叉设计与平行设计、配对设计的区别？ …………………… 168
　　　　Q15.5　交叉设计有哪些条件和优缺点？ ……………………………… 169
　　　　Q15.6　如何分析 2×2 交叉试验设计的资料？ ……………………… 169
　　　　Q15.7　交叉设计的样本量如何估计？ ………………………………… 171
　　　　Q15.8　生物制品的生物相似性与化学药品的生物等效性有何区别？ … 174
　　15.4　统计学评价 …………………………………………………………… 175

16　**氧吸入与丛集性头痛——多阶段重复交叉设计** ……………… 178
　　16.1　试验方案简介 ………………………………………………………… 178
　　16.2　主要结果与结论 ……………………………………………………… 180
　　16.3　统计学解读 …………………………………………………………… 183
　　　　Q16.1　什么是多阶段重复交叉设计？ ………………………………… 183
　　　　Q16.2　为什么要采用高阶交叉设计？ ………………………………… 184
　　　　Q16.3　FDA 为什么推荐只有两种用药顺序组的高阶交叉设计？ …… 186
　　　　Q16.4　什么是多水平模型？ …………………………………………… 187
　　　　Q16.5　如何分析滞后效应？ …………………………………………… 190
　　16.4　统计学评价 …………………………………………………………… 191

17　**山楂提取物治疗高血压——4×4 交叉设计** …………………… 194
　　17.1　试验方案简介 ………………………………………………………… 194
　　17.2　主要结果与结论 ……………………………………………………… 196
　　17.3　统计学解读 …………………………………………………………… 198
　　　　Q17.1　什么是 Williams 设计？ ……………………………………… 198
　　　　Q17.2　4×4 交叉设计的资料如何进行统计分析？ ………………… 199
　　　　Q17.3　建立剂量反应关系时如何估计样本量？ ……………………… 200

17.4　统计学评价 …………………………………………………………………… 201

18　维生素 E 与前列腺癌风险——2×2 析因试验 …………………… 203
18.1　试验方案简介 ………………………………………………………………… 203
18.2　主要结果与结论 ……………………………………………………………… 205
18.3　统计学解读 …………………………………………………………………… 208
　　Q18.1　什么是析因设计？ …………………………………………………… 208
　　Q18.2　什么是主效应？单独效应？联合效应？ …………………………… 208
　　Q18.3　什么是交互作用？ …………………………………………………… 208
　　Q18.4　什么是相加和相乘交互作用？ ……………………………………… 209
　　Q18.5　什么是交互作用的阶数？ …………………………………………… 209
　　Q18.6　析因设计的生存分析资料如何分析？ ……………………………… 209
　　Q18.7　如何估计析因设计的生存分析资料的样本含量？ ………………… 210
18.4　统计学评价 …………………………………………………………………… 210

19　利格列汀、二甲双胍与 2 型糖尿病——2×3 析因试验 ………… 213
19.1　试验方案简介 ………………………………………………………………… 213
19.2　主要结果与结论 ……………………………………………………………… 215
19.3　统计学解读 …………………………………………………………………… 218
　　Q19.1　什么是不完全析因设计？ …………………………………………… 218
　　Q19.2　如何分析不完全析因设计资料？ …………………………………… 218
　　Q19.3　什么是多重比较的顺序检验程序？ ………………………………… 219
　　Q19.4　什么是 FWER？ ……………………………………………………… 219
　　Q19.5　临床试验中有哪些常用的控制 FWER 的方法？ …………………… 219
19.4　统计学评价 …………………………………………………………………… 220

20　氨氯地平、阿托伐他汀与高血压及血脂异常——3×5 析因试验 ………… 222
20.1　试验方案简介 ………………………………………………………………… 222
20.2　主要结果与结论 ……………………………………………………………… 224
20.3　统计学解读 …………………………………………………………………… 227
　　Q20.1　如何对析因设计的资料进行协方差分析？ ………………………… 227
　　Q20.2　进行协方差分析需要具备哪些条件？ ……………………………… 227
　　Q20.3　什么是多重比较的逐步向下程序？ ………………………………… 227
20.4　统计学评价 …………………………………………………………………… 228

21 长春瑞滨和氟尿嘧啶联合治疗晚期乳腺癌——成组序贯临床试验 …… 230

    21.1 试验方案简介 ……………………………………………………… 230

    21.2 主要结果与结论 ………………………………………………… 231

    21.3 统计学解读 ……………………………………………………… 232

        Q21.1 什么是成组序贯试验? …………………………………… 232

        Q21.2 如何进行无对照成组序贯试验设计? …………………… 233

    21.4 统计学评价 ……………………………………………………… 234

22 除颤器与冠状动脉病变患者的生存期——序贯试验 ……………… 236

    22.1 试验方案简介 ……………………………………………………… 236

    22.2 主要结果与结论 ………………………………………………… 238

    22.3 统计学解读 ……………………………………………………… 239

        Q22.1 序贯试验有哪些设计类型? ……………………………… 239

        Q22.2 序贯设计后如何进行数据分析? ………………………… 239

    22.4 统计学评价 ……………………………………………………… 240

23 阿西替尼治疗晚期非小细胞肺癌——无对照二阶段试验 ………… 241

    23.1 试验方案简介 ……………………………………………………… 242

    23.2 主要结果与结论 ………………………………………………… 243

    23.3 统计学解读 ……………………………………………………… 245

        Q23.1 什么是无对照二阶段设计? ……………………………… 245

        Q23.2 二阶段设计如何估计样本量? …………………………… 247

        Q23.3 二阶段设计适用于什么条件? …………………………… 252

        Q23.4 二阶段设计需要考虑 α 校正吗? ………………………… 252

        Q23.5 按照二阶段设计的临床试验是否可被批准上市? ……… 252

    23.4 统计学评价 ……………………………………………………… 253

24 贝伐单抗联合卡培他滨治疗晚期肝癌——无对照三阶段试验 ……… 254

    24.1 试验方案简介 ……………………………………………………… 254

    24.2 主要结果与结论 ………………………………………………… 256

    24.3 统计学解读 ……………………………………………………… 258

        Q24.1 什么是三阶段设计? ……………………………………… 258

        Q24.2 Ensign 三阶段设计的基本思想是什么? ………………… 259

        Q24.3 如何选择单阶段、二阶段和三阶段设计? ……………… 265

        Q24.4 如何选择 Simon 的最优设计和 Ensign 设计? ………… 265

24.4 统计学评价 ··· 266

25 马立马司他治疗转移性乳腺癌——适应性设计 ·············· 267

25.1 试验方案简介 ··· 267
25.2 主要结果与结论 ··· 269
25.3 统计学解读 ·· 272
    Q25.1 什么是适应性设计？ ·· 272
    Q25.2 什么时候需要改变分组概率？ ······························· 273
    Q25.3 临床试验中有哪些适应性分组方法？ ························· 274
    Q25.4 如何进行样本量再估计？ ···································· 275
    Q25.5 什么是两阶段适应性设计？ ·································· 276
    Q25.6 什么是分层 Cox 模型？ ····································· 277
    Q25.7 什么是分层 log-rank 检验？ ································ 278
25.4 统计学评价 ·· 279

26 氟维司群与阿那曲唑治疗晚期乳腺癌——剂量筛选的适应性试验 ······ 282

26.1 试验方案简介 ··· 282
26.2 主要结果与结论 ··· 284
26.3 统计学解读 ·· 287
    Q26.1 什么是剂量筛选的适应性设计？ ····························· 288
    Q26.2 如何进行 Ⅱ / Ⅲ 期无缝设计剂量筛选？ ····················· 288
    Q26.3 什么是肿瘤病人生存质量 "FACT" 量表？ ···················· 289
    Q26.4 如何考评一个量表使其用于临床试验结果的评价？ ············ 290
26.4 统计学评价 ·· 292

27 卡培他滨辅助治疗早期乳腺癌——Bayes 适应性设计 ·············· 294

27.1 试验方案简介 ··· 294
27.2 主要结果与结论 ··· 296
27.3 统计学解读 ·· 298
    Q27.1 什么是条件把握度？ ·· 298
    Q27.2 什么是预测概率？ ·· 300
    Q27.3 什么是 Bayes 预测概率？ ···································· 302
    Q27.4 何时进行期中分析？ ·· 302
    Q27.5 什么是 Wald 检验？ ··· 302
27.4 统计学评价 ·· 303

28 索拉非尼治疗转移性肾细胞癌——随机撤药试验 ················· 305

28.1 试验方案简介 ·· 305

28.2 主要结果与结论 ·· 306

28.3 统计学解读 ·· 308

    Q28.1 什么是随机撤药试验? ···························· 308

    Q28.2 如何分析随机撤药试验资料? ···················· 309

    Q28.3 如何评价随机撤药试验? ························ 309

28.4 统计学评价 ·· 309

29 阿立哌唑辅助抗抑郁治疗——随机序贯安慰剂平行对照试验 ····· 311

29.1 试验方案简介 ·· 311

29.2 主要结果与结论 ·· 314

29.3 统计学解读 ·· 315

    Q29.1 什么是序贯安慰剂平行对照设计? ················ 315

    Q29.2 如何分析序贯安慰剂平行对照试验资料? ·········· 317

    Q29.3 如何评价序贯安慰剂平行对照设计? ·············· 318

29.4 统计学评价 ·· 318

30 替卡格雷减少急性冠脉综合征患者的心血管事件——亚组分析 ······· 320

30.1 试验方案简介 ·· 320

30.2 主要结果与结论 ·· 322

30.3 统计学解读 ·· 328

    Q30.1 什么是亚组分析? ································ 328

    Q30.2 如何正确看待亚组分析的结果? ·················· 329

    Q30.3 进行亚组分析有哪些统计学考虑? ················ 330

    Q30.4 如何规范报告亚组分析的结果? ·················· 331

30.4 统计学评价 ·· 332

31 静注钙/镁减少奥沙利铂诱发的感觉神经毒性——试验的早期终止 ····· 334

31.1 试验方案简介 ·· 334

31.2 主要结果与结论 ·· 336

31.3 统计学解读 ·· 337

    Q31.1 什么时候可以早期终止临床试验? ················ 337

    Q31.2 早期终止临床试验有哪些优缺点? ················ 337

    Q31.3 早期终止临床试验有哪些统计学考虑? ············ 338

31.4　统计学评价 ……………………………………………………………… 339

32　2 型糖尿病患者的健康教育和自我管理程序的有效性—— 群随机对照试验 …………………………………………………………… 341

32.1　试验方案简介 ………………………………………………………… 341
32.2　主要结果与结论 ……………………………………………………… 342
32.3　统计学解读 …………………………………………………………… 345
　　　Q32.1　什么是群随机对照试验？ ………………………………… 345
　　　Q32.2　基于群随机样本的研究如何估计样本量？ …………… 346
　　　Q32.3　什么是广义估计方程？ …………………………………… 346
32.4　统计学评价 …………………………………………………………… 348

33　Vi 伤寒疫苗的有效性和安全性——群随机对照试验 …………… 350

33.1　试验方案简介 ………………………………………………………… 350
33.2　主要结果与结论 ……………………………………………………… 352
33.3　统计学解读 …………………………………………………………… 354
　　　Q33.1　疫苗临床试验的特点是什么？ ………………………… 354
　　　Q33.2　疫苗人群试验的研究指标是什么？ …………………… 355
　　　Q33.3　什么样的指标可以作为替代指标？ …………………… 356
　　　Q33.4　基于群随机样本的研究如何估计样本量？ …………… 357
　　　Q33.5　流行病学调查在疫苗群随机试验中有何作用？ ……… 357
33.4　统计学评价 …………………………………………………………… 358

34　氢氟烷抛射剂加压计量吸入器治疗哮喘——器械的临床试验 ………… 359

34.1　试验方案简介 ………………………………………………………… 359
34.2　主要结果与结论 ……………………………………………………… 361
34.3　统计学解读 …………………………………………………………… 363
　　　Q34.1　什么是医疗器械？ ………………………………………… 363
　　　Q34.2　医疗器械上市前也要进行临床试验吗？ …………… 364
　　　Q34.3　医疗器械临床试验中有哪些统计学考虑？ ………… 364
34.4　统计学评价 …………………………………………………………… 364

35　颈动脉支架术联合栓塞保护性治疗的上市后研究——单组目标值法 … 366

35.1　试验方案简介 ………………………………………………………… 366
35.2　主要结果与结论 ……………………………………………………… 367

35.3 统计学解读 ··· 370
    Q35.1 什么是靶值？什么是单组目标值？ ··················· 370
    Q35.2 单组目标值试验中如何估计样本量？ ··············· 371
    Q35.3 什么时候采用单组设计？ ······························ 372
    Q35.4 如何对 OPC 进行统计推断？ ························· 373
    Q35.5 单组目标设计方法需要注意哪些问题？ ··········· 373
35.4 统计学评价 ··· 373

36　体外膜肺氧合对严重 H1N1 甲型流感患者的疗效——非随机对照试验 ····· 375
36.1 试验方案简介 ·· 375
36.2 主要结果与结论 ··· 376
36.3 统计学解读 ··· 378
    Q36.1 什么是个体匹配？ ······································ 378
    Q36.2 什么是倾向指数匹配？ ································· 379
    Q36.3 什么是多元匹配法？ ···································· 379
    Q36.4 什么是倾向指数分层法？ ······························ 380
    Q36.5 什么是倾向指数校正法？ ······························ 380
    Q36.6 非随机对照临床试验有哪些统计学考虑？ ··········· 381
    Q36.7 发表非随机对照研究有哪些要求？ ···················· 381
36.4 统计学评价 ··· 383

附录

附录一　案例原文 PubMed 文献编号一览表 ····················· 385
附录二　样本量估计方法索引 ····································· 386
附录三　ICH E9：临床试验统计学指导原则 ······················ 387

Case 1

链霉素治疗肺结核
——历史上第一个随机对照临床试验

作为开篇,有必要介绍一下历史上第一个随机对照试验(randomized controlled trial,RCT),即 1948 年 Geoffrey Marshall 等在英国医学会会刊(British Medical Journal,BMJ)上发表的应用链霉素治疗肺结核的随机对照临床试验。

由于发现了有史以来第一种对抗细菌传染病的灵丹妙药——青霉素(Penicillin),弗莱明、弗洛里、钱恩三人分享了 1945 年诺贝尔医学奖。但是青霉素对许多种病菌并不起作用,包括肺结核的病原体——结核杆菌。肺结核是对人类危害最大的传染病之一,在进入 20 世纪后,仍有大约 1 亿人死于肺结核,包括契诃夫、劳伦斯、奥威尔、鲁迅等这些著名作家均因肺结核而过早去世。1946 年以前,世界各国医生都曾经尝试过多种治疗肺结核的方法,但是没有发现一种真正有效的疗法,患上结核病就意味着被判了死刑。

1946 年 2 月 22 日,美国 Rutgers 大学教授 Selman A. Waksman 宣布其实验室发现了第二种应用于临床的抗生素——链霉素(streptomycin)。这是一种氨基葡萄糖型抗生素。1943 年由 Waksman 的博士生 Albert Schatz 从链霉菌中析离得到,成为继青霉素后第二个生产并用于临床的抗生素。它的抗结核杆菌的特效作用,开创了结核病治疗的新纪元。从此,人类在遭受结核杆菌肆虐几千年后终于迎来了希望的曙光。而决定性的研究是 1947 年 Geoffrey Marshall 等进行的一项临床试验,其结果发表在 1948 年的 BMJ 上。

1.1 试验方案简介

该研究是在英国医学研究会领导下开展的世界上第一个临床随机对照试验,肯定了链霉素治疗肺结核的疗效。其中,统计学家 Hill AB 对于临床试验起了科学的引领作用,从根本上改进了临床研究的质量。例如,随机分组思想的运用人为控制了混杂因素,而盲法评价的实施减少了偏倚,对于治疗性研究的正确开展有着不可估量的影响,开创了临床随机对照试验新纪元。

1.1.1 试验目的

评价链霉素治疗肺结核的有效性和安全性。

1.1.2　目标人群

经细菌学确诊的、年龄 15~25 岁（后放宽至 30 岁），不宜采用虚脱疗法（collapse therapy）的双侧急性进行性原发型肺结核患者（排除了陈旧性肺结核、结核空洞患者）。

1.1.3　研究设计方法

本研究采用：多中心、随机、空白平行对照设计。

1.1.4　随机分组及治疗方法

采用按中心、性别分层的随机化。首先用随机数字表产生若干个随机数，按照事先制定的规则将随机数对应于相应的分组，并把每个随机数的分组结果用专用信封密封编号。受试者筛选合格后，依次打开信封，获得分组结果。本试验是单盲的，受试者不知道自己所在的组别，事实上，本研究并没有获得受试者知情同意。

试验组：接受链霉素治疗并卧床休息；

对照组：卧床休息（当时除了卧床休息，别无他法）。

1.1.5　评价指标

主要疗效指标：治疗后 6 个月的生存率，以及 6 个月时根据胸部 X 片评价的明显改善率。

次要疗效指标：治疗后身体一般状况，体温、体重、血沉等的变化，以及女性月经情况等。

安全性评价：原文中没有提及样本量是如何估计的，也没有提及使用的是何种假设检验方法，只提供了假设检验的 P 值。

1.2　主要结果与结论

试验从 1947 年 1 月到 9 月，共入组 109 名受试者，其中 2 名在正式接受治疗前死亡。最终分析集为 107 名受试者，其中试验组 55 人，对照组 52 人。入组时的基本情况见表 1-1。

表 1-1　试验组和对照组入组时的基本情况

观察指标及分级		试验组（n=55）	对照组（n=52）
一般身体状况			
	好	8	8
	一般	17	20
	差	30	24
第一周夜间最高体温（℃）			
	36.70~37.15	3	4
	37.20~37.75	13	12
	37.80~38.25	15	17
	38.3~	24	19

续表

观察指标及分级		试验组（n=55）	对照组（n=52）
血沉（魏氏法，mm/h）△			
	0~10	0	0
	11~20	3	2
	21~50	16	20
	51~	36	29

△ 对照组中有一人未检测血沉。

经 6 个月的治疗，主要疗效见表 1-2。其中，试验组 6 个月的生存率为 93%，而对照组为 73%，$P<0.01$；试验组 6 个月的明显改善率为 51%，而对照组为 8%，$P<10^{-6}$。

可见，链霉素治疗肺结核，可使患者症状明显改善，并减少死亡率。

表 1-2　治疗 6 个月后的主要疗效

组别	转归					
	明显改善	改善	稳定	恶化	明显恶化	死亡
试验组	28 (51%)	10 (18%)	2 (4%)	5 (9%)	6 (11%)	4 (7%)
对照组	4 (8%)	13 (25%)	3 (6%)	12 (23%)	6 (11%)	14 (27%)

1.3　统计学解读

Q1.1　临床研究设计的基本原则是什么？

作为第一个随机对照临床试验，虽然（按照现在的评价标准）有些方面考虑不周、设计不规范，例如，缺乏样本量的估计，还没有考虑到受试者"知情同意"，对多个主要疗效指标的假设检验没有考虑多重比较问题等，但是，它遵循了研究设计的基本原则——随机、对照、重复。

Q1.2　临床试验中为什么要随机化？

为了使各对比组间在大量不可控制的非研究因素的分布方面尽量保持均衡一致，统计学采取的重要措施就是随机分组（random allocation），又称随机化（randomization）。这是临床试验设计的第一原则。

随机化应贯穿于研究设计和实施的全过程，具体体现每个研究对象被分配到某处理组的机会相同，保证研究对象在各处理组间尽可能均衡一致，以保持各组间的可比性。

随机化是避免偏性的常用方法，通常用的抽签法和掷硬币法就是最原始的简单随机化方法。在科学实验中随机化是通过随机数（random number）实现的。获得随机数的方法一般有两种，即随机数字表和计算机的随机数发生器。

　　临床试验中,一般用计算机程序产生随机数。大多数统计学软件都提供了随机数函数,用于产生随机数。计算机产生的随机数是$(0,1)$区间上均匀分布的随机变量,取值r在0到$1(0<r<1)$。产生一个随机数即是在$(0,1)$上无数个实数中随机抽取一个数,运用时一般需事先指定一个种子数(seed)。今在SAS(version 9.1.3)中指定种子数为本章写作的日期:20130303,即可产生24个随机数如表1-3。

表1-3　24个随机数及完全随机分配结果

编号	随机数	分组		编号	随机数	分组	
1	0.57418	对照组	B	13	0.05595	试验组	A
2	0.78294	对照组	B	14	0.88783	对照组	B
3	0.42834	试验组	A	15	0.23186	试验组	A
4	0.32922	试验组	A	16	0.54812	对照组	B
5	0.13802	试验组	A	17	0.91528	对照组	B
6	0.74155	对照组	B	18	0.51927	试验组	A
7	0.27819	试验组	A	19	0.64016	对照组	B
8	0.48295	试验组	A	20	0.98011	对照组	B
9	0.83516	对照组	B	21	0.29287	试验组	A
10	0.85339	对照组	B	22	0.69652	对照组	B
11	0.07927	试验组	A	23	0.53066	试验组	A
12	0.32994	试验组	A	24	0.57296	对照组	B

　　临床试验中的随机分组就是根据所产生的随机数以及分组规则进行的。如果想将24个受试者按照1∶1完全随机分为试验组(A)和对照组(B),可事先规定分组规则为:24个随机数中12个小一点的数字对应为试验组,而12个大一点的数字对应为对照组。则根据上述24个随机数的大小即分组规则,分组结果见表1-3。这样两组的例数是相等的。当然,也可以事先规定分组规则为:12个大一点的数字对应为试验组,而12个小一点的数字对应为对照组。

　　如果欲按照2∶1的比例将24个受试者完全随机分为试验组和对照组,则可以事先规定分组规则:按照随机数的大小,前16个小数字对应为试验组,而后8个大一点的数字对应为对照组。不难推广到$k∶1$的情况。

　　同一版本的相同软件用相同种子数所产生的随机数是一样的,这在统计学上称为重现性(reappearance),而不同软件或者同一软件的不同版本由于随机数发生器的算法不尽相同,所得结果可能也不一样。计算机产生的随机数不是完全随机(completely random)的,因为在给定种子数后,原来产生的随机数可以重现,这不符合随机数的"不可预测性",但是,它具有随机数的其他性质:独立、同均匀分布,因此由计算机产生的随机数又称为伪随机数(pseudo-random number)。为了防止有人"预测",在双盲随机对照临床试验中,随机数、随机分组的规则和分组结果,以及生产随机数的种子数都是保密的。

Fisher RA 于 1925 年在他的著作中首次提出随机化,在之后的文章以及 1935 年的著作《实验设计(The Design of Experiments)》中进一步作了系统阐述。Fisher 指出:随机化是应用假设检验的前提条件,从理论上说明其重要性和必要性,并大量应用于农田实验中。Hill AB 在 1937 年的著作《医学统计学原理(Principles of Medical Statistics)》中从实际应用的角度阐述了临床试验中设置对照组的必要性,以及随机化对于临床对照试验的重要性,指出:随机分组摆脱了人为的控制,避免了主观因素的干扰。并多次强调,严格遵循随机化是临床试验的必要条件。1990 年,93 岁的 Hill 在回忆录中说:自 1937 年我的著作出版后,我一直在寻找机会将随机化应用于临床试验,10 年后机会终于来了,而我也早已准备好了。

若将 150 个样本按 1:2 随机分为 A、B 两组,可通过如下 SAS 程序的 DATA 步或 PLAN 步实现。

```
* 产生 150 个供随机分组的样本 ;
DATA TempDs;
    * 样本量设为 150;
    * 第 1 组样本量 : 第 2 组样本量 =1:2;
    DO ID=1 TO 150;
        * 前 50 个为第 1 组,余 100 个为第 2 组 ;
        IF ID<=50 THEN GROUP=1;
        ELSE GROUP=2;
        OUTPUT;
    END;
RUN;


* 指定随机种子数为 20130303,开始随机分组 ;
PROC PLAN SEED=20130303;
    FACTORS ID=150 ORDERED
            GROUP=2 RANDOM/NoPrint;
    OUTPUT DATA=TempDs OUT=ResultDs;
RUN;
```

Hill 首次提出并运用限制性随机(restricted randomization),又称区组随机化(permuted blocks, or block randomization),目的是使在临床试验进程的任何时候,各组间的例数接近相等。例如,将 24 名受试者按照 1:1 用区组随机的方法分为试验组(A)和对照组(B),可事先规定区组大小为 4,分组规则为:每个区组中,2 个小一点的数字对应为试验组,而 2 个大一点的数字对应为对照组。则在任何一个区组内,4 名受试者一定有 2 个在试验组,另外 2 个在对照组。仍沿用前一个随机数的例子,结果见表 1-4。

表 1-4　24 个随机数及区组随机分配结果[区组大小为 4]

编号	随机数	分组		编号	随机数	分组	
1	0.57418	对照组	B	13	0.05595	试验组	A
2	0.78294	对照组	B	14	0.88783	对照组	B
3	0.42834	试验组	A	15	0.23186	试验组	A
4	0.32922	试验组	A	16	0.54812	对照组	B
5	0.13802	试验组	A	17	0.91528	对照组	B
6	0.74155	对照组	B	18	0.51927	试验组	A
7	0.27819	试验组	A	19	0.64016	试验组	A
8	0.48295	试验组	A	20	0.98011	对照组	B
9	0.83516	对照组	B	21	0.29287	试验组	A
10	0.85339	对照组	B	22	0.69652	对照组	B
11	0.07927	试验组	A	23	0.53066	试验组	A
12	0.32994	试验组	A	24	0.57296	对照组	B

　　该法也可用于多中心的随机化,和/或控制预后因素。对于区组化随机后的资料,按 Fisher 的观点是要对区组效应进行分析的,而 Hill 则认为临床试验中不用考虑随机区组的效应,因为这个效应是非常微弱的,可以忽略。目前的临床试验中,不对区组效应进行分析。

　　若将 150 个样本划分为 10 个区组,区组内按 1∶2 随机分为 A、B 两组,可通过如下 SAS 程序的 DATA 步或 PLAN 步实现。

```
* 产生 150 个供随机分组的样本;
DATA TempDs;
    * 样本量设为 150。其中有 10 个区组,区组长度 15;
    * 第 1 组样本量:第 2 组样本量 =1:2;
    * 区组编号 BlockID;组内个体编号 WithInBlock;
DO BlockID=1 TO 10;
    DO WithInBlockID=1 TO 15;
        * 区组内前 5 个为第 1 组,余 10 个为第 2 组;
        IF WithInBlockID<=5 THEN GROUP=1;
        ELSE GROUP=2;
        OUTPUT;
    END;
END;
RUN;

* 指定随机种子数为 20130303,开始随机分组;
PROC PLAN SEED=20130303;
    FACTORS BlockID=10 ORDERED
            WithInBlockID=15 ORDERED
            GROUP=2 RANDOM/NoPrint;
```

```
    OUTPUT DATA=TempDs OUT=ResultDs;
RUN;
```

Q1.3　临床试验中为什么要设立对照组?

有比较才有鉴别。临床试验中设立对照(control),并保持试验组和对照组的均衡性,是排除混杂因素的主要手段。这是临床试验设计的第二原则。

在我国,第一次提到对照试验的文字记载见于 1061 年宋·苏颂著《本草图经》(Atlas of Meteria Medica),草部上品之上卷第四篇《人参》中提到:"欲试上党人参者,当使二人同走,一与人参含之,一不与,度走三、五里许,其不含人参者,必大喘,含者气息自如者,其人参乃真也。"这是我国也是历史上对照试验的最早记载。

而国际上公认的第一个有对照的试验是 1747 年英国海军医官 James Lind 所做的著名的柑橘水果治疗维生素 C 缺乏症的试验。18 世纪,维生素 C 缺乏症在远洋航行的水手中非常普遍,但也流行在长期困战的陆军士兵中,长期缺乏食物的社区,被围困的城市,监狱犯人和劳工营中。1747 年 5 月 20 日,Lind 在 Salisbury 号船上做了这个闻名后世的实验,将 12 名维生素 C 缺乏症海员分为 6 组,分别给予不同的干预(当时传说可以治疗坏血病的药方):(A)每天饮 1 夸脱(0.95L)苹果汁;(B)服用 25 滴硫酸丹剂(elixir vitriol),每日 3 次;(C)服 2 勺醋,每天 3 次;(D)每天饮用半品脱海水(约 237ml),服缓和的泻药;(E)每天食用 2 个橙子和一个柠檬;(F)服用大蒜、芥末酱等成分组成的干药,每天 3 次。12 名海员都吃完全相同的食物,唯一不同的是治疗方法。6 天之后,只有吃橙子和柠檬的两人好转,其他各组患者病情依然。在此基础上,Lind 继续潜心研究,于 1753 年出版了《坏血病大全》(A Treatise on Scurvy)一书。

对照可以是平行对照(成组试验设计),也可以是交叉对照(交叉试验设计)。同一个临床试验可以包含一个或多个不同条件的对照组。

临床试验中对照组的设置有五类:安慰剂对照,空白对照,阳性药物对照,剂量 - 反应对照和外部对照。

(1) 安慰剂对照(placebo control)

安慰剂是一种虚拟药物(dummy medication),其剂型、大小、颜色、重量、气味、口味等都与试验药物尽可能保持一致,但不含试验药物的有效成分。使用前需要药检部门出具检验报告。

设置安慰剂对照的目的在于克服研究者、受试者、参与评价疗效和安全性的工作人员等由于心理因素所形成的偏倚,最大限度地减少受试者和研究者的主观期望效应(expectant effect),控制安慰作用。设置安慰剂对照还可以消除疾病自然进展的影响,以衬托出试验药物所引起的真实的疗效及不良反应,所以,在此试验条件下,能够直接度量试验药物和安慰剂之间的差别。

使用安慰剂对照需注意如下几个问题:①在伦理方面,当所研究的适应证尚无有效药物治疗时,使用安慰剂对照并不存在伦理问题;但是,如已有上市药物,而该药物已经给受试者带来一定的益处(如防止对病人的损害,减少复发和死亡),这时再用安慰剂对照就存在伦理问题。当然,如已知上市药物具有一定毒性,常导致严重不良反应,因而病人拒绝接受时,亦可使用安慰剂对照;②当使用安慰剂对照不会延误病情、延误治疗时,才是适合的选择。

安慰剂对照常使受试者感觉到病情并未改善,故容易中途退出试验,造成病例脱落。因此,试验常要求是双盲的(有关双盲的概念见案例 2)。

(2) 空白对照(no-treatment control)

未加任何对照药物的对照组称空白对照。本案例属于这种情况。试验组与空白对照组的受试者分配必须遵循随机化的原则。与安慰剂对照的不同之处在于空白对照并未给予任何药物,所以它是不盲的,从而可能影响到试验结果的正确评价。空白对照的适用情况有二:①由于处理手段非常特殊,安慰剂盲法试验无法执行,或者执行起来极为困难。例如试验组为放射治疗,外科手术等;②试验药物的不良反应非常特殊,以至于无法使研究者或受试者处于盲态。这时使用安慰剂对照几乎没有意义,不如采用空白对照。

(3) 阳性药物对照(active control, positive control)

在临床试验中采用已上市的有效药物作为试验药物的对照,称为阳性药物对照。作为阳性对照的药物必须是疗效肯定、医学界公认、药典中收载的,特别是最近药典中收载者。如果有多种阳性对照药物可选,则应选对所研究的适应证最为有效、安全的药物。试验药物与阳性对照药物之间的比较需要在相同条件下进行,阳性药物对照组使用的剂量和给药方案必须是该药最优剂量和最优方案,否则可能导致错误的结论。阳性药物对照试验应该是随机双盲的,双盲执行过程常是双模拟的(见案例8)。

(4) 剂量-反应对照(dose-response control)

将试验药物设计成几个剂量组,受试者随机地分入一个剂量组中,这样的临床研究称为剂量-反应对照,或多剂量对照。它可以包括或不包括安慰剂对照即零剂量(zero-dose)。剂量-反应对照主要用于研究剂量与疗效、不良反应的关系,或者仅用于说明疗效。剂量-反应对照有助于回答给药方案中采用的剂量是否合适。

剂量-反应关系一般呈S形曲线关系,选用的剂量最好是从曲线之拐点向两侧展开,因其斜率较大,剂量的改变会使疗效和安全性反应灵敏,从而易于获得精确的结论。多剂量对照试验中也可以包括阳性对照药的一个或多个剂量组。

(5) 外部对照(external control)

外部对照又称为历史对照(historical control),是将研究者本人或他人过去的研究结果与试验药物进行对照比较。当所研究的疾病严重威胁人类健康,目前还没有满意的治疗方法(如 AIDS、恶性肿瘤),且根据药物作用机制、动物试验,以及早期经验,已能推荐所研究的新药时,可以使用外部对照。外部对照可比性很差,因为本试验受试者与外部对照的受试者并非来自同一个病人总体,更无法设盲,所以其应用十分有限,非必要时不要使用。目前,外部对照主要用于探索性研究(案例23、24),或一些医疗器械的研究(案例35)。

(6) 对照组的组合应用

1) 多个对照组:一个临床试验不一定只有一个对照组,可以根据实际情况设立多个对照组,以分别排除不同混杂因素的干扰。

2) 三臂试验:在一个阳性药物的临床试验中,增加一个安慰剂对照组,就形成同时使用安慰剂和阳性药物对照的试验,称为三臂试验(three-arm study)。常用在非劣效试验中。

3) 加载研究:在安慰剂对照试验中,为了加强伦理性,可以在每个受试者都给予一种标准治疗药物(standard drug)的基础上,试验组再给予试验药物,对照组再给予安慰剂。当一种标准治疗已经被证实能够降低死亡率,复发率等,受试者由这种标准疗法中肯定能得到好处,从而不能中断,只能继续保持,此时,安慰剂对照试验的设计方案就成为:所有受试者都接受这种标准疗法,试验组接受试验药物,对照组接受安慰剂。这种研究称为加载研究

(add-on study)。在抗肿瘤,抗癫痫和抗心力衰竭的药物研究中,一种标准疗法还不是完全有效,但已证实受试者不能脱离这种标准疗法时,就可使用加载研究。

例如,在评价阿奇霉素是否能预防重症哮喘患者的急性发作和下呼吸道感染,其对照药物为安慰剂。由于受试者是重症患者,单纯用安慰剂治疗可能存在生命危险,且已经证明糖皮质激素和长效 β_2 受体激动剂是目前治疗哮喘最为有效且科学合理的方法。因此,在阿奇霉素预防重症哮喘患者的急性发作、恶化和下呼吸道感染的研究中,糖皮质激素和长效 β_2 受体激动剂成为不可缺少的基础用药,在此基础上,试验组加用阿奇霉素,对照组加用安慰剂,形成加载试验。

虽然加载研究所表达的疗效和安全性是一种联合疗法的结果,但是当试验药物与标准疗法具有完全不同的药理机制时,加载研究是非常有效的。有关加载试验的进一步讨论见案例 7。

Q1.4 临床试验中为什么要重复?

重复(replication)是指各试验组例数要有一定的数量,即样本量(sample size)。重复是临床试验设计的第三原则。

研究对象之间的变异总是存在的、不可避免的,因而在科学实验中常需要有足够的数量,以便提高结论的可靠性,避免偶然性,避免将个别现象当成普遍现象。

由概率论可知,样本量越大,由样本计算出的频率或平均数等统计量就愈接近总体参数。那么,是不是样本量越大越好呢?当然不是,如果观察例数太多,工作量大,不仅造成浪费,而且实验条件难以控制,亦会降低研究结果的可靠性。从均数的标准误计算可知,标准误与样本量之平方根成反比,如果样本量扩大 100 倍,理论上标准误只缩小 1/10。显然得不偿失。统计设计的任务之一就是正确估计样本量,既要使结论具有一定的可靠性、达到一定的精确度,又不至于造成浪费。

临床试验中所需样本量与研究目的、观察指标的性质、比较的类型(优效性、等效性、非劣效性)、假设检验的具体内容和检验方法有关,还与个体间变异、检验的 Ⅰ、Ⅱ 型错误以及组间客观差异的大小有关,不同类型的设计对样本量也有影响。不同设计时样本量的估计方法详见后续各章。

1.4　统计学评价

本研究被公认为是历史上第一个随机对照研究,首次采用随机分组的方法进行对比研究,开创了随机对照研究的先河,具有划时代意义。为了纪念这一历史性事件,BMJ 在 50 年后,也就是 1998 年,重新发表了这个研究。尽管是第一个随机对照试验,但是,即使用今天的标准来衡量,其设计也不失严谨。

(1)研究中采用了随机分组信封。即在临床试验前,将每一个随机分组结果按序分别放入每个信封,编号密封后备用。临床试验中,对每一个符合入组条件的受试者,依次打开一个信封,按照里面安排的组别进行临床试验。随机分组信封极大地方便了临床试验实际操作,保证入组前的评价是盲法的,避免了分组偏倚。

(2)虽然不是盲法试验,但为避免主观因素对结果评价的干扰,两名放射科大夫和一名临床大夫在不知道受试者的分组情况下(处于盲态),独立审读受试者的 X 光片,对试验结果变量进行评价。其中一名放射科大夫保持与各中心的联系,而另外两名与该试验无关。他们的判断结果相当一致。这种独立的、盲态下对每个受试者的研究结局变量进行评价,避免了主观偏倚,这就是最早的独立结果评价委员会。

(3) 尽管文章中没有写明所用假设检验方法,但是使用了概率表达了两组死亡率、改善率比较的假设检验结果。

(4) 设计了专门的标准记录表(standard record form),也就是现在所说的病例报告表(case report form, CRF),用于记录每个受试者的病史、入组时的基本情况、每个月的检查结果、不良反应、体温变化、所接受的处理以及病理学观察结果。

(陈　峰)

参 考 文 献

1. Medical Research Council. Streptomycin treatment of pulmonary tuberculosis. *BMJ*,1948,2:769822.
2. Alan Yoshioka. Use of randomization in the Medical Research Council's clinical trial of streptomycin in pulmonary tuberculosis in the 1940s. *BMJ*, 1998,317:1220-1223.
3. Hill AB. Memories of the British streptomycin trial in tuberculosis. *Controlled Clinical Trials*,1990,11:7779.
4. Armitage P. Fisher, Bradford Hill, and randomization. *International Journal of Epidemiology*,2003,32:925-928.
5. Bartholomew M. James Lind's Treatise of the Scurvy (1753). *Postgrad Med J*,2002,78:695-696.

Case 2

硝酸甘油药膏对绝经后女性骨骼密度与强度的作用
——单中心随机对照试验

随着全球人口老龄化的加剧,老年人骨质疏松、骨折的发生率日益严重。一种费用低廉、获取便捷的药物干预措施有助于缓解该现象。一氧化氮能够抑制破骨细胞活性,同时在成骨细胞、骨细胞中扮演信号分子的角色。啮齿类动物实验研究显示:一氧化氮供体,如硝酸甘油、单硝酸异山梨醇、异山梨醇能够抑制雌激素缺乏或糖皮质激素治疗引起的骨质流失。有研究表明持续使用硝酸盐类药物易导致快速抗药反应。一项观察性研究显示:间断性服用硝酸盐类药物治疗心绞痛的妇女与未服药或持续性服药者相比,臀骨具有较高的骨骼矿物质密度(bone mineral density,BMD),简称骨密度。另有一项观察性研究提示服用硝酸盐类药物能够有效降低各种类型的骨折。一项短期的随机对照试验研究显示睡前服用单硝酸异山梨醇能够降低骨的重吸收的生化指标,提高骨形成的生化指标。另一项关于硝酸甘油的随机对照试验,可能由于患者依从性不佳,而并未得到其能够增加腰椎、股骨颈、髋关节骨密度的结论。目前暂无其他随机对照试验评价硝酸盐类药物对骨密度、骨强度、骨几何结构的作用效果。

2.1 试验方案简介

2.1.1 试验目的

评价使用硝酸甘油(24 月)增加腰椎骨盐密度的效果。同时评价硝酸甘油对股骨颈、髋关节骨密度;桡骨、胫骨骨几何结构、强度;骨形成、骨重吸收生化指标的影响。

2.1.2 目标人群

纳入标准:年龄≥50 岁,绝经 1 年以上的妇女;腰椎骨密度的 T 评分在 0~-2.0,髋关节骨密度的 T 评分 >-2.0。

排除标准:存在影响骨质代谢的医疗行为;使用过雄激素、降钙素、雌激素、黄体酮、氟化物的药物;使用过雷洛昔芬(raloxifene)、他莫昔芬(tamoxifen)、依替膦酸钠(etidronate)、泼尼松(prednisone)5 毫克 / 天≥12 个月;入组前使用过锂元素、抗痉挛药 6 个月;过去 3 年内使用过阿仑膦酸钠(alendronate)、利塞膦酸钠(risedronate)至少 4 周;因心脏疾病常规服用硝酸酯的患者;基线检查时收缩压低于 100mmHg 或者舒张压高于 110mmHg;心电图异常;有心肌梗死、心绞痛、心脏瓣膜疾病或先天性心脏病疾病史;偏头痛;硝酸盐过敏。

2.1.3　研究设计方法

单中心、随机、双盲、安慰剂平行对照。注册号：ISRCTN94484747。

2.1.4　随机分组方法

在 1 周的筛选期（run-in period）内，受试者睡前涂抹硝酸甘油药膏（15mg/d），并统一规定涂抹在前臂外侧指定位置。本案采用完全随机分组。1 周后，未退出的受试者被随机分入试验组、对照组。试验组：硝酸甘油药膏，剂量 15mg/d；对照组：同等剂量安慰剂。

盲底密封保存。

2.1.5　评价指标

在基线、访视第 12 个月、24 个月时，测量腰椎（L1~L4）、股骨颈、髋关节的面积、骨密度；测量桡骨、胫骨的体积、骨密度、骨几何结构、骨强度指数。

主要疗效指标：腰椎骨密度变化率；

次要疗效指标：股骨颈骨密度变化率；髋关节骨密度变化率；桡骨、胫骨的骨几何结构、骨强度指数；骨吸收生化指标——Ⅰ型胶原 N 末端肽（NTx）的变化率；骨形成生化指标——骨特异性碱性磷酸酶（BSAP）的变化率，以及皮质骨密度、骨小梁密度、皮质面积、皮质厚度、骨膜周长、惯性极距、断面系数等。

这里，各指标的变化率定义为：

$$指标的变化率 = \frac{疗后的测量值 - 疗前的测量值}{疗前的测量值} \times 100\% \tag{2.1}$$

其中，腰椎骨、股骨颈、髋关节的面积骨密度采用双能 X 线吸收法测定。由经国际临床骨密检测学会认证的技师在盲态下测量。采用美国 GE 公司 Lunar Prodigy 骨密度测定仪。该研究中三个部位的测量值的重现率分别为 1.2%、1.5%、0.9%。

桡骨、胫骨的体积骨密度、骨几何结构、骨强度指数由同一技师采用外周骨定量计算机断层扫描（PQCT）测量。PQCT 所有测量值的变异系数（coefficient of variation，CV）控制在 3% 以内。

采集受试者晨尿测量骨吸收指标，测定间和测定内的变异系数分别为 7.6%、4.0%；采集受试者血清样本，利用单克隆抗体技术测量骨形成指标，测定间和测定内的变异系数分别为5.8%、5.2%。

安全性评价指标：1 周筛选期后，治疗期间每月以标准化问卷，电话随访不良事件以及严重不良事件。严重不良事件定义为：急诊、住院、骨折、头痛、恶心、头晕。骨折需经放射学报告确诊。试验期间未测量受试者血压。

2.1.6　样本量估计

根据主要指标采用 t 检验估计样本量。以往类似研究显示硝酸甘油导致骨密度变化率的最小值为 2%。标准差波动范围为 4.5%~6.8%。该试验中设定试验组与对照组间的差异$\delta=2\%$，标准差为 $\sigma=4.5\%$，双侧检验水准 $\alpha=5\%$，把握度 $(1-\beta)$ 为 90%，则：

$$n = 2\frac{(z_{1-\alpha/2} + z_{1-\beta})^2 \sigma^2}{\delta^2} = 2 \times \frac{(1.96 + 1.282)^2 \times (4.5\%)^2}{(2.0\%)^2} = 107 \tag{2.2}$$

估计每组样本量 n 为 107 例，总样本量 $N=2n=214$ 例。

2.1.7　主要统计分析方法

主要指标的变化率组间比较、次要指标中骨密度与骨结构变化率的组间比较采用 t 检验；次要指标中的骨转换生化指标（骨生成、骨吸收）变化率需经对数变换（log-transformed）后，进行组间 t 检验。

缺失数据采用末次观察值结转（last observation carried forward，LOCF）进行填补。采用意向性分析（intention-to-treat，ITT）原则进行统计分析。检验水准设为 0.05。

2.2　主要结果与结论

2.2.1　研究流程

本案研究流程如图 2-1 所示。1526 例合格妇女中，400 例进入为期 1 周的筛选期。筛选期内，受试者睡前接受剂量为 15mg/d 的硝酸甘油药膏治疗。最终，243 例完成 1 周治疗（未中途退出试验）参与随机化分组。其中，硝酸甘油组 126 例，安慰剂组 117 例。每个受试者治疗并随访 2 年，每年进行一次访视。研究开始日期为 2005 年 11 月，结束日期为 2010 年 3 月。

出现以下任何情况之一，则受试者中止试验：①BMD 的 T 得分降低 −2.5；②发生脊椎、近端前臂、髋部骨折；③接受其他硝酸盐类药物治疗。

该研究获得多伦多大学伦理委员会及数据与安全监察委员会（data and safety monitoring board，DSMB）的批准。所有受试者签署知情同意书。

2.2.2　基线比较

如表 2-1 所示，基线指标在组间均衡分布，提示两组受试者同质可比。

表 2-1　两组基线资料的比较

指标	试验组 （n=126）	对照组 （n=117）
年龄（岁）	61.3 ± 6.6	61.9 ± 7.3
体重（千克）	70.3 ± 11.9	70.9 ± 13.3
白种人（%）	118（94）	107（91）
绝经时间	11.8 ± 8.2	11.8 ± 8.3
每周步行≥2 小时（%）	104（89）	109（87）
非吸烟者（%）	124（98）	113（97）
维生素 D 水平（IU/ 天）	783.2 ± 251.2	753.2 ± 237.2
钙水平（毫克 / 天）	1548.8 ± 317.2	1565.6 ± 373.6
T 得分		
腰椎骨	-0.9 ± 0.6	-1.1 ± 0.6
股骨颈	-0.9 ± 0.6	-0.8 ± 0.7
髋关节	-0.6 ± 0.7	-0.6 ± 0.7

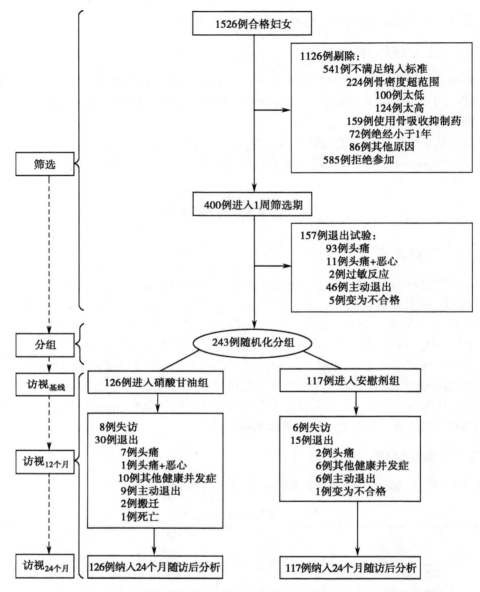

图 2-1　硝酸甘油药膏对绝经后妇女骨骼密度及强度作用效果的临床试验研究流程

2.2.3　有效性评价

　　24 个月后，主要疗效指标（腰椎骨密度变化率）组间差异有统计学意义（表 2-2、表 2-3）；次要疗效指标（股骨颈、髋关节骨密度变化率）差异均有统计学意义；其他次要疗效指标（桡骨、胫骨的骨几何结构、骨强度指数、骨吸收生化指标、骨形成生化指标）组间差异均有统计学意义（表 2-4、表 2-5）。

表2-2　不同时期，两组腰椎、髋关节、股骨颈面积骨密度值（g/cm²）

部位		基线	12个月	24个月
腰椎骨	安慰剂	1.06（1.05~1.08）	1.06（1.05~1.08）	1.08（1.06~0.09）
	硝酸甘油	1.05（1.04~1.07）	1.11（1.10~1.13）	1.14（1.12~1.15）
髋关节	安慰剂	0.93（0.91~0.94）	0.92（0.91~0.94）	0.92（0.90~0.94）
	硝酸甘油	0.92（0.91~0.94）	0.96（0.94~0.98）	0.97（0.96~0.99）
股骨颈	安慰剂	0.87（0.86~0.89）	0.87（0.85~0.88）	0.86（0.85~0.88）
	硝酸甘油	0.88（0.86~0.90）	0.91（0.89~0.92）	0.93（0.92~0.95）

编者注：文献中称此表为 absolute changes，经确认，实际上不是绝对变化，而是不同时点的具体测量值。

表2-3　24个月时，两组腰椎、髋关节、股骨颈面积骨密度的变化率（%）的组间差异

部位（g/cm²）	变化率（%）的差值	95%可信区间	P值
腰椎骨	6.7	5.2~8.2	<0.001
髋关节	6.2	5.6~7.0	<0.001
股骨颈	7.0	5.5~8.5	<0.001

表2-4　24个月时，两组桡骨、胫骨的骨几何结构、骨密度、骨强度变化率的组间差异

部位	桡骨		胫骨	
	变化率（%）的差值均数	95%可信区间	变化率（%）的差值均数	95%可信区间
骨小梁（Trabecular）骨密度（mg/m³）	11.9	8.1~15.7	8.5	4.3~12.7
皮质（cortical）骨密度（mg/m³）	2.2	0.6~3.7	1.5	0.8~2.3
皮质面积（mm²）	10.6	6.9~14.3	10.0	5.2~15.0
皮质厚度（mm）	13.9	6.0~21.7	24.6	18.9~30.4
骨膜周长（mm）	7.4	4.3~10.4	2.9	1.0~6.8
惯性极距（Polar moment of inertia）（mm⁴）	7.3	4.6~10.1	14.5	3.2~25.8
断面系数（Polar section modulus）（mm³）	10.7	7.5~13.8	9.8	0.2~19.4

表2-5　不同访视点，两组骨转换生化指标变化率的组间差异

指标	3个月	12个月	24个月	24个月假设检验P值
BSAP（%）	14.4	20.7	34.8	<0.001
NTx（%）	20.1	32.8	54.0	<0.001

2.2.4　安全性评价

硝酸甘油的主要不良事件为头痛。治疗12个月内，试验组、对照组因头痛而脱落的发生率分别为5.6%、1.7%，差异无统计学意义（P=0.1742）。两组剩余未脱落的受试者在12~24个月内，头痛的发生率差异无统计学意义（P=1.0000）；若分时间段考察两组头痛发生率的差异，可见6个月内，试验组头痛发生率高于对照组。部分头痛受试者随着试验的进展，症状消失。

严重不良事件:试验组:2例骨折、1例卒中死亡;对照组:2例骨折。

2.2.5　主要结论

硝酸甘油药膏能够增强绝经妇女的骨密度,抑制骨吸收。

2.3　统计学解读

本研究是一个单中心、随机、双盲、安慰剂平行对照,主要疗效指标是治疗前后腰椎骨密度变化率,属于定量指标。

　　Q2.1　什么是偏倚?

偏倚(bias)又称偏性。临床试验中的偏倚是指临床试验在方案设计、管理、实施、分析评价及结果解释时,有关影响因素所致的系统误差导致疗效或安全性评价结果偏离真值。偏倚会干扰临床试验得出正确的结论,在临床试验的各个环节均须防范其发生。

随机化和盲法是控制偏倚的重要措施。

　　Q2.2　什么是盲法?

为避免观察者和被观察者的主观心理因素对试验结果的干扰,临床试验中常使用盲法(blind method)。按照设盲的程度,盲法分双盲(double blind)和单盲(single blind)两种,不设盲的试验称为开放试验(open label)。将研究者、参与试验效应评价的研究人员、数据管理人员、统计分析人员称为观察者方,将受试对象及其亲属或监护人称为被观察者方。所谓双盲临床试验是指观察者方和被观察者方在整个试验过程中不知道受试者接受的是何种处理;所谓单盲临床试验是指仅被观察者方处于盲态;所谓开放就是观察者方和被观察者方都知道接受的是何种处理。

临床试验中应尽可能使用双盲,尤其是当观察指标是一个受主观因素影响较大的变量,例如神经精神病科中的各种量表(如MMSE量表、神经功能缺损量表、生活能力量表等)时。当双盲无法实施时,也应尽量可考虑使用单盲。

在双盲临床试验中,盲态应自始至终地贯穿于整个试验:从产生随机数编制盲底、药物的随机分配、病人入组用药、研究者记录试验结果并作出疗效评价、监察员进行检查、数据管理直至统计分析都必须保持盲态。在统计分析结束后才能揭盲。在这以前任何非规定情况所致的盲底泄露,称为破盲(breaking of blindness)。

双盲试验必须制定严格的操作规范,防止盲底编码不必要的扩散。如果在临床试验执行的过程中,一旦全部或大部分病例被破盲,试验将被视作无效,需要重新实施新的试验。

在有些临床试验中无法实施盲法,此时试验只能是非盲的,即不设盲的试验。如果不设盲,由于研究者或受试者对试验的信赖,或受试者对研究者的信任,在填写记录时某些受主观因素影响较大的指标值时就可能出现先入为主的观念。当一个研究者知道受试者所接受的是试验药物时,可能对受试者的治疗情况倍加关心,如增加检查的频度,甚至护理人员也会格外关心该受试者,他们的这种做法很可能会影响受试者的态度,从而不知不觉地影响观察指标的真实性。而当受试者知道自己所用的是对照药物或安慰剂后,也会产生心理影响,妨碍或干扰与研究者在临床研究上的配合,造成偏倚。因此,即使在非盲试验中,研究者和参与试验效应评价的研究人员最好不是同一个人。如果负责评价的研究人员在评判过程中始终处于盲态,就能将偏倚控制到最低限度。

Q2.3　安慰剂的作用是什么?

为使双盲临床试验得以顺利实施,安慰剂(placebo)是常采用的一种对照设计形式。安慰剂是在双盲临床试验中为试验药物专门定制的一种模拟药物,其剂型、外观、气味、溶解度、用法用量等方面与试验药物完全一致,并不含有任何有效成分。安慰剂技术是实施双盲临床试验的重要前提。

采用安慰剂对照,有利有弊。

优点:①安慰剂能够克服研究者、受试者、参与评价疗效和安全性的研究人员等由于心理因素所导致的偏倚,最大限度地避免和减少受试者和研究者的主观期望效应(expectant effect);②设置安慰剂对照还可以消除疾病自然进展的影响,以衬托出试验药物所引起的真实的疗效及不良反应。所以,在此试验条件下,能够直接度量试验药物的有效性及安全性。

缺点:①在伦理方面,当所研究的适应证尚无有效药物治疗时,使用安慰剂对照并不存在伦理问题;但是,如已有有效药物上市,而该药物已经证明能够给受试者带来一定的临床获益(如防止对病人的损害,降低复发和死亡,减少并发症等),此时仍用安慰剂对照就存在伦理问题;②在质量控制方面,安慰剂对照常使受试者感觉到病情并未改善,故容易中途退出试验,造成病例脱落。

Q2.4　临床试验中为什么要分主要指标与次要指标?

主要指标(primary outcome)又称主要终点指标(primary endpoint),是直接与试验目的有本质联系的、能确切反映药物有效性或安全性的观察指标。主要终点指标应该在设计方案中明确定义。通常一个临床试验主要指标只有一个,如果同时评价多个主要指标时,应该在设计方案中考虑控制Ⅰ类错误的方法。详见案例5。主要指标应根据试验目的选择易于量化、客观性强、变异小、重复性高,并在相关研究领域已有公认标准的。主要指标必须在临床试验方案中确定、明确定义,并用于试验样本量的估计。

次要指标(secondary outcome,secondary endpoint)是指与试验目的相关的辅助性指标。一个临床试验中通常有多个次要指标。在试验方案中,也需明确次要指标的定义,并对这些指标在解释试验结果时的作用以及相对重要性加以说明。次要指标数目也应当是有限的,并且能回答与试验目的相关的问题。

在验证性临床试验中,特别是Ⅲ期临床试验,只有当主要终点指标有统计学意义时,次要终点指标的统计分析结果才有参考价值。在探索性临床试验中,主要终点指标和次要终点指标的结果均可为进一步的临床试验设计提供线索。

Q2.5　不良事件与不良反应有什么区别?

不良事件(adverse event, AE)是指受试者在临床试验过程出现的不良医学事件。不良事件不一定与试验处理因素间有因果关系。

严重不良事件(serious adverse event, SAE)是指临床试验过程中发生需住院治疗、延长住院时间、致伤致残、影响工作能力、危及生命或死亡、导致先天畸形、死亡等事件。不同研究中对严重不良事件的定义是不同的,因此,每个临床试验中的SAE需给出具体的定义,并在方案中阐明。

不良反应(adverse reaction, ADR)和严重不良反应是指临床试验中的受试者出现的与试验药物、处理有关的不良事件或者严重不良事件。不良反应也称为副作用(side effect, SE)。

不良事件与药物关系的判断有一定的标准(表2-6)。按"肯定有关、可能有关、可能无关、无关、无法判定"五级分类法对不良事件与试验处理因素之间可能存在的关联作出评估。前两级和最后一级判断为与试验药物相关,视为不良反应。不良反应发生率计算时将三者合计作为分子,用于评价安全性的全部受试者例数作为分母。

表2-6 不良事件与药物关系的判定标准

标准	肯定有关	可能有关	可能无关	无关	无法判定
合理的时间顺序	是	是	是	是	否
已知药物的反应类型	是	是	是	否	否
去除原因可以改善	是	是	是或否	是或否	否
再次给药可重复出现	是	否	否	否	否
反应可能有另外解释	否	否	否	是	是

Q2.6 两均数比较时如何估计样本量?

两个样本均数比较时所需样本量的估计,需要提供如下设计参数:

δ:试验组与对照组主要指标均数之差的估计值;

σ:试验组或对照组主要指标的标准差的估计值;

α:试验中第一类错误的上限;

$1-\beta$:试验期望发现组间差异的把握度。

有了这4个参数,就可以估计试验所需样本量了。

估计每组样本量 n 为:

$$n = 2 \times \left[\frac{(z_{1-\alpha/2} + z_{1-\beta})\sigma}{\delta} \right]^2 \tag{2.3}$$

这里 $z_{1-\alpha/2}$ 表示标准正态分布的第 $1-\alpha/2$ 分位数,或双侧 α 界值;$z_{1-\beta}$ 表示标准正态分布的第 $1-\beta$ 分位数,或单侧 β 界值。

SAS 软件中两均数比较的样本量估计程序为:

```
PROC POWER;
    TWOSAMPLEMEANS          /* 指定两组均数比较 */
        TEST=DIFF           /* 差异性检验 */
        MEANDIFF=2          /* 组间差距 */
        STDDEV=4.5          /* 标准差 */
        GROUPWEIGHTS=(1 1)  /* 样本量之比 */
        ALPHA=0.05          /* 检验水准 */
        SIDES=2             /* 双侧检验 */
        POWER=0.90          /* 把握度 */
        NTOTAL=.;           /* 待估参数 */
RUN;
```

Q2.7 如何对两组均数进行假设检验?

两样本均数间的比较用 t 检验(t-test)。

以腰椎面积骨密度变化率组间比较为例,设试验组、对照组的样本量、腰椎骨密度变化率均数、标准差分别为:n_1、$\bar{x}_1$、s_1 ;n_2、$\bar{x}_2$、s_2。检验过程如下:

（a）建立假设，确定检验水准

H_0：试验组与对照组腰椎骨面积骨密度变化率相同，$\mu_1=\mu_2$；

H_1：试验组与对照组腰椎骨面积骨密度变化率不同，$\mu_1 \neq \mu_2$。

双侧检验水准 $\alpha=0.05$。

H_0 称为原假设（null hypotheses），所有的分析以及最后 P 的界定都是建立在假设 H_0 成立的基础上进行的。H_1 称为备择假设（alternative hypotheses），如果拒绝了 H_0，则接受 H_1。

（b）计算统计量

$$t = \frac{\bar{x}_1 - \bar{x}_2}{S_{\bar{x}_1 - \bar{x}_2}} \tag{2.4}$$

式（2.4）中 $S_{\bar{x}_1 - \bar{x}_2}$ 为均数之差的标准误，可表达为式（2.5）：

$$S_{\bar{x}_1 - \bar{x}_2} = \sqrt{S_c^2 \frac{n_1 + n_2}{n_1 n_2}} \tag{2.5}$$

其中，S_c^2 是合并方差，是按自由度加权的两组方差的加权平均：

$$S_c^2 = \frac{(n_1 - 1)S_1^2 + (n_2 - 1)S_2^2}{(n_1 - 1) + (n_2 - 1)} \tag{2.6}$$

本研究中 t 约为 8.80，服从自由度为 241（n_1+n_2-2）的 t 分布。

这里算出来的 t 值表示以抽样误差为尺度，衡量试验组均数与对照组均数的差别大小，因此 t 值又称为标准化离差，或标准离差。显然，这个标准离差越大，试验组与对照组总体越不可能相同；而当这个标准离差不太大时，说明这么大的差别不能排除是抽样造成的、偶然性的差异，没有理由认为试验组与对照组不同，或者说推断"试验组与对照组总体不同"的证据不足。

（c）确定 P 值。

统计学检验的 P 值表示，如果试验组疗效和对照组疗效相同（来自一个总体），那么得到现有这么大的差别或更大差别的可能性。

本案例算得 $P=2.69 \times 10^{-16}$，这个 P 值相当小，说明如果试验组与对照组总体腰椎面积骨密度变化率是一样的，那么不太可能得到现有这么大或更大的标准离差（t 值）。故推断为试验组与对照组的总体腰椎面积骨密度变化率不同。

（d）做结论。

如果 P 小于或等于预先给定的 α 水准，则拒绝原假设，认为试验组、对照组腰椎面积骨密度变化率差异有统计学意义。如果 P 大于 α 水准，说明试验组和对照组目前的差异不排除偶然性，还不能认为两者有本质差别。

可见，假设检验用的是反证法的思想：先假设组间没有差别，然后再去寻找证据说明这个假设是否可能成立。

应用 t 检验有 3 个条件：独立性、正态性、方差齐性。独立性是指个体观察值相互独立。这一条大部分试验都能满足，但是，如果涉及重复测量资料、群随机试验（见案例 32 和 33）时，需要考虑观察值间的相关性。正态性即要求数据服从或近似服从正态分布。如果数据分布是偏态的，可以采用非参数检验；当样本量较大时（例如 $n>50$），即使数据稍微偏离正态，也可以近似用 t 检验；方差齐性是指两组总体分布的方差齐同，不满足该条件时，需要做变量变换，或者用秩和检验。

Q2.8 如何估计两组均数之差的 95% 可信区间?

临床试验中除了要报告观察指标在试验组、对照组比较的 P 值外,还要求报告观察指标组间差值的可信区间(confidence interval, CI),通常是 95% 可信区间。可信区间估计和假设检验是统计推断的两个内容。假设检验是判断组间的差别是否有偶然性,区间估计则是推断组间差别所在范围。两者原理相通,结论一致,只是表达方式不同而已。

两组均数比较时,其差值 95% 的可信区间为:

$$(\bar{x}_1 - \bar{x}_2) \pm t_{0.975, n_1+n_2-2} \times S_{\bar{x}_1-\bar{x}_2} \tag{2.7}$$

若该可信区间包含 0,则两组间差异无统计学意义;否则,有统计学意义。

本案例中,两组腰椎骨密度变化率之差的 95% 可信区间为:5.2% ~ 8.2%,不包含 0,结论与假设检验相同。

这里估计出来的 95% 可信区间不是指该区间有 95% 的可能包含总体参数,有 5% 的可能不包含参数。因为区间估计出来后只有两种可能:要么包含总体均数,要么不包含总体均数,没有概率而言。所谓 95% 可信区间是针对参数估计的方法本身,指用这种方法估计的可信区间,95% 的情况下能估计到总体,还有 5% 的情况可能估计不到。

SAS 软件中 t 检验及组间均数之差可信区间估计的分析程序为:

```
PROC TTEST DATA=MyData;       /* 数据名称 */
    VAR Y;                    /* 结局变量 */
    CLASS Group;              /* 分组变量 */

RUN;
```

Q2.9 变量变换有什么作用?

临床试验中经常要对研究指标进行变换后再进行分析。变量是否要进行变换,是根据变量本身的分布性质来决定的。这些可以从以往研究中得到。

一般来说,变量变换的目的是为了确保资料满足统计分析方法的应用条件,例如正态性、方差齐性等。例如本案中 t 检验要求方差齐性。往往原始数据方差组间不齐同,可经过对数变化后,再进行组间比较。变换方法的选择原则应是公认常用的。一些特定变量的常用变换方法已在某些特定的临床领域得到成功地应用,例如,滴度资料常采用对数变换。

变量变换的目的、依据、拟采用的变换函数等需要在试验设计时事先确定,并在试验方案或统计分析报告中明确阐述。临床试验结束后根据数据本身的性质再决定变换函数的做法是错误的。

变量变换需要特别注意的一个原则是,变换后各组均数的顺序要和原始数据各组均数顺序一致,否则均数比较可能毫无意义。变量变换的具体建议可参见陆守曾、陈峰(1990)的文献。

Q2.10 什么是缺失值的 LOCF 填补法?

临床试验中不可避免地存在缺失数据。在数据分析时一般对缺失数据进行填补(imputation),然后比较剔除缺失数据后的分析结果与缺失数据填补后的分析结果,如果两种结果一致可加强结论的可靠性,如果结果不一致,则需要分析数据缺失的原因。

本案例对主要疗效指标的缺失值采用了 LOCF 法来估计缺失值。LOCF 是 last observation carry forward 的缩写,意指用缺失数据前的最后一个观察结果代替缺失数据。例如:

受试者	基线	访视 1	访视 2	访视 3	访视 4	访视 5	访视 6
ID01	20.1	19.4	16.5	14.2	11.0	.	.
ID02	18.5	19.0	14.2	.	15.0	12.8	.
ID03	22.4	.	.	.	.	.	.

对于 ID01，第 5、6 次访视缺失，之前的最后一个观察结果是访视 4 时的 11.0，因此这两个缺失值都用 11.0 代替。对于 ID02，第 3 次访视的缺失值用 14.2 代替，第 6 次访视的缺失值用 12.8 代替。而对于 ID03，其后面的访视均用基线数据 22.4 代替。

　　显然，这种缺失数据的填补方法是有偏的，对个体疗效的判断偏向于无效，对结果的判断偏于保守，符合新药审批的一般原则。数据缺失的填补方法需要事先在临床试验方案中阐明。

　　SAS 中 LOCF 缺失值填补程序：

```
DATA MyData;
    SET MyData;
    * 将 6 个访视点的 Y1-Y6 定义为数组 YList;
    ARRAY YList Y1-Y6;
    DO I=2 TO DIM(YList);
        J=I-1;
        *LOCF 填补；
        IF YList{I}=. AND  YList{J} NE . THEN YList{I}=YList{J};
    END;
    DROP I J;
RUN;
```

有关缺失数据的其他填补方法，参见案例 4。

Q2.11　临床试验统计分析报告应该包含哪些主要内容？

　　临床试验统计分析报告与临床试验的分期有关。不同分期的临床试验，报告内容的侧重点不同。Ⅱ、Ⅲ期临床试验的统计分析报告应包括 4 个部分的内容：

　　（1）试验的一般情况描述。包括：试验的起止时间、参加单位、筛选人数、各种原因未入组人数、随机分组情况、受试者依从性、各阶段各种原因的剔除或失访人数、完成全部试验的人数等，同时定义各分析数据集。

　　（2）组间基线的均衡性评价。包括人口统计学、生命体征、疾病亚型、严重程度、基线数据、伴随疾病等。

　　（3）药物有效性的评价。包括主要疗效指标、次要疗效指标的分析，同时考虑基线、疾病亚型、中心效应、交互作用等对结果的影响。所有指标都在预先确定的数据集上进行分析。

　　（4）药物安全性的评价。包括生命体征变化、实验室指标的变化、不良事件和严重不良事件、不良反应和严重不良反应，以及与用法用量的关系，或与合并用药的关系。

Q2.12　在国际期刊发表临床试验报告有哪些要求？

　　在国际期刊发表临床试验的结果，可参考国际临床试验结果报告规范（consolidated standards of report trials，CONSORT），表 2-7。

　　由于随机对照研究（RCT）是临床试验的主要研究方法，为了规范报道临床试验结果，

20 世纪 90 年代中期,几个著名的医学杂志编辑倡导并发起,与临床流行病学家、临床专业人员、统计学家组成了一个课题组,历时 2 年研究随机对照临床试验结果报告的要求和规范,于 1996 年发表,并在国际著名的临床医学杂志上应用。最先采用该规范的著名期刊有 JAMA、NEJM、Lancet、Ann Intern Med 等。该规范使用后,临床试验报告的质量有了很大提高,并被越来越多的杂志采纳,也以多种语言版本在全世界发表。根据使用反馈意见,该小组于 2001 年和 2010 年先后对该规范进行了 2 次修订。最新的 CONSORT 声明可从下列网址免费获取:http://www.consort-statement.org。

按照发表论文的结构,CONSORT 声明分为:文题和摘要、引言、方法、结果、讨论、其他信息等 6 个部分 25 条。研究者在撰写报告和发表论文时应对照 CONSORT 的要求逐条检查是否按照规范去做了,是否达到了发表要求。

表 2-7 CONSORT 声明(2010 年版)

论文部分/主题	项目编号	应检查的项目
文题和摘要	1a	标题中须有"随机化"字样
	1b	采用结构式摘要,包括试验的设计、方法、结果和结论
引言		
背景和目的	2a	科学背景和原理的阐释
	2b	阐明研究目的或假说
方法		
试验设计	3a	描述试验的设计(例如平行组设计、析因设计),包括分组比例
	3b	试验开始后的重要变更(如纳入和排除标准)及其理由
受试者	4a	受试者的纳入和排除标准
	4b	资料收集的设置条件(如受试者的来源,卫生保健机构的社会、经济、文化环境等)和地点
干预措施	5	应充分、详细地描述各组的干预措施,便于重复,包括如何及何时实施干预
结局	6a	明确定义预先指定的主要和次要结局变量的测量方法,包括如何及何时进行评价测量
	6b	试验开始后结局指标的任何变更及其理由
样本量	7a	样本量是如何确定的
	7b	如涉及,解释期中分析和终止试验的准则
随机化	8a	产生随机分配序列的方法
顺序产生	8b	随机化方法;各种限制条件的细节(例如区组和区组大小)
分配保密机制	9	用于实施随机分配序列的装置(如编好号的容器),说明分配干预实施前采取的任何保密措施
实施	10	谁产生的分配顺序,谁登记的受试者,谁将受试者分组
盲法	11a	如果采用盲法,分组后干预过程中谁处于盲态(例如,受试者、实施治疗者、评估结果者),如何实施的

续表

论文部分 / 主题	项目编号	应检查的项目
	11b	如可能,描述不同干预间的相似性(如安慰剂和试验药物在味道、颜色、剂型等方面的相似性)
统计分析方法	12a	主要、次要结局变量组间比较的统计学方法
	12b	附加分析的方法,如亚组分析和调整分析
结果		
受试者流程	13a	各组随机分配、接受意向治疗及参与主要结果分析的受试者人数
(强力推荐采用流程图)	13b	随机化分组后,各组失访和剔除人数及其理由
招募	14a	界定招募和各次随访的时间
	14b	试验结束和终止的理由
基线资料	15	用统计表列出各组的基线人口统计学和临床特征
分析的人数	16	各组各分析集的受试者人数(分母),分析是否基于原随机分配
结果和估计	17a	各组每个主要和次要结果指标评估效应大小和精确度(如95%可信区间)
	17b	对二分类指标,建议同时给出绝对和相对的效应大小
辅助分析	18	其他分析的结果,包括亚组分析和调整分析,指出哪些是预定的,哪些是探索性的
不良事件	19	各组的所有重要的不良事件或非预期的效应
讨论		
局限性	20	试验的局限性;说明潜在的偏倚来源;测量误差以及多重比较问题(如涉及)
可推广性	21	试验结果的可推广性(外部有效性,适用性)
解释	22	解释应与结果一致,权衡利弊,并综合考虑其他证据
其他信息		
注册	23	注册号和注册名
方案	24	如果可能的话,哪里可以溯源方案
资助	25	基金来源和其他资助(例如,药品供应),资助者在本研究中的角色

2.4 统计学评价

关于质量控制:本案中,研究者通过多个手段控制主要和次要指标测量时的系统误差:如由 ISCD 认证的技师测量腰椎、股骨颈、髋关节骨密度;同一个技师 pQCT 测量桡骨、胫骨的体积骨密度、骨几何结构、骨强度指数,且控制指标的变异系数在 3% 以内;评价测量指标的研究人员始终处于盲态;随访期间测量结果不公开;盲底密封保存,等等。这些措施有效地避免或控制了系统误差和偏倚,提高指标的测量精度,有利于样本反映真实总体的特征。

关于适应人群:本案受试者在随机化入组前需要经过 1 周筛选期硝酸甘油药膏治疗。从图 2-1 中可知,筛选期有 26%(104/400)的受试者出现头痛不良事件。只有未出现头痛不良事件的受试者才参与随机化分组。笔者认为,按纳入/排除标准,实际参与试验的受试人群仅是满足要求总人群的一个子集。因此,最终判断药物安全性、有效性的结论则不太适宜直接推广至患者总人群。药物上市时应该对适用人群做出更为明确、详细的定义。

　　关于不良反应的计算:临床试验中的筛选期,受试者用药有两种情况:一种是使用试验药物(如本案例),一种是安慰剂(如案例29)。值得注意的是:如果临床试验的筛选期使用的是试验药,则计算不良事件发生率时,应统计所有接受药物治疗的人群,包括筛选期的受试者。本案筛选期头痛不良事件的发生率为26%,而参与随机化分组的受试者,在随访期内试验组、对照组头痛不良事件的发生率仅分别为6.35%(8/126)、1.71%(2/117)。如果只统计随访期的头痛患者,而忽略了筛选期的头痛患者,显然低估了不良事件的发生率。

　　综上所述,硝酸甘油药膏的头痛不良事件值得研究者、审批者的关注。此外,论文主要结论中,除了有效性的评价,还应包含安全性的评价。

　　关于测量重现率(reproducibility of measurements):本案中腰椎骨、股骨颈、髋关节的面积骨密度测量值的重现率分别为1.2%、1.5%、0.9%。笔者认为,对于主要指标而言,1.2%的重现率似乎偏低。由于没有明确定义关于测量重现率,因此令人费解。

　　本研究是单中心试验,单中心临床试验由于涉及人员少,便于管理,容易控制试验质量,不足之处是病例入组速度慢,且病例的代表性不如多中心临床试验。此外,本案所述细节与已经报道的研究方案细节不符:本案为单中心研究,而发表的临床试验方案文献中为多中心(5个)研究;本案文献中交代骨转换生化指标变化率组间比较采用 t 检验,而方案文献交代采用重复测量的方差分析(Jamal,Hamilton 等.2006)。为什么最终分析方法与设计时不同,未阐述理由。

(张汝阳)

参 考 文 献

1. Jamal SA,Hamilton CJ,.Effect of nitroglycerin ointment on bone density and strength in postmenopausal women: a randomized trial. JAMA,2010,305(8):800-807.

2. Jamal SA,Hamilton CJ. The effects of organic nitrates on osteoporosis: a randomized controlled trial. *Trials*,2010,7:10-23.

3. 陆守曾,陈峰.医学应用变量变换法质疑与建议.中国卫生统计,1990,7(3):61-64.

4. http://www.consort-statement.org.

Case 3

依法利珠单抗治疗斑块状银屑病
——多中心随机对照试验

全球数以百万的人正在遭受银屑病的困扰。银屑病是一种慢性炎症性疾病,对病人的身体、精神、人际关系造成了极大的负面影响。美国银屑病研究基金的一项调查显示:超过 17 000 名调查者中,79% 的严重银屑病患者的日常生活受到了影响。银屑病的常见临床症状有鳞状皮癣、瘙痒、烧灼痛。如果不能控制上述临床症状,病人的身心健康及总体健康相关生活质量(health related quality of life, HRQL)则会大打折扣。比如,裸露的病灶会导致病人的压力和难堪,对情绪和日常生活产生负面影响。超过 10% 的银屑病人(特别是年轻病人)有自杀的念头,而在普通病人中,这一比例仅有 3%。依法利珠单抗(Efalizumab)是人类单克隆免疫球蛋白 G1(IgG1)抗体,能够靶向作用于 T 细胞,干扰银屑病发病的生理机制。本研究中通过一系列指标评价依法利珠单抗对中重度银屑病患者皮肤病相关的 HRQL 的改善情况,包括医生的疗效评估及病人的自我感觉。

3.1 试验方案简介

3.1.1 试验目的

评价依法利珠单抗治疗中重度银屑病的有效性及安全性。

3.1.2 目标人群

纳入标准:年龄 18~75 岁;银屑病至少 6 个月的病程,且至少 10% 的体表面积受累;筛选期银屑病面积及严重指数(PASI)至少为 12 分;考虑采用系统治疗的患者。

排除标准:受试者仅接受依法利珠单抗单一疗法。有任何其他光线疗法或者系统治疗者需剔除。

受试者可以任意时期主动退出或被要求退出试验。所有研究中心伦理委员同意试验。受试者签署知情同意书。

3.1.3 研究设计

多中心、随机、双盲、安慰剂平行对照Ⅲ期临床试验。

3.1.4   分组方法

受试者被随机分组至试验组和对照组。试验组接受为期12周的皮下依法利珠单抗治疗,剂量为1mg/kg;对照组接受同等剂量安慰剂治疗。随机数由基因技术(Genentech)公司统计师在盲态下产生。申办方将随机数发送给交互式语音应答系统(interactive voice response system, IVRS)。研究中心通过该系统进行随机化分组。随机分组方法为分层区组随机。分层因素有基线PASI得分(≤16.0 *vs* ≥16.1)、既往银屑病治疗史(有 *vs* 无)、研究中心。

受试者先接受初始剂量1mg/kg、为期11周的治疗,再接受剂量0.7mg/kg、为期1周的治疗。12周后,所有受试者分别进入长期的开放性拓展研究。

允许受试者头部使用焦油或水杨酸制剂;允许面部、手足、腹股沟、叶腋部位使低效局部类固醇制剂。受试者、研究者、申办方、合同研究组织(contract research organization, CRO)盲态参与实验,直至完成所有数据分析。

3.1.5   评价指标

本研究中涉及以下疗效指标,主、次要指标依据以下指标进行定义。

第一类:研究者评估的指标。

银屑病面积及严重指数(Psoriasis Area and Severity Index, PASI):评估4个体表面积(头、躯体、上下肢);皮肤斑块、鳞化、增厚的程度;PASI评分用于衡量体表银屑病的严重程度,取值范围0~72。PASI分值越大,疾病越严重。

总体病灶严重度(Overall Lesion Severity Scale, OLS):根据斑块、鳞化、红肿的程度,定义6分类:清除、极低、少量、中度、严重、极重。

医生总体评价(Physician's Global Assessment, PGA):医生综合所有临床指标、症状相关基线变化,总体评价受试者的治疗效果。医生可以利用所有可获得的信息进行疗效评价,包括:所观察到的受试者的主观信息、基线检查时的影像学资料。PGA分为7类:加重、稳定、轻微好转、一般好转、明显好转、几乎痊愈、痊愈。

第二类:受试者自报的指标。

皮肤病生活质量指数(Dermatology Life Quality Index, DLQI):DLQI有10个条目被受试者用来自评:瘙痒、疼痛、难堪、自我感觉;疾病治疗存在的问题、疾病对日常活动、交际及性生活的影响;DLQI取值范围0~30。DLQI取值越大,疾病越严重。

银屑病症状评估(Psoriasis Symptom Assessment, PSA):PSA用16个条目测量8个银屑病的皮肤症状,包括:损伤、烧灼痛、瘙痒、怕水、炎症、敏感、皮下出血、鳞化。PSA包含两个维度,一个衡量上述症状出现的频率;另一个衡量上述症状影响日常生活的严重程度。

(1)主要疗效指标:服药12周后,各组PASI得分较基线至少改善75%的比例,记作PASI-75。该指标是目前临床认可的标准评价指标。试验过程中每2周进行一次评价。

(2)次要疗效指标:包含OLS、PGA、PASI相对基线值改善至少50%的比例(PASI-50)、试验期间PASI发生改善的受试者比例、PSAI增厚维度的得分、BSA受累的比例。

服药后12周时,DLQI平均改善的程度(变化率)、瘙痒的视觉模拟评分(Visual Analog Scale, VAS)、PSA的两个维度(症状出现频率、症状影响日常生活的严重程度)。

受试者自报指标(DLQI、瘙痒VAS、PSA)在基线、服药4周、8周、12周时进行评价。

（3）安全性评价指标：依法利珠单抗的安全性和耐受性通过不良事件、生命体征、体格检查、实验室指标、抗人血清抗体等指标进行评价。采用标准化的方法每周一次评价不良事件。

3.1.6　样本量估计

基于药物安全性评价的考虑，计算样本量。设依法利珠单抗组、安慰剂对照组 PASI-75 响应率分别为 25%、5%；样本量之比为 2∶1。双侧检验水准 $\alpha=5\%$，把握度 99%。通过 nQuery Advisor 软件 4.0（Statistical Solutions，Saugus，Mass），根据 Fisher 确切概率法估计依法利珠单抗组样本量 333 例，安慰剂对照组样本量 167 例。

3.1.7　主要统计分析方法

对主、次要指标的分析，采用意向性分析原则，纳入所有随机化分组的受试者，无论是否采用规定的药物或完成规定的疗程。受试者所在组别即随机化分配至的组别。对安全性分析，按受试者实际处理人群（as-treated population）进行分析。

主要指标组间比较采用 Fisher 确切概率法，P 值取双侧。检验水准 5%。确切概率法计算各组 PASI-75 的 95% 可信区间，及组间 PASI-75 之差的 95% 可信区间。提前退出试验或第 12 周 PASI 未评价者，定义为 PASI-75 无应答。

两分类的次要指标（第 12 周 OLS 极低或清除的比例、PASI-50 的比例、PGA 几乎痊愈或痊愈的比例）组间比较也采用 Fisher 确切概率法；定量资料的次要指标（第 12 周 PASI 厚度评分的变化值、BSA 的变化率）采用双侧 t 检验；按访视点分别对 PASI 评分及变化率采用双侧 t 检验；采用序贯检验过程（hierarchical testing procedure）判断最早出现组间有统计学意义差别的访视点。因该法不会导致一类错误膨胀，所以不进行多重比较（multiple comparison）校正。为控制所有其他次要指标假设检验的总 I 类错误在 5% 的水平，采用 Hochberg-Bonnferroni 法校正多重比较。按校正后 P 值判断次要指标是否有统计学意义。

第 12 周 DLQI 的变化率、PSA 的两个维度的组间比较采用 Wilcoxon 秩和检验。第 12 周组间 VAS 比较采用 t 检验。按访视点分别比较组间受试者自报指标，采用序贯检验过程。

3.2　主要结果与结论

3.2.1　研究流程

2002 年 1~7 月，30 家研究中心共随机化入组 556 例受试者，369 例受试者入试验组、187 例受试者入对照组。研究流程见图 3-1。

两组未完成试验的比例分别为 6.5%、6.4%，主要原因分别是主动退出、失访、不良事件、违背方案的治疗、研究者剔除试验。417 例（75%）受试者完成 12 周所有的访视。

3.2.2　主要结果

（1）人口学特征

两组人口学特征、基线值、疾病严重程度在组间差异无统计学意义。结果详见表 3-1。

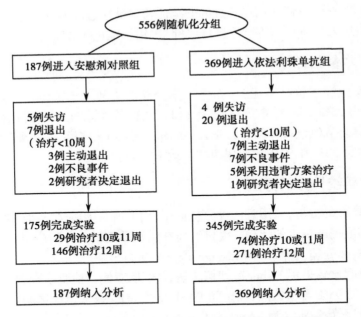

图 3-1 依法利珠单抗治疗中重度银屑病人临床试验流程图

表 3-1　两组病人的基线比较

指标	对照组 （n=187）	试验组 （n=369）
性别		
男	132（71%）	251（68%）
女	55（29%）	118（32%）
种族		
白人	167（89%）	331（90%）
西班牙裔	7（4%）	17（5%）
其他	13（7%）	21（6%）
年龄（岁）	45（20~75）	45（18~75）
病程（年）	19（1~53）	19（1~62）
既往系统治疗史		
有	139（74%）	283（77%）
无	48（26%）	86（23%）
PASI 得分	19（11~50）	19（10~59）
BSA 受累比例（%）	27（10~90）	28（10~95）
DLQI 得分	12（0~30）	12（0~30）
VAS 瘙痒得分	6（0~10）	6（0~10）
PSA 症状频率得分	14（2~24）	14（2~24）
PSA 影响日常生活严重程度得分	15（2~24）	5（0~24）

（2）有效性评价

研究者评估指标：第 12 周试验组、对照组的 PASI-75 分别为 27%（98/369）、4%（8/187），$P<0.001$。药物的干预效应为 22.3%，95% 可信区间为 15.8%~29.5%。第 12 周试验组、对照组的 PASI-50 分别为 59%（216/369）、14%（26/187），$P<0.001$。两组第 12 周 PASI 改善的比例分别为 52%、19%。

两组 OLS 极低或清除的比例分别为 26%、3%，$P<0.001$。PGA 几乎痊愈或痊愈的比例分别为 33%、5%，$P<0.001$。

受试者自报指标：第 12 周，两组 DLQI 变化率分别为 47%、14%，$P<0.001$。第 28 天时，试验组 DLQI 得分高于试验组，$P<0.001$。DLQI 两个维度指标在组间存在明显的统计学趋势。具体结果详见原文表 2。按第 12 周 PASI 变化率分层分析，试验组达到 PASI-50 者 DLQI 改善最大。具体结果详见原文表 3。

第 12 周时，剔除基线 VAS 得分为 0 的受试者（试验组 9 例、对照组 3 例），试验组瘙痒的 VAS 得分平均改善 38%，而对照组则平均加重 0.2%，$P<0.001$。两组在第一次访视点出现有统计学意义的差异（$P<0.001$）。

PSA 的症状频率维度改善的变化率在两组间分别是 48%、18%，$P<0.001$；症状严重维度改善的变化率在两组间分别是 47%、17%，$P<0.001$。两组在第一次访视点出现有统计学意义的差异（$P<0.001$）。

（3）安全性评价

受试者对依法利珠单抗的耐受性较好。所有发生率在 5% 以上的不良事件见表 3-2。5 种类型的不良事件（头痛、寒战、发热、肌痛、疼痛）试验组发生率高于对照组至少 5%。此类不良事件类似于前 1~2 次注射依法利珠单抗后出现的类似流感样症状。

表 3-2　发生率至少 5% 的不良事件

不良事件	安慰剂对照组 （$n=187$）	依法利珠单抗组 （$n=368^*$）	Fisher 确切概率法 P 值
合计	133（71%）	296（80%）	0.02
头痛	39（21%）	123（33%）	0.002
感染	23（12%）	46（13%）	>0.99
寒战	10（5%）	44（12%）	0.01
恶心	13（7%）	39（11%）	0.22
肌痛	8（4%）	38（10%）	0.01
疼痛	9（5%）	37（10%）	0.03
咽炎	10（5%）	27（7%）	0.47
流感综合征	7（4%）	27（7%）	0.13
发热	3（2%）	25（7%）	0.007
鼻炎	11（6%）	23（6%）	>0.99
乏力	9（5%）	22（6%）	0.70
腹泻	10（5%）	20（5%）	>0.99
意外伤害	19（10%）	17（5%）	0.02

注：1 例受试者随机入组后未服用任何药物退出试验。

严重不良事件较为罕见。试验组 2%（9/368）、对照组 1%（1/187）。试验期间无死亡病例。14 例病例（试验组 12 例［3%］、对照组 2 例［1%］）因不良事件退出试验。

3.2.3　主要结论

依法利珠单抗能够有效治疗中重度银屑病。该药已被美国 FDA 批准上市（STN BL 125075/0）。

3.3　统计学解读

本案例是多中心、随机、双盲、安慰剂平行对照Ⅲ期临床试验，主要疗效指标是 PASI 得分较基线是否改善超过 75%，记为 PASI-75，属于定性指标，或二分类资料。这里以 PASI-75 组间比较为例，介绍二分类指标统计推断的统计方法。如表 3-3 所示，依法利珠单抗组、安慰剂对照组 PASI-75 发生率分别为 27%（98/369）、4%（8/187）。如何采用精确概率法进行各组 PASI-75 发生率的区间估计？如何采用 Fisher 确切概率法进行两组 PASI-75 发生率的假设检验？如何利用确切概率法估计两组率差的可信区间？

表 3-3　两组受试者 PASI-75 的人数

组别	PASI-75				合计	
	否		是			
依法利珠单抗组	271	(a)	98	(b)	369	($a+b$)
安慰剂对照组	179	(c)	8	(d)	187	($c+d$)
合计	450	($a+c$)	106	($b+d$)	556	(n)

Q3.1　如何用确切概率法估计总体率的可信区间？

Miettinen 根据二项分布与 F 分布的关系，导出了总体率的可信限算法（Miettinen 1970；陆守曾，陈峰 2007）。

设 n 个样本中阳性数为 r，样本率为 $p=r/n$，总体阳性率 $100(1-\alpha)\%$ 的可信区间为 (π_L, π_U)：

$$\pi_L = \frac{r}{r + (n-r+1)F_{1-\alpha/2;2(n-r+1),2r}}$$
$$\pi_U = \frac{r+1}{r+1 + (n-r)/F_{1-\alpha/2;2(r+1),2(n-r)}} \tag{3.1}$$

当 $r=0$ 时，$\pi_L=0$，$\pi_U = \dfrac{1}{1 + n/F_{1-\alpha/2;2,2n}}$；

当 $r=n$ 时，$\pi_L = \dfrac{n}{n + F_{1-\alpha/2;2,2n}}$，$\pi_U=1$。

这里，$F_{1-\alpha/2;2(n-r+1),2r}$ 是自由度为 $(2(n-r+1),2r)$ 的 $1-\alpha/2$ 的 F 分布分位数；$F_{1-\alpha/2;2(r+1),2(n-r)}$ 是自由度为 $(2(r+1),2(n-r))$ 的 $1-\alpha/2$ 的 F 分布分位数。

根据上述算法，可以算得依法利珠单抗组 PASI-75 发生率的 95%CI 为 22.12%~31.38%；

安慰剂对照组的 PASI-75 发生率的 95%CI 为 2.22%~8.93%。两组 PASI-75 发生率 95%CI 未重叠,提示两组率差异有统计学意义。相应的 SAS 程序见 Q3.3 节。

Q3.2　如何用确切概率法进行组间率的比较?

统计推断除区间估计外,还可采用假设检验。两组率的比较常见方法有卡方检验、似然比卡方检验、正态近似法和 Fisher 确切概率。前 3 个方法的具体算法和应用条件,请参考相关专著和文献。本案所采用组间 PASI-75 发生率的比较采用 Fisher 确切概率法(Fisher 1922)。该法偏保守,适用于样本量小或事件发生率较低的情况。

固定四格表(four fold table)中行合计数、列合计数,根据排列组合可算得当前表格出现的概率。该问题等价于袋子中有 $556(n)$ 个小球,其中 $450(a+c)$ 个红球,$106(b+d)$ 个白球,随机抽 $187(c+d)$ 个球时,其中 $8(d)$ 个白球的概率是多大?

记两组优势比 $\theta = \dfrac{ad}{bc}$,衡量组间效应。

从 $a+c$ 个红球中取 c 个红球,$b+d$ 个白球中取 d 个白球共有 $C_{b+d}^d C_{a+c}^c$ 组合。

从 $a+c$ 个红球,$b+d$ 个白球中取 $c+d$ 个球所有可能的组合数为:$\sum\limits_{i=\max(0,(b+d)-(c+d))}^{\min(b+d,c+d)} C_{b+d}^i C_{a+c}^{c+d-i}$。

则 $c+d$ 个球中 d 个白球的概率密度分布是为:

$$P_d = h(d \mid b+d; \theta) = \frac{C_{b+d}^d C_{a+c}^c \theta^d}{\sum\limits_{i=\max(0,(b+d)-(c+d))}^{\min(b+d,c+d)} C_{b+d}^i C_{a+c}^{b+d-i} \theta^i} \tag{3.2}$$

在原假设之下,两组 PASI-75 总体率相等,应有 $\theta=1$。上述概率密度分布可化简为超几何分布(hyper-geometric distribution)。则有:

$$P_d = \frac{C_{a+c}^c C_{b+d}^d}{C_n^{c+d}} \tag{3.3}$$

即:

$$P_d = \frac{(a+b)!\ (c+d)!\ (a+c)!\ (b+d)!}{a!\ b!\ c!\ d!\ n!} \tag{3.4}$$

按式(3.4)可以算得当前表格随机出现的概率是 $P_8 = 4.63 \times 10^{-12}$。

统计学上假设检验的 P 值为抽样分布中差别大于等于现有差别样本的比例,即更极端样本的比例。对于统计量是连续型的分布可以通过 $|A-T|$ 来衡量实际值与期望值偏离的程度,判断分布中哪些是更极端的样本。其中,A 为当前四格表某单元格所观察到的实际值(d);T 为在两组总体率相同的假设前提下,某单元格理论观察数,例如 $T_d = (b+d)(c+d)/n$。

对安慰剂对照组中 PASI-75=“是”的人而言,$A=8$,$T=35.65$,现有差别 $|A-T|=27.65$。在四格表行合计数、列合计数固定时,单元格所有的组合中,当 d 取值 0~8,64~106 时,52 种组合下四格表的 $|A-T| \geqslant 27.65$。若按此算法,假设检验 P 值应为 52 种组合下四格表概率之和,即假设检验 P 值为 2.77×10^{-10}。

实际上 A 的取值是不连续的,即离散。对于离散型分布,上述算法欠合理。应将四格表出现概率不大于当前四格表概率($P_8 = 4.63 \times 10^{-12}$)者判断为更极端的样本。如此,$d$ 取值 0~8,67~106 时,这些四格表定义为更极端的样本。如此,假设检验 P 值应为 8.44×10^{-12}。

鉴于此,笔者建议利用四格表的概率来判断哪些四格表属于更极端的样本,以正确计算 Fisher 确切概率法假设检验的 P 值。相应的 SAS 程序见 Q3.3 节。

Q3.3　如何用确切概率法估计组间率差的可信区间?

可按 Santner 和 Snell 所提出的确切概率法估计组间率差的可信区间(Santner 和 Snell, 1980)。记 $n_1=a+b$、$n_2=c+d$;$p_1=b/n_1$、$p_2=d/n_2$;$d=p_1-p_2$。两组 PASI-75 发生率的联合概率密度函数为:

$$f(b,d;n_1,n_2,\delta,p_2) = C_{n_1}^b(\delta+p_2)^b(1-\delta-p_2)^a C_{n_2}^d(p_2)^d(1-p_2)^c \qquad (3.5)$$

记当前观察到组间率差为 δ_0。则 δ 的总体 $100(1-\alpha/2)\%$ 可信区间为:

$$\delta_L = \sup(\delta_*:P_U(\delta_*)>\alpha/2)$$
$$\delta_U = \inf(\delta_*:P_L(\delta_*)>\alpha/2) \qquad (3.6)$$

式(3.6)中:

$$P_U(\delta_*) = \sup_{p_2}\left(\sum_{\delta_i\geq\delta_0}f(b,d;n_1,n_2,\delta_i,p_2)\right)$$
$$P_L(\delta_*) = \sup_{p_2}\left(\sum_{\delta_i\leq\delta_0}f(b,d;n_1,n_2,\delta_i,p_2)\right) \qquad (3.7)$$

式(3.7)中,所有行合计为 n_1、n_2 的四格表中第 i 个四格表组间率差记为 δ_i。$P_U(\delta_i)$ 表示所有四格表中组间率差绝对值大于等于现有率差绝对值的概率之和。

因为离散型分布的原因,此法算得可信区间的可信度并不恰好是 $100(1-\alpha/2)\%$,但至少是 $100(1-\alpha/2)\%$,详见 Agresti(1992)。

SAS 软件两个率组间 Fisher 确切概率法假设检验、各组率及组间率差的可信区间分析程序为:

```
PROC FREQ DATA=MyData;
    TABLE Group*PASI_75/Fisher BINOMIAL(EXACT);
    EXACT RiskDiff;
RUN;
```

Q3.4　用确切概率法比较两个率时如何估计样本量?

Fisher 确切概率法估计样本量是一个计算密集、循环迭代的过程。其基本思想是:首先,给定 p_1、p_2、α 及一个初始化的样本量 n,算得当前样本量下的经验把握度;其次,逐渐调整样本量,获得一个最小样本量使得经验把握度不小于期望值(Thomas and Conlon, 1992)。

(1) Fisher 确切概率法把握度公式

在原假设下,可定义处于拒绝域(reject region)中的极端样本。这些极端样本的概率之和应不大于检验水准。

$$C_F^r = \left\{(d,b):b+d=r;\sum_{i=\max((b+d)-(c+d))}^{d}h(i\mid r;\theta=1)\leq\alpha\right\} \qquad (3.8)$$

把握度定义为:备择假设下,极端样本所对应的二项分布概率之和:

$$\text{power} = P[(d,b)\in C_F^r\mid H_1] = \sum_{r=0}^{n}\sum_{C_F^r}f(d,b\mid p_1,p_2,n) \qquad (3.9)$$

$$f(d,b\mid p_1,p_2,n) = C_{a+b}^b p_1^b(1-p_1)^a C_{c+d}^d p_2^d(1-p_2)^c \qquad (3.10)$$

其中 $p_1=b/(a+b)$,$p_2=d/(c+d)$。

(2) Fisher 确切概率法样本量估计

在给定 p_1、p_2、两组样本量及检验水准条件下,可以算得当前样本量下的经验把握度。可通过循环迭代的方式,逐步调整样本含量,获得一个最小样本量使得把握度不小于期望值。

本案样本量估计时,设对照组、试验组 PASI-75 的发生率分别是 5%、25%。两组样本量1∶2 分配。双侧检验水准 $α$=5%,把握度 99%。采用 R 软件 clinfunc 包的 fe.ssize 函数,估计两组样本量分别为 178、89 时,有 99.3% 的把握度检出组间差异。采用 SAS 软件 power 过程,估计两组样本量分别是 174、87 时,有 99.0% 的把握度检出组间差异。

利用 SAS 软件,两个率比较样本量估计程序为:

```
PROC POWER;
    TWOSAMPLEFREQ                /* 指定两组率比较 */
        GROUPPS=(0.05 0.25)      /* 各组发生率 */
        GROUPWEIGHTS=(1 2)       /* 样本量之比 */
        ALPHA=0.05               /* 检验水准 */
        SIDES=2                  /* 双侧检验 */
        POWER=0.99               /* 把握度 */
        TEST=FISHER              /* 检验方法 */
        NTOTAL=.;                /* 待估参数 */
RUN;
```

Q3.5 k∶1 分配比例对总样本量有何影响?

在平行组和交叉试验设计中,试验组与对照组的样本量可以相等也可以不等。从统计学的角度,当对比各组间样本量相等时,设计效率最高。而从伦理角度,通常,在安慰剂对照试验中,特别是在早期临床试验中,试验药物的临床获益尚无证据,因此,常采用 1∶1 的设计,即试验组与对照组样本量相同;而在后期临床试验中,由于早期临床试验已经初步得出试验药物优于安慰剂,则常采用 2∶1 或 3∶1 的设计,这样可以使得更少的受试者暴露于无效治疗中。而在阳性对照试验中往往采用等样本量的设计。

临床试验中试验组例数往往多于或等于对照组,罕有少于对照的情况。因此,只讨论试验组例数多于对照组的情况。

从统计学角度,相同假设条件下(Ⅰ类错误、把握度、个体变异、组间差别),两组样本量相等时所需样本量最小,只要两组样本量不等,则所需样本量就增加。以本案中样本量估计所设定参数为例,考察不同分配比例 k 与总样本量 n 的关系。其中,k 为试验组样本量与对照组样本量的比值。如表 3-4 所示,随 k 的增加,总样本量就增加。且组间样本量相差越多,所需样本量就越大。而只有 1∶1 的设计效率较高。

表 3-4   不同分配比例 k 时,总样本量 n 的比较

k	1	2	3	4	5	8	10
n	244	267	308	354	402	551	652

本案中试验组的 PASI-75 发生率高于对照组。在组间样本量相同的不均衡程度下,试验组分配较多的样本、对照组分配较少的样本所需的总样本量较相反形式分配少。例如

$k=10$ 时，总样本量为 652 ；$k=1/10$ 时，总样本量为 711。结果提示：事件发生率高的组别应分配较多的样本量，可在保证把握度的前提下，节省样本。

此外，对于本案而言，PASI-75 发生率高意味着试验药有一定的疗效。将尽可能多的人分配至有疗效的组别，也符合伦理委员会的要求。

Q3.6　什么是 Wilcoxon 秩和检验？

本案中，第 12 周 DLQI 的变化率、PSA 的两个维度的组间比较采用了 Wilcoxon 秩和检验。Wilcoxon 秩和检验（rank sum test），该检验结果和 Mann-Whitney 检验具有等价的推断结论。这里介绍 Wilcoxon 秩和检验的计算步骤及基本思想。

（1）秩和检验的基本思想及步骤

步骤（1）在原假设下，将两组数据混合，由小到大排序编秩。相同取值，取平均秩次；

步骤（2）将样本量较小一组的秩次求和，计算统计量 T；

步骤（3）将统计量 T 与相应的界值进行比较，进行统计推断。

两样本比较的秩和检验的基本思想是：如果待比较的两个样本（样本含量分别为 n_1 及 n_2）来自同一总体或分布相同的两个总体（即 H_0 成立），则含量为 n_1 的样本之实际秩和 T 与其理论秩和 $n_1(N+1)/2$ 之差 $[T-n_1(N+1)/2]$ 纯系抽样误差所致，故此差值一般不会很大。若从现有样本中算得的 T 与其理论秩和相差很大，则说明从 H_0 规定的总体中随机抽得现有样本及更极端样本的概率 P 很小。如小于等于检验水准 α，则可拒绝 H_0。

绝大多数教科书上给出了一定范围内的 T 界值。当所需界值超出教科书上的范围时，也可采用 permutation 方法进行检验，具体内容参见（荀鹏程，赵杨，等．2006）。

SAS 软件中等级资料组间比较的分析程序：

```
PROC NPAR1WAY DATA=MyData WILCOXON;        /* 数据名称及分析方法 */
    CLASS Group;                          /* 分组变量 */
    VAR PSA_component;                     /* 结局变量 */
RUN;
```

（2）秩和检验的适用条件

理论上，秩和检验可用于任意分布的资料，即不论样本所来自总体的分布如何，都能适用。具体地说，秩和检验可适用于以下情况：等级资料；定量资料，但数据的一端或两端有不确定值，如 "<0.01g"、">170mmHg"；定量资料，但数值的分布是极度偏态的，如存在少数极端值的 L 形分布；定量资料，但各组离散程度相差悬殊，即使经变量变换，也难以达到方差齐性；定量资料，但分布型尚未确知；兼有等级和定量性质的资料。

（3）秩和检验的优缺点

任何统计方法都有其适用范围，在适用范围内，优势得以显示出来；超出适用范围，缺点将暴露出来。秩和检验不依赖资料的分布类型，故适用范围广泛，尤其在等级资料的分析中具有较高的功效。

为叙述方便，以成组设计两样本比较为例。如资料满足 t 检验的条件，应该用 t 检验进行分析。如果对这类资料用 Wilcoxon 秩和检验，实际上是将观察单位的具体数值舍弃不用，只保留了秩次的信息，使检验功效降低；尤其样本含量较小时，降低更加明显。

反之，如果定量资料不满足 t 检验的条件而仍用 t 检验，则检验功效同样会降低。有研究表明，样本含量较大时，对于均匀分布的资料，t 检验与秩和检验的功效大致相同；而对其他偏态分布资料，t 检验的功效不如秩和检验者；对极度偏态的 L 型分布资料，t 检验的功效降低更加明显，此时秩和检验的优点更加明显。

有研究表明：对于满足 t 检验条件的资料，秩和检验效能约为 t 检验的 95.5%（3/π）。而对于不满足 t 检验的资料则由于情况比较复杂，故其效能相对于秩和检验的降低程度就难以界定了。

同理，配对设计的 t 检验与 Wilcoxon 符号秩和检验之间的关系，多组比较的方差分析与 Kruskal-Wallis 秩和检验之间的关系，均与上述 t 检验与 Wilcoxon 秩和检验间的关系相似。

Q3.7　什么是分层随机化？

分层随机化就是在分层变量不同组合条件下分别进行随机化，目的是控制可能影响处理因素效应评价的非处理因素（即分层因素）。首先需要定义影响疗效评价的重要的临床特征或者影响因素，如年龄、性别、疾病严重程度等。根据事先确定的因素进行分层，在每一层内将受试者进行随机化分组。经分层随机化后，分层因素在试验组、对照组间是均衡分布的。实际工作中，一般取 2~3 个分层因素。分层因素较多，实际招募受试者时可能存在一些问题，尤其在总样本量不大时，容易导致在某些层的例数过少。

Q3.8　如何评价和处理中心效应？

与案例 2 不同，本案例是多中心的。事实上，新药 Ⅱ、Ⅲ 期临床试验往往是多中心的。多中心临床试验可以在较短的时间内招募到足够多的病例数。此外，多中心研究中病例招募范围广，较单中心病例更具有代表性，结论应用面更广泛。由于各中心的试验条件不完全相同，所得结论可能不尽相同。因此，在疗效评价时，必须考虑疗效在中心间的差异，即中心效应。当中心间效应较大，直接合并所有中心资料可能会对总的结论有一定的影响。

有两个统计学问题值得关注：一是评价中心效应是否存在？二是如何扣除中心效应对疗效评价的影响？

（1）率的中心效应评价

对于率的中心效应评价和处理，问题一常采用 Breslow-Day 检验；问题二常采用 CMH（Cochran-Mental-Haenszel）法。研究者也可通过回归模型来处理上述问题。介绍如下。

假设有 q 个中心，第 h 个中心两组 PSASI-75 人数的分布如表 3-5 所示。

表 3-5　各中心 PASI-75 的人数

中心	组别	PASI-75		合计
		否	是	
h $(1, \cdots, q)$	依法利珠单抗组	a_h	b_h	n_{1h}
	安慰剂对照组	c_h	d_h	n_{0h}
	合计	c_{0h}	c_{1h}	N_h

Breslow-Day 检验评价率的中心效应。Breslow-Day 检验的目的是考察 q 个中心间效应是否全部相等，其统计量近似服从自由度为 $q-1$ 的卡方分布（Breslow & Day 1980）。

$$Q_{BD} = \sum_{h=1}^{q} \frac{(a_h - E(a_h))^2}{Var(a_h)} \tag{3.11}$$

其中，$E(a_h)$、$Var(a_h)$ 分别表示 a_h 的期望值和方差：

$$E(a_h) = \frac{n_{1h}c_{0h}}{N_h} \tag{3.12}$$

$$Var(a_h) = \frac{n_{1h}n_{0h}c_{1h}c_{0h}}{N_h^2(N_h-1)} \tag{3.13}$$

Breslow-Day 检验要求各个中心的样本量较大,且至少 80% 的单元格频数大于 5。

CMH 法处理率的中心效应。CMH 法的目的是扣除中心效应后评价两组间率有无差异。该法统计量服从自由度为 1 的卡方分布(Landis, Heyman 等,1978;于浩、陈峰等,2004)。

$$\chi^2_{CMH} = \frac{\left(\sum_{h=1}^{q} a_h - \sum_{h=1}^{q} E(a_h)\right)^2}{\sum_{h=1}^{q} Var(a_h)} \tag{3.14}$$

MH 法估计合并相对危险度。若无中心效应,则可以估计合并相对危险度(common relative risk),统计量为 RR_{MH}(Mantel 和 Haenszel,1959)。

$$RR_{MH} = \frac{\sum_{h=1}^{q} b_h n_{0h}/N_h}{\sum_{h=1}^{q} d_h n_{1h}/N_h} \tag{3.15}$$

式(3.15)用于计算 $\ln(RR_{MH})$ 的标准误(Greenland 和 Robins,1985)。

$$SE_{\ln(RR_{MH})} = \sqrt{\frac{\sum_{h=1}^{q}(n_{1h}n_{0h}c_{0h} - b_h d_h N_h)/N_h^2}{\left(\sum_{h=1}^{q} b_h n_{0h}/N_h\right)\left(\sum_{h=1}^{q} d_h n_{1h}/N_h\right)}} \tag{3.16}$$

因此,可获得 RR_{MH} 的 95% 可信区间:

$$RR_{MH} \times \exp(z_{\alpha/2}SE_{\ln(RR_{MH})}), RR_{MH} \times \exp(z_{1-\alpha/2}SE_{\ln(RR_{MH})}) \tag{3.17}$$

另外一种校正的 logit 估计可获得 RR'_{MH}。通过如下公式计算:

$$RR'_{MH} = \exp\left(\sum_{h=1}^{q} w_h \ln(RR_h)/\sum_{h=1}^{q} w_h\right) \tag{3.18}$$

其中, $RR_h = \dfrac{b_h n_{0h}}{d_h n_{1h}}, w_h = \left(\dfrac{a_h}{b_h n_{1h}} + \dfrac{c_h}{d_h n_{0h}}\right)^{-1}$。$RR'_{MH}$ 的可信区间可以估计为:

$$RR'_{MH} \times \exp\left(-z_{1-\alpha/2}/\sqrt{\sum_{h=1}^{q} w_h}\right), RR'_{MH} \times \exp\left(z_{1-\alpha/2}/\sqrt{\sum_{h=1}^{q} w_h}\right) \tag{3.19}$$

SAS 软件 Breslow-Day 检验评价中心效应,CMH 法处理中心效应及估计合并危险度的程序如下:

```
PROC FREQ DATA=MyData;
    TABLE Center*Trt*PASI_75/CMH BDT ;
RUN;
```

(2) 基于模型的中心效应评价

传统的方法首先评价是否存在中心效应,若有中心效应,再进一步进行扣除中心效应,进行组间比较。采用模型方法可以一步完成。

　　一般地,对于二分类的定性指标(例如治疗 2 个周期后的疾病治愈率、缓解率等),采用 logistic 回归模型(见案例 9);对于定量的终点指标,采用多重回归模型(见案例 4);对于生存率、复发率等终点指标,采用 Cox 模型(见案例 5)。中心变量以哑变量(dummy variable)的形式放入模型中。

　　以本案 PASI-75 作为因变量、Trt 作为分组变量、Center 作为中心变量为例介绍。固定效应模型:分别建立不包含中心效应、包含中心效应的两个 logistic 回归模型:

$$\text{logit}(\pi_{PASI-75}) = \alpha + \beta_0 Trt \tag{3.20}$$

$$\text{logit}(\pi_{PASI-75}) = \alpha + \beta_0 Trt + \sum_{h=1}^{q-1} \beta_h Center_h \tag{3.21}$$

式(3.21)中的中心变量需哑变量化后纳入模型。通过似然比卡方检验比较两个 logistic 回归模型,以评价有无中心效应。式(3.21)中对分组变量系数的假设检验,已经扣除了中心效应的影响。

　　分层分析仅能控制 1 个非连续性的混杂因素。多重 logistic 回归模型的优势是可以控制多个不同类型的混杂因素。logistic 回归模型的另一个优势是可以考察变量间的交互作用。

　　也有人将 meta 分析用于中心效应的评价,具体方法及软件实现请参考相关专著和文献(Greenland 和 O'Rourke,2008;柏建岭,钟文昭,2007)。

　　SAS 软件 logistic 回归评价、处理率的中心效应的程序如下:

```
PROC LOGISTIC DATA=MyData;
    CLASS Center;
    MODEL PASI_75=Trt Baseline Center Trt*Center;
RUN;
```

输出结果"Type 3 Analysis of Effects"中采用 Wald χ^2 检验对变量 Center 进行中心效应评价,变量 Trt 的假设检验即为扣除中心效应后,组间比较的结果。通过比较包含和不包含中心效应的模型的对数似然函数值来评价中心效应。

　　(3) 中心效应的随机模型

　　当中心数较多时(例如大于 10),上述方法可能不再适用。此时,各中心的样本量较低,单元格频数很稀疏,Breslow-Day 检验或 logistic 回归均不稳健。此外,将中心变量哑变量化后纳入回归模型,因中心数较多,回归模型需要消耗较多的自由度,这不利于组间效应的假设检验。

　　研究中心往往是从试验区域随机选择的样本,本身也存在一定的随机性。更重要的是,临床试验中关注的重点是扣除中心效应后,组间效应的大小,并不关心中心效应。鉴于上述考虑,最好考虑随机效应模型(random effect model)用以处理中心数非常多时的中心效应(Brown 和 Prescott,2006)。

　　可通过建立广义估计方程(GEE)(式 3.22)或 2 水平 logistic 回归模型(式 3.23)。

$$P(PASI-75=1) = \frac{\exp(\alpha+\beta_0 Group)}{1+\exp(\alpha+\beta_0 Group)} + r_h + e_{ih} \tag{3.22}$$

$$P(PASI-75=1) = \frac{\exp(\alpha+\beta_0 Group+r_h)}{1+\exp(\alpha+\beta_0 Group+r_h)} + e_{ih} \tag{3.23}$$

其中 1 水平是受试者,下标为 i;2 水平是研究中心,下标为 h。1 水平上残差 e_{ih} 服从二项分布;2 水平残差 r_h 服从均数为 0,方差不为 0 的正态分布。随机效应模型的具体内容可参考相关专著和文献。有关 GEE 的描述见案例 32,多水平模型见案例 16。相应的 SAS 程序分别参照对应的章节。

多中心临床试验是由一个主要研究者负责,不同中心按同一试验方案,同步开展的联合临床试验。根据临床试验统计学指导原则,多中心临床试验中必须对中心效应,以及中心与处理的交互作用进行评价。对于主要疗效指标,当中心效应存在或/和中心与处理间交互作用存在时,应该在扣除中心效应/中心与处理交互作用的基础上进行组间比较。

多中心研究中,因为各研究中心样本量较少,不宜对各中心分别进行统计学区间估计或假设检验。另外,单独发表某中心的结果是不妥当的,除非是事先确定的且该中心样本量足够大,或该中心受试者有特殊的性质。

3.4　统计学评价

(1) 样本量估计细节交代不清

作者称根据主要疗效指标进行样本量估计。但是,没有交待如何在考虑药物安全性评价的基础上扩大样本量的细节内容。然而,本案研究者所估计的两组样本量分别为 333、167。而事实上,采用 SAS 软件 power 过程,估计两组样本量分别是 174、87 时,相应的把握度为 99.0%。

临床试验中因受试者脱落、失访等原因,最终可能丢失样本。因此,在所估计样本量的基础上,可按一定比例扩大样本量。本案中样本量扩大特别明显,可能不单纯考虑了上述原因。文献中作者指出,本案样本量估计时,考虑了安全性评价的因素。从有效性评价的角度,增加样本量,有利于检出组间差异。从安全性评价的角度,增加样本量,有利于全面、可靠地评价不良事件、不良反应。但是,本文没有交代具体扩大样本量的细节内容。

(2) 需要评价并处理中心效应

本案共有 30 家研究中心参与研究,应考虑采用随机效应模型对中心效应进行评价,并应该在扣除中心效应的基础上评价主要疗效指标的组间差异。

(3) 本案为后续研究做铺垫

银屑病是慢性疾病,需长期使用药物。本试验的研究时间为 12 周,仅能观察到短期疗效及短期不良事件。长期用药的有效性、安全性有待进一步评价。本案中服用依法利珠单抗的受试者不良事件较安慰剂组发生率高。提示后续研究需要重点关注药物安全性。研究者在后续开展为期 24 周的研究,且开展为期 3 年的开放性研究以评价药物的有效性及安全性。本案中的有效性及安全性评价结果,可作为后续临床试验的研究设计的参考依据。

(4) 本研究中定义 as treated 数据集作为分析数据集,该定义是不严格的。有关分析集的不同定义,参见案例 10。

(张汝阳)

参 考 文 献

1. Gordon K B, K A Papp. Efalizumab for patients with moderate to severe plaque psoriasis: a randomized controlled trial. JAMA , 2003, 290 (23): 3073-3080.

2. Agresti A. A survey of exact inference for contingency tables. Statistical Science , 1992, 7 (1): 141-153.

3. Breslow N E, N E Day. Statistical methods in cancer research. Volume I - The analysis of case-control studies. IARC Sci Publ, 1980, (32): 5-338.

4. Brown H, R Prescott. Applied Mixed Models in Medicine. Chichester, John Wiley & Sons Ltd, 2006.

5. Fisher R A. On the interpretation of χ^2 from contingency tables, and the calculation of P. Journal of the Royal Statistical Society , 1922, 85 (1): 87-94.

6. Greenland S, J M Robins. Estimation of a common effect parameter from sparse follow-up data. Biometrics, 1985, 41 (1): 55-68.

7. Landis J R., E R Heyman. Average partial association in three-way contingency tables: a review and discussion of alternative tests. International Statistical Review, 1978, 237-254.

8. Mantel N, W Haenszel. Statistical aspects of the analysis of data from restrospective studies of disease. Journal of the National Cancer Institute, 1959, 22: 719-748.

9. Miettinen O S. Estimation of relative risk from individually matched series. Biometrics , 1970, 26 (1): 75-86.

10. Greenland S, O' Rourke K: Meta-Analysis. Page 652 in Modern Epidemiology. 3rd ed. Edited by Rothman KJ, Greenland S, Lash T. Lippincott Williams and Wilkins, 2008.

11. Santner T J, M K Snell. Small-sample confidence intervals for p1-p2 and p1/p2 in 2×2 contingency tables. Journal of the American Statistical Association, 1980, 75: 386-394.

12. Thomas R G, M Conlon. Sample size determination based on Fisher's Exact Test for use in 2×2 comparative trials with low event rates. Control Clin Trials , 1992, 13 (2): 134-147.

13. 于浩，陈峰. 临床试验中中心效应的评价及处理方法. 中国临床药理学与治疗学，2004, 9 (9): 1073-1076.

14. 荀鹏程，赵杨. Permutation Test 在假设检验中的应用. 数理统计与管理，2006, 25 (5): 616-621.

15. 柏建岭，钟文昭. Stata 在 Meta 分析中的应用. 循证医学，2007, 7 (6): 363-368.

Case 4

利莫那班治疗动脉粥样硬化
——国际多中心随机对照试验

肥胖人群在发达国家已经达到相当高的比例。在美国,根据体重指数(body mass index,BMI)判断,成年人中 66% 的人超重,34% 人已经达到肥胖。流行病学专家预测在未来的数十年内,肥胖所引起的公共健康问题将持续增长。腹型肥胖最容易导致代谢异常,增加心血管疾病的风险。腹型肥胖所致代谢异常,包括:Ⅱ型糖尿病或糖耐量受损与高血压病发生率增高、高密度脂蛋白胆固醇降低、甘油三酯及系统性炎性的生物标志物水平的升高。

目前的肥胖干预措施很少能够获得较好的长期效果。因此,有必要采取药物治疗的方式治疗腹型肥胖及其所致的代谢紊乱。一种可行的途径是抑制大麻素 1 型(CB_1)受体。该受体普遍存在于中枢神经系统及外周组织中。抑制 CB_1 受体可以减少进食量,减轻体重,促进代谢。有助于糖尿病人增加高密度脂蛋白胆固醇、降低甘油三酯、高敏 C 反应蛋白(hsCRP)和糖化血红蛋白(HbA_{1c})。

第一个进入市场的 CB_1 拮抗剂是利莫那班(rimonabant)。尽管多个国家已经批准利莫那班上市销售,但是 FDA 未批准该药进入美国市场。2007 年 6 月,FDA 专家组不建议批准该药上市,主要考虑其药物安全性的问题。利莫那班主要存在精神类不良事件,包括焦虑、抑郁。

动脉粥样硬化与多种因素相关,包括:总胆固醇、低密度胆固醇、甘油三酯升高、高密度胆固醇降低、系统性高血压、糖尿病。考虑到降低体重和腰围能够改善血脂、胰岛素敏感性及 hsCRP,本研究尝试通过控制 CB_1 拮抗剂,减缓腹型肥胖伴随代谢异常综合征和冠心病病人动脉粥样硬化的进程。

4.1 试验方案简介

4.1.1 试验目的

评价大麻素 1 型受体拮抗剂——利莫那班,是否可以延缓伴代谢综合征和冠心病的腹型肥胖患者冠状动脉粥样硬化的进展。

4.1.2 目标人群

(1) 纳入标准

1) 根据临床需求提供冠状动脉造影结果。受试者有胸痛或功能性试验异常(如运动试验或核素扫描）。

2）年龄不小于 18 岁。

3）男性腹围大于 88cm，女性腹围大于 102cm。

4）符合事先定义的代谢综合征病人的标准或为吸烟者。

5）存在两个及以上的危险因素者定义为代谢综合征病人：

- 甘油三酯高于 150mg/dl。
- 高密度脂蛋白胆固醇低于 40mg/dl（男性）、50mg/dl（女性）。
- 空腹血糖高于 110mg/dl。
- 高血压（至少高于 140/90mmHg）或正在接受高血压治疗。
- 每天吸烟超过 10 支定义为吸烟。

6）血管造影提示至少一侧冠脉梗阻（冠脉腔狭窄超过直径的 20%）。

（2）排除标准：

1）减轻体重的手术史。

2）病情未控制的糖尿病（HbA_{1c} 大于 10%）。

3）尿检四氢大麻醇阳性结果。

4）伴随其他减轻体重的干预措施，如：基线检查或试验过程中使用奥利司他（orlistat）、西布曲明（sibutramine）。

5）为了在更大范围评价药物的安全性，本研究未将精神类疾病史作为排除标准。

由于期望评价药物在不同种族人群的有效性和安全性是否存在差异，研究者或研究协调员收集了受试者的种族情况。所有研究中心伦理委员同意试验。受试者签署知情同意书。

4.1.3   研究设计方法

国际多中心、随机、双盲、安慰剂平行对照临床试验。

4.1.4   随机分组方法

该研究采用交互式语音应答系统（interactive voice response system）进行受试者的随机化分组。研究中心为分层因素，试验组、对照组 1∶1 分配。

4.1.5   评价指标

血管内超声（intravascular ultrasound，IVUS）检查影像学结果在中心试验室完成分析。技师每 60 张影像进行一次分析，获得血管横断面上每间隔 1mm 的检查结果。IVUS 检查按美国心脏病学会基金会（American College of Cardiology and European Society of Cardiology）标准操作。采用定制化的软件，在影像上以标记 1mm 为刻度标记网格。人工测量管腔（luminal）边缘和外弹性膜（external elastic membrane，EEM）边界。

（1）主要疗效指标

根据外弹性膜横截面面积（EEM cross-sectional area，EEM_{CSA}）的计算，首先要得出管腔横截面面积（$LUMEN_{CSA}$）定义动脉粥样斑块体积（atheroma volume，PAV）百分比：

$$PAV = \frac{\sum (EEM_{CSA} - LUMEN_{CSA})}{\sum EEM_{CSA}} \times 100 \qquad (4.1)$$

考察两组间 PAV 用药前后变化有无差异。

(2) 次要疗效指标

动脉粥样斑块总体积(total atheroma volume,TAV)是每个横截面的平均斑块面积:

$$TAV = \frac{\sum (EEM_{CSA} - LUMEN_{CSA})}{n} \tag{4.2}$$

其中,n 为基线或访视 IVUS 检查时,回抽过程中可评价的横截面数目。

标化 TAV 则定义为:TAV × 受试者试验期间 n 的中位数。考察两组间标化 TAV 用药前后变化有无差异。

另外两个事后(post hoc)定义的指标:平均动脉粥样斑块厚度极值(Mean maximum atheroma thickness,MMAT)的变化,病情最严重的 10mm 血管片段部位动脉粥样斑块体积(Atheroma volume at 10-mm most diseased segment,AV10MDS)的变化。尽管未事先在方案中定义这两个指标,但是在其他 IVUS 研究中为常用指标。

(3) 安全性评价指标

尽管本研究无足够的把握度评价临床指标的有效性,但是通过访视中的重复测量可以观察到主要的心血管不良事件:心肌梗死、脑卒中、心血管相关的死亡、需要入院诊治的不稳定型心绞痛、血管重塑(包括:手术或经皮介入)、一过性缺血发作。

仅统计开始服药到末次服药期间内的上述不良事件。其他不良事件观察到末次服药后的 75 天。研究者基于药事管理的标准医学术语集(Medical Dictionary for Regulatory Activities,MedDRA)命名所有不良事件。

4.1.6 样本量估计

根据既往 IVUS 试验估计样本量。设组间效应为 1.3%,标准差为 4.9%。检验水准 5%,把握度 90%。按式(4.3),估计每组所需有效样本量为 $n=300$。侵入性的临床试验往往需要招募更多的受试者,防止病人在随访期间脱落。根据既往经验,假定本案有 25% 的失访。因此,每组样本量上调为 $n^*=400$。

$$n = 2 \times \left[\frac{(z_{1-\alpha/2} + z_{1-\beta})\sigma}{\delta}\right]^2 = 2 \times \left[\frac{(1.96+1.28) \times 4.9\%}{1.3\%}\right]^2 \approx 300 \tag{4.3}$$

$$n^* = n \div (1-25\%) = 400 \tag{4.4}$$

4.1.7 主要统计分析方法

基线指标组间均衡性评价时,定量资料采用 t 检验;定性资料采用 χ^2 检验。

方案和统计分析计划规定,无论受试者是否服药或依从方案,基线和疗后 12 个月及以后有可评价的 IVUS 检查结果者纳入有效性分析。通过正态性检验评价指标的分布。若指标不满足正态分布,再采用非参数检验。

至少服用一次药物的受试者纳入安全性分析。

PAV 变化值的组间比较采用协方差模型分析(analysis of covariance model,ANCOVA),利莫那班药物治疗作为固定效应,基线值作为协变量。同时评价了药物治疗与基线值的交互作用(interaction)。

　　采用 SAS 的多重填补过程(multiple imputation procedure,MI)对随访 IVUS 检查结果缺失值进行填补。实验室检查指标变化的组间比较采用重复测量(repeated measure)的混合效应模型(mixed effect model),包含基线值、药物治疗、访视时间及药物治疗与访视时间之间的交互作用。

4.2　主要结果与结论

4.2.1　研究流程

　　(1)基线血管内超声检查

　　从 2004 年 12 月到 2005 年 12 月,从美国、加拿大、欧洲、澳大利亚 126 家研究中心共计招募了 1949 例受试者。其中,839 例满足既定标准,进入本案筛选期。操作者在 IVUS 检查时,尽可能地选择较远端的切入点,只要能安全达到靶血管即可。如此,可以提供最长血管片段信息供定量分析。随后,操作者激活驱动设备以 0.5mm/s 的速度回抽图像传感器。这样,可以在录像带上记录 30 帧/s 的影像。为保证影像质量,所有检查结果送克利夫兰医学中心(Cleveland Clinic)中心实验室筛选。影像质量满足既定要求的受试者纳入本临床试验研究。

　　(2)随机化分组及治疗

　　IVUS 影像质量达标的受试者在 2 周内参与随机化分组。最终,来自 112 家研究中心的 839 例被随机分组至利莫那班组(422 例)或安慰剂对照组(417 例)。受试者被要求服用 20mg/d 的试验药或安慰剂,为期 18~20 个月。受试者在基线、疗后 3、6、12、18 个月接受临床访视。常规的生化检查在本地实验室完成;生物标志检查在拉瓦尔医院中心实验室(Quebec City,Quebec,Canada)完成。

　　(3)临床访视及 IVUS 检查

　　18~20 个月,按意向性原则,无论受试者是否继续用药,均进行 IVUS 多次访视检查。如果受试者冠状动脉血管造影提示临床指征,则进行退出前 IVUS 检查。访视过程中 IVUS 检查与基线检查一样,采用机械化回抽程序。最终,676 例受试者满足方案既定要求:有基线 IVUS 检查结果及至少 320 天的随访。

　　本案研究流程详见图 4-1。

4.2.2　人口学特征

　　676 例纳入有效性分析的受试者与 163 例未纳入有效性分析的受试者基线差异无统计学意义。如表 4-1 所示,利莫那班组与安慰剂对照组基线差异无统计学意义。

表 4-1　两组受试者的基线比较

基线指标	安慰剂组 (n=417)	利莫那班组 (n=422)	P 值
年龄(岁)	57.5 ± 9.8	57.9 ± 9.5	0.57
性别			
男	271(65.0%)	274(64.9%)	0.99

续表

基线指标	安慰剂组 （n=417）	利莫那班组 （n=422）	P 值
种族			
白人	397（95.2%）	407（96.4%）	0.37
黑人	17（4.1%）	12（2.8%）	0.33
腰围（cm）	117.5 ± 14.1	117.3 ± 13.6	0.82
体重（kg）	103.5 ± 21.7	103.5 ± 20.5	0.99
BMI	35.3 ± 6.2	35.3 ± 5.9	0.96
伴随疾病			
不稳定型心绞痛	95（22.8%）	112（26.5%）	0.21
高血压	366（87.8%）	369（87.4%）	0.89
心肌梗死	115（27.6%）	126（29.9%）	0.47
精神疾病	102（24.5%）	108（25.6%）	0.71
疾病特征			
腹型肥胖	415（99.5%）	422（100.0%）	0.25
代谢综合征	382（91.6%）	397（94.1%）	0.17
吸烟	111（26.6%）	126（29.9%）	0.30
代谢综合征 + 吸烟	79（18.9%）	103（24.4%）	0.06
高代谢危险因素			
甘油三酯≥150mg/L	250（60.0%）	241（57.1%）	0.40
高密度脂蛋白胆固醇 <40mg/dL	268（64.3%）	275（65.2%）	0.79
空腹血糖≥100mg/dL	213（51.1%）	223（52.8%）	0.63
高血压	369（88.5%）	379（89.8%）	0.54
既往合并用药			
阿司匹林	380（91.1%）	387（91.7%）	0.77
氯吡格雷或噻氯匹定	254（60.9%）	252（59.7%）	0.72
β 受体阻滞剂	294（70.5%）	293（69.4%）	0.74
血管紧张素转换酶抑制剂或血管紧张素 　受体拮抗剂	286（68.6%）	293（69.4%）	0.79
他汀类降脂药物	341（81.8%）	348（82.5%）	0.79
胰岛素	49（11.8%）	47（11.1%）	0.78
口服降糖药	124（29.7%）	129（30.6%）	0.79
苯二氮䓬类药物	197（47.2%）	202（47.9%）	0.86
抗抑郁药	80（19.2%）	77（18.2%）	0.73

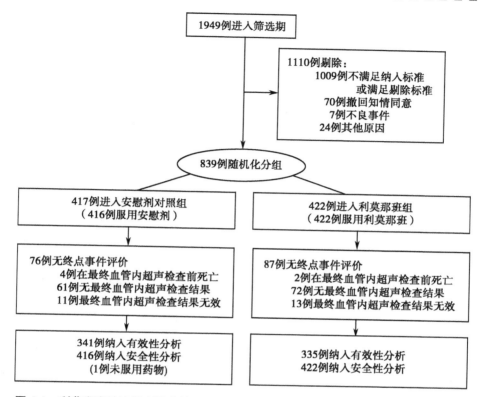

图 4-1　利莫那班治疗腹型肥胖伴随冠心病病人动脉粥样硬化随机对照临床试验流程图

4.2.3　有效性评价

如表 4-2 所示，利莫那班组受试者较安慰剂对照受试者体重减轻、腰围减小更明显。甘油三酯、hsCRP 水平、高密度脂蛋白胆固醇的降低幅度、HbA_{1c}、胰岛素的变化幅度组间差异有统计学意义。但是，低密度脂蛋白胆固醇、血压的变化组间差异无统计学意义。

原文图 2 给出了多个指标，不同访视点组间比较的结果。

疗后 12、18 个月时，两组间高密度脂蛋白胆固醇、甘油三酯、hsCRP 水平、HbA_{1c}、胰岛素差异有统计学意义。

表 4-2　两组受试者体重、腰围、代谢指标、血压的组间比较

	指标	安慰剂对照组[a]（n=341）		利莫那班试验组[a]（n=335）		P 值
		例数	统计量	例数	统计量	
基线	体重（kg）	341	103.4 ± 21.7	335	103.2 ± 20.3	0.89
	腰围（cm）	340	117.3 ± 14.3	335	116.9 ± 13.3	0.71
	低密度脂蛋白胆固醇（mg/dL）	330	89.5 ± 32.2	328	91.9 ± 27.9	0.29
	高密度脂蛋白胆固醇（mg/dL）	337	37.6 ± 9.9	332	38.5 ± 10.4	0.24
	甘油三酯（mg/dl）	337	140.0（102.8~197.6）	332	140.0（101.9~200.2）	0.77

续表

指标		安慰剂对照组[a]（n=341）		利莫那班试验组[a]（n=335）		P值
		例数	统计量	例数	统计量	
	hsCRP（mg/dl）	336	3.8（1.9~7.2）	332	3.4（1.5~6.3）	0.10
	HbA1c（%）					
	所有受试者	314	5.8 ± 1.1	301	5.8 ± 1.1	0.89
	糖尿病人	118	6.6 ± 1.1	107	6.7 ± 1.2	0.92
	空腹血糖（pmol/l）	334	110.0（71.1~162.3）	331	111.3（77.4~179.3）	0.24
	血压（mmHg）					
	收缩压	341	129.3 ± 17.1	341	129.4 ± 15.1	0.94
	舒张压	341	76.7 ± 9.9	341	76.9 ± 9.8	0.75
18个月	体重（kg）	340	102.8 ± 21.9	331	98.8 ± 20.9	0.01
	腰围（cm）	333	116.4 ± 14.9	327	112.2 ± 14.9	<0.001
	低密度脂蛋白胆固醇（mg/dL）	331	86.3 ± 30.3	319	87.6 ± 30.5	0.57
	高密度脂蛋白胆固醇（mg/dL）	335	39.6 ± 11.2	323	44.2 ± 12.5	<0.001
	甘油三酯（mg/dl）	335	132.9（95.7~189.6）	323	112.5（78.8~160.4）	<0.001
	hsCRP（mg/dl）	333	2.9（1.2~5.5）	320	1.6（0.7~4.0）	<0.001
	HbA1c（%）					
	所有受试者	314	6.2 ± 1.2	298	5.9 ± 1.0	<0.001
	糖尿病人	121	7.1 ± 1.3	109	6.5 ± 1.2	0.001
	空腹血糖（pmol/l）	332	119.5（73.2~191.6）	322	103.3（64.7~153.2）	0.003
	血压（mmHg）					
	收缩压	341	132.3 ± 13.2	335	131.5 ± 13.2	0.43
	舒张压	341	77.5 ± 7.4	335	76.8 ± 7.4	0.23
前后变化[b]	体重（kg）		−0.5（−1.3~0.3）		−4.3（−5.1~−3.5）	<0.001
	腰围（cm）		−1.0（−1.9~−0.2）		−4.5（−5.4~−3.7）	<0.001
	低密度脂蛋白胆固醇（mg/dL）					
	变化值		−3.2（−6.1~−0.3）		−3.8（−6.7~−0.8）	0.78
	变化率		1.7%（−1.7%~5.2%）		0.44%（−3.1%~3.9%）	
	高密度脂蛋白胆固醇（mg/dL）					
	变化值		1.8（0.9~2.7）		5.8（4.9~6.8）	<0.001
	变化率		6.9%（−1.1%~14.8%）		22.4%（14.4%~30.4%）	
	甘油三酯（mg/dl）					
	变化值[c]		−8.9（−14.2~−1.8）		−24.8（−35.4~−17.3）	<0.001
	变化率[d]		−6.2%（−10.2%~−1.9%）		−20.5%（−24.0%~−16.8%）	

续表

指标	安慰剂对照组[a]（n=341）		利莫那班试验组[a]（n=335）		P值
	例数	统计量	例数	统计量	
hsCRP（mg/dl）[e]					
变化值[c]		−0.9（−1.4~−0.5）		−1.3（−1.7~−1.2）	<0.001
变化率[d]		−30.9%（−37.7%~ −23.3%）		−50.3%（−55.3%~ −44.8%）	
HbA$_{1c}$（%）					
所有受试者		0.40（0.31~0.49）		0.11（0.02~0.20）	<0.001
糖尿病人		0.42（0.22~0.62）		−0.13（−0.34~0.09）	<0.001
空腹血糖（pmol/L）[e]					
变化值[c]		7.8（−1.9~18.6）		−13.7（−23.0~−4.2）	<0.001
变化率[d]		7.9%（0.60%~15.7%）		−10.6%（−16.7%~ −4.0%）	
血压（mmHg）[e]					
收缩压		2.9（1.7~4.1）		2.1（0.8~3.3）	0.34
舒张压		0.7（−0.03~1.4）		−0.09（−0.8~0.6）	0.13

a：有基线及至少 320 天随访 IVUS 检查结果的受试者；

b：基于最小二乘法的两因素方差分析估计均数及 95%CI，模型含基线值、药物治疗、访视时间、药物治疗与访视时间的交互作用；

c：采用 bootstrap 法估计可信区间；

d：随访值与基线值的比值对数变换后估计可信区间；

e：服用降压药后的血压变化。

　　如表 4-3 所示，最小二乘法所估计的 PAV 在对照组、试验组的变化分别是 0.51%（0.22%~0.80%）、0.25%（−0.04%~0.54%），差异无统计学意义（P=0.22）。TAV 在两组的变化分别是 0.88（−1.03~2.79）、−2.2（−4.09~−0.24），差异有统计学意义（P=0.03）。

表 4-3　两组受试者 IVUS 检查的组间比较

	方案中事先定义的主要指标、次要指标				P值
	安慰剂对照组（n=341）		利莫那班试验组（n=335）		
	均数 ± 标准差	中位数（Q$_1$~Q$_3$）	均数 ± 标准差	中位数（Q$_1$~Q$_3$）	
基线					
PAV（%）[a]	37.5 ± 7.5	37.9（32.1~43.3）	37.5 ± 8.0	37.7（31.2~42.4）	0.58
TAV（mm³）[b]	197.5 ± 82.0	184.8（133.8~251.7）	191.7 ± 81.4	183.9（135.0~227.2）	0.35
随访[c]					
PAV（%）[a]	38.0 ± 7.7	38.3（32.8~43.6）	37.7 ± 7.9	37.4（31.8~42.7）	0.40
TAV（mm³）[b]	198.5 ± 85.5	184.9（129.6~253.9）	189.7 ± 78.8	187.1（132.1~229.9）	0.30
变化	LS 均数 ± 标准误 （95% 可信区间）	P值	LS 均数 ± 标准误 95% 可信区间	P值	P值[d]
PAV（%）[a]	0.51 ± 0.15 （0.22~0.80）	<0.001	0.25 ± 0.15 （−0.04~0.54）	0.09	0.22
TAV（mm³）[b]	0.88 ± 0.97 （−1.03~2.79）	0.37	−2.2 ± 0.98 （−4.09~−0.24）	0.03	0.03

续表

	方案中未事先定义的实验室常用指标				
	均数 ± 标准差	中位数(Q₁~Q₃)	均数 ± 标准差	中位数(Q₁~Q₃)	P值
基线					
MMAT(mm)	0.75 ± 0.22	0.77(0.60~0.90)	0.74 ± 0.23	0.75(0.57~0.88)	0.30
AV10MDS(mm³)	60.6 ± 26.3	60.1(39.9~78.0)	55.6 ± 28.1	52.6(34.8~72.3)	0.009
随访ᶜ					
MMAT(mm)	0.77 ± 0.23	0.76(0.60~0.92)	0.74 ± 0.23	0.75(0.57~0.88)	0.16
AV10MDS(mm³)	59.6 ± 26.5	57.7(39.6~75.0)	54.3 ± 26.8	50.4(34.5~70.8)	0.01

变化	LS 均数 ± 标准误 (95% 可信区间)	P值	LS 均数 ± 标准误 (95% 可信区间)	P值	P值ᵈ
MMAT(mm)ᵃ	0.01 ± 0.004 (0.006~0.020)	<0.001	−0.0006 ± 0.004 (−0.008~0.007)	0.88	0.01
AV10MDS(mm³)ᵇ	−0.89 ± 0.46 (−1.791~0.018)	0.05	−1.47 ± 0.45 (−2.356~−0.587)	0.01	0.37

MMAT:平均动脉粥样斑块厚度极值;
AV10MDS:病情最严重的 10mm 血管片段部位动脉粥样斑块体积;
LS:最小二乘法;
a:主要指标;
b:次要指标;
c:未调整;
d:两因素的协方差分析模型,含药物治疗及基线值。

　　研究者进行了分层分析,考察在分层因素的不同水平下,药物治疗效应有无异质性(heterogeneity),以评价药物治疗与分层因素的交互作用。对于不服用他汀类药物的受试者而言,安慰剂对照组 PAV 变化大于利莫那班试验组,组间差异最小二乘均数为 −1.31,95%CI:−2.29~0.33;对于服用他汀类药物的受试者而言,两组间 PAV 变化相似,组间差异最小二乘均数为 −0.06,95%CI:−0.51~0.39。药物治疗与是否使用他汀类药物的交互作用 P 值为 0.03。

　　药物治疗与基线甘油三酯水平也存在交互作用(P=0.03)。以基线甘油三酯中位数划分受试者(≥140.0mg/dl vs. <140.0mg/dl)。在高甘油三酯组,组间 PAV 变化的差异最小二乘均数为 −0.77,95%CI:−1.35~−0.18;在低甘油三酯组,组间 PAV 变化差异无统计学意义,最小二乘均数 −0.0016,95%CI:−0.40~0.72。具体结果详见原文图 3。

　　由于主要指标、次要指标结论不一致。因此,研究者探讨了 IVUS 检查实验室指标结果在两组间的差异。安慰剂组最小二乘 MMAT 均数增加了 0.01mm,95%CI:0.006~0.020;利莫那班组则降低了 0.0006mm,95%CI:−0.008~0.007。组间差异有统计学意义(P=0.01)。安慰剂组 AV10MDS 降低 0.89mm³,95%CI:−1.791~0.018;试验组则降低 1.47mm³,95%CI:−2.36~0.059。组间差异无统计学意义(P=0.37)。

　　为评价 IVUS 检查缺失值的影响,研究者进行了敏感性分析(sensitivity analysis)。基于受试者的基线人口学特征、实验室检查、动脉粥样斑块体积基线值,填补有效性评价的指标。填补后,安慰剂组 PAV 增加 0.57%,95%CI:0.29%~0.84%;利莫那班试验组增加 0.25%,95%CI:−0.04%~0.55%。组间差异无统计学意义(P=0.13)。安慰剂组 TAV 增加 1.19mm³,

95%CI：－0.73~3.12；试验组增加 －1.95mm³，95%CI：－3.8~－0.10mm³。组间差异有统计学意义（$P=0.02$）。

4.2.4　安全性评价

表 4-4 罗列了两组心血管事件相关的不良事件、主要的治疗相关的不良事件、主要的因不良事件退出试验的原因。研究者收集了受试者出现不良事件的时间，采用 COX 比例风险模型，发现服用利莫那班的受试者与服用安慰剂的受试者相比，更容易出现不良事件退出试验（$P<0.001$）。详细结果参见原文图 4。

表 4-4　两组受试者主要心血管、治疗相关不良事件及因不良事件退出试验的原因

事件名称	安慰剂对照组	利莫那班试验组	P 值
	主要心血管不良事件（839 例随机化受试者）		
	$n=417$	$n=422$	
心血管事件死亡、非致命心梗、非致命脑卒中、因血管重塑、不稳定型心绞痛、一过性脑缺血发作）而住院	46（11.0%）	44（10.4%）	0.79[a]
心血管事件死亡、非致命心梗、非致命脑卒中	7（1.7%）	13（3.1%）	0.18[a]
心血管事件死亡	2（0.5%）	0（0.0%）	0.25
所有原因所致死亡	8（1.9%）	2（0.5%）	0.06
非致命心梗	4（1.0%）	9（2.1%）	0.17
致命或非致命脑卒中	1（0.2%）	4（0.9%）	0.37
住院（因血管重塑、不稳定型心绞痛、一过性脑缺血发作而住院）	40（9.6%）	36（8.5%）	0.59
	最主要的治疗相关不良事件（安全分析集 838 例受试者）		
	$n=416$	$n=422$	
精神疾病	118（28.4%）	183（43.4%）	<0.001
焦虑	49（11.8%）	76（18.0%）	0.01
抑郁	47（11.3%）	71（16.8%）	0.02
失眠	38（9.1%）	52（12.3%）	0.14
情绪低落	20（4.8%）	29（6.9%）	0.20
重度抑郁	9（2.2%）	13（3.1%）	0.41
自杀倾向	10（2.4%）	7（1.7%）	0.44
自杀未遂	1（0.2%）	0（0.0%）	0.50
自杀	0（0.0%）	1（0.2%）	0.50
重度精神障碍[b]	16（3.8%）	20（4.7%）	0.52
眩晕	53（12.7%）	61（14.5%）	0.47
乏力	25（6.0%）	46（10.9%）	0.01
胃肠系统紊乱	74（17.8%）	142（33.6%）	<0.001

续表

	最主要的治疗相关不良事件（安全分析集 838 例受试者）		
	$n=416$	$n=422$	
恶心	23（5.5%）	63（14.9%）	<0.001
腹泻	14（3.4%）	33（7.8%）	0.005
呕吐	8（1.9%）	23（5.5%）	0.01
便秘	8（1.9%）	11（2.6%）	0.51
勃起障碍	2（0.7%）	9（3.3%）	0.03
肌酐≥150μmol/L	6/372（1.6%）	12/361（3.3%）	0.13
	最主要的因不良事件退出试验原因（安全分析集 838 例受试者）		
	$n=416$	$n=422$	
因不良事件退出试验	31（7.5%）	74（17.5%）	<0.001
精神疾病	13（3.1%）	40（9.5%）	<0.001
抑郁	5（1.2%）	15（3.6%）	0.03
焦虑	3（0.7%）	13（3.1%）	0.01
失眠	1（0.2%）	7（1.7%）	0.07
情绪低落	1（0.2%）	4（0.9%）	0.37
神经系统紊乱	4（1.0%）	22（5.2%）	<0.001
眩晕	1（0.2%）	7（1.7%）	0.07
其他	3（0.7%）	15（3.6%）	0.005
胃肠系统紊乱	4（1.0%）	15（3.6%）	0.01
恶心	1（0.2%）	13（3.1%）	0.001
其他	3（0.7%）	2（0.5%）	0.68

a：理论频数 <5 时。Fisher 确切概率法；否则，χ^2 检验；

b：包括重度抑郁、自杀倾向、自杀未遂、自杀。

4.2.5　主要结论

服用利莫那班 18 个月后，本研究未能观察到主要指标 PAV 用药前后变化在组间差异有统计学意义，但观察到次要指标标化 TAV 用药前后变化在组间差异有统计学意义。

4.3　统计学解读

两组定量指标之均数的比较，如果只考虑分组因素，不考虑其他因素，则可以直接用 t 检验。当涉及多个均数的比较，或考虑其他因素的影响，需要用方差分析（analysis of variance，ANOVA）和协方差分析（analysis of covariance，ANCOVA）。

本研究是一个国际多中心、随机、双盲、安慰剂平行对照临床试验，主要疗效指标是治疗前后 PAV 的差值，属于定量指标。研究者认为，PAV 差值可能与基线有关，因此，主要疗效指标的分析需要考虑基线对结果的影响，同时还要考察基线与组别是否存在交互作用，因此需要用方差分析和协方差分析。

Q4.1　什么是方差分析?

方差分析用于两个及两个以上组间均数比较。方差分析和 t 检验对资料有相同要求。以表 4-5 示例数据为例,简述方差分析。表 4-5 中共 k 组样本,每组样本量分别是 $n_i,i=1,2,\cdots,k$。记 $\bar{x}$ 是所有样本 x_{ij} 的均数,$\bar{x}_i$ 是第 i 组的均数,N 为总样本量。

表 4-5　介绍方差分析所用的示例数据

个体编号	组别					
	1	2	⋯	i	⋯	k
1	x_{11}	x_{12}	⋯	x_{1i}	⋯	x_{1k}
2	x_{21}	x_{22}	⋯	x_{2i}	⋯	x_{2k}
⋯	⋯	⋯	⋯	⋯	⋯	⋯
j	x_{j1}	x_{j2}	⋯	x_{ji}	⋯	x_{jk}
⋯	⋯	⋯	⋯	⋯	⋯	⋯
n	x_{n1}	x_{n2}	⋯	x_{ni}	⋯	x_{nk}

方差分析的实质是分解方差。所有样本观察值总的的变异可用离均差平方和(sum of square,SS)定义为:

$$SS_{总}=\sum_{ij}(x_{ij}-\bar{x})^2 \tag{4.5}$$

引起变异的原因有两种:一种是个体变异,另一种是组间的差异。因此总变异可以分解为组内变异(within group variation)和组间变异(between groups variation)两个部分。前者反映随机误差,后者反映组间效应。即

$$SS_{总}=SS_{组内}+SS_{组间} \tag{4.6}$$

其中:

$$SS_{组内}=\sum_i\sum_j(x_{ij}-\bar{x}_i)^2 \tag{4.7}$$

$$SS_{组间}=\sum_i n_i(\bar{x}_i-\bar{x})^2 \tag{4.8}$$

以动脉粥样斑块体积 PAV 为例,相应的方差分解为

PAV 差值的变异 = 组间变异 + 随机误差

这里,PAV 差值 =PAV 疗后值 – PAV 基线值。相应的方差分析模型为:

PAV 差值 = 组别

在原假设之下,各组总体均数相等。k 组样本均来自同一总体,因此组间差异由抽样误差所致,其大小应是随机误差的一种体现。而组内的差异属于同质个体的个体变异,其大小体现出随机误差。理论上,应有平均组间差异 = 平均组内差异。即:$MS_{组间}/MS_{组内}=1$。

$SS_{组内}$ 的自由度 $\nu_{组内}=\sum_i(n_i-1)$;$SS_{组间}$ 的自由度 $\nu_{组间}=k-1$。因此,有:

$$MS_{组间}=SS_{组间}/\nu_{组间} \tag{4.9}$$

$$MS_{组内}=SS_{组内}/\nu_{组内} \tag{4.10}$$

根据数理统计学知识,$F=MS_{组间}/MS_{组内}$ 服从 $F_{(\nu_{组间},\nu_{组内})}$ 分布。

在原假设之下,若 F 不大,小于 $F_{0.05,(\nu_{组间},\nu_{组内})}$,则认为组间差异无统计学意义($P>0.05$);

若 F 大于 $F_{0.05,\,(\nu_{组间},\,\nu_{组内})}$，则认为组间差异有统计学意义（$P<0.05$）。

相应的 SAS 分析程序为：

```
PROC ANOVA DATA=MyData;
    CLASS Group;
    MODEL PAV_Change=Group;
RUN;
```

两组均数比较时，用方差分析和用 t 检验结果等价。

Q4.2   什么是协变量？

协变量（covariate）是除处理因素（分组）以外，与结局有关的变量。例如，受试者的性别、年龄、病情严重程度、基线水平、中心效应等。协变量在流行病学研究中被称为混杂因素（confounding factor）。协变量在组间的不均衡，可能导致分析结果的偏倚。使协变量在组间达到均衡有如下几种方法：①随机分组；②按协变量取值进行分层随机化；③在纳入标准中限定个体协变量的取值，使得所有受试者具有相同的协变量值。

当然，即使在组间均衡，当个体协变量的变异较大时，也可能对试验结果产生影响。因此，临床试验资料分析中需要对协变量进行控制和调整。常用的调整协变量方法有：协方差分析、多重回归分析、分层分析等。

Q4.3   什么是协方差分析？

方差分析通常用于两组和多组均数间差别比较的假设检验。方差分析要求各组除了处理因素不同外，其他对观察指标有潜在影响因素应具有组间均衡性。而在实际工作中，有些因素是无法在实验设计阶段进行控制的，对于这类因素只能如实观察，加以记录，在分析时扣除其影响，再考察处理因素的效应。如果这些不可控因素是定量变量，又和观察指标间存在线性关系，那么就可以利用协方差分析来解决这类问题。

协方差分析（analysis of covariance，ANCOVA）是把线性回归与方差分析结合起来的一种分析技术。其基本思想就是利用观察指标（应变量 Y）与不可控的影响因素（协变量 X）的线性回归关系，扣除 X 对 Y 的影响后，再比较各组（处理因素）Y 的修正均数的差别。单因素方差分析中，从总变异中仅分离出了处理因素的变异，剩下的就是随机误差了。协方差分析时，从随机误差中，进一步扣除协变量 X 对 Y 的回归平方和，即回归的变异，使得残差的平方和更小，以更好地评价处理的效应。这样，既消除了由于对比各组 X 值不同所产生的影响，又对 Y 值的均数进行了比较。

本案中 PAV 差值的组间比较采用了协方差分析，扣除了基线值及组别与基线的交互作用的影响。相应的变异分解为：

PAV 差值的变异 = 组间变异 + 基线的影响 + 交互作用的影响 + 随机误差

相应的协方差分析模型为：

PAV 差值 = 组别 + PAV 基线 + 组别 × PAV 基线

其中，"组别 × PAV 基线"表示组别与 PAV 基线的交互作用。

相应的 SAS 分析程序为：

```
PROC ANOVA DATA=MyData;
    CLASS Group;
    MODEL PAV_Change=Group PAV_BaseLine Group*PAV_BaseLine;
RUN;
```

Q4.4　如何处理临床试验中的基线?

基线是临床试验开始前观察指标的测量值。作为特殊的协变量,基线在观察指标的分析中是必须要考虑的。通常的方法是计算观察指标相对于基线的变化值。不妨用 y_0 表示观察指标的基线,y_1 表示治疗后观察指标的测量值,y_{min} 表示观察指标理论上的最小取值,y_{max} 表示观察指标理论上的最大取值。

常用的扣除基线影响的方法有:计算绝对差值或相对差值,用协方差分析或回归方法校正。

（1）绝对差值

当观测值越小越好时:

$$y = y_0 - y_1$$

表示相对于基线,治疗后减少了多少。

当观测值越大越好时:

$$y = y_1 - y_0$$

表示相对于基线,治疗后增加了多少。

绝对差值常用于线性变化的变量。但是,很多观察指标的变化不是线性的。此时需要用相对差值。

（2）相对差值

当观测值越小越好时:

$$y = \frac{y_0 - y_1}{y_0}, \text{或} \ y = \frac{y_0 - y_1}{y_0 - y_{min}}$$

表示相对于基线,治疗后减少的比例。其中,$y_0 - y_{min}$ 表示治疗后最多能减少多少。

当观测值越大越好时:

$$y = \frac{y_1 - y_0}{y_0}, \text{或} \ y = \frac{y_1 - y_0}{y_{max} - y_0}$$

表示相对于基线,治疗后增加的倍数。其中,$y_{max} - y_0$ 表示治疗后最多能增加多少。

当分母为 0 时($y = y_{min}$ 或 $y = y_{max}$),相对差值无法计算。这在研究设计时,需要通过限定入组标准加以考虑。

Q4.5　如何进行缺失数据的多重填补?

临床试验中的缺失数据可以用多重填补法(multiple imputation,MI)进行估计。该方法由美国哈佛大学 Rubin 教授于 1978 年提出,现已形成一套比较系统的理论体系(Rubin 1987)。其基本思想是:根据缺失数据的先验分布(prior distribution),给每个缺失值填补 m($m \geq 2$)个填补值(依赖所用的多重填补方法),构造 m 个"完全"数据集,然后采用相应的完全数据分析法对每一个填补后的新样本进行分析,再综合 m 次分析结果,从而得到未知参数的估计。与一般的缺失数据估计方法相比,多重填补考虑了缺失数据填补的不确定性。

多重填补的方法有很多,如预测均数匹配(predictive mean matching)、倾向性得分(propensity score)法(Rosenbaum and Rubin 1983)、马尔可夫蒙特卡罗(Markov Chain Monte Carlo,MCMC)方法(Schafer 1997)等。

为叙述方便,定义:①全数据集 Y,样本含量为 n,即全部观察值;②完全数据子集 Y_{obs},样本含量为 n_1,是 Y 中所有具有完整观察数据的个体组成的集合;③不完全数据子集 Y_{mis},样本

含量为 n_0，是 Y 中至少有一个所研究的观察指标数据缺失的个体组成的集合。显然，全数据集由完全数据子集和不完全数据子集组成，即 $Y=(Y_{obs}, Y_{mis})$，$n=n_1+n_0$。

多重填补包括三个步骤：

步骤1：基于完全数据子集 Y_{obs} 为每个缺失值产生填补值，每一个值被用来填补不完全数据集 Y_{mis} 中的缺失值，得到完整数据集。

步骤2：填补后的完整数据集都用针对完整数据集的统计分析方法进行分析。

步骤3：重复上述步骤 m 次，并对 m 次分析结果进行综合。

以本案中主要指标 PAV 为例，简述组间效应值参数估计的基本思想。我们关注的是用药前后 PAV 变化值在两组间的差值 Q。通过对每个填补后产生的"完全"数据集进行标准的完全数据分析，则可得到 Δ 的估计方差(或标准误)。定义 $Q^{(t)}$ 和 $U^{(t)}$ 分别为第 $t(t=1,2,\cdots,m)$ 个数据集的药物效应值的点估计和方差估计，那么 Q 的点估计、方差等分别为：

Q 点估计(m 个完全数据集估计值的均值)：

$$\bar{Q} = \frac{1}{m}\sum_{t=1}^{m} Q^{(t)} \tag{4.11}$$

填补内方差(within-imputation variance)：

$$\bar{U} = \frac{1}{m}\sum_{t=1}^{m} U^{(t)} \tag{4.12}$$

填补间方差(between-imputation variance)：

$$B = \frac{1}{m-1}\sum_{t=1}^{m} (Q^{(t)} - \bar{Q})^2 \tag{4.13}$$

Q 的总方差(total variance)：

$$T = \bar{U} + \left(1+\frac{1}{m}\right)B \tag{4.14}$$

Q 的 95%CI 为：

$$\bar{Q} \pm t_{(\nu,1-\alpha/2)}\sqrt{T} \tag{4.15}$$

其中，t 分布的自由度为：

$$\nu = (m-1)\left(1+\frac{\bar{U}}{(1+m^{-1})B}\right)^2 \tag{4.16}$$

当"完全"数据的自由度 ν_0 很小，且缺失值比例很低时，算得的 ν 可能远大于 ν_0。此时需要计算调整自由度 ν^*(Barnard and Rubin 1999)。

$$\nu^* = \left(\frac{1}{\nu} + \frac{1}{\nu_{obs}}\right)^{-1} \tag{4.17}$$

其中：

$$\nu_{obs} = \frac{\nu_0+1}{\nu_0+3}\nu_0\left(1-\frac{1+m^{-1}}{T}\right)B \tag{4.18}$$

自由度 ν 值的大小依赖于 r

$$r = \frac{(1+m^{-1})B}{\bar{U}} \tag{4.19}$$

　　r 是因缺失所致的相对方差膨胀系数(relative increase in variance)。当无缺失时,B 和 r 均为 0。

　　另外一个统计量是缺失信息比(fraction of missing information):

$$\lambda = \frac{r+2/(\nu+3)}{r+1} \tag{4.20}$$

　　缺失填补的相对效率(relative efficiency, RE)可定义为:

$$RE = \left(1+\frac{\lambda}{m}\right)^{-1} \tag{4.21}$$

　　据式(4.21)可知,当数据中缺失信息比 λ 很低时,多重填补时仅需要较少的重复次数 m,便可以达到较高的填补效率 RE。

　　若数据缺失比例过高(如超过 50%),填补分析的效应估计值可能有偏、方差可能增加。若缺失比例不高,填补分析更合理,且有利于小样本下提高识别微弱效应的把握度(柏建岭,荀鹏程等. 2007)。本案中研究者对主要、次要指标进行填补分析,两个指标的假设检验结论均不变。但是,可发现假设检验的 P 值均变小了。

　　多重填补的 SAS 程序为:

```
PROC MI DATA=MyData OUT=MyNewData          /* 输入输出数据 */
    NIMPU=100                              /* 填补次数 */
    SEED=12345;                            /* 随机种子数 */
    MCMC;                                  /* 选择 MCMC 方法 */
    CLASS Gender Ethnicity;                /* 指定无序分类变量 */
    VAR Gender Ethnicity Age PAV_BaseLine PAV_18;   /* 待填补的变量列表 */
RUN;
```

Q4.6　什么是 χ^2 检验?

　　χ^2 检验(Chi-square test)是理论频数与实际频数比较的假设检验方法,常用于率(rate)或构成比(proportion)的比较。本案中,采用 χ^2 检验对性别、种族等组间构成比进行比较。以表 4-6 中示例数据为例,简述两组率比较 χ^2 检验的基本思想。多组率或构成比 χ^2 检验方法相同。

　　以有效率为例,设 A、B 两组有效和无效的频数分别为 a、b、c、d。总样本量为 n。形如表 4-6 的表格称之为四格表(four-fold table)。单元格超过 4 的表格称之为列联表(contingency table)。

表 4-6　四格表 χ^2 检验符号

组别	有效	无效	行合计
A	a	b	$a+b$
B	c	d	$c+d$
列合计	$a+c$	$b+d$	n

　　如果原假设正确(两组有效率相等),则可计算合并的有效率和无效率分别估计为 $(a+c)/n$、$(b+d)/n$,同时可以估计 A、B 两组有效、无效人数的理论频数(theoretical value, T)。

　　两组有效人数的理论频数为:

$$T_a = \frac{(a+b)(a+c)}{n}, \ T_c = \frac{(c+d)(a+c)}{n} \tag{4.22}$$

两组无效人数的理论频数为：

$$T_b = \frac{(a+b)(b+d)}{n}, \ T_d = \frac{(c+d)(b+d)}{n} \tag{4.23}$$

如果原假设正确，各单元格的实际频数（actual value，A）与相应的其理论频数应该相等或非常接近！由于抽样误差的存在，可能会使得实际数与理论数出现轻微的偏差。只要这种偏差不是很大，仍然说明"两组发生率相等"的原假设是正确的。如果偏差过大，则说明原假设不合理。

χ^2 值是衡量实际数与理论数偏差的统计量：

$$\chi^2 = \sum \frac{(A-T)^2}{T} \tag{4.24}$$

根据数理统计学知识可知，χ^2 统计量服从自由度为（行数 -1）$\times$（列数 -1）的 χ^2 分布。对于自由度为 1 的 χ^2 分布而言，χ^2 值 ≥ 3.84 的概率仅为 5%。换言之，如果两组有效率相等，根据样本算得的 χ^2 值 ≥ 3.84 的概率只有 5%（小概率）。根据小概率原理，如果在某一次试验中，获得了 χ^2 值 ≥ 3.84 的样本，则有理由认为两组总体有效率不相等。对四格表而言，式（4.24）等价于：

$$\chi^2 = \frac{(ad-bc)^2 n}{(a+b)(c+d)(a+c)(b+d)} \tag{4.25}$$

式（4.24）在 $n \geq 40$ 且最小理论频数 ≥ 5 时，效果较好。若 $n \geq 40$，而最小理论频数 <5，则需要采用式（4.26）：

$$\chi_C^2 = \sum \frac{(|A-T|-0.5)^2}{T} \tag{4.26}$$

上式等价于：

$$\chi_C^2 = \frac{(|ad-bc|-n/2)^2 n}{(a+b)(c+d)(a+c)(b+d)} \tag{4.27}$$

若 $n<40$ 或最小理论频数 <5，则需要采用 Fisher 确切概率法（见案例 3）。

χ^2 检验的 SAS 程序为：

```
PROC FREQ DATA=MyData;
    TABLE Gender*Group/CHISQ;    /* 指定行列分组变量及卡方检验方法 */
RUN;
```

Q4.7 什么是交互式语音应答系统？

交互式语音应答系统（interactive voice response system，IVRS）是一种基于电话语音增值业务的随机化分组系统。这种系统常用于多中心、分层随机化的情况。

研究者通过申办者提供的免费电话，与试验药品管理中心直接取得联系，按要求输入患者基本情况后即可获得当前受试者的分组或药品分配情况。该系统操作简便，使用者根据语音提示就可完成相应的操作，并在结束后收到系统发来的确认传真。

试验管理人员以及试验监察员，在获得授权后，可通过电话、电子邮件或传真获知各研究中心患者实时入组情况。

Q4.8　什么是 MedDRA？

MedDRA 是 Medical dictionary for regulatory activities 的缩写，是人用药品注册技术要求国际协调会(The International Conference on Harmonisation of Technical Requirements for Registration of Pharmaceuticals for Human Use, ICH)主导的世界范围内建立的统一药事管理医学术语集，又被称为 ICH 国际医学用语字典，供政府药事管理部门与生物制药企业管理新药上市前后各期临床试验使用的标准化术语集。

新药开发的临床研究、注册申请、上市监测等阶段需撰写不良事件、医学病史、合并用药等报告中涉及的临床症状、疾病名称、检查项目名称、手术名称等形式多样。1994 年, ICH 主导在世界范围内建立统一的药事管理医学术语集，囊括已有的各种词典。MedDRA 支持各种临床数据的编码、检索与分析，包括：体征和症状、疾病、诊断、治疗的指征、适应证的名称、理化检查的定性结果、内外科处置、医学史、社会史及家族史等。经过多年完善，目前 MedDRA 最新版是 2013 年 9 月发行的 16.0 版(http://www.meddra.org/)。

MedDRA 用语编码由 8 位数字构成。编码本身无任何含义，且不重复。MedDRA 词库含有 5 个等级水平的编码：①系统器官分类(system organ class, SOC)；②高位组语(high level group terms, HLGT)；③高位语(high level terms, HLT)；④首选语(preferred term, PT)；⑤低位语(lowest level term, LLT)。随着版本更新，低位语与首选语逐渐增多。被淘汰或罕用的术语不会被删除，但被标记为"非现行(non-current)"。当前推荐使用的编码标记为"现行(current)"。

MedDRA 的特点有：①世界通用。利于国际数据交换；②具体细化。低位语提供了具体、细致、贴切的医学术语，用于文字报告；③多轴性(multi axiality)。每个低位语只能连接一个首选语。从首选语以上，每个条目可以连接到上一水平的多个条目；④多国语言。目前已有日语、德语、法语等版本。

MedDRA 的优点有：①改善药监部门与各方的交流；②促进编码一致，减少编码后医学信息的损失，加强数据质量审查；③简化新药注册与审批的手续；④促进不同国家、不同制药企业、不同临床研究机构、同类型不同试验间数据交换；⑤促进全球规模的流行病学研究。

鉴于 MedDRA 的特点和权威性，临床试验中采用 MedDRA 标准化、规范化的编码得以大规模推广应用。

4.4　统计学评价

（1）利莫那班安全性值得关注：本研究中主要指标 PAV 用药前后变化组间差异无统计学意义，次要指标标化 TAV 用药前后变化组间差异有统计学意义。填补数据后，进行敏感性分析，结论保持不变。基于目前的研究结果，本案未能得到利莫那班缓解动脉粥样硬化足够的有效性证据。此外，本案中差异有统计学意义的不良事件种类有：精神类疾病、乏力、胃肠系统紊乱、勃起障碍。其中，利莫那班组精神疾病发生率高达 43.3%！并且，既往研究同样提示利莫那班可能会导致精神类疾病的不良事件。就本案而言，利莫那班既缺乏充足的有效性证据，安全性又难以保障。大规模市场应用，需谨慎。即使利莫那班已经在多国上市销售，这可能也是美国 FDA 未批准其在美国上市的重要原因之一。

（2）本研究采用了 MedDRA 规范化命名不良事件名称。

(3) 由于失访可能对研究结果产生一定影响,本研究采用敏感性分析(sensitivity analysis),对主要疗效指标的缺失数据进行多重填补(multiple imputation,MI),比较了填补和不填补的结果。当两者结论不一致时,说明失访对研究结果产生了影响,需要进一步分析失访人员的特征,以及与试验药物的关系,看看是否由于药物的不良反应或其他特性导致失访。本研究中填补和不填补的结论一致,说明失访没有对研究结果产生影响。这种做法值得推荐。

(4) 组间比较考虑调整协变量:本案中采用协方差分析扣除协变量影响后,进行主要、次要指标的组间比较。实际应用中误将非协变量(与结局变量无关或组间分布均衡)纳入协方差分析模型,则有可能降低识别组间差异的把握度。本案中,作者未评价所调整的变量是否满足协变量的定义。如果允许,应同时提供调整协变量和不调整协变量组间比较的结果。

(5) 通常,申办者进行国际多中心临床试验,主要目的是在多个国家同时注册。这需要充分了解各国药政管理部门的具体要求。同时对不同种族的受试者进行亚组分析。

(张汝阳)

参 考 文 献

1. Nissen S E,S J Nicholls . Effect of rimonabant on progression of atherosclerosis in patients with abdominal obesity and coronary artery disease:the STRADIVARIUS randomized controlled trial. JAMA,2008,299(13):1547-1560.

2. Barnard J,D B Rubin. Small-Sample Degrees of Freedom with Multiple Imputation. Biometrika,1999,86:948-955.

3. Denckla M B,Rudel R. Rapid automatized naming of pictured objects,colors,letters and numbers by normal children. Cortex,1974,10:186-202.

4. Rosenbaum P R,D B Rubin. The Central Role of the Propensity Score in Observational Studies for Causal Effects. Biometrika,1983,70:41-55.

5. Rubin D B. Multiple Imputation for Nonresponse in Surveys. New York:John Wiley & Sons,Inc. 1987.

6. Schafer J L. Analysis of Incomplete Multivariate Data. New York:Chapman and Hall,1997.

7. 刘玉秀,姚晨 . 临床试验中评价处理效应的协变量调整问题 . 中国临床药理学与治疗学,2002,7(3):257-262.

8. 柏建岭,荀鹏程 . 不完全病例对照研究中对照组部分基因信息缺失基因 - 环境交互作用的估计 . 中华流行病学杂志,2007,28(8):806-809.

Case 5

二十碳五烯酸与冠脉事件
——PROBE设计

他汀类(Statin)药物,因其疗效确切、安全性好,已成为治疗高脂血症的一线药物。有研究证据表明长期吃鱼或摄入鱼油可能会保护重大冠脉事件(特别是致死性心肌梗死和突发性心脏死亡)的发生。尽管一些预试验的数据已显示长链 n-3 多不饱和脂肪酸和 Statin 联合使用对于混合型的高脂血症患者有降脂作用,然而,尚没有一个长期的干预试验来研究在接受 Statin 治疗的高脂血症患者中加入长链 n-3 多不饱和脂肪酸,特别是二十碳五烯酸(eicosapentaenoic acid,EPA)和二十二碳六烯酸(docosahexaenoic acid,DHA),是否会增强他汀类药物的临床疗效?

为此,日本神户大学 Yokoyama 医师等研究者们根据前人积累的研究证据,设计了JELIS 试验(Japanese EPA Lipid Intervention Study),其主要结果发表在《美国医学会会刊》(JAMA)上。

5.1 试验方案简介

JELIS 是一项前瞻性、随机、开放标签、盲终点(prospective,randomized,open-label,blinded-endpoint,PROBE)试验。因高度纯化的 EPA 在日本是被允许用来治疗高脂血症的,故研究地选在了日本。

5.1.1 试验目的

检验:"用高度纯化的 EPA 辅助 3- 羟基 -3- 甲基戊儿酰辅酶 A(HMG-GoA)还原酶抑制剂治疗高脂血症,比单用 HMG-GoA 还原酶抑制剂在降低主要冠脉事件发生上更有效。"这一假设。

5.1.2 目标人群

纳入标准:①血脂:血清总胆固醇≥250mg/dl(6.5mmol/l),或低密度脂蛋白≥170mg/dl(4.4mmol/L)。在 2~4 周内测量两次;若在停用降脂药后严格遵循饮食建议,在禁食后抽血,只测量 1 次亦可;②清洗期:若患者正在接受降脂药物的治疗,则需经过 4 周清洗期;服用普罗布考(Probucol)的患者需要 8 周清洗期;若患者是本研究开始 6 个月前服用的降脂药,则不要经过清洗期,直接进入本研究;③年龄:男性为 40~75 岁,女性为绝经后至 75 岁;④患者已接受饮食指导；⑤签署了知情同意书。

排除标准：①六个月内发生的急性心肌梗死患者；②不稳定心绞痛患者；③有严重心脏疾病（如严重心律失常、心衰、心肌病、瓣膜病、先天性心脏病等）史或其并发症史者；④在过去的 6 个月内，接受过心血管重建术者；⑤在过去的 6 个月内，发生过脑血管疾病者；⑥严重肝病／肾病患者、恶性肿瘤患者；⑦病情不可控制的糖尿病患者；⑧由肾病综合征、甲状腺机能减退、Cushing 氏综合征或其他疾病引起的继发性高脂血症患者；⑨药物（如甾类激素）引起的高脂血症患者；⑩出血性疾病（如血友病、毛细血管脆性增加、胃肠道溃疡、泌尿道出血、咯血、玻璃体出血等）患者；⑪有出血体质的患者；⑫对研究药物有过敏史者；⑬拟进行手术者；⑭其他主管医师认为不适合参加该研究的患者。

5.1.3　研究设计方法

前瞻性、随机、开放标签、盲终点设计。

5.1.4　随机分组方法，以及各组治疗方法

按预防的级别（Ⅰ级 *vs* Ⅱ级）分层，层内采用区组随机化（permuted block randomization），对病人进行随机分组。区组大小设为 4。

试验组：接受高度纯化（>98%）的 EPA 胶囊 1,800mg/d（300mg/ 粒 ×6 粒）联合他汀治疗（普伐他汀 10mg/d 或辛伐他汀 5mg/d）；

对照组：仅接受他汀治疗（普伐他汀 10mg/d 或辛伐他汀 5mg/d）。

5.1.5　评价指标

（1）主要疗效指标

一级终点是主要冠脉事件，包括：心源性猝死、致死性或非致死性的心肌梗死，以及其他非致死性的事件（包括不稳定型心绞痛、需要行冠脉造影、支架置入或冠脉旁路移植术者）。

（2）次要疗效指标

二级终点为全死因死亡率、冠状动脉、卒中、外周血管病和肿瘤相关的死亡率和发病率。

（3）安全性评价指标

主要不良事件发生率（%）及不良反应发生率（%）。

5.1.6　样本量估计

据文献，日本一般人群主要冠脉事件的年发生率为 0.53%。考虑到入组人群血清总胆固醇≥250mg/dl，估计其年发生率比一般人群高 10%，即 0.58%。估计 EPA 组和对照组相比，主要终点事件相对降低 25%，那么进行双侧的 log-rank 检验（检验水准设为 0.05），要达到 80% 的把握度，检测出风险比（hazard ratio，HR）为 0.75 或者更小，则至少需要 12 600 例样本量。考虑大约有 70% 左右的人在Ⅰ级预防层，则总样本量需放大至 18 000 例。

5.1.7　主要统计分析方法

统计分析基于意向性分析集（intention-to-treat，ITT）。假设检验采用双侧检验，检验水准设定为 5%，可信区间的可信度相应设为 95%。

对于基线特征的描述,定量资料采用均数 ± 标准差,或者中位数(四分位数间距)描述,定性资料则用率或构成比;两组基线特征的比较酌情采用 Wilcoxon 秩和检验和 χ^2 检验。

对于冠脉事件发生过程的描述采用 Kaplan-Meier 法,组间发病率的比较采用 log-rank 检验。用 Cox 比例风险模型,估计组间发病风险的差异,并用风险比及其 95% 可信区间表示;亚组分析中,通过模型中的交互作用项检测效应的组间差异。

血脂变化的组间比较采用重复测量(repeated measured)资料的方差分析;治疗前后变化率的比较采用 Wilcoxon 秩和检验。

对两组主要不良事件的发生率的比较,用 χ^2 检验。

5.2　主要结果与结论

5.2.1　研究流程

在 1996 年 11 月至 1999 年 11 月为期 3 年的时间里,在日本全国范围内共招募了 19 466 名高脂血症的患者,18 645 名被纳入研究;其中 15 000 人为 Ⅰ 级预防,3645 人为 Ⅱ 级预防,见图 5-1。

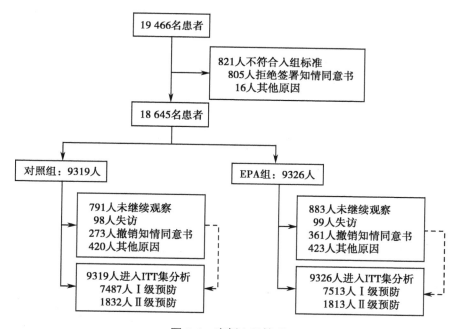

图 5-1　病例入组情况

患者经过 8 周的预备期,进入研究期。研究历时随访 5 年,至 2004 年 11 月截止,具体安排,见表 5-1。研究期间,设计了两次期中分析,即 2002 年 3 月和 2004 年 3 月。

表 5-1　研究期间的观察计划

	治疗前期		治疗期（单位：月）										
	-8	-4	0	2	6	12	18	24	30	36	42	48	54	60
膳食建议			×			×		×		×		×		×
依从性检查			×			×		×		×		×		×
吸烟和饮酒			×			×		×		×		×		×
生命体征（包括心电图）			×			×		×		×		×		×
不良事件和临床事件			←———————————————————————→											
血脂（各临床中心）	×	×	×		×	×		×		×		×		×
血脂肪酸（中心实验室）			×		×	×		×		×		×		×
临床观察	×	×	×	×	×	×		×	×	×	×	×	×	×

5.2.2　主要结果

（1）基线特征

在招募的 19 466 名高脂血症患者中,剔除了不符合纳入标准的 821 人（其中 805 人拒绝签署知情同意书）,剩下的 18 645 人被纳入研究（图 5-1）。其中 9319 人被随机分入对照组,9326 人被分入处理组。

两组的主要基线特征接近,均衡可比。总的来说,平均年龄为 61 岁,男性约占 31%,平均 BMI 约 24kg/m²;约 36% 的人患有高血压,15% 的人患有糖尿病,20% 的人患有冠状动脉疾病（coronary artery disease,CAD）。两组患者基线时血脂各项指标水平亦相近:总胆固醇（TC）约为 7.11mmol/L,低密度脂蛋白胆固醇（LDL-C）约为 4.70mmol/L。

（2）主要终点事件

表 5-2　两组主要终点事件发生率的比较

	对照组（%）	EPA 组（%）	风险比	95% 可信区间	P 值
总体情况					
主要冠脉事件	3.5	2.8	0.81	0.69-0.95	0.011
心源性猝死	0.2	0.2	1.06	0.55-2.07	0.954
致死性梗死	0.2	0.1	0.79	0.36-1.74	0.557
非致死性梗死	0.9	0.7	0.75	0.54-1.04	0.086
不稳定性心绞痛	2.1	1.6	0.76	0.62-0.95	0.014
冠状动脉旁路移植	2.4	2.1	0.86	0.71-1.05	0.135
Ⅰ级预防					
主要冠脉事件	1.7	1.4	0.82	0.63-1.06	0.132
心源性猝死	0.1	0.1	1.25	0.34-4.67	0.736
致死性梗死	0.1	0.1	1.00	0.32-3.11	0.995
非致死性梗死	0.6	0.5	0.80	0.52-1.24	0.321
不稳定性心绞痛	0.9	0.8	0.85	0.60-1.19	0.338
冠状动脉旁路移植	1.0	0.9	0.87	0.62-1.21	0.400

续表

	对照组(%)	EPA组(%)	风险比	95%可信区间	P值
II级预防					
主要冠脉事件	10.7	8.7	0.81	0.66-1.00	0.048
心源性猝死	0.7	0.7	1.02	0.47-2.19	0.967
致死性梗死	0.4	0.3	0.64	0.21-1.94	0.421
非致死性梗死	2.1	1.4	0.70	0.42-1.14	0.150
不稳定性心绞痛	6.7	4.8	0.72	0.55-0.95	0.019
冠状动脉旁路移植	8.0	7.0	0.87	0.69-1.10	0.243

经过平均4.6年的随访,试验组发生主要冠脉事件总的风险为2.8%,低于对照组的3.5%,两组HR为0.81(95% CI:0.69~0.95)。亚组分析结果显示:来自I级和II级预防的获益相似。

试验组不稳定型心绞痛的发生危险低于对照组(1.6% vs 2.1%,$HR=0.76$,95%CI:0.62~0.95),主要获益于II级预防的效果(试验组下降了28%,$P=0.019$),I级预防中有相似的趋势但无统计学差异(试验组降低15%,$P=0.338$)。

两组在心源性猝死、致死性心梗和非致死性心梗的危险上无差异。

(3) 次要终点事件

次要终点为全死因死亡率、卒中、外周血管病和肿瘤相关的死亡率和发病率。到研究随访5年结束,尚未发现两组全死因死亡率、外周血管病、肿瘤等发生率有差异的证据,仍需继续随访观察。卒中的发生率和复发率的比较结果如下:

I级预防:试验组卒中发生率为1.5%(133/8,841),对照组为1.3%(114/8,862)。多因素分析显示,EPA并未降低卒中发生的风险($HR=1.08$;95%CI:0.95~1.22)。

II级预防:试验组卒中复发率为6.8%(33/485),对照组为10.5%(48/457)。多因素分析显示,试验组卒中复发的相对风险降低20%($HR=0.80$;95%CI:0.64~0.997)。

(4) 安全性评价

EPA组的不良事件发生率(25.3%)高于对照组(21.7%),差异有统计学意义($P<0.0001$),主要表现在胃肠道不适(3.8% vs 1.7%)、皮疹/皮肤瘙痒(1.7% vs 0.7%)、出血(1.1% vs 0.6%)和肝功能异常(4.1% vs 3.5%)。具体结果,参见表5-3。

EPA组的不良反应发生率亦高于对照组(11.7% vs. 7.2%)。

表5-3　两组严重不良事件情况比较

	对照组(%)	EPA组(%)	P值
总的事件	21.7	25.3	< 0.0001
出血	0.6	1.1	0.0006
肝功能异常	3.5	4.1	0.03
肿瘤	2.4	2.6	0.26
关节痛、腰痛、肌肉痛	2.0	1.6	0.04
胃肠功能失调	1.7	3.8	<0.0001
皮疹或瘙痒	0.7	1.7	<0.0001

5.2.3 主要结论

Statin 类药物联合 EPA 可以降低高脂血症患者主要冠脉事件的发生,且对于冠心病史患者、卒中患者的Ⅱ级预防作用更为明显。

5.3 统计学解读

Q5.1 什么是 PROBE 设计?

PROBE 设计是前瞻、随机化、开放、盲终点试验设计(prospective,randomized open-label,blinded endpoint)。其优点为:①由于其"开放"(指对病人分组是非盲的)性而降低了花费,更易被临床实践所接受;②由于其"盲终点"(对研究终点的评估是盲的)性而大大降低了对终点评估的偏性。开放试验中,对终点指标的盲态评价是值得推荐的。盲态评价往往由独立的第三方负责。缺点为:与传统的双盲、随机、安慰剂对照试验设计相比,并不能完全排除对终点评价的偏性,特别是在对医生发起的终点(如本案例中冠脉重建和不稳定心绞痛的医院治疗)的评价上。

Q5.2 什么是区组随机化?

根据受试者的某个特征,将特征相同或相似的受试者归入同一个区组,然后对同一个区组内的受试者实施随机化,并分入各处理组的方法,称为区组随机化(blocked randomization)。

本研究中采用的"随机排列区组随机化"(permuted block randomization)即属于区组随机化的应用。这里的区组因素为入组时间,即将入组时间前后相连的若干个受试者归入同一个区组,根据病人入组的顺序序贯形成"区组"。最简单的方法是固定区组大小,一般取 4 或 6。区组大小亦可不固定,如随机选取区组大小 4 和 6。以随机分入两组(A 组和 B 组),区组大小固定等于 4 为例:1~4 个入组的形成第一个区组,第 5~8 个入组的形成第二个区组,依此类推。这样的分组方法共有 6 种,可以编码成:

1=AABB;2=ABAB;3=BAAB;4=BABA;5=BBAA;6=ABBA

每次随机从数字 1~6 中抽一个数字,如第一个区组,抽中随机数字 4,即对应"BAAB"这一种的排列,如前 4 个受试者(编号 1、2、3、4)的入组情况为 1->B,2->A,3->B,4->A。

重复此过程直至收集到预先规定的受试者数。

优点:①平衡了入组时间对受试者特征的影响,保证了组间均衡性。如在某个时间段入组的病人健康状况更好些,采用完全随机设计则很难保证组间均衡性。这对于入组时间跨度大的研究更有意义;②相对于完全随机设计,尽可能地保证了两组人数的一致,两组间人数的最大差异为区组大小的一半;③相对于完全随机设计,因提高了区组内个体的同质性,而提高了检验效能。

缺点:分组带有一定的可预见性,尤其是开发试验中。如第 3 个受试者看到前 2 个受试者均分配至 B 组,则知道自己将入 A 组。为减少这种预见性,可采用不固定区组大小的策略(如区组大小 4、6 混用),但这无疑又增加了实际操作的复杂性。

相应 SAS 程序可以参考案例 1 中 Q1.2 节。

Q5.3 什么是生存资料?

生存资料(survival time data),又称随访资料,是指对研究队列进行追踪观察获得有关其结局以及出现这种结局所经历的时间等方面的资料。由于对随访资料的分析最初源于对寿命资料的统计分析,故又称为生存资料、生存时间资料。生存资料的基本要素包括起点事件、终点事件、生存时间和结局。而对生存资料的分析则既要考虑结果,又要考虑生存时间方面的信息。

Q5.4 生存资料有哪些常用的分析方法?

生存资料的统计分析方法已经成为统计学中的一个分支,临床试验常用的生存分析方法包括:对生存过程进行描述的 Kaplan-Meier 法,对生存率进行组间比较的 log-rank 检验,以及对生存过程的影响因素进行分析的 Cox 比例风险模型。

Q5.5 什么是 Kaplan-Meier 法?

由 Kaplan 和 Meier 于 1958 年提出的,故称 Kaplan-Meier 法,又称乘积限估计法(product-limit method,简称 PL 法)。主要用于生存资料的生存率估计,是一种非参数估计方法。其基本原理是:基于概率的乘法法则,通过各时期的人群的生存概率的累计相乘得到活过一定时期的生存率,从而计算累计死亡率。以生存率(或死亡率)为纵坐标,时间为横坐标,并以阶梯形的折线连接各点,得到的图为生存率(或死亡率)的 Kaplan-Meier 图。相应的 SAS 程序如下:

```
ODS GRAPHICS ON;
PROC LIFETEST DATA=MyData;
    /* 绘制 KM 生存曲线。显示指定观察时间时的样本量和假设检验结果 */
    PLOTS=(SURVIVAL(ATRISK=0 TO 20 BY 2)TEST)MAXTIME=20;
    TIME Stime*Outcome(0);
    STRATA Group;
RUN;
ODS GRAPHICS OFF;
```

Q5.6 什么是 log-rank 检验?

log-rank 检验又称时序检验。其基本思想是:如果两个或多个总体的生存过程相同,则根据不同随访时间两组或多组的期初人数和死亡人数,估计各组在各时期的理论死亡数。如果检验假设成立,则实际死亡数与理论死亡数不会相差太大,否则认为检验假设不成立。实际死亡数与理论死亡数的比较用 χ^2 检验。相应的 SAS 程序如下:

```
PROC LIFETEST DATA=MyData;
    TIME Stime*Outcome(0);    *Stime 为生存时间;Outcome 为指示变量。此处 0 表示截尾;
    STRATA Group;             * 分组变量 ;
RUN;
```

Q5.7 什么是 Cox 比例风险模型?

英国统计学家 Cox(1972,1975)用偏似然原理巧妙地回避了求基线风险而解决估计回归系数的问题,无须对基线风险作任何限制,相应的风险模型被称为 Cox 比例风险模型(Cox proportional hazards model),又称 Cox 回归。其模型的一般形式为:

$$\ln\left[\frac{\lambda(t)}{\lambda_0(t)}\right]=\beta_1 x_1+\beta_2 x_2+\cdots+\beta_p x_p \tag{5.1}$$

其中 $\lambda(t)$ 表示时刻 t 暴露于危险因素状态 $(x_1,x_2,\cdots,x_p)$ 的风险函数,$\lambda_0(t)$ 为基线风

险函数,表示危险因素状态处于$(0,0,\cdots,0)$的风险函数。一般 $\lambda_0(t)$ 不能由样本估计出,故 Cox 模型又称为半参数的(semi-parametric),但这并不影响各危险因素相对危险度"$\lambda(t)/\lambda_0(t)$"的估计。模型假设在任何时刻风险的比值是不变的,即"等比例风险(proportional hazards)"。

Cox 回归的相应 SAS 程序如下:

```
PROC PHREG DATA=Mydata;
    MODEL Stime*Outcome(0)=Group/RL;    *RL 计算可信区间;
RUN;
```

Q5.8 生存分析如何估计样本量?

(1) 基于 log-rank 检验的 Freeman 法

该法由 Freeman 于 1982 年提出,关于试验所需总事件数(E)的估计公式为:

$$E = (z_{1-\alpha/2}+z_{1-\beta})^2\left(\frac{\lambda+1}{\lambda-1}\right)^2 \tag{5.2}$$

$z_{1-\alpha/2}$ 与 $z_{1-\beta}$ 分别为标准正态分布的第 $1-\alpha/2$ 和 $1-\beta$ 分位数;λ 是试验组与对照组之风险比。当试验组和对照组样本量的比例为 $N_2:N_1=k:1$ 时,所需总事件数(E)的估计公式为:

$$E = \frac{1}{k}(z_{1-\alpha/2}+z_{1-\beta})^2\left(\frac{k\lambda+1}{\lambda-1}\right)^2 \tag{5.3}$$

以上公式对生存时间的分布没有任何假定。观察总事件数 E 相对应的总样本量 N 为:

$$N = \frac{E}{P_E} \tag{5.4}$$

其中,p_E 为死亡概率(即失效事件的发生概率)。Freedman(1982 年)提出其近似估计为:

$$P_E = 1 - \frac{S_1(t^*)+\lambda S_2(t^*)}{1+\lambda} \tag{5.5}$$

即 1 减去两组生存概率之加权平均(以样本含量为权重)。其中,t^* 为最小随访时间 f,或为平均随访时间,即 $(f+T)/2=f+0.5R$。T 为研究总时间(即最大随访时间),R 为入组时间。

(2) 基于指数分布的 Schoenfeld 法

Schoenfeld(1983)和 Collett(2003)假定生存时间服从指数分布(即假设各组风险函数是恒定的),且病人的入组符合 Poisson 过程,则总事件数 E 的估计公式为:

$$E = \frac{(z_{1-\alpha/k}+z_{1-\beta})^2}{\pi_1(1-\pi_1)^2\ln^2(\Delta)} = \frac{1}{\lambda}(z_{1-\alpha/k}+z_{1-\beta})^2\left\{\frac{1+\lambda}{\ln(\Delta)}\right\}^2 \tag{5.6}$$

其中,$\pi_1=N_1/(N_1+N_2)$ 为对照组样本量占总样本量的比例。

Schoenfeld(1983 年)根据 Simpson 准则提出 P_E 的近似估计为:

$$P_E = 1 - \frac{1}{6}\left[\tilde{S}(f)+4\tilde{S}(f+0.5R)+\tilde{S}(T)\right] \tag{5.7}$$

其中,$\tilde{S}(t)=\{S_1(t)+\lambda S_2(t)\}/(1+\lambda)$。$f,R,T=f+R$,分别为随访时间,入组时间和总时间。

本案例:$\lambda=1,k=2,\alpha=0.05,1-\beta=0.80,\Delta=0.75$ 代入公式(5.6),求得:$E\approx380$。

本例:$f=5,R=3,T=8$,主要冠脉事件的年发生率为 0.58%,结合公式(5.7),求得:$P_E=0.0342$。则根据公式(5.4),求得两组总样本量 $N=11\ 112$。

考虑到有 2 次期中分析,按控制 α 消耗函数的思路,调整后的 α 变小,即对 I 型误差的要求更高,最终估计样本量应等于 11 112 乘以一个大于 1 的系数。因文中没有详细交代故无法精确估计这个系数。

根据 Wittes(2002 年),按 $\alpha=0.05$,$1-\beta=0.80$,2 次期中分析与没有期中分析相比,最保守的 Bonferroni 法、Pocock 法和 'Brien-Flemming 法对应的系数分别为 1.33,1.16 和 1.02。本案例估计的 I 级预防层样本量 12 600,反推校正系数约为 1.13。

本案例中关于两层样本含量比例的多处叙述自相矛盾。在主要结果的文章中,统计分部分方法一节指出 I 级预防层人数:II 级预防层人数设定为 4:1,这为实际数据所证实(I 级预防层人数占总人数的比例约为 80%,15 000/18 645);在试验设计的文章中,明确提及估计此比例为 65%,而在估计样本时,根据 I 级预防层的比例,将样本量由 12 600 直接推算至 18 000,又暗示此比例为 70%。

(3) 基于 Cox 回归模型

基于时序检验的样本量估计,主要适用于两分类自变量,且没有考虑其他协变量对生存时间的影响。然而在实际问题中,常需要考虑连续性自变量且需要考虑协变量的影响。Hsieh and Lavori(2000)将 Schoenfeld 等的公式进行了推广,总事件数 E 的估计公式为:

$$E = \frac{(z_{1-\alpha/k}+z_{1-\beta})^2}{\sigma^2\beta_1^2(1-R^2)} \tag{5.8}$$

其中,β_1 为感兴趣的因素 X_1,来自 Cox 回归模型的回归系数,σ^2 为因素 X_1 的方差。R^2 为以 X_1 为应变量,其他协变量为自变量进行回归分析的决定系数。$1/(1-R^2)$ 为方差膨胀因子。

当 X_1 为二分类变量,且不考虑其他协变量时,公式(5.8)即退化为公式(5.6)。总样本量可以根据公式(5.4)估计。

SAS 中生存资料样本量估计的程序如下:

```
PROC POWER;
    TWOSAMPLESURVIVAL                      /* 两组生存率比较 */
        TEST=LOGRANK                       /* 假设检验方法 */
        ACCRUALTIME=2                      /* 入组期时长 */
        FOLLOWUPTIME=6                     /* 随访期时长 */
        GROUPSURVEXPHAZARDS=(1 2)          /* 两组的风险率 */
        GROUPWEIGHTS=(1 1)                 /* 样本量之比 */
        ALPHA=0.05                         /* 检验水准 */
        SIDES=2                            /* 双侧检验 */
        POWER=0.90                         /* 把握度 */
        NTOTAL=.;                          /* 待估参数 */
RUN;
```

Q5.9　什么是重复测量方差分析?

重复测量的方差分析,是指对重复测量资料的方差分析。其基本思想是将总变异分解成个体间的变异和个体内的变异。个体间的变异可以分解为处理因素的变异(或称组间变异)和个体间的误差。个体内的变异分解为重复测量间的变异(或者称时间效应)、重复测量与处理的交互作用,及个体内误差。方差分析表(以单处理因素为例)如表 5-4:

表 5-4　重复测量资料的方差分析表示例

变异来源	SS	df	MS	F
总变异	$SS_{总}$	$N-1$		
个体间	$SS_{个体间}$	$kn-1$	$MS_{个体间}$	
处理(或"组间")	$SS_{处理}$	$k-1$	$MS_{处理}$	$MS_{处理}/MS_{个体|处理}$
个体|组间	$SS_{个体|处理}$	$k(n-1)$	$MS_{个体|处理}$	
个体内	$SS_{个体内}$	$kn(t-1)$		
时点(或"测量")	$SS_{时点}$	$t-1$	$MS_{时点}$	$MS_{时点}/MS_{误差}$
时点 × 处理	$SS_{时点 \times 处理}$	$(t-1)(k-1)$	$MS_{时点 \times 处理}$	$MS_{时点 \times 处理}/MS_{误差}$
误差	$SS_{误差}$	$k(t-1)(n-1)$	$MS_{误差}$	

其中,k 为处理因素的水平数,n 为每个处理组的人数(假设相等),t 为时点数,$N=knt$,为总人数。$SS_{总}= SS_{个体间} + SS_{个体内}$;$SS_{个体间} = SS_{处理} + SS_{个体|处理}$;$SS_{个体内} = SS_{时点} + SS_{时点 \times 处理} + SS_{误差}$。自由度也可作相应的分解。$SS$ 除以相应的自由度等于 MS。值得注意的是,检验 $F_{处理}$ 的分母不是 $MS_{误差}$,而是 $MS_{个体|处理}$。

重复测量资料方差分析应用的前提假设包括:①正态性,即应变量的总体均数服从正态分布,可观察直方图(尤其是样本量很大时,如 $n=1000$)或用正态性检验;②方差齐性,即各处理水平上,应变量的总体方差相等。用方差齐性检验衡量该条件;③球性(sphericity),即两两时点间差值的方差相等,可通过 Mauchly 法检验。

Box(1954)指出,若球形性质得不到满足,则方差分析的 F 值是有偏的,这会认为增加 I 型误差。此时,可以对方差分析的自由度进行调整,来弥补对独立性假设的违背。分子和分母的自由度均乘以一个校正因子 ε。校正因子 ε 在重复测量次数的倒数与 1 之间,故调整后 F 值的第一自由度和第二自由度均变小,由此确定的 F 界值变大。更不易拒绝 H_0,降低了犯第一类错误的概率。

常用的校正自由度的方法有 Box 保守法、Greenhouse-Geisser 法及 Huynh-Feldt 法。

$$Box's\ \varepsilon < Greenhouse\text{-}Geisser's\ \varepsilon < Huynh\text{-}Feldt's\ \varepsilon$$

当所求 $Huynh\text{-}Feldt's\ \varepsilon$ 大于 1 时,设定为 1。

另外,重复测量资料的分析亦可借助多元方差分析,请参阅其他专著。

SAS 中重复测量数据分析程序如下:

```
PROC GLM DATA=MyData;
    MODEL Y1 Y2 Y3 Y4=Group/NOUNI;      /* 重复测量的指标 Y1-Y4,分组变量 Group*/
    REPEATED Time 4(1 2 3 4);           /* 指定重复测量时间变量为 Time,共 4 个时点 */
RUN;
```

Q5.10　什么是多重性问题?

临床试验中的多重性(multiplicity)是指多重检验,即多次使用假设检验。众所周知,由于每次假设检验都有风险,特别是当拒绝原假设时,我们会犯第一类错误,即假阳性(false positive)。而对同一个问题的回答需要多次使用假设检验时,I 类错误就会膨胀。例如,4 个试验组间进行两两比较,如每次检验水准为 0.05,则 6 次假设检验至少出现一次假阳性的概率会高达 26.5%。因此,需要适当的方法将总的第 I 类错误控制在预定的水准下。这就是多重性校正问题。

凡涉及多个主要疗效指标,或期中分析,或多组间比较,就遇到了多重性问题。换句话说,当一个临床试验只涉及一个试验组和一个对照组比较、一个主要疗效指标,且不进行期中分析,此时一般不涉及多重性问题。除此之外的临床试验都存在多重性问题。可见,多重性问题是临床试验中的常见问题。

Q5.11　什么时候需要校正多重性?

因对 α 的校正和对 P 值的调整是同一个问题的两个方面,故这里只讨论对 α 的校正。下面分 5 种情况来介绍。

(1) 存在多个主要疗效指标时, α 的校正

一般情况下,一个临床试验只涉及一个主要疗效指标,但是,也有临床试验中定义了多个主要疗效指标。此时需要考虑多重性问题。

1) 当要求多个指标同时有统计学意义,才认为试验有效,此时无需校正 α 。

2) 只要有一个指标有效,即认为试验药物有效,此时需校正 α ;一般按重要性进行分配,重要的指标检验水准大一些,不重要的指标检验水准小一些,也可以等分,但总和不超过 α 。例如,在抗肿瘤药物研究中,考虑两个主要疗效指标:总体生存率和无进展生存率,前者取 0.04,后者取 0.01;也可以都取 0.025。总和为 0.05。

3) 按指标的重要性排序,进行序贯检验或顺序检验(hierarchical testing procedure),即从最重要的指标开始,依次进行假设检验,当前一个假设检验拒绝 H_0 时,方可进行下一个指标的假设检验;如果前一个假设检验不拒绝 H_0 ,则停止所有后续指标的检验,并由此推断后面的指标组间差异均无统计学意义。此时,每个假设检验的检验水准皆为 α ,总的第一类错误仍控制在 α 以内。这种情况不需要校正 α 。

(2) 多组间疗效指标比较时, α 的校正

1) 如果组间是剂量大小关系,则可以采用序贯检验(详见案例 19)。此时不需要校正 α 。

2) 如果组间是剂量大小关系,且用模型建立剂量 - 反应关系,并进行剂量反应关系的检验,则不需要校正 α 。

3) 如果组间没有剂量大小关系,则需要校正 α 。例如试验组与安慰剂对照组、阳性对照组相互比较,常采用 Bonferroni 校正 α 至 α/k ,这里 k 是比较的次数。

4) 如果试验组先与安慰剂对照组比较,有统计学意义后,再与阳性对照组比较,则无需校正 α 。

(3) 期中分析时, α 的校正

根据期中分析的目的来确定。

1) 若期中分析仅仅是为了监测试验的安全性,而没有进行有效性的发现,则不需要校正 α 。

2) 若期中分析是通过对疗效指标的检验,检查原始的样本量是否估计正确,以便确认到试验结束时是否有足够的统计把握度,或进行样本量再估计,则需要从实际出发考虑是否需要校正。这种情况虽然理论上不存在拒绝 H_0 的可能,也就不会犯第 I 类错误,但也有一些统计学家建议从实际应用角度,需要消耗一些 α 。笔者建议采用 Peto 法。

3) 若期中分析是希望当试验药物疗效确定时提前终止临床试验,则需要校正 α 。根据期中分析的次数,可采用 O'Brien-Fleming 法、Pocock 法、Peto 法,或 Lan-DeMets 的 α 消耗函

数法。详见案例 6。

(4) 复合指标时,α 的校正

1) 复合指标是由不同的分指标加权合并而成(例如,评分量表),或由不同的指标定义,当复合指标有统计学意义时,再对每个分指标进行假设检验,无需校正 α;

2) 无论复合指标是否有统计学意义,都对每个分指标进行假设检验,且只要有一个指标有统计学意义,即认为试验药物有效。此时需校正 α;类似于 1(b)的情况。

(5) 同一个主要疗效指标,比较的类型发生改变时,α 的校正

这种情况常见于阳性对照研究中。只考虑一个主要疗效指标,先将试验组和阳性对照组比较,进行非劣效检验。如果非劣效性成立,再进行优效性检验,此时不需要校正 α。

5.4　统计学评价

(1) 复合指标

本例中主要冠脉事件是一复合指标,主要包括心源性猝死、致死性梗死、非致死性心肌梗死、不稳定型心绞痛以及冠状动脉旁路移植。构建复合指标无疑可增加事件数,提高检验效能。当复合指标组间无差异时,则无需继续分析各成分指标;而当复合指标的组间有差异时,可以对各成分指标进行分析,以明确差异主要来自哪些或哪个成分指标。

本案例中,主要冠脉事件发生率在处理组间差异主要来自"不稳定性心绞痛"这个成分。但是本例并未讨论对由此可能带来的总第Ⅰ类错误率增加的调整。

(2) 分层分析

从统计学上来讲,可以考虑事先设计的分层分析(stratification analysis)。如本例对主要终点事件的组间比较按Ⅰ级和Ⅱ级预防分层是事先设计的。值得注意的是,只有在分层因素与处理因素的交互作用有意义的情况下,方可认为分层因素对处理因素的效应有修饰作用。

本案例中,在发现试验组不稳定型心绞痛的发生危险低于对照组情况下(表 5-2),作者在没有给出分层因素与处理因素间交互作用假设检验结果的情况下,仅根据Ⅰ级预防的 P 值为 0.338(无统计学意义)而Ⅱ级预防层 P 值为 0.019(有统计学意义)而得出:"主要获益于Ⅱ级预防的效果"之结论是值得商榷的。这是对"交互作用"概念的典型误解。交互作用本质上考察的是效应在各层的异质性,而不是 P 值在层间的差异性!

(3) 区组因素

本研究采用了"随机排列区组设计",但在分析时既没有在模型中考虑区组因素,亦未对区组因素作任何分析,这在临床试验的分析实践中极为常见。关于这个问题,在业界是有争议的。Fisher 特别重视区组设计,并且把区组作为重要的变异来源进行分析;而 Hill 认为这是设计的一个技巧,其影响在总变异中所占比例很小,因此临床试验中可不对区组进行分析。

笔者认为:Fisher 强调区组作为变异的重要来源,与最早他提出将区组设计用于农田试验有关。因农业中变异本身不大,故区组的变异相对占总变异的比例较大,不应被忽略。而在医学临床试验中,因个体变异较大,故区组的相对变异非常小,就显得不那么重要了。对于大部分临床试验,区组完全作为一个技巧(如本例只是用于平衡入组时间的影响),不纳入分析是可以理解的。但是,要是能交代一下区组内相关系数就显得更为严谨了。

(荀鹏程　陈　峰)

参 考 文 献

1. Yokoyama M, Origasa H, Matsuzaki M, et al. Effects of eicosapentaenoic acid on major coronary events in hypercholesterolaemic patients (JELIS): a randomised open-label, blinded endpoint analysis. *Lancet*, 2007, 369 (9567): 1090-1098.

2. Tanaka K, Ishikawa Y, Yokoyama M, et al. Reduction in the recurrence of stroke by eicosapentaenoic acid for hypercholesterolemic patients: subanalysis of the JELIS trial. *Stroke*, 2008, 39 (7): 2052-2058.

3. Oikawa S, Yokoyama M, Origasa H, et al. Suppressive effect of EPA on the incidence of coronary events in hypercholesterolemia with impaired glucose metabolism: Sub-analysis of the Japan EPA Lipid Intervention Study (JELIS). *Atherosclerosis*, 2009, 206 (2): 535-539.

4. Yokoyama M, Origasa H. Effects of eicosapentaenoic acid on cardiovascular events in Japanese patients with hypercholesterolemia: rationale, design, and baseline characteristics of the Japan EPA Lipid Intervention Study (JELIS). *Am Heart J*, 2003, 146 (4): 613-620.

5. Armitage P. Fisher, Bradford Hill, and randomization. *International Journal of Epidemiology*, 2003, 32: 925-928

6. Box G E P. Some theorems on quadratic forms applied in the study of analysis of variance problems, I. Effect of inequality of variance in the one-way classification. *Annals of Mathematical Statistics*, 1954, 25: 290-302.

7. Collett D. Modeling Survival Data in Medical Research. 2nd ed. London: Chapman & Hall/CRC, 2003.

8. Freedman L S. Tables of the number of patients required in clinical trials using the logrank test. *Statistics in Medicine*, 1982, 1: 121-129.

9. Geisser S, S W Greenhouse. An extension of Box's results on the use of the F distribution in multivariate analysis. *Annals of Mathematical Statistics*, 1958, 29: 885-891.

10. Hsieh, F. Y., and P. W. Lavori. Sample-size calculations for the Cox proportional hazards regression model with nonbinary covariates. Controlled *Clinical Trials* 2000; 21: 552-560.

11. Huynh H, L S Feldt. Estimation of the Box correction for degrees of freedom from sample data in randomized block and split-plot designs. *Journal of Educational Statistics*, 1976, 1: 69-82.

12. Ishikawa Y, Yokoyama M, Saito Y, et al. Preventive effects of eicosapentaenoic acid on coronary artery disease in patients with peripheral artery disease. *Circ J*, 2010, 74 (7): 1451-1457.

13. Lisa M. Sullivan. Repeated Measures. *Ciculation*, 2008, 117: 1238-1243.

14. Matsuzaki M, Yokoyama M, Saito Y, et al. Incremental effects of eicosapentaenoic acid on cardiovascular events in statin-treated patients with coronary artery disease. *Circ J*, 2009, 73 (7): 1283-1290.

15. Origasa H, Yokoyama M, Matsuzaki M, et al. Clinical importance of adherence to treatment with eicosapentaenoic acid by patients with hypercholesterolemia. *Circ J*, 2010, 74 (3): 510-517.

16. Schoenfeld D A. The asymptotic properties of nonparametric tests for comparing survival distributions. *Biometrika*, 1981, 68: 316-319.

17. Schoenfeld D A. Sample-size formula for the proportional-hazards regression model. *Biometrics*, 1983, 39: 499-503.

18. Wittes J. Sample size calculation for randomized controlled trials. *Epidemiological Reviews*, 2002, 24 (1): 39-53.

Case 6

普萘洛尔治疗急性心肌梗死
——临床试验的期中分析

在 20 世纪 70 年代中期，β 阻断剂（β-blocker）已广泛应用于冠心病的治疗，尤其是心绞痛的症状缓解。由于动物实验的结果较为理想，很多研究者进行了小规模临床试验，考察长期应用 β 阻断剂与心肌梗死（myocardial infraction，MI）预后之间的关系。为了在更大规模上更全面地考察 β 阻断剂的治疗作用，国立心脏、肺脏及血液研究所（the National Heart，Lung，and Blood Institute，NHLBI）在 1997 年开始了一项研究，名为 β 阻断剂心脏病发作试验（β-Blocker Heart Attack Trial，BHAT）。该研究考察了发生过心肌梗死的病人长期日服普萘洛尔（Propranolol）是否会降低死亡率，且探讨了普萘洛尔与冠心病死亡、动脉硬化导致的心源性猝死等疾病之间的关系。研究表明，对于近期发生过心肌梗死的病人，没有禁忌证，推荐长期使用普萘洛尔（至少三年）。研究结果以系列文章的形式，从 1977 年开始发表于美国医学会杂志（Journal of American Medical Association，JAMA）上。

6.1　试验方案简介

6.1.1　试验目的

本研究的主要目的是评价规律、长期使用普萘洛尔，是否能显著减少既往发生过至少一次心肌梗死的病人的死亡率。除此之外，本研究还有多个次要目的，如规律、长期使用普萘洛尔，是否能显著减少出现伴发非致命性心肌梗死的冠心病病人的死亡率、心源性猝死发生率，长期使用普萘洛尔可能导致的不良反应，普萘洛尔减少死亡率的可能机制等。

6.1.2　目标人群

性别不限，年龄在 30~69 岁，曾经发生过一次或以上的有据可查的心肌梗死，并在发病后至少存活 5 天。病人是在医院进行急性心肌梗死诊治时被招募的，并在出院前进入研究。病人必须符合本研究中关于心肌梗死的定义。

6.1.3　研究设计

本研究采用：多中心、随机、双盲、安慰剂对照的临床试验。

6.1.4　随机分组及治疗方法

在基线检查完成后,合格的受试者被随机分入普萘洛尔组或安慰剂组。随机化按照中心分层,从而尽可能保证每个中心的试验组和对照组人数相等。区组的大小在 4、6 或者 8 中随机取值。在招募期结束后,3837 名病例被随机化,其中普萘洛尔组 1916 人,安慰剂组 1921 人。在随机化后,受试者被给予剂量为 20mg 的药物或安慰剂。若受试者对药物没有不良反应,剂量增加到每 8 小时 40mg。在 5 次用药后,对于普萘洛尔组的病例,根据受试者血药浓度确定后继用药剂量为 60mg 或 80mg。为了保持盲态,安慰剂组病例也被随机给予 60mg 或 80mg 的剂量,每日 3 次。

受试者被要求在第 4 周及第 6 周向研究者各报告一次,此后每 3 个月进行一次访视。在每次访视中,研究者将对受试者的依从性、药物的副作用、健康状况等因素进行评估。

6.1.5　疗效指标

主要疗效指标:总死亡率;

次要疗效指标:冠心病死亡率,心源性猝死发生率,非致命性心肌梗死及冠心病死亡率,等等;

安全性评价:各种不良事件和不良反应的发生率。

6.1.6　样本量估计

本研究的样本含量估计有如下假设:

1. 所有病人必须至少随访 2 年,有可能的话,可以达到 4 年,或平均达到 3 年;

2. 安慰剂组的三年死亡率为 18%;

3. 普萘洛尔能使该死亡率下降 28%,即死亡率为 12.96%;

4. 药物的作用是即时的;

5. 3 年后普萘洛尔组 26% 的病人将停止用药,即所谓的"脱落(drop-out)";安慰剂组 21% 的个体会开始使用普萘洛尔,称为"投入(drop-in)";利用 Halperin 等提出的一种方法,调整了脱落及投入之后,试验组调整死亡率为 13.75%,对照组调整死亡率为 17.46%;

6. 总死亡率是主要终点;

7. 双侧检验水准为 0.05,把握度设为 90%。

根据以上假设,基于两个率比较假设检验的样本量计算公式,两组合计需要 4020 例样本,考虑到一些中心可能不能招募到足够多的例数,研究者鼓励各中心在可能的范围内尽量招募多于计划的病例,最终样本量被调整到 4200。

6.1.7　分析方法

统计分析数据集

统计分析时遵循了意向性(ITT)原则,即分析集包括所有随机化的受试者。即便受试者依从性欠佳,或违背了研究方案,其仍将参与疗效和安全性分析。

统计分析方法

1. 寿命表:用以估计累计生存率和死亡率,并进行比较。

2. Cox 回归：用以比较普萘洛尔和安慰剂组的死亡风险，并可针对协变量进行调整。

3. 由于本研究样本量较大，故定量、定性资料的比较均采用了近似的 z 检验。

4. 早期终止的判断：采用 O'Brien-Fleming 法确定期中分析中的检验水准；利用条件概率法计算若未早期终止，最终结果是否会推翻现有的结论。

6.2　主要结果与结论

从 1978 年 6 月 19 日开始，整个研究共进行了 27 个月。在 31 个中心 134 家医院，共招募了 16 400 位年龄在 30 至 69 岁、符合心肌梗死诊断标准、且生存期 5 年以上的受试者。在排除了伴有普萘洛尔禁忌证、已经在使用普萘洛尔或一些其他原因的病例后，共计 3837 名受试者被随机化，其中普萘洛尔组 1916 人，安慰剂组 1921 人；两组的平均年龄分别为 54.7 岁和 54.9 岁，男性分别占 83.6% 和 85.0%；13.6% 的个体既往有过心肌梗死史，其余 86.4% 为首次发病；入组前两组的平均住院天数分别为 13.9 天和 13.7 天。基线变量在组间具有理想的可比性。

在该研究中，设立了由临床医生、生物统计学家和伦理学家组成的独立政策和数据监察委员会（policy and data monitoring board，PDMB），该委员会每半年审核一次累积的研究数据的结果，并进行期中分析（interim analysis）。1981 年 10 月的报告显示，安慰剂组死亡率为 9.8%，而普萘洛尔组为 7.2%，并达到了预先设定的界值。PDMB 经过讨论，建议提前因有效而终止本研究。这比预期时间提前了 9 个月。

所有受试者的平均随访期为 25.1 个月。普萘洛尔和安慰剂组分别有 138 人（7.2%）和 188 人（9.8%）死亡。整个研究的累积死亡率曲线见图 6-1。由图可见，安慰剂组死亡率的增加快于普萘洛尔组。利用寿命表（表 6-1），组间比较得 $z=-2.90$，$P<0.005$；若考虑了期中分析，调整后的 $P<0.01$。利用 Cox 回归模型，调整了年龄、性别、种族、吸烟、既往史等因素后，统计量 $z=-3.05$。

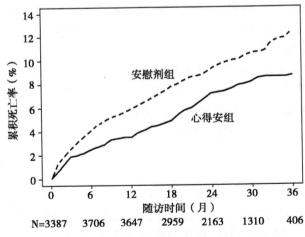

图 6-1　心得安组和安慰剂组寿命表累积死亡率曲线

表 6-1　普萘洛尔和安慰剂组的寿命表

时期	普萘洛尔组				安慰剂组			
	时期开始时存活人数	死亡	失访	累积死亡率（%）	时期开始时存活人数	死亡	失访	累积死亡率（%）
1~3	1916	37	1	1.93	1921	50	2	2.60
4~6	1878	10	0	2.45	1869	31	0	4.22
7~12	1868	23	1	3.66	1838	34	1	5.99
13~18	1844	24	2	5.03	1803	30	1	7.69
19~24	1501	29	0	7.13	1458	20	0	9.15
25~36	1087	14	0	9.00	107	22	2	12.52
36~	202	1	0	10.26	204	1	0	13.29
合计	—	138	4			188	8	

作者也对原因别死亡情况进行了分析,发现普萘洛尔组较安慰剂组心血管病的死亡率下降(6.6% 和 8.9%,$P<0.01$)。按基线变量进行分层后,对分组与死亡结局间的关系进行分析,发现除了极少数变量外,在大多数分层下,普萘洛尔组的死亡风险均较安慰剂组为低。为了与噻吗洛尔(timolol)研究进行对比,受试者被分为三个风险组,分别是在发生本研究用以入组的心肌梗死前发生过至少一次心肌梗死的病例、发生过一次心肌梗死并在住院期间出现过一次以上的指定类型的并发症(心源性休克、持续性低血压、房室传导阻滞、房颤、室颤、肺水肿或充血性心衰)、剩余病人。该三组中,普萘洛尔组均优于安慰剂组(RR 分别为 0.74,0.68 和 0.71)。

在退出研究的原因中,普萘洛尔组更易出现低血压、性功能减退及食管问题;而安慰剂组更易出现室颤。除了疲乏、气管痉挛、腹泻、四肢发凉及心跳加快外,两组病人在研究中报告的不适发生率也较为相似。

6.3　统计学解读

与一般的临床研究相比,本研究有这样几个特色:期中分析、独立的数据监察委员会。

Q6.1　什么是期中分析?

在 ICH-GCP 中,期中分析定义为正式完成临床试验前,根据事先制订的分析计划,对处理组间的有效性和安全性所进行的分析。

期中分析的目的主要有三类,第一是及时监测试验的安全性,如果安全性出现问题,则提前因安全性而终止试验。第二为尽早确认药物的有效性,如果试验有效并达到预先设定的标准,可以提前因有效而终止;或试验无效低于预先设定的标准,可以提前因无效而终止;或在多剂量对照试验中,剔除无效或低效的试验组。第三是样本量的重新估计,由于试验设计时信息量有限,对试验药物的有效性或安全性估计不尽准确,导致样本量的估计也不够准确,期中分析时可以重新估计样本量,计算条件概率或预测概率,确保试验有足够的把握度。期中分析的结果是决定下一步工作的依据。

期中分析常由独立的第三方统计分析中心(independent statistical center,ISC)完成。

Q6.2 为什么期中分析要调整 α？

如果期中分析是以有效性为目的的，则需要考虑控制假阳性。因为，每进行一次期中分析，即每进行一次假设检验，会使假阳性(false positive)或一类错误率增加。事实上，如果每一次期中分析时研究者都采用 α=0.05 的水平，那么最后的总体 α 水平随着检验次数而升高。例如，下表中给出了期中分析次数与总 I 类错误率的关系：

期中分析次数	1	2	5	10	∞
I 类错误概率(%)	0.05	0.08	0.14	0.19	1.00

以本研究为例，共计进行了 7 次检验，那么如果普萘洛尔和安慰剂无差异，理论上而言整个研究的 I 类错误率将会是 0.16%(由于每次期中分析的数据均存在重叠，这里的总 I 类错误率不能按照 $1-0.95^7$ 计算)。这一多重比较问题说明了对 I 类错误率进行统计学校正的必要性。为了使总 I 类错误控制在检验水准 α(例如 0.05)，则必须校正每一次期中分析的检验水准，这种为期中分析而调整过的显著性水平称为名义检验水准(nominal significance level)，α^*。

Q6.3 期中分析时如何调整 α？

由于期中分析的结果会对后续试验的结果产生影响，因此，一个临床试验的期中分析次数应严格控制。期中分析的日程、安排、α 等应当事先制订计划并在试验方案中阐明。各阶段检验水准、检验效能及样本量受到检验界值确定方法的影响，常用的界值确定方法有以下几种：Pocock 法(1977)、O'Brien-Fleming 法(1979)、Peto 法(1976)及 Lan-Demets 消耗函数方法(1983)。具体介绍如下文。

Q6.4 什么是 Pocock 法？

Pocock 基于固定名义水平，提出了一种可以早期终止研究的简易方法。例如，进行两次期中分析和一次最终分析，共分析三次，为控制总检验水准为 0.05，根据 Pocock 法，三次检验水准均为 0.022。见表 6-2。Pocock 法的优点是简单，易于理解。其缺点是最后一次假设检验的检验水准远小于 0.05。故若期中分析未拒绝 H_0，则研究不易得到阳性结果。例如，如果三次分析的结果分别为 P=0.042，0.036，0.024，均大于界值 0.022，显然均不拒绝 H_0。但是，若不使用期中分析，该研究是拒绝 H_0 的。

表 6-2 3 种成组序贯设计期中分析的检验水准

期中分析		Pocock	O'Brien-Fleming	Peto
总次数	第 i 次			
2	1	0.029	0.0050	0.001
	2	0.029	0.0480	0.050
3	1	0.022	0.0005	0.001
	2	0.022	0.0145	0.001
	3	0.022	0.0450	0.050
4	1	0.018	0.0001	0.001
	2	0.018	0.0040	0.001
	3	0.018	0.0190	0.001
	4	0.018	0.0430	0.049

续表

期中分析		Pocock	O'Brien-Fleming	Peto
总次数	第 i 次			
5	1	0.016	0.0001	0.001
	2	0.016	0.0013	0.001
	3	0.016	0.0080	0.001
	4	0.016	0.0230	0.001
	5	0.016	0.0410	0.049

Q6.5　什么是 O'Brien-Fleming 法?

简称 OF 法,该法在期中分析时采用严格的标准,即名义水准 α^* 很小,而随着试验的进行,信息逐渐累积,使结果变得可靠与稳定,此时检验水准也随之放宽,最后一次分析的水准比较接近 0.05。如果研究继续进行达到计划的样本量,那么最终的分析如同没有期中分析一样。这样的方法不仅保证了 α 水平,也保存了把握度。因此,用 OF 法来设计试验与传统试验很相似,而且当试验组被证明有很强的优势时可以提早终止试验。

对于期中分析,有一条普遍的原则:一个研究中进行多于四次或五次期中分析时,则研究者很少能获得额外的收益。但通过期中分析,在研究过程中监测治疗的效果,可以及时了解有效性或者安全性的信息,无论其是正面的还是负面的。因此与传统设计相比,尽管包含了期中分析的研究付出一点额外的努力,但其更容易被伦理学接受。

Q6.6　什么是 Peto 法?

又称为 Haybittle-Peto 法(Haybittle-Peto Procedure),与 O'Brien-Fleming 法类似,期中分析时采用严格的标准,而最后一次的检验水准更接近 0.05。其易于理解、执行与描述。但由于要求早期终止的检验水准很小,一般认为用 Peto 法早期终止研究比较困难。

上述三种方法中,O'Brien-Fleming 法应用较为广泛,此法介于 Pocock 法与 Peto 法之间。Pocock 法偏重于对安全性进行监测的临床试验;Peto 法和 O'Brien-Fleming 法偏重于对有效性进行监测的临床试验。与 Peto 法不同的是 O'Brien-Fleming 法每个期中分析阶段的终止标准不同。

Q6.7　什么是 Lan-DeMets 的 α 消耗函数?

Lan 和 DeMets 提出了 α 消耗的概念。他们认为,每进行一次期中分析,α 都要消耗掉一些。如果开始消耗得多,则最后一次分析就所剩无几,如果开始消耗少一些,则留给最后一次分析的 α 就多一些。他们提出了计算 α 消耗函数的公式:

$$\alpha_1^*(t_k)=\begin{cases} 0 & (t_k=0) \\ 2\left[1-\Phi\left(Z_{\alpha/2}/\sqrt{t_k}\right)\right] & (0<t_k<1) \end{cases}$$

$$\alpha_2^*(t_k)=\alpha\ln\left[1+(e-1)t_k\right]$$

$$\alpha_3^*(t_k)=\alpha t_k$$

$$\alpha_4^*(t_k)=\alpha\left(t_k\right)^{3/2}$$

$$\alpha_5^*(t_k)=\alpha t_k^2$$

上式中,t_k 为信息时间,表示时间 t 观察到的信息占总信息的比例。这里的信息时间有多种定义,可以是试验进行的时间占总预计时间的比例,也可以是已经纳入的受试者人数占总例数的比例,或已经完成的病例数占总病例数的比例,或已经观测到的终点事件发生数与总事件数的比例。

不难发现,α_1^* 消耗函数对应的界值类似 OF 界值,α_2^* 类似 Pocock 界值。前面三种方法,均要求各次分析在信息时间上是等间隔的,而 Lan-Demets 消耗函数同上述三种方法的区别在于可以考虑到每次期中分析时增加的信息量,较为灵活。

本案例若采用 SAS 的 SEQDESIGN 过程,按照七个阶段设计,其程序为

```
PROC SEQDESIGN
    BOUNDARYSCALE=STDZ              /* 指定边界统计量类型 */
    PSS                            /* 显示把握度和样本量 */
    StopProb                       /* 显示期望累积中止概率 */
    ErrSpend;                      /* 显示 alpha 消耗 */
    TwoSidedOBrienFleming:DESIGN   /* 用户自定义的标签 */
        NStages=7                  /* 期中分析次数 */
        Method=OBF                 /* 期中分析方法 */
        Alpha=0.05                 /* 检验水准 */
        ALT=TwoSided               /* 双侧检验 */
        Beta=0.10;                 /*2 型错误 */
    * 样本量估计所需参数:各组发生率,效应为率差;
    SampleSize MODEL=TwoSampleFreq(NullProp=0.1746 Prop=0.1375 Test=PROP);
RUN;
```

Q6.8 什么是数据监察委员会?

在进行期中分析的临床试验中,应当设立独立于研究的数据监测委员会(independent data monitoring committees,iDMC 或 DMC),负责对期中分析的结果进行解读、判断,并提出建议。DMC 有时又称数据和安全监察委员会(data and safety monitoring boards,DSMBs),或政策和数据监察委员会(policy and data monitoring board,PDMB)。

DMC 通常由相关领域的杰出专家组成,包括临床试验适应证相关领域的专家、可能的严重不良事件方面的专家(肾病专家、肝病专家)、与临床试验主要结果判断相关的专家(例如病理学家、影像科专家)、生物统计学家和伦理或法律方面的专家组成。

DMC 的历史最早可以追溯到 20 世纪 60 年代。最早是用于美国联邦政府(如 NIH)赞助的大规模的多中心研究中。1967 年,在针对国立心脏研究所所开展的若干个研究的建议中,NIH 的一个外部顾问组织首次正式提出了 DMC 的概念,即随着试验的进展,对所积累数据进行审核,以检测试验的安全性和有效性。由于越来越多的临床研究包括了死亡率或发病率等终点事件,同时为了避免临床试验实施和分析中,尤其是早期终止中容易出现的偏倚,DMC 的应用越来越广泛。同时 DMC 设立,也能避免工业界的"利益化"倾向阻碍了其与政府组织的合作,且能提高研究在伦理和病人安全性方面的水准。

每一个临床试验都要认真监察,但并不是每个临床试验都需要设立 DMC。FDA 的指导原则中,并不要求每个临床试验都设立 DMC,但建议在带有对照的,目的在于比较死亡率或主要发病率(major morbidity)的临床研究中设立 DMC,例如以心血管疾病或者癌症复发为指标的一些研究。而在产品研发初期阶段的小规模研究,或一些以症状缓解为目标的研究中,

一般不需要采用 DMC。

在 BHAT 研究中,担任 DMC 角色的是 PDMB。该委员由 1 名主席、6 名投票专家和 1 名协调者组成。成员中除了临床专家外,还包括统计学家、伦理学专家,他们独立于临床试验的常规工作,除了对期中分析结果进行评价,不参与其他任何工作。当然,他们要非常熟悉临床试验方案和要求。本研究中 PDMB 决定了研究的早期终止。对于早期终止,需要回答如下几个问题:

(1) 组间的差异是否可以用基线变量分布的组间差异去解释?

(2) 生命状态的确认是否有偏?

(3) 除主要响应变量外,这些结果是不是和其他响应变量有关?

(4) 结果是否在各层或各中心间存在一致性?

(5) 该治疗的总风险和收益各是什么?

(6) 受试者是否依从于给予的治疗? 或者说,结果是否有可能是伴随治疗导致的?

(7) 是否已经考虑了累积数据的重复检验?

(8) 如果研究继续进行,目前的趋势是否可能会被推翻?

(9) 如果研究继续进行,是否研究的精确性会得到提高?

在上述 9 条中,前 6 条均不难回答。以第 1 条为例,在进行基线分析的 162 个变量中,部分变量在组间不均衡。但作者考虑到即使所有变量都是均衡的,在检验水准为 0.05 时,也会有大约 8 个假设检验会错误地拒绝 H_0。而比较结果提示,正常右侧足背脉率、ST 段抬高、心室传导障碍等三个变量组间不均衡,这些变量在后继的多变量分析被作为协变量进行调整。

对于第 7 条,PDMB 的职责之一即周期性地审核数据,寻找普萘洛尔的潜在伤害或者早期优势的证据,从而在可能的情况下,尽早结束研究。会议大约每 6 个月召开一次,在死亡率的最终报告前,共召开了七次。由于周期性地审核数据,有可能增加假阳性率或 I 类错误率。本研究采用了基于 log-rank 统计量的 OF 法,前六次 PDMB 会议上展示的统计量如图 6-2。其中,实线为 OF 法每次的边界。由图可见,第 6 次的标准化的统计量(2.82)超过了界值 2.23。

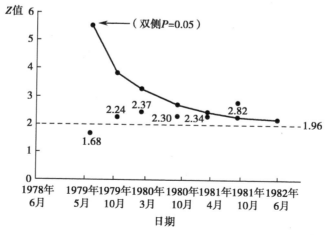

图 6-2　BHAT 临床研究中各次期中分析的检验统计量及早期终止的监测边界

为了回答第 8 和第 9 条问题,研究者首先基于第三年的死亡率数据,估计得到如果本研究继续进行至原定终点(1982 年 6 月)会增加 80 个死亡病例。对于第 8 条问题,作者采用了一种条件概率法,即在当前观察所得数据下,计算出若研究不早期终止,且在虚拟的最后 9 个月的研究中,试验组和对照组死亡风险相同(即增加的死亡例数相同),最终拒绝 H_0 的条件概率。作者发现,当死亡病例数分别为 60、70、80、90、100、110 和 120 时,条件概率分别为 0.94、0.92、0.89、0.87、0.85 和 0.80。例如,当额外的死亡病例数为 80 时,条件概率为 0.89,对应于 5.5% 的 I 类错误率,即早期终止研究,仅提高了约 0.005 的一类错误率。这些结果表明,若继续进行研究,目前已得到的结果不太可能被推翻。同时,纳入更多死亡病例后,估计值的标准误改善也不明显,这回答了第 9 条问题。

在上述问题均很好地得到回答后,PDMB 慎重地提出了提前终止临床试验的建议,并得到了高层决策管理委员会(steering committee,SC)的采纳。

Q6.9　数据监察委员会章程包含哪些内容?

临床试验中的期中分析由独立的第三方统计分析中心完成,独立的数据监察委员会负责对期中分析的结果进行解读和判断,并据此提出建议。高层管理和决策委员会根据 DMC 的建议,决定是否继续进行该试验,或按照原先试验方案中的规定进行相应的方案调整。

为避免期中分析结果对临床试验完整性和可信性的影响,将期中分析带来的偏倚控制在最低限度,独立的数据监察委员会的工作必须规范。这就需要事先制定数据监察委员会章程(DMC Charter)。DMC 章程是 DMC 成员的一个工作文本。其中包含了:DMC 成员名单、工作职责、保密协议、无利益冲突申明、工作内容与流程、DMC 会议时间、会议方式、DMC 报告格式和内容等。章程中需明确规定统计分析方法,必要时给出相应的分析程序。

数据监察委员会章程包括但不限于:

(1) 简介;

(2) DMC 的职责、保密协议;

(3) 组织管理图;

(4) DMC 成员基本信息、无利益冲突申明;

(5) DMC 会议的目的与时间安排;

(6) 会议方式(公开、保密会议;电话、面对面会议)及参加人员、会议纪要内容与格式;

(7) 所用统计学方法、涉及的设计参数等描述;

(8) DMC 公开会议统计分析报告、保密会议统计分析报告的内容与格式;

(9) DMC 表决和建议的内容与格式。

6.4　统计学评价

本研究是临床试验中设定数据监察委员会,采取期中分析并早期终止研究的一个经典案例,也是成功应用 O'Brien-Fleming 法的第一例。DMC 在本研究中发挥了非常大的作用。通过对数据的可比性、多次监测带来的影响、早期终止带来的影响等方面的考察,最终 DMC 的结论是:本研究组间均衡可比;受试者在研究中保持了良好的依从性;无预料之外的副反应发生;本研究中观察到的疗效在统计学上有意义,且如果试验继续进行 9 个月,预计该疗效依然存在;同时,继续进行观察也不会增加研究的精度;最后,研究的主要结论在分层分析和亚组分析中保持一致。基于上述结论,本研究的早期终止是合理的。

从临床试验设计和实施的过程看,本研究实际上是有对照的序贯设计。PMDB 周期性地审核数据,并根据期中分析的结果对后继的研究过程给出建议。关于序贯设计和成组序贯设计,参见案例 21 和 22。

（赵　杨）

参 考 文 献

1. β-blocker heart attack trial research group. A randomized trial of propranolol in patients with acute myocardial infarction:mortality results. *JAMA*,1982,247:1707-1714.

2. β-blocker heart attack trial research group. A randomized trial of propranolol in patients with acute myocardial infarction:morbidity results. *JAMA*,1983,250:2814-2819.

3. β-blocker heart attack trial research group. Beta blocker heart attack trial:design features. *Controlled Clinical Trials*,1981,2:275-285.

4. DeMets LD,Hardy H,Friedman LM,et al. Statistical aspects of early termination in the beta-blocker heart attack trial. *Controlled Clinical Trials*,1984,5:362-372.

5. O'Brien PC,Fleming,TR. A multiple testing procedure for clinical trials. *Biometrics*,1979,35:549-556.

6. Lan KG,DeMets DL. Discrete sequential boundaries for clinical trials. *Biometrika*,1983,70:659-663.

7. Peto R,Pike MC,Armitage P,et al. Design and analysis of randomized clinical trials requiring prolonged observation of each patient. I. Introduction and design. *Brit. J. Cancer*,1976,34(6):585-612.

8. Haybittle JL. Repeated assessments of results in clinical trials of cancer treatment. *Brit. J. Radiol*,1971,44 (526):793-797.

9. Pocock SJ. Group sequential methods in the design and analysis of clinical trials. *Biometrika*,1977,64(2):191-199.

10. Pocock S. When(not)to stop a clinical trial for benefit. *JAMA*,2005,294(17):2228-2230.

11. U.S. Food and Drug Administration. The Establishment and Operation of Clinical Trial Data Monitoring Committees for Clinical Trial Sponsors.Guidance for Clinical Trial Sponsors-Establishment and Operation of Clinical Trial Data Monitoring Committees. 2006.

Case 7

介入治疗后早期和持续地口服氯吡格雷
——加载试验

阿司匹林被认为是接受冠状动脉介入（percutaneous coronary intervention，PCI）手术患者的治疗基石。临床上，PCI 手术之前服用和血运重建手术之后终身服用阿司匹林是一项标准的治疗措施。研究表明，对接受 PCI 手术置放支架的患者而言，如在服用阿司匹林的过程中，在一个较短的时间内同时服用二磷酸腺苷（ADP）P2Y$_{12}$受体拮抗剂（比如，噻氯匹定或氯吡格雷），会进一步减少冠心病患者血栓并发症的出现，从而起到更大的保护作用。然而，在 PCI 手术之前何时服用氯吡格雷以及手术之后持续服用氯吡格雷的最佳时间尚不完全清楚。

目前，临床上的标准是 PCI 手术之后连续四周服用氯吡格雷。虽然在大多数时候这样做能够有效预防支架血栓，但四周的时间选择具有一定的任意性，这个时段可能并不一定和 PCI 手术后并发症风险升高的时间以及血栓长期风险的时间一致。有研究表明，在平均持续时间为九个月的情况下，接受 PCI 手术的冠心病患者如果同时口服阿司匹林和氯吡格雷，患者在心血管疾病所致死亡、心肌梗死和卒中等方面的总体相对风险降低（relative risk reduction，RRR）约为 31%。这一结果提示 PCI 手术之后持续服用氯吡格雷超过四周可能会产生更好的临床治疗效果。

本研究的目的在于对选择性接受 PCI 手术的冠心病患者术前服用一定加载剂量（loading dose）以及持续服用一年氯吡格雷的有效性和安全性进行评价。

7.1 试验方案简介

7.1.1 试验目的

评价接受 PCI 手术的冠心病患者术前服用一定加载剂量的氯吡格雷以及持续服用一年氯吡格雷的有效性和安全性。

7.1.2 目标人群

目标人群：选择性接受 PCI 手术的冠心病患者。

纳入标准：①具有冠状动脉缺血的客观证据（比如，出现心绞痛症状，压力测试显示阳性结果，或动态心电图改变）；②计划接受 PCI 手术，或被认为需要接受 PCI 手术的可能性极高;③患者年龄至少 21 岁;④随机分组前提供知情同意书;⑤承诺遵守临床试验的给药方案。

排除标准:①抗血栓和抗血小板治疗禁忌者;②左主冠状动脉狭窄大于 50%;③过去前两周内接受 PCI 手术治疗失败;④冠状动脉解剖提示不适合置入支架;⑤随机分组前 24 小时内心电图的 ST 段持续抬高;⑥计划执行分阶段的 PCI 手术;⑦随机分组前正在进行以下药物治疗:服用糖蛋白 Ⅱb-Ⅲa 抑制剂,十天内服用氯吡格雷,或 24 小时内服用血栓溶解剂。

试验之前所有受试者均签署知情同意书,并且每个参与中心的审查委员会均批准试验方案。

7.1.3 研究设计方法

本研究采用:多中心、随机双盲、安慰剂对照加载试验设计。

7.1.4 随机分组及治疗方法

按照中心分层之后将受试者随机分为两组,每个受试者被分配一个相应的给药方案并对应一个四位数的随机数值,这个数值被记录到病例报告表中,为鉴别受试者是接受了试验药还是安慰剂提供依据。在接受 PCI 手术之前的 3~24 小时,受试者服用 300mg 的氯吡格雷作为加载剂量(试验组)或服用安慰剂(安慰剂组),同时所有受试者都服用 325mg 的阿司匹林。

7.1.5 评价指标

(1) 主要疗效指标

一年的主要疗效指标为心血管疾病所致死亡、心肌梗死或卒中的复合事件,统计分析基于意向性数据集。

28 天的主要疗效指标为心血管疾病所致死亡、心肌梗死或紧急靶血管血运重建(urgent target vessel revascularization)的复合事件,统计分析基于符合方案数据集。

(2) 次要疗效指标

1 年和 28 天的单独事件,包括心血管疾病所致死亡、心肌梗死、紧急靶血管血运重建和卒中等指标;以接受 PCI 手术之前服用氯吡格雷的间隔时间进行亚组分析;1 年的时间内是否需要靶血管血运重建或其他任何血运重建。

(3) 安全性评价

28 天和 1 年时的出血发生率及受试者提早终止试验的发生率。

7.1.6 样本量估计

假设 1 年内心血管疾病所致死亡、心肌梗死和卒中的复合风险率为 20%,相对风险降低为 25%;也即是,处理组的风险率为 0.15,安慰剂组的风险率为 0.20。选择双侧 α=0.05,检验效能 $1-\beta$=0.80,则需要的样本量为 1814 例;假设 10% 的受试者失访,共需要样本量约 2000 例。该试验实际共纳入受试者 2116 例。

本案例的样本量是基于两个率的比较来估算的：

$$n_1=n_2=\frac{\left[u_{1-\alpha/2}\sqrt{2\overline{p}(1-\overline{p})}+u_{1-\beta}\sqrt{p_1(1-p_1)+p_2(1-p_2)}\right]^2}{(p_1-p_2)^2}$$

$$=\frac{\left[1.96\times\sqrt{2\times0.175\times(1-0.175)}+0.842\times\sqrt{0.2\times(1-0.2)+0.15\times(1-0.15)}\right]^2}{(0.2-0.15)^2}$$

$$=905.6$$

即每组需要 906 例，与文献中相差 1 例。

7.1.7 主要统计分析

本案例资料属于随访生存数据，这类数据最大的特点就是存在失访等原因导致的删失数据（censored data）和生存时间不满足正态分布，因此采用 Kaplan-Meier 估计安慰剂组和试验组不同时期的生存率。Kaplan-Meier 估计又称为乘积极限估计（product limit estimation），最早由统计学家 Kaplan 和 Meier 于 1958 年提出，因此而得名。由于随访过程中存在失访的情况，常用的两个率比较方法不再适用，因此两组间生存率比较采用 log-rank 检验，称为对数秩检验。Kaplan-Meier 估计和 log-rank 检验都属于非参数统计方法（nonparametric statistics）范畴，是生存数据分析的基本工具。

相对风险降低 RRR 的估计和可信区间计算采用 Cox 比例风险模型（Cox proportional hazards model）。由于 RRR 是 Cox 模型中回归系数的函数，因此可以通过已经建立的关于 Cox 回归系数的理论而得到 RRR 的可信区间。

由于两组中出血，特别是严重危及生命的出血事件较少，即理论频数小于 5，比较两组的出血率是否存在差别不适合采用常用的 χ^2 检验，所以出血率比较采用 Fisher 精确检验（Fisher exact test）。

从整体上讲，本案例考虑到了数据的特征以及各种统计方法的适用条件，能够根据具体情况选择合适的统计检验方法，这样得到的结果更加可靠和可信。

7.2   主要结果与结论

7.2.1 研究流程

在接受 PCI 手术之后，两组受试者都服用 75mg/d 的氯吡格雷和 325mg/d 的阿司匹林，一直持续 28 天。在 28 天之后，试验组继续服用 75mg/d 的氯吡格雷直到试验结束，安慰剂组继续服用安慰剂直到试验结束。同样，在这一时期所有受试者也都服用阿司匹林，剂量从 81mg/d 到 325mg/d 不等，由调查人员自由裁量。随机分组后的 2 天、28 天、60 天、180 天和 270 天随访观察，并记录受试者情况。试验的流程图见图 7-1。

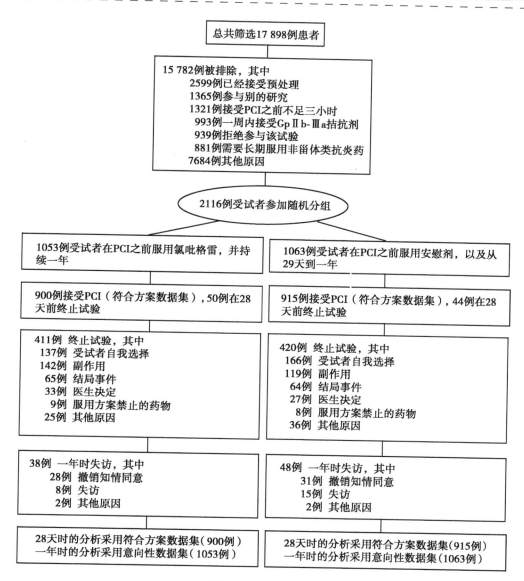

总共筛选17 898例患者

15 782例被排除，其中
  2599例已经接受预处理
  1365例参与别的研究
  1321例接受PCI之前不足三小时
  993例一周内接受GpⅡb-Ⅲa拮抗剂
  939例拒绝参与该试验
  881例需要长期服用非甾体类抗炎药
  7684例其他原因

2116例受试者参加随机分组

1053例受试者在PCI之前服用氯吡格雷，并持续一年

1063例受试者在PCI之前服用安慰剂，以及从29天到一年

900例接受PCI（符合方案数据集），50例在28天前终止试验

915例接受PCI（符合方案数据集），44例在28天前终止试验

411例 终止试验，其中
  137例 受试者自我选择
  142例 副作用
  65例 结局事件
  33例 医生决定
  9例 服用方案禁止的药物
  25例 其他原因

420例 终止试验，其中
  166例 受试者自我选择
  119例 副作用
  64例 结局事件
  27例 医生决定
  8例 服用方案禁止的药物
  36例 其他原因

38例 一年时失访，其中
  28例 撤销知情同意
  8例 失访
  2例 其他原因

48例 一年时失访，其中
  31例 撤销知情同意
  15例 失访
  2例 其他原因

28天时的分析采用符合方案数据集（900例）
一年时的分析采用意向性数据集（1053例）

28天时的分析采用符合方案数据集（915例）
一年时的分析采用意向性数据集（1063例）

图 7-1　试验流程图

7.2.2　主要结果

（1）基线特征

　　1999 年 6 月至 2001 年 4 月，在美国和加拿大的 99 个中心，共 2116 例计划接受 PCI 或被认为有极高的可能性需要接受 PCI 的冠心病患者纳入本研究。两组的基线人口统计特征匹配良好，见表 7-1。

表 7-1　基线人口统计学

指标	氯吡格雷 (n=1053)	安慰剂 (n=1063)	p 值
年龄　均数（标准差）	61.5（11.2）	61.8（11.0）	0.45
白种人　例数（%）	929（88.2）	951（89.5）	0.92
女性　例数（%）	309（29.3）	297（27.9）	0.50
体重　均数（标准差）	87.8（18.3）	87.7（18.5）	0.95
体质指数 >30（%）	455（43.2）	468（44.0）	0.73
危险因素　例数（%）			
心肌梗死史	353（33.5）	366（34.4）	0.68
卒中史	67（6.4）	74（7.0）	0.60
周围血管疾病	102（9.7）	109（10.3）	0.72
糖尿病	290（27.5）	270（25.4）	0.26
高血压	710（67.4）	740（69.6）	0.28
过去一年吸烟	339（32.2）	313（29.4）	0.16
心脏病家族史	437（41.5）	456（42.9）	0.54
高脂血症	780（74.1）	800（75.3）	0.55
基线药物治疗　例数（%）			
阿司匹林	315（29.9）	315（29.6）	0.92
β- 阻滞剂	664（63.1）	696（65.5）	0.26
斯达汀	563（53.5）	609（57.3）	0.08
ACE 抑制剂	347（33.0）	364（34.2）	0.55
钙通道阻滞剂	268（25.5）	312（29.4）	0.05
血管造影后治疗　例数（%）			
PCI	902（85.6）	916（86.2）	
药物治疗	87（8.3）	81（7.6）	0.96
冠状动脉旁路移植术	41（3.9）	42（4.0）	
PCI 适应证　例数（%）			
近期心肌梗死	151（14.3）	139（13.1）	
不稳定心绞痛	553（52.5）	564（53.1）	0.74
稳定心绞痛和其他	345（32.8）	349（32.8）	

（2）主要疗效指标和次要疗效指标分析

28 天的主要疗效指标分析基于符合方案数据集进行，也即是，包括所有接受 PCI 的受试者。PCI 之前服用氯吡格雷到接受 PCI 的平均间隔时间为 9.8 小时，其中，间隔时间在 3~6 小时的受试者占 51%，间隔时间在 6~24 小时的受试者占 49%。在 28 天之前，服用氯吡格雷的试验组（900 人）和安慰剂组（915 人）中，心血管疾病导致的死亡、心肌梗死和紧急靶血管血运重建的发生人数分别为：0 和 4，52 和 60，9 和 12，总复合事件为 61 和 76；复合事件的发生率分别为 6.8%（61/900）和 8.3%（76/915）。RRR 值为 18.5%，其 95% 的可信区间（confidence interval，CI）为：-14.2%~41.8%，P=0.23，无统计学意义，见图 7-2。结果显示，在接受 PCI 之前服用氯吡格雷不会实质性地降低死亡、心肌梗死和紧急靶血管血运重建的发生。根据意向性数据集分析的结果类似，其中 RRR 值为 20.9%（试验组为 6.2%，安慰剂组为 7.8%，P=0.15），也无统计学意义。

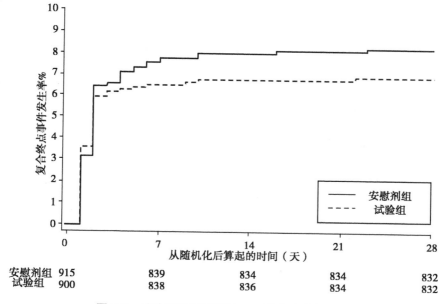

图 7-2　试验组和安慰剂组 28 天的复合事件分析

按照 PCI 前服用氯吡格雷间隔时间为 3~6 小时、6~12 小时和 12~24 小时分组之后，试验组和安慰剂组对比分析。结果显示，3~6 小时组的 RRR 值为 -13.4%（95%CI 为 -83.3%~29.8%，P=0.60），6~12 小时组的 RRR 值为 35.5%（95% CI 为 -55.6%~73.3%，P=0.32），12~24 小时组的 RRR 值为 40.1%（95% CI 为 -67.6%~10.7%，P=0.09）。如按照是否大于 6 小时分组，结果显示，PCI 前服用氯吡格雷间隔时间至少为 6 小时的受试者，RRR 值为 38.6%（95%CI 为 -1.6%~62.9%，P=0.051）。此外，试验组也没有表现出明显的出血事件增加。

试验组中有 63% 的受试者完成为期 1 年的试验，而安慰剂组为 61%。在意向性分析中，相对于安慰剂组，试验组复合事件率（1 年的死亡、心肌梗死和卒中）的 RRR 值为 26.9%（95%CI 为 3.9%~44.4%，P=0.02），复合和单独事件的分析结果见图 7-3 和表 7-2。单独事件分析得到与复合事件分析相似的结果。

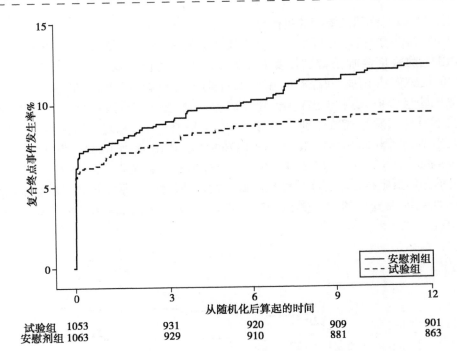

图 7-3　试验组和安慰剂组 1 年的复合事件分析

表 7-2　试验组和安慰剂组 1 年的临床结果

指标	氯吡格雷 (*n*=1053)	安慰剂 (*n*=1063)	RRR(95% CI) (%)
死亡、心肌梗死和卒中	89(8.5)	122(11.5)	26.9(3.9~44.4)
死亡、心肌梗死	84(7.9)	111(10.4)	24.0(−0.9~42.7)
死亡	18(1.7)	24(2.3)	24.6(−38.9~59.1)
心肌梗死	70(6.6)	90(8.5)	21.7(−7.1~42.7)
卒中	9(0.9)	12(1.1)	25.0(−77.9~68.4)
血运重建			
任何靶血管血运重建	139(13.2)	144(13.5)	3.2(−22.2~23.3)
紧急靶血管血运重建	21(2.0)	23(2.2)	8.1(−66.1~49.1)
任何血运重建	225(21.4)	223(21.0)	−1.6(−22.3~15.5)

　　在意向性分析中,28 天复合事件分析显示 RRR 值为 19.7%(95%CI 为 −13.3%~43.1%,*P*=0.21),从 29 天到 1 年的复合事件分析显示 RRR 值为 37.4%(95%CI 为 1.8%~60.1%,*P*=0.04)。

　　(3) 安全性分析

　　相对安慰剂组,试验组表现出大出血事件增加的趋势(8.8% *vs.* 6.7%),但两组间的差别没有统计学意义(*P*=0.07)。约三分之二的大出血发生在接受冠状动脉搭桥术的受试者身上。

7.2.3　结论

相对于短期(四周)服用氯吡格雷,PCI 手术后长期持续(1 年)服用氯吡格雷会明显降低不可逆转的动脉粥样硬化事件;PCI 手术前服用氯吡格雷至少 6 小时会明显降低手术期不良心脏事件的发生。

7.3　统计学解读

本研究以 RRR 作为主要疗效指标,由于 RRR 可以直接从 RR 进行估计,而后者可以从 Cox 模型估计得到,因此,本研究的主要分析是基于 Cox 模型的。与前面几个案例不同的是,该研究中所有受试者都接受了一种标准治疗药物(standard drug),这就是加载试验。

Q7.1　什么是加载试验?

在安慰剂对照试验中,为了加强伦理性可以在每个受试者都给予一种标准治疗药物的基础上,试验组再给予试验药物,对照组再给予安慰剂,称为标准治疗加安慰剂对照试验,或加载研究(add-on study)。当一种标准治疗已经被证实能够降低死亡率或复发率时,受试者由这种标准疗法中肯定能得到好处,从而不能中断,只能继续保持,此时,安慰剂对照试验的设计方案就成为:所有受试者都接受这种标准疗法,试验组接受试验药物,对照组接受安慰剂。在抗肿瘤、抗癫痫和抗心力衰竭的药物研究中,一种标准疗法还不是完全有效,但已证实受试者不能脱离这种标准疗法时,就可使用加载研究。

例如,在本案例中,临床上 PCI 手术之前服用和血运重建手术之后终身服用阿司匹林是一项标准的治疗措施,阿司匹林被认为是接受 PCI 患者的治疗基础。如果按照纯粹的安慰剂对照设计方案,那么对照组的受试者就只能服用安慰剂,显然这样既不符合临床要求,也损害了受试者的利益。因此,在整个试验过程中,不管是试验组还是对照组的受试者都服用阿司匹林,也即试验的给药方案为:试验组为氯吡格雷 + 阿司匹林,对照组为安慰剂 + 阿司匹林。这样就形成了加载试验。案例 8、9 也属于加载试验。

需要注意的是,加载试验所表达的疗效和安全性是研究药物与基础用药间的联合效果。当试验药物与基础药物之间没有交互作用(拮抗或协同)时,试验组与对照组疗效之差反映的是试验药物的实际疗效;但是,如果试验药物与基础药物之间存在交互作用,试验组与对照组疗效之差就不是试验药物的实际疗效。当试验药物与基础药物间存在协同作用时,加载试验会夸大试验药的疗效;而当试验药物与基础药物间存在拮抗作用时,加载试验会低估试验药的疗效。此时,加载试验中试验组与对照组疗效之差不是试验药物的真正效应,往往不等于试验药物与安慰剂对照的效应。因此,有必要评估试验药物与基础药物间是否存在交互作用以及属于何种交互,对加载试验结果的解释也需慎重。

Q7.2　什么是 RRR?

RRR 原文是 relative risk reduction,意思是相对风险减少的比例。为理解 RRR,这里首先定义什么是风险(risk)。风险为出现某种不良结局事件的概率大小,不良事件发生的可能性越高,则风险越大,反之,风险越小。设试验组中不良事件的发生率为 $\pi_1 = y_1/n_1$,y_1 和 n_1 分别为试验组中不良事件发生数和样本量,安慰剂组中不良事件的发生率为 $\pi_0 = y_0/n_0$,y_0 和 n_0 分别为安慰剂组中不良事件发生数和样本量。为方便起见,假设 $\pi_1 \leqslant \pi_0$。数据的汇总格式见表 7-3。

表 7-3　试验组和安慰剂组不良事件发生情况

处理	不良事件		合计	发生率
	发生	未发生		
试验组	y_1	n_1-y_1	n_1	y_1/n_1
安慰剂组	y_0	n_0-y_0	n_0	y_0/n_0
合计	y_1+y_0	n_1+n_0	n_1+n_0	$(y_1+y_0)/(n_1+n_0)$

$\pi_0-\pi_1$ 称为风险差(risk difference),反映了试验组相对于安慰剂组不良事件发生概率的减少量。π_1/π_0 称为风险比(risk ratio,RR)或相对风险(relative risk,RR),反映了试验组相对于安慰剂组不良结局事件发生的相对概率。RRR 定义为:

$$RRR=(\pi_0-\pi_1)/\pi_0$$
$$=1-\pi_1/\pi_0$$
$$=1-RR$$

很明显,RRR 可通过 RR 变换得到。因此,一旦获得风险比 RR 的估计值和可信区间,那么相对风险降低 RRR 的估计值和可信区间也就很容易得到。

RRR 的点估计值为

$$RRR=1-RR,$$

RRR 的 $100(1-\alpha)\%$ 可信区间为

$$[1-\hat{U}_{RR},1-\hat{L}_{RR}].$$

$\hat{L}_{RR}$ 和 $\hat{U}_{RR}$ 分别表示 RR 的 $100(1-\alpha)\%$ 可信区间上限值和下限值。显然,估计 RRR 的实质就在于首先估计 RR。根据具体数据分析所选择的方法,RR 及其可信区间可采用 logistic 回归或 Cox 回归得到,本案例中即是首先由 Cox 回归获得 RR 及其可信区间,然后计算 RRR 的估计值和可信区间。Cox 回归、logistic 回归的 SAS 程序分别参考案例 8、案例 9。

Q7.3　两个率比较时如何估计样本量?

以有效率为例叙述。当用 χ^2 检验比较两个样本率时,所需样本量的估计需要提供如下设计参数:

π_1:试验组有效率的估计值;

π_0:对照组有效率的估计值;

α:试验中第 I 类错误的上限;

$1-\beta$:试验期望发现组间差异的把握度。

有了这 4 个参数,就可以估计试验所需的样本量。有三种估计方法,n_1,n_2 为两组样本量。

(1) 用加权合并的方差

$$n_1=n_2=\frac{2(u_{1-\alpha/2}+u_{1-\beta})^2\times\pi_C(1-\pi_C)}{(\pi_1-\pi_0)^2}$$

(2) 用不加权的方差

$$n_1=n_2=\frac{(u_{1-\alpha/2}+u_{1-\beta})^2\times[\pi_1(1-\pi_1)+\pi_0(1-\pi_0)]}{(\pi_1-\pi_0)^2}$$

(3) 用各自的方差

$$n_1=n_2=\frac{\left[u_{1-\alpha/2}\sqrt{2\pi_C(1-\pi_C)}+u_{1-\beta}\sqrt{\pi_1(1-\pi_1)+\pi_0(1-\pi_0)}\right]^2}{(\pi_1-\pi_0)^2}$$

这里，$\pi_C=(\pi_0+\pi_1)/2$ 为合并率，$z_{1-\alpha/2}$ 为标准正态分布的第 $1-\alpha/2$ 分位数，或双侧 α 界值；$z_{1-\beta}$ 为标准正态分布的第 $1-\beta$ 分位数，或单侧 β 界值。在有些研究中，根据上述公式计算所得样本量再加 1。

SAS 软件中两率比较的样本量估计程序为：

```
PROC POWER;
    TWOSAMPLEFREQ              /* 指定两组率的比较 */
        TEST=PCHI             /* 指定检验方法 */
        GROUPPS=(0.05 0.25)   /* 两组发生率 */
        GROUPWEIGHTS=(1 1)    /* 两组样本量之比 */
        ALPHA=0.05            /* 检验水准 */
        SIDES=2               /* 双侧检验 */
        POWER=0.90            /* 把握度 */
        NTOTAL=.;             /* 待估参数 */
RUN;
```

这里的样本量估计是以 χ^2 检验为前提的，如果是用校正 χ^2 检验比较两个样本率，所需样本量的估计见案例 14。

7.4   统计学评价

区组随机化中的区组应该是多大？本案例中的区组大小为 2。显然，如果一个受试者因为某种原因被揭盲了，则同一区组中的另外一个受试者的分组也就知道了。因此，区组取 2 不是很合适。在区组随机化分组时，如果区组数太小，则随机的不可预测性降低。通常，如果对比的是 2 个组，则区组大小为 4 或者 8；如果对比的是 3 个组，则区组大小为 6 或者 9。可见，区组的大小一般是对比组数的倍数。随机化中采用固定的区组大小，很容易猜出哪几个是同一区组的。因此，为了增加随机性，可采用非固定的区组大小，例如，在两个组的比较中，区组大小取 4 和 6，且区组大小也是随机的。案例 6 采用的就是非固定的区组。

（曾 平　刘丽亚）

参 考 文 献

1. Steinhubl SR, Berger PB, Mann Ⅲ J, et al. Early and sustained dual oral antiplatelet therapy following percutaneous coronary intervention: A randomized controlled trial. Journal of the American Medical Association, 2002, 288(19): 2411-2420.

2. Unnebrink K, Windeler J. Intention-to-treat: methods for dealing with missing values in clinical trials of progressively deteriorating diseases. Statistics in Medicine, 2001, 20(24): 3931-3946.

3. Kaplan EL, Meier P. Nonparametric estimation from incomplete observations. Journal of the American Statistical Association, 1958, 53(282):457-481.

4. Agresti A. An Introduction to Categorical Data Analysis, 2nd edition. New York: John Wiley and Sons, 2007.

5. Agresti A. Categorical Data Analysis, 2nd edition. New York: John Wiley and Sons, 2002.

Case 8

普拉格雷与氯吡格雷治疗急性冠脉综合征
——多中心随机阳性对照试验

对中度和重度具有不稳定型心绞痛或心电图无 ST 段抬高心肌梗死的急性冠脉综合征患者,临床实践指南(clinical practice guidelines,CPG)推荐在较早的时期采用侵入性治疗的策略,即在出现症状之后的 48~72 小时内进行血管造影和血运重建。临床试验和国家登记信息的分析结果显示,实际中这类病人常常只进行了药物治疗,没有进行血运重建手术。从长远看,相对哪些接受血运重建的患者,这些仅仅接受药物治疗的患者更容易发生不良心血管事件,死亡风险更高,但在大规模随机试验中,这类患者并没有得到足够的重视。

先前的研究显示,相对于氯吡格雷,普拉格雷(氯吡格雷和普拉格雷都是噻吩吡啶类血小板 $P2Y_{12}$ 受体抑制剂)对接受经皮冠状动脉介入治疗(percutaneous coronary intervention,PCI)的患者更有利。本研究的目的在于,对小于 75 岁、具有不稳定型心绞痛或心电图无 ST 段抬高心肌梗死的急性冠脉综合征者,评价普拉格雷 + 阿司匹林的长期治疗疗效是否优于氯吡格雷 + 阿司匹林;以及探索性评价大于 75 岁的患者服用更小剂量普拉格雷的疗效。

8.1 试验方案简介

8.1.1 试验目的

对小于 75 岁、具有不稳定型心绞痛或无 ST 段抬高心肌梗死的急性冠脉综合征患者,评价普拉格雷 + 阿司匹林的长期治疗效果是否优于氯吡格雷 + 阿司匹林。

8.1.2 目标人群

目标人群:冠心病患者。

纳入标准:①心电图无 ST 段抬高的心肌梗死患者心肌标志物升高;②不稳定型心绞痛的患者,其心肌标志物为阴性,心电图上有两个或两个以上超过 1mm 的 ST 段压低;③受试者必须至少具有以下四个风险标准中的一个:年龄至少 60 岁,糖尿病者,心肌梗死病史,曾经接受过血运重建手术包括 PCI 或冠状动脉旁路移植术(coronary-artery bypass grafting,CABG);④随机分组前完成血管造影;⑤正在接受血管造影的受试者需要有冠心病的客观证据,包括冠状动脉狭窄 >30%,或 PCI 或 CABG。

排除标准:①短暂性脑缺血或卒中史;②在试验前 30 天接受 PCI 或 CABG;③肾衰竭,

需要透析；④正在接受抗凝剂治疗。

本研究由 Eli Lilly 和 Daiichi Sankyo 公司资助，临床试验编号为 NCT00699998。

8.1.3　研究设计方法

本研究采用：多国家、随机双盲双模拟、阳性药物对照设计。

8.1.4　随机分组及治疗方法

通过交互式语音响应系统（interactive voice response system），按照双盲双模拟的方式进行分组，受试者随机地接受氯吡格雷或普拉格雷。

普拉格雷的维持剂量为 10mg，如患者在 75 岁以上或体重小于 60kg 则调整为 5mg。对所有患者氯吡格雷的维持剂量为 75mg。两组患者都同时服用阿司匹林。本案例属于典型的加载试验设计。

治疗持续的最短时间为 6 个月，最长时间为 30 个月。

8.1.5　评价指标

主要疗效指标为复合变量（复合事件）：即年龄小于 75 岁的受试者在随访期间发生的因心血管原因所致的死亡，或非致死性的心肌梗死，或非致死性卒中。

次要疗效指标包括：因不稳定心绞痛再次住院，休息状态下缺血症状持续≥5 分钟，ST 段压低≥1mm，无计划的 PCI 或 CABG，支架血栓。

出血事件作为安全性评价的指标。

8.1.6　样本量估计

对 75 岁以下的人群，选择双侧 $\alpha=0.05$，检验效能 $1-\beta=0.90$，相对风险降低（relative risk reduction，RRR）为 22%，则需要的事件数为 688。

$$d=(1.972+1.282)^2\left(\frac{1+0.78}{1-0.78}\right)^2=688$$

相应的 SAS 程序可参考案例 5 中 Q5.8 节。根据其设计方案，在随访的第一年，事件发生率为 8%，第二年为 4%。计划 24~36 个月入组完成，最后入组的至少随访 6 个月，最长的观察 30 个月，估计中位随访时间为 18 个月。同时考虑每年 5% 的失访率，作者据此估算需要入组 7800 例左右的病例。

本案例中对 75 岁以上的人群没有执行样本量估计分析。所有的有效性评价都基于意向性数据集。

8.1.7　主要统计分析方法

采用 Kaplan-Meier 方法估计危险率，两组间危险率比较采用 log-rank 检验，并根据氯吡格雷的状态进行分层分析；对单独事件多次复发采用 Anderson-Gill 模型分析，采用稳健的方法估计系数的标准误；假设 30 天之前、30 天之后、6 个月和 12 个月具有不同的危险比，从而采用时依生存模型（time-dependent model）。

如果主要终点指标得到试验组优于对照组的结论，则进一步分析所有受试者、按年龄分层、用药状况分层的结果。在每个分层中进一步探索是否能够一致地得到试验组优于对照组的结论。

安全性评价采用分层 log-rank 检验。

本案例考虑到了数据的特征以及各种统计方法的适用条件,能够根据具体情况选择合适的统计检验方法。本案例所选择的 Anderson-Gill 模型和时依生存模型属于比较复杂的生存数据分析方法。

8.2 主要结果与结论

8.2.1 研究流程

2008 年 6 月 27 日至 2011 年 9 月 12 日,在 52 个国家的 966 个地区共招收了 9326 例受试者。其中,3090(33.1%)例受试者在中欧和东欧,994(10.7%)例受试者在西欧和斯堪的纳维亚半岛,1276(13.7%)例受试者在拉丁美洲,752(8.1%)例受试者在东亚地区,1141(12.2%)例受试者在印度,1271(13.6%)例受试者在北美,658(7.1%)例受试者在地中海地区,144(1.5%)例受试者在澳大利亚,新西兰和南非。其中,7243(77.7%)例受试者年龄小于 75 岁,2083(22.3%)例受试者超过 75 岁。在试验之前所有受试者均签署知情同意书。

在全部 9326 例经过随机化的受试者中有 573 例没有完成试验而提前结束。所有受试者服药的中位持续时间为 14.8 个月,四分位数间距为 8.2~23.6 个月。随访期内,普拉格雷组中 76% 的受试者继续接受研究药物,氯吡格雷组中受试者的比例为 78%;中位随访时间为 17.1 个月,四分位数间距为 10.4~24.4 个月。试验研究的流程见图 8-1。

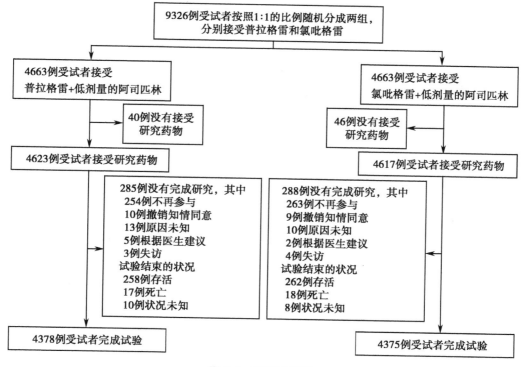

图 8-1 研究流程图

8.2.2　主要结果

（1）基线特征

　　年龄小于 75 岁的受试人群与总受试人群相比,两组的基线人口统计特征基本平衡,见表 8-1。

表 8-1　基线资料对比

指标	年龄 <75 岁		总人群	
	氯吡格雷 (*n*=3620)	安慰剂 (*n*=3623)	氯吡格雷 (*n*=4663)	安慰剂 (*n*=4663)
年龄				
中位数	62	62	66	66
四分位数间距	56-68	56-68	58-74	59-73
女性(%)	36.2	35.6	39.2	39.1
体重 <60kg(%)	13.1	12.8	15.2	14.9
疾病分类				
无 ST 段升高心肌梗死	67.8	67.2	70.4	69.4
不稳定心绞痛	32.2	32.8	29.6	30.6
Killip 分级Ⅱ-Ⅳ(%)	9.5	10.3	12.1	12.2
从入组到给药时间				
中位数	102	103	108	108
四分位数间距	58-158	60-157	62-160	63-160
心血管危险因子(%)				
冠心病家族史	31.5	32.1	29.7	31.1
高血压	80.3	80.4	81.9	82.0
高脂血症	58.2	59.7	59.0	59.3
糖尿病	38.5	39.3	37.7	38.3
目前的吸烟状况	23.3	23.6	19.7	20.2
心血管疾病史(%)				
心肌梗死	43.3	44.8	42.9	43.3
接受 PCI	27.0	29.1	25.6	26.7
接受 CABG	14.6	16.3	15.2	16.1
外周动脉疾病	6.0	7.3	7.2	7.6
房颤	5.9	6.2	7.6	8.0
心衰	17.1	17.1	17.6	17.6
GRACE 评分				
中位数	114	115	122	121
四分位数间距	101-128	102-128	105-140	106-138
肌酐清除率				
中位数	81	81	73	73
四分位数间距	63-104	63-102	54-97	54-96

续表

指标	年龄 <75 岁		总人群	
	氯吡格雷 （n=3620）	安慰剂 （n=3623）	氯吡格雷 （n=4663）	安慰剂 （n=4663）
分组之前氯吡格雷状态（%）				
1	4.2	4.6	4.2	4.4
2	69.3	68.4	69.9	69.8
3	26.5	27.0	25.9	25.9
血管造影（%）	42.1	43.1	41.2	41.4
随机化的合并用药				
阿司匹林				
<100mg/d	34.6	33.5	33.9	32.8
100-250mg/d	52.2	52.3	53.1	53.2
> 250mg/d	7.2	8.1	7.0	7.4
β- 阻滞剂	78.1	77.5	78.3	77.2
ACE 抑制剂	74.9	75.1	75.3	75.4
斯达汀	83.9	84.0	83.6	83.1
质子泵抑制剂	22.9	23.1	25.3	25.0

注：氯吡格雷状态定义如下：状态 1，随机分组前没有服用氯吡格雷，第一次服用药物后的 72 小时内随机化；状态 2，服用 300~600mg 加载剂量的氯吡格雷直到出现指示事件，然后每天服用 75mg 维持剂量的氯吡格雷，直到随机分组；状态 3，指示事件发生前至少 5 天、每天 75mg 维持剂量的氯吡格雷，持续服用直到随机分组。

（2）主要终点事件

在年龄小于 75 岁的患者中，普拉格雷组的复合事件发生率为 13.9%，氯吡格雷组的复合事件发生率为 16.0%；风险比为 0.91，95% 可信区间为 0.79~1.05，P=0.21，差别无统计学意义，结果见表 8-2。全部受试者的结果类似（略）。

表 8-2　年龄小于 75 岁人群的有效性分析

	普拉格雷组（n=3620）		氯吡格雷组（n=3623）		HR （95% CI）	P 值
	发生事件 病人（%）	事件率（%） （95% CI）	发生事件 病人（%）	事件率（%） （95% CI）		
复合事件	364（10.1）	13.9 （12.2-15.6）	397（11.0）	16.0 （14.0-18.1）	0.91 （0.79-1.05）	0.21
其中：心血管致死	167（4.6）	6.6 （5.3-7.9）	179（4.9）	6.8 （5.7-7.9）	0.93 （0.75-1.15）	0.48
心肌梗死	217（6.0）	8.3 （7.1-9.6）	244（6.7）	10.5 （8.6-12.4）	0.89 （0.74-1.07）	0.21
卒中	31（0.9）	1.5 （0.6-2.4）	46（1.3）	2.2 （1.4-2.9）	0.67 （0.42-1.06）	0.08
任何原因致死	208（5.7）	7.8 （6.5-9.1）	218（6.0）	8.1 （7.0-9.3）	0.96 （0.79-1.16）	0.63

　　复合事件的 Kaplan-Meier 曲线显示,普拉格雷组和氯吡格雷组的生存曲线在 12 个月之前相互重叠,12 个月之后分开,见图 8-2;单独事件的 Kaplan-Meier 曲线显示相似的情形。

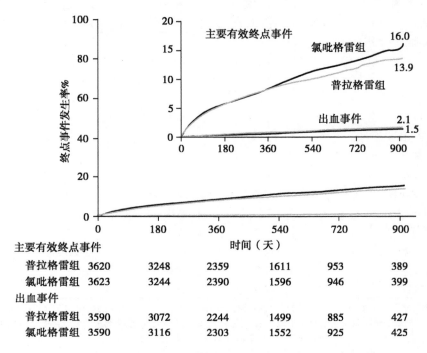

主要有效终点事件					
普拉格雷组	3620	3248	2359	1611	953	389
氯吡格雷组	3623	3244	2390	1596	946	399
出血事件					
普拉格雷组	3590	3072	2244	1499	885	427
氯吡格雷组	3590	3116	2303	1552	925	425

图 8-2　年龄 75 岁以下的患者在 30 个月的随访时间内主要终点事件的累积 Kaplan-Meier 曲线

　　由于 Kaplan-Meier 曲线显示普拉格雷和氯吡格雷的治疗效应在 12 个月前后存在差别,因此进一步采用时依 Cox 比例风险模型来分析这种效果差别。其中,时间周期以及时间周期与治疗之间的交互作用为时依协变量。时依 Cox 模型分析显示,两组中 12 个月之前的复合终点事件发生率基本相似,12 个月之后,普拉格雷组的风险率呈现轻微下降的趋势(交互作用的 $P=0.07$)。

　　亚组分析显示,在年龄小于 75 岁的受试人群中,普拉格雷组和氯吡格雷组的复合终点事件发生率差别没有统计学意义。但当前或最近的吸烟者和普拉格雷治疗的交互作用、随机分组前进行血管造影和普拉格雷治疗的交互作用,以及随机分组时服用质子泵抑制剂和普拉格雷治疗的交互作用具有统计学意义。

　　Anderson-Gill 模型显示在年龄小于 75 岁的受试人群中,普拉格雷组的受试者具有更低的风险,风险比为 0.85,95% 的可信区间为 0.72~1.00,$P=0.04$。

　　普拉格雷组发生缺血事件的受试者中有 364 例受试者(10.1%)至少发生一次缺血事件,而氯吡格雷组中有 397 例(11.0%);普拉格雷组和氯吡格雷组中各有 77(2.1%)例与 109(3.0%)例至少发生两次缺血事件,18(0.5%)例和 24(0.7%)例至少发生三次缺血事件。

　　复发事件的时依模型分析显示,时间和治疗间存在交互作用($P=0.02$),普拉格雷组 12 个月之后出现复发性缺血事件的风险比相对 12 个月之前更低,分别为 0.94(95% 可信区间为 0.79~1.12)和 0.64(95% 可信区间为 0.48~0.86)。

（3）安全性分析

30个月内在75岁以下的受试者中，非冠状动脉搭桥术相关的严重或危及生命的出血事件和大出血在两个组之间发生的频率相似，差别没有统计学意义。

8.2.3 结论

对具有不稳定型心绞痛或心电图无ST段抬高的心肌梗死患者，与氯吡格雷相比，普拉格雷并没有明显减少主要复合终点事件的发生频率；氯吡格雷和普拉格雷引起的出血风险类似。

8.3 统计学解读

Q8.1 什么是双盲双模拟？

在双盲临床试验中，无论是安慰剂对照，还是阳性药物对照，均需通过药品检验部门的检定，同时要求试验药物与对照药物在剂型、外观、溶解度、气味等方面一致。若难以实现，可采用双模拟技术，即为试验药与对照药各准备一种安慰剂，以达到试验组与对照组在外观与给药方法上的一致。

如果试验药与对照药剂型不同，或剂型相同但外观不同（这种情况大多发生在使用阳性对照的临床试验）、服用量不同（如试验药为2次/d，2片/次，而对照药为3次/d，3片/次），为了执行双盲试验需要用双模拟技术。即由申办者制备一个与试验药外观相同的安慰剂，称为试验药的安慰剂；再制备一个与对照药外观相同的安慰剂，称为对照药的安慰剂。试验组的受试者服用试验药加对照药的安慰剂；对照组的受试者则服用对照药加试验药的安慰剂。各药和其安慰剂服用方法相同。因此从整个用药情况来看，每个入组病例所服用的药物、每日次数、每次片数在外观上或形式上都是一样的，这就保证双盲法的实施。

假设某试验药物和某阳性对照药物的外观不同、用量不同，如图8-3（a）所示，则双盲双模拟的给药方案为图8-3（b）所示。

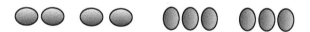

试验药　　试验药的安慰剂　　阳性对照药　　阳性对照药的安慰剂

（a）两种药物及各自的安慰剂

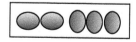 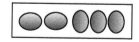

试验组：试验药＋阳性对照药的安慰剂　　对照组：阳性对照药＋试验药的安慰剂

（b）实际用药分配方案

图8-3 双盲双模拟示意

Q8.2 什么是 Anderson-Gill 模型?

一般的生存分析都假设每个受试者在整个研究过程中最多经历一次结局事件。然而,在实际中,受试者可能会经历多次相同的或类似的结局事件。比如,本章的案例试验中,受试者可能会发生多次卒中或心肌梗死。传统的生存分析方法都只能处理经历一次结局事件的数据,因此不适用结局事件多次复发的数据。

针对复发事件的生存数据,统计学家 P. K. Andersen 和 R. D. Gill 于 1982 年提出了基于计数过程(counting processes)的强度模型(intensity model),称为 Anderson-Gill 强度模型,该模型假设所有的事件是相同类型的,并且相互独立;模型中危险集定义为处于当前时间下的所有受试者,而不论这些受试者在此之前发生了多少次事件。

由于得不到本案例的实际数据,下面以一个外部数据——Wei、Lin 和 Weissfeld(1989)的膀胱癌(bladder cancer)数据(见表 8-3)为例演示 Anderson-Gill 强度模型在 SAS 中的实现。该膀胱癌数据包括 86 例浅表性膀胱肿瘤,患者进入研究前接受手术去除肿瘤。48 人随机分配接受安慰剂(处理 =1),38 例随机分配接受噻替哌(thiotepa)(处理 =2)。研究过程中,很多患者多次复发肿瘤,每次随访时去除新发的肿瘤。

表 8-3 膀胱癌复发数据

编号	处理	随访	肿瘤个数	肿瘤大小	复发时间			
					第一次	第二次	第三次	第四次
1	1	0	1	1				
2	1	1	1	3				
3	1	4	2	1				
4	1	7	1	1				
5	1	10	5	1				
6	1	10	4	1	6			
7	1	14	1	1				
8	1	18	1	1				
9	1	18	1	3	5			
10	1	18	1	1	12	16		
11	1	23	3	3				
12	1	23	1	3	10	15		
13	1	23	1	1	3	16	23	
14	1	23	3	1	3	9	21	
15	1	24	2	3	7	10	16	24
16	1	25	1	1	3	15	25	
17	1	26	1	2				
18	1	26	8	1	1			
19	1	26	1	4	2	26		
20	1	28	1	2	25			
21	1	29	1	4				

续表

编号	处理	随访	肿瘤个数	肿瘤大小	复发时间			
					第一次	第二次	第三次	第四次
22	1	29	1	2				
23	1	29	4	1				
24	1	30	1	6	28	30		
25	1	30	1	5	2	17	22	
26	1	30	2	1	3	6	8	12
27	1	31	1	3	12	15	24	
28	1	32	1	2				
29	1	34	2	1				
30	1	36	2	1				
31	1	36	3	1	29			
32	1	37	1	2				
33	1	40	4	1	9	17	22	24
34	1	40	5	1	16	19	23	29
35	1	41	1	2				
36	1	43	1	1	3			
37	1	43	2	6	6			
38	1	44	2	1	3	6	9	
39	1	45	1	1	9	11	20	26
40	1	48	1	1	18			
41	1	49	1	3				
42	1	51	3	1	35			
43	1	53	1	7	17			
44	1	53	3	1	3	15	46	51
45	1	59	1	1				
46	1	61	3	2	2	15	24	30
47	1	64	1	3	5	14	19	27
48	1	64	2	3	2	8	12	13
49	2	1	1	3				
50	2	1	1	1				
51	2	5	8	1	5			
52	2	9	1	2				
53	2	10	1	1				
54	2	13	1	1				
55	2	14	2	6	3			
56	2	17	5	3	1	3	5	7

续表

编号	处理	随访	肿瘤个数	肿瘤大小	复发时间			
					第一次	第二次	第三次	第四次
57	2	18	5	1				
58	2	18	1	3	17			
59	2	19	5	1	2			
60	2	21	1	1	17	19		
61	2	22	1	1				
62	2	25	1	3				
63	2	25	1	5				
64	2	25	1	1				
65	2	26	1	1	6	12	13	
66	2	27	1	1	6			
67	2	29	2	1	2			
68	2	36	8	3	26	35		
69	2	38	1	1				
70	2	39	1	1	22	23	27	32
71	2	39	6	1	4	16	23	27
72	2	40	3	1	24	26	29	40
73	2	41	3	2				
74	2	41	1	1				
75	2	43	1	1	1	27		
76	2	44	1	1				
77	2	44	6	1	2	20	23	27
78	2	45	1	2				
79	2	46	1	4	2			
80	2	46	1	4				
81	2	49	3	3				
82	2	50	1	1				
83	2	50	4	1	4	24	47	
84	2	54	3	4				
85	2	54	2	1	38			
86	2	59	1	3				

首先需要将数据重新整理以适合 Anderson-Gill 强度模型的拟合需要。表 8-4 展示了 9、12、13 和 15 号受试者整理后的数据,新增加的变量包括起始时间、结束时间和状态。以编号 15 的受试者为例,一共随访了 24 个月,其中在第 7 个月、第 10 个月第 16 个月和第 24 个月出现了新的肿瘤,则第一次随访(第 7 个月)的起始时间为 0,结束时间为 7 个月,状态为 1

(因为观察了肿瘤复发);第二次随访的起始时间为7,结束时间为10个月,状态为1;第三次随访的起始时间为10,结束时间为16个月,状态为1。第二次随访的起始时间为16,结束时间为24个月,状态为1。注意,虽然有的受试者复发次数少于4次,但仍然建立了四次随访的数据,比如编号为9的受试者,随访时间为18个月,第5个月出现复发,则第一次随访的起始时间和结束时间分别为0和5,状态为1,第二次随访的起始时间和结束时间分别为5和18,状态为0,此后的第三次和第四次随访的起始时间和结束时间都为18,状态都为0。

表 8-4　整理后的膀胱癌数据(部分)

编号	起始时间	结束时间	随访次数	肿瘤个数	肿瘤大小	处理	状态
9	0	5	1	1	3	1	1
9	5	18	2	1	3	1	0
9	18	18	3	1	3	1	0
9	18	18	4	1	3	1	0
12	0	10	1	1	3	1	1
12	10	15	2	1	3	1	1
12	15	23	3	1	3	1	0
12	23	23	4	1	3	1	0
13	0	3	1	1	1	1	1
13	3	16	2	1	1	1	1
13	16	23	3	1	1	1	1
13	23	23	4	1	1	1	0
15	0	7	1	2	3	1	1
15	7	10	2	2	3	1	1
15	10	16	3	2	3	1	1
15	16	24	4	2	3	1	1

膀胱癌数据的 Anderson-Gill 强度模型 SAS 分析结果见表 8-5,标准误采用稳健的方法估计。结果显示接受安慰剂和噻替哌之间的差别没有统计学意义($P=0.075$)。

表 8-5　膀胱癌数据分析结果

变量	估计值	标准误	z 值	χ^2 值	P 值	风险比	95% 可信区间	
							上限	下限
处理	−0.460	0.258	1.290	3.176	0.075	0.631	0.381	1.047
肿瘤个数	0.172	0.061	1.296	7.837	0.005	1.187	1.053	1.339
肿瘤大小	−0.043	0.076	1.094	0.317	0.573	0.958	0.826	1.111

Anderson-Gill 强度模型的 SAS 程序如下:
* 产生满足分析需求的数据;

```
DATA Bladder;
    KEEP ID TStart TStop Status Trt Number Size Visit;
```

```
RETAIN ID TStart 0;
ARRAY TList T1-T4;
INFILE DataLines MissOver;
INPUT Trt Time Number Size T1-T4;
ID + 1;
TStart=0;
DO OVER TList;
    Visit=_I_;
    IF TList=. THEN DO;
            TStop=Time;
        Status=0;
    END;
    ELSE DO;
        TStop=TList;
        Status=1;
    END;
    OUTPUT;
    TStart=TStop;
END;
IF(TStart<Time)OR(TStart>=TStop)THEN DELETE;
DATALINES;
        1       0       1       1
        1       1       1       3
        1       4       2       1
        1       7       1       1
        1       10      5       1
    （此处为省略的数据行）
        2       50      1       1
        2       50      4       1   4   24  47
        2       54      3       4
        2       54      2       1   38
        2       59      1       3
        ;
```

RUN;
*Anderson-Gill 强度模型分析;
PROC PHREG DATA=Bladder COVM COVS(Aggregate);
　　MODEL(TStart,TStop)*Status(0)=Trt Number Size;　　　　/* 指定模型 */
　　ID ID;　　　　　　　　　　　　　　　　　　　　　　　　　　　/* 个体变量 */
RUN;

Q8.3　什么是时依 Cox 比例风险模型?

　　传统 Cox 模型一个明显的条件就是假设所有的协变量都是固定的,也即是,协变量的取值不随时间的改变而变化,在随访开始和结束时取值一样;然而实际中协变量的取值可能会随时间的变化而改变,称为时依协变量(time-dependent covariates)。虽然 Cox 模型不能处理直接处理时依协变量,但经过轻微调整后 Cox 模型就能用来分析这类数据,称为时依 Cox 比例风险模型(time-dependent Cox proportional hazards model)。也即是,在常规的 Cox 回归模型中添加时依协变量而非固定的协变量。

假设数据 MyData 含协变量 $z1$、$z2$ 和 $z3$,以及处理变量 $Group$,并且假设 $z3$ 为时依协变量随时间的变化而改变,与结局变量的关系为 $z3 \times \log(T + 1)$;指示变量 $Censored$=0 表示截尾,=1 表示非截尾;T 为随访时间变量。时依 Cox 比例风险模型 SAS 程序如下:

```
PROC PHREG DATA=MyData;
    MODEL T*Censored(0)=Group z1 z2 z_new/TIES=EFRON;
    z_new=z3*log(T+1);   /* 产生供分析用的时依变量 */
RUN;
```

8.4　统计学评价

这里重点讨论阴性临床试验结果的问题。临床试验中得到阳性结果往往意味着花费的大量人力、物力和财力得到了回报,制药公司也就能更理直气壮地上报药品监督机关审核批准新药上市从而获得巨大经济利益。当一项临床试验开展的时候,研究者总是希望顺利地出现预期的结果。然而很多时候,由于各种原因试验的结果并没有验证原先的假设而得到阴性结果,甚至得到了完全相反的结论。

一般而言,药物从Ⅰ期到Ⅲ期都是逐渐淘汰的。有研究表明,Ⅱ期临床试验预期有望做出阳性结论的,而Ⅲ期临床试验证实试验药物无效的高达 50%。这表明,在临床试验特别是Ⅲ期临床试验中得到阴性结果也是常见的。

然而,阴性结果绝不意味着无用,而恰恰相反,一项经过周密设计和严谨执行的阴性结果认识疾病和改善治疗也具有重要的科学意义,是临床试验研究的重要组成部分,也应该受到重视。对阴性结果应该采用客观的态度评价,简单否定研究药物的有效性是不妥的,因为任何一项试验都只能正对某一具体的人群,这群受试对象有其自身的特点,比如年龄、性别、病情和疾病的种类等,研究的结论也只适用于这类人群而不能随意的外推到其他所有患者。

如果真实的原始假设是试验药和对照药对治疗人群的有效性是一致的,那么出现阴性的结果也就理所当然。如果真实的假设是试验药和对照药对治疗人群的有效性是不一致的,那么出现阴性结果的原因就是多方面了,比如受试者样本含量不足和存在重要的协变量没有控制等。由于伦理的原因,现代的大型临床试验已经越来越少地应用安慰剂对照,而是越来越多地采用阳性药物对照或不同剂量之间的对比选择,这就使得出现阳性结果的可能性越来越小。因此阴性结果出现的频率可能比以前更加频繁,对阴性结果的分析和评价也就越来越重要。

另外,本研究进行中,在稽查时发现有 4 个中心严重违背试验方案和 GCP,虽然已经入组 120 人,但是执委会仍然停止了这 4 个中心的试验,并且在数据库锁定和揭盲前,决定剔除该 4 个中心的所有 120 名受试者。这种做法是妥当的且合理的。但是,如果对这 120 人的安全性进行评价,并与所有受试者结果相比较,可能会提供更多信息。

(曾　平)

参 考 文 献

1. Roe MT, Armstrong PW, Fox KAA, et al. Prasugrel versus Clopidogrel for Acute Coronary Syndromes without Revascularization. New England Journal of Medicine, 2012, 367: 1297-1309.

2. Chin CT, Roe MT, Fox KAA, et al. Study design and rationale of a comparison of prasugrel and clopidogrel in medically managed patients with unstable angina/non-ST-segment elevation myocardial infarction: The TaRgeted platelet Inhibition to cLarify the Optimal strateGy to medicallY manage Acute Coronary Syndromes (TRILOGY ACS) trial. American Heart Journal, 2010, 160: 16-22.e1.

3. Cox DR. Regression Models and Life-Tables. Journal of the Royal Statistical Society: Series B (Statistical Methodology), 1972, 34: 187-220.

4. Cox DR. Partial likelihood. Biometrika, 1975, 62: 269-276.

5. Crowley J, Hu M. Covariance Analysis of Heart Transplant Survival Data. Journal of the American Statistical Association, 1977, 72: 27-36.

6. Reid N, Crèpeau H. Influence functions for proportional hazards regression. Biometrika, 1985, 72: 1-9.

7. Lin DY, Wei LJ. The Robust Inference for the Cox Proportional Hazards Model. Journal of the American Statistical Association, 1989, 84: 1074-1078.

8. Wei LJ, Lin DY, Weissfeld L. Regression Analysis of Multivariate Incomplete Failure Time Data by Modeling Marginal Distributions. Journal of the American Statistical Association, 1989, 84: 1065-1073.

9. Binder DA. Fitting Cox's proportional hazards models from survey data. Biometrika, 1992, 79: 139-147.

10. Lin DY. Cox regression analysis of multivariate failure time data: The marginal approach. Statistics in Medicine, 1994, 13: 2233-2247.

11. Lin DY, Wei LJ, Yang I, et al. Semiparametric regression for the mean and rate functions of recurrent events. Journal of the Royal Statistical Society: Series B (Statistical Methodology), 2000, 62: 711-730.

12. Lee ET, Wang JW. Statistical Methods for Survival Data Analysis. 3rd edition. New York: Wiley, 2003.

13. Fleming T, Harrington D. Counting Processes and Survival Analysis. 2nd edition. New York: John Wiley and Sons, 2011.

Case 9

达格列嗪治疗2型糖尿病
——多剂量平行对照试验

从 2000 年到 2010 年,糖尿病患者从 1.21 亿人增加至 2.85 亿人,占全球成年人口的 6.4%,其中 2 型糖尿病的比例在 90% 以上。2 型糖尿病是一个复杂的渐进性代谢紊乱疾病,并伴随一系列并发症,如肥胖、高血压和高脂血症。降糖药的选择需要基于药物的有效性、安全性、耐受性和非血糖效果等方面的平衡来考虑,这种用药策略能够减少长期并发症的发生,尤其是微血管疾病和大血管早期病变。虽然许多 2 型糖尿病患者一直努力加强护理,但是仍然有很多患者没有达到合理的血糖控制。

二甲双胍(metformin)连同生活方式的护理已经成为治疗 2 型糖尿病的有效方法。虽然二甲双胍作为单药治疗是有效的,但是由于糖尿病是渐进性病变,2 型糖尿病患者仍需要额外的治疗处理。随着糖尿病患者 β 细胞功能的逐渐恶化,选择合适的药物和有效处理药物的副作用变得越来越困难。例如,磺脲类药物和胰岛素会导致体重增加和低血糖,噻唑烷二酮类药物也会导致体重增加,并且心脏衰竭患者禁服该药,α- 糖苷酶抑制剂有胃肠道副作用,二肽基肽酶 -4 抑制剂和胰高血糖素样肽 -1 受体兴奋剂虽然不会导致体重增加或低血糖,但其长期药效需要进一步评估。此外,避免副作用和能够处理更广泛的糖尿病代谢问题且不依赖于 β 细胞功能的治疗也是十分必要的。

为了寻找新的药物,对糖尿病的治疗研究已经扩展到以血糖控制为目的的领域而不是直接针对胰岛素依赖的机制。钠 - 葡萄糖协同转运蛋白 -2(SGLT2)主要分布在肾脏近端小管的 S1 段,能够重吸收大部分肾小球过滤的葡萄糖。达格列嗪(dapagliflozin)是一个稳定的和高选择性的 SGLT2 抑制剂,以一种非胰岛素依赖的方式通过达格列嗪对 SGLT2 的作用能够抑制肾脏对葡萄糖的重吸收,促进尿糖排泄,从而降低高血糖。因为慢性高血糖引起的糖毒性是微血管并发症和大血管疾病的主要原因之一,因此,控制血糖是一个非常合理的 2 型糖尿病治疗目标。

9.1　试验方案简介

9.1.1　试验目的

在采用二甲双胍对血糖控制不佳的糖尿病患者中,评估达格列嗪的有效性和安全性。

9.1.2　目标人群

目标人群:采用二甲双胍对血糖控制不佳的糖尿病患者。

纳入标准:①年龄在 18~77 岁;②2 型糖尿病患者;③糖化血红蛋白(HbA_{1c})在 7%~10%;④C 肽浓度为 0.34nmol/L 或更高;⑤体重指数为 45kg/m^2 或更少;⑥在纳入研究之前,服用稳定剂量的二甲双胍(≥1500mg/d)至少 8 周。

排除标准:①男性患者,血清肌酐浓度为 133μmol/L 或更高;女性患者血清肌酐浓度为 124μmol/L 或更高;②尿白蛋白/肌酐比值超过 203.4mg/μmol;③天门冬氨酸氨基转移酶或谷丙转氨酶浓度超过正常上限值的 3 倍及以上;④肌酸激酶浓度超过正常上限值的 3 倍及以上;⑤有糖尿病控制不佳的症状,包括明显的多尿和多饮,并且在纳入分析之前 3 个月内体重减轻 >10%;⑥有明显的肾、肝、血液、肿瘤、内分泌、精神或风湿性疾病;⑦近 6 个月内发生心血管疾病,或根据纽约心脏协会的分级出现充血性心衰Ⅲ或Ⅳ级;⑧收缩压 180mmHg 或以上,或舒张压 110mmHg 或以上。

9.1.3　研究设计方法

Ⅲ期、国际多中心、随机双盲、安慰剂平行对照、加载试验设计。

9.1.4　随机分组及治疗方法

在不同的调查点同时纳入受试者,通过中央交互式语音应答系统(interactive voice response system,IVRS)给合格的受试者分配一个唯一的随机数,随机分配按调查地点分层进行。在正式试验之前通过一个为期两周接受安慰剂的单盲导入期来评估受试者的依从性。在导入期和整个试验研究期间,患者接受饮食和运动辅导。这些辅导符合美国糖尿病协会的建议准则或类似的区域性指导原则。

成功完成导入期的受试者由 IVRS 按 1∶1∶1∶1∶1 的比例随机分配接受药物(达格列嗪)2.5mg、5mg、10mg 或安慰剂,早饭前口服,每天一次,连续 24 周。安慰剂由薄膜包裹,在颜色、形状、尺寸、质地和味道等方面和真实的药物相似。

无论是试验组还是对照组,所有受试者均按照各自入组前的剂量继续使用二甲双胍,形成加载试验。

从第 4 周到 24 周持续测量血糖,以决定是否需要服用吡格列酮或阿卡波糖作为急救药物,从而使得 4~8 周时空腹血糖浓度超过 15.0mmol/L,8~12 周时空腹血糖浓度超过 13.3mmol/L,12~24 周时空腹血糖浓度超过 11.1mmol/L。如患者完成 24 周研究,则允许完成整个 102 周的研究。

该试验的注册号为 NCT00528879。

9.1.5　评价指标

(1)主要疗效指标

受试者 24 周时相对基线水平的 HbA_{1c} 改变百分比,如无法得到 24 周的 HbA_{1c} 值,就用最后一次的测量值转接代替(last observation carried forward,LOCF)。

（2）次要疗效指标

包括：24周时空腹血糖浓度和体重的改变量，1周时空腹血糖浓度改变量，达到治疗效果的血糖反应（定义为在第24周时 $HbA_{1c}<7\%$）的患者比例，基线 HbA_{1c} 为 9% 或更高的患者在第24周时相对基线水平的 HbA_{1c} 改变百分比。探索性的终点事件包括相对于基线的体重变化百分比，体重降低 5% 或以上。

（3）安全性评价

空腹血浆和血清的化验在昆泰（Quintiles）实验室通过传统的标准化技术进行。在整个试验过程中，监控受试者的临床症状和体征，以判断是否发生尿路感染和生殖器感染。

严重的不良事件定义为致命的、危及生命、需要住院、延长现有住院时间、导致持续或重大残疾以及丧失工作能力、发生癌症或先天性异常、导致药物依赖或药物滥用、或者出现重大的医疗事件以至危及病人或需要干预以防止严重后果发生。

9.1.6　样本量估计

假设每个剂量的达格列嗪组和安慰剂组 HbA_{1c} 百分比改变的均数差为 0.5%，标准差为 1.1%，检验效能为 90%，那么每组的样本量为129例；进一步假设 5% 的受试者没能在基线评估之后完成试验，那么一共需要544例（每组136）。

用2个组均数比较的样本量估计，每个剂量组都与0剂量组比较，$\alpha=0.019$（Dunnett's 校正），则每组所需样本量：

$$n=\frac{2\times(2.346+1.282)^2\times1.1^2}{0.5^2}=127.4=128$$

考虑到 5% 的失访率，每组需要135。与原文相差1例可能是因为这里用了另外一个公式：

$$n=1+\frac{2\times(z_{1-\alpha/2}+z_{1-\beta})^2\times\sigma^2}{\delta^2}$$

相应的 SAS 程序可参考案例2的 Q2.6 节。

9.1.7　主要统计分析

主要疗效评价数据集包括所有接受至少一次药物、有基线测量值和至少一次基线后测量值的受试者。那些经过抢救的受试者在服用抢救药物后得到的测量值不包含在疗效分析中，但列入安全性分析。

连续性变量的单独疗效分析采用协方差模型（analysis of covariance，ANCOVA），其中以治疗组作为检验效应、基线测量值作为协变量。

采用 logistic 回归分析受试者是否达到了治疗效果的血糖反应，并对基线水平进行调整。调整基线水平和基线相对于24周的差值改变量均值后，将各个治疗组和安慰剂组对比后计算各自主要和次要终点事件的 P 值；根据 Dunnett's 校正，各个治疗组和安慰剂组比较的主要终点事件（即，24周时相对基线水平的 HbA_{1c} 改变百分比）检验水准为 $\alpha=0.019$。

如果主要终点事件检验有统计学意义，那么以 $\alpha=0.05$ 的检验水准依次检验以下次要终点事件：24周时空腹血糖的浓度，24周时的体重，24周时受试者 HbA_{1c} 改变小于 7% 的比例，基线 HbA_{1c} 在 9% 以上的受试者24周时 HbA_{1c} 改变百分比，基线体重指数在 $27kg/m^2$ 以上受试者24周时的体重，患者基线体质指数在 $27kg/m^2$ 以上受试者24周时 HbA_{1c} 百分比，1

周时空腹血糖浓度,24 周时 HbA_{1c} 改变达到 6.5% 或更低的患者比例。按照研究设计,探索性终点事件不进行假设检验,安全性评价只做汇总统计报告。

9.2　主要结果与结论

9.2.1　研究流程

所有受试者至少接受一次受试药物,88% 的受试者完成了 24 周的试验,提早结束试验的最主要原因是撤回同意和失访。流程见图 9-1。

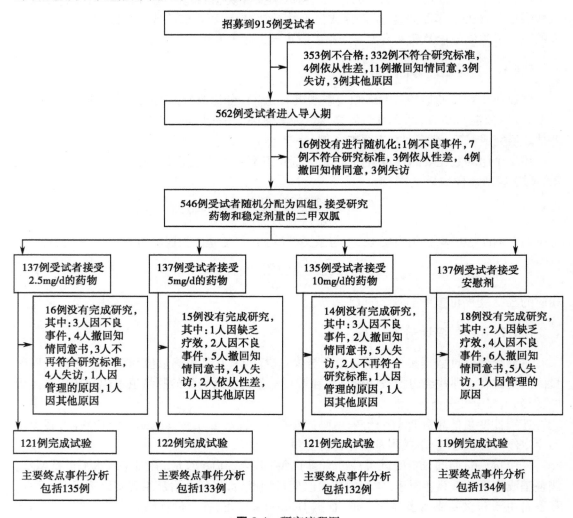

图 9-1　研究流程图

9.2.2　主要结果

(1) 基线特征

表 9-1 为受试者的人口统计和基线特征。

表 9-1   人口统计和基线特征

指标	安慰剂组 (*n*=137)	达格列嗪 2.5mg (*n*=137)	达格列嗪 5mg (*n*=137)	达格列嗪 9mg (*n*=135)
年龄(岁)	53.7(10.3)	55.0(9.3)	54.3(9.4)	52.7(9.9)
性别(男)	76(55%)	70(51%)	69(50%)	77(57%)
体重指数(kg/m²)	31.8(5.3)	31.6(4.8)	31.4(5.0)	31.2(5.1)
患2型糖尿病时间(年),均数[SD]	5.8(5.1)	6.0(6.2)	6.4(5.8)	6.1(5.4)
中位数[IQR]	5.1(1.7–8.6)	4.0(1.4–9.1)	5.7(2.5–8.4)	4.7(1.6–9.7)
糖化血红蛋白(%)	8.11%(0.96)	7.99%(0.90)	8.17%(0.96)	7.92%(0.82)
空腹血糖(mmol/L)	9.19(2.57)	8.96(2.39)	9.39(2.72)	8.66(2.15)
坐位收缩压(mmHg)	127.7(14.6)	126.6(14.5)	126.9(14.3)	126.0(15.9)
坐位舒张压(mmHg)	80.9(9.0)	79.5(8.7)	80.8(8.5)	79.0(10.2)
试验期间每日二甲双胍总剂量 (mg),均数[SD]	1861(423)	1792(410)	1854(389)	1800(392)
中位数[范围])	1500(1500–3000)	1500(0–3000)	2000(1500–2500)	1500(1500–3000)

SD:标准差,IQR:四分位数间距。

(2) 主要和次要终点事件

24周时,达格列嗪组 HbA_{1c} 百分比的降低量明显比安慰剂组多。相对于基线水平,24周时安慰剂组的平均 HbA_{1c} 百分比降低量为 –0.30%,达格列嗪 2.5mg 组为 –0.67%(P=0.0002),达格列嗪 5mg 组为 –0.70%(P<0.0001),达格列嗪 10mg 组为 –0.84%(P<0.0001)。24周时,相对于安慰剂组(25.9%),达格列嗪组有更多的受试者(33.0%~40.6%)达到了治疗反应,治疗反应定义为 HbA_{1c} 小于 7.0%;其中,达格列嗪 5mg 和 10mg 组的差别有统计学意义。24周时,相对于安慰剂组受试者,达格列嗪组中基线 HbA_{1c} 在 9.0% 以上的受试者 HbA_{1c} 百分比平均减少更多,见表 9-2。

表 9-2   主要和次要有效测量指标

	安慰剂组 (*n*=137)	达格列嗪 2.5mg(*n*=137)	达格列嗪 5mg(*n*=137)	达格列嗪 10mg(*n*=135)
24周时 HbA_{1c}(%)				
例数*	134	135	133	132
基线	8.11(0.96)	7.99(0.90)	8.17(0.96)	7.92(0.82)
24周	7.79(1.18)	7.34(0.93)	7.42(0.94)	7.13(0.94)
24周 - 基线	–0.30	–0.67	–0.70	–0.84
95%CI	(–0.44~–0.16)	(–0.81~–0.53)	(–0.85~–0.56)	(–0.98~–0.70)
P 值	..	0.0002[†]	<0.0001[†]	<0.0001[†]

续表

	安慰剂组 (n=137)	达格列嗪 2.5mg（n=137）	达格列嗪 5mg（n=137）	达格列嗪 10mg（n=135）
24周时空腹血糖浓度（mmol/L）				
例数*	136	137	136	132
基线	9.19（2.57）	8.96（2.39）	9.39（2.72）	8.66（2.15）
24周	8.79（2.48）	8.03（1.88）	8.03（2.11）	7.56（1.88）
24周-基线 95%CI	−0.33 （−0.62~−0.04）	−0.99 （−1.28~−0.69）	−1.19 （−1.49~−0.90）	−1.30 （−1.60~−1.00）
P值	..	0.0019‡	<0.0001‡	<0.0001‡
24周时体重（kg）				
例数*	136	137	137	133
基线	87.7（19.2）	84.9（17.8）	84.7（16.3）	86.3（17.5）
24周	86.8（18.9）	82.7（17.6）	81.7（16.1）	83.4（17.4）
24周-基线 95%CI	−0.9 （−1.4~−0.4）	−2.2 （−2.7~−1.8）	−3.0 （−3.5~−2.6）	−2.9 （−3.3~−2.4）
P值	..	<0.0001‡	<0.0001‡	<0.0001‡
24周时受试者 HbA_{1c}<7.0%				
n/N§	33/134	46/135	47/133	58/132
受试者 比例（%）	25.9% （19.1~32.6）	33.0% （25.4~40.6）	37.5% （30.0~45.1）	40.6% （32.9~48.3）
P值	..	0.1775	0.0275‡	0.0062‡
基线 HbA_{1c}≥9.0 的受试者 24周时 HbA_{1c}（%）				
例数*	22	17	34	18
基线	9.70（0.57）	9.69（0.49）	9.50（0.42）	9.42（0.31）
24周	9.12（1.26）	8.44（1.30）	8.16（1.01）	8.16（0.96）
24周-基线 95%CI	−0.53 （−1.00~−0.06）	−1.21 （−1.74~−0.69）	−1.37 （−1.74~−1.00）	−1.32 （−1.83~−0.80）
P值	..	NT	0.0068‡	0.0290‡
1周时空腹血糖（mmol/L）				
例数*	126	120	121	115
基线	9.22（2.61）	9.00（2.40）	9.32（2.76）	8.65（2.16）
1周	9.22（2.52）	8.69（1.77）	8.57（2.12）	7.87（1.54）
24周-基线 95%CI	0.07 （−0.14~0.28）	−0.33 （−0.55~−0.12）	−0.67 （−0.88~−0.45）	−0.92 （−1.14~−0.69）
P值	..	NT	<0.0001‡	<0.0001‡

续表

	安慰剂组 （$n=137$）	达格列嗪 2.5mg（$n=137$）	达格列嗪 5mg（$n=137$）	达格列嗪 10mg（$n=135$）
24 周 $HbA_{1c} \leqslant 6.5\%$ 的受试者				
n/N §	18/134	29/135	18/133	36/132
受试者	13.8%	20.7%	14.5%	25.2%
比例（%）	(8.2~19.5)	(14.1~27.3)	(9.0~20.1)	(18.2~32.2)
P 值	..	NT	0.8627	0.0149‡

注：数据以均数（标准差）或均值（95%CI）表示。急救后的数据排除在外（安慰剂组、达格列嗪 2.5mg 组、达格列嗪 5mg 组和达格列嗪 10mg 组中急救的受试者人数分别为 22/137，5/137，5/137 和 5/135）。第 24 周和第 1 周的变化量已经经过基线值的调整，如果没有观察到那么由最后一次的测量值代替。NT：如果先前测量的终点无统计学意义，那么在后面的检验程序中不被检验。

　　* 表示第 24 周时的随机分组受试者的人数。

　　† 表示与安慰剂组相比，基于 Dunnett 调整后在 $\alpha=0.019$ 的水平有统计学意义。

　　‡ 表示在 $\alpha=0.05$ 水平有统计学意义。

　　§ 表示第 24 周时反应数 / 随机分组人数。

（3）安全性评价

　　在试验研究过程中没有发生死亡。达格列嗪组中导致停药的不良事件比安慰剂组少。很少出现低血糖的症状，出现低血糖的比例在安慰剂组和达格列嗪组类似。

　　尿路感染的比例在安慰剂组和达格列嗪组类似，但达格列嗪组中出现生殖器感染的比例比安慰剂组更多（8%~13% vs 5%），并且男性和女性的发生率都有所增加。所有事件强度均为轻度或中度，受试者能够自行处理而没有导致停药。其中共有 17 例严重的不良事件，达格列嗪 2.5mg 组、达格列嗪 5mg 组和达格列嗪 10mg 组各 4 例，安慰剂组 5 例。

9.2.3　结论

　　对单用二甲双胍控制血糖不佳的 2 型糖尿病患者，额外添加 SGLT2 抑制剂药物达格列嗪为治疗提供了新的选择。

9.3　统计学解读

　　本研究是一个剂量筛选的问题，采用多剂量、安慰剂平行对照。主要疗效指标是受试者 24 周时相对基线水平的 HbA1c 改变百分比，属于定量资料。因此，这里主要介绍定量资料的剂量反应关系评价和最优剂量的选择。

Q9.1　如何进行临床试验的剂量筛选？

　　剂量探索和选择是新药研发中十分重要的一个步骤，其目的主要有两个：一是要寻找新药有效的证据，确定剂量效应关系的存在；二是在确定量效关系的基础上确定合适的剂量。剂量探索主要在临床试验的 I 期和 II 期阶段实施，II 期临床试验是新药疗效的初步评价，确定剂量反应关系，也是进行剂量探索的最主要阶段，剂量探索的结果会影响到 III 期确证性试验阶段的疗效和安全性结果的评价。

一般,在剂量反应关系研究中,有三种不同的研究目的:

第一,评估剂量与因变量之间的总趋势。

第二,评估剂量反应关系函数。

第三,评估最优剂量(包括识别最低有效剂量)。

显然,这三个目的在剂量反应关系研究中是纠缠在一起的。但是,在设计时,为谨慎起见往往是一次专门研究一个目标。

剂量反应关系研究在药物早期研发中具有重要的意义。在做出对新药进行更多投资以进行更深入研究的决策之前,申办者和研发者必须要确认这个药物是有效应的,而这最初往往就是通过剂量反应关系来体现。

一旦发现存在剂量反应关系的总趋势,接下来就要刻画描述剂量反应关系函数和决定最低有效剂量。总趋势的结果有统计学意义,并不一定意味着所有剂量组之间差别有统计学意义。在大多数研究中,往往只有部分剂量组之间有统计学意义。这些信息决定了治疗窗口(therapeutic window),即该剂量区域内具有有效性和安全性,并用于指导注册药物剂量的选择。

针对剂量反应关系评价的这三种目的,相应的统计方法也有所不同,分别包括趋势检验(trend test)、剂量反应关系模型,以及识别最优剂量的多重比较(multiple tests)。

Q9.2　如何检验剂量反应关系的总趋势?

剂量反应关系的评价首先是从总的趋势检验开始,这也是剂量反应关系评价的第一个目的。这里讨论多剂量组包括一个安慰剂组的检验。假设有 m 个剂量组($D_1, D_2, \cdots, D_m$),下标越大剂量越高,以及一个安慰剂对照组(P 或 D_0)。记安慰剂组的效应为 θ_0,各剂量组的效应分别 $\theta_1, \theta_2 \cdots, \theta_m$;记 $\hat{\theta}_0, \hat{\theta}_1, \hat{\theta}_2, \cdots, \hat{\theta}_m$ 为相应的估计值。

为检验剂量反应关系是否成立,建立如下假设:

$$H_0: \theta_0 = \theta_1 = \theta_2 = \cdots = \theta_m; \quad H_1: \theta_0 \leqslant \theta_1 \leqslant \theta_2 \leqslant \cdots \leqslant \theta_m \text{ 和 } \theta_0 < \theta_m$$

最简单的总趋势检验就是基于方差分析的 F 检验。然而,F 检验在检验剂量反应关系时并非是最有效的,因为 F 检验并没有考虑高低剂量的顺序信息。假如选择一个对比系数能够反映剂量反应关系曲线最可能的特征,然后进行趋势性检验,将会大大提高 F 检验的效能,称为对比检验(contrast test)。

在对比检验中,需要首先定义对比系数。记 $m+1$ 个每组的对比系为:$c_{0m}, c_{1m}, \cdots, c_{mm}$,且所有系数之和限定 0:$\sum_{i=0}^{m} c_{im} = 0$。一旦选择了各个剂量组的对比系数后,就可以计算相应的加权统计量。以均数为例,对比检验的统计量为:

$$t = \frac{\sum_{i=0}^{m} c_{im} \hat{\theta}_i}{SE\left(\sum_{i=0}^{m} c_{im} \hat{\theta}_i\right)} \tag{9.1}$$

其中,$\hat{\theta}_0$ 为安慰剂组的平均效应,$\hat{\theta}_1, \hat{\theta}_2, \cdots, \hat{\theta}_m$ 为各剂量的平均效应。t 统计量服从自由度为 $(m+1)(n-1)$ 的 t 分布,n 为平行组设计中每组的例数。

可选择不同的对比系数,常用的对比检验主要有:线性对比检验(linear contrast test)、最大化对比检验(maximum contrasts)和修正的线性对比检验(modified linear contrasts)等。

(A) 线性对比

线性对比检验是指为每一个按剂量高低排序后的剂量组设定一个整数系数(从 0 到 m),

并且设定所有剂量组的系数以 0 为对称中心。即：

$$c_{im}=i-m/2; \quad i=0,1,2,\cdots,m \tag{9.2}$$

线性对比方法能够用于单调的、多种剂量反应关系类型的评价，其中包括线性的关系。但需注意，即使线性对比检验的结果有统计学意义，也并不意味着剂量反应关系是线性的。

（B）最大化对比

最大化对比检验是指在 H_1 的最极端条件下使得统计学检验效能达到最大化的系数设定方法，该方法具有非常多的优点。系数设定如下：

$$c_{im}=\sqrt{i-\frac{i^2}{m+1}}-\sqrt{i+1-\frac{(i+1)^2}{m+1}} \tag{9.3}$$

（C）修正的线性对比

与最大化方法相类似的，Abelson 和 Tukey（1963）提出了修正的线性对比检验，检验效率与最大化方法相近。与线性对比法不同的地方是：修正的线性对比法第一个和最后一个系数是 4 的倍数（quadrupled），紧临它们的系数为 2 的倍数（doubled），其余与线性对比法类似，因此又称为线性 −2−4 对比法。

常用的 2、3 和 4 个剂量组的剂量反应关系评价的对比检验系数设定见表 9-3。

表 9-3　不同剂量组的剂量反应关系对比检验的系数

剂量组	对比检验方法	对比系数				
		安慰剂	剂量 1	剂量 2	剂量 3	剂量 4
2 剂量组	线性对比	−1	0	1	—	—
	修正的线性对比	−4	0	4	—	—
	最大化对比	−0.816	0	0.816	—	—
3 剂量组	线性对比	−3	−1	1	3	—
	修正的线性对比	−12	−2	2	12	—
	最大化对比	−0.866	−0.134	0.134	0.866	—
4 剂量组	线性对比	−2	−1	0	1	2
	修正的线性对比	−8	−2	0	2	8
	最大化对比	−0.894	−0.201	0	0.201	0.894

例如，对于本案例 1 个安慰剂组和 3 个剂量组的设计，采用 3 种对比方法用混合线性模型进行总的剂量反应趋势的检验的 SAS 程序为：

```
PROC GLM DATA=MyData;
    CLASS Treatment;
    MODEL Y=Treatment;
    CONTRAST "Linear"           Treatment -3 -1 0 1 3;
    CONTRAST "Modified Linear"  Treatment -12 -2 0 2 12;
    CONTRAST "Maximum"          Treatment -0.866 -0.134 0.134 0.866;
RUN;
```

对比检验法需要剂量反应关系是单调的，即剂量越大效应越大。当不满足这个条件时，对比检验检验效率将会降低。除了对比检验外，等分检验（isotonic test）对于非单调的情形（例

如 n 型)具有更好的稳健性和效果。此外,非正态分布时可采用非参数的 Jonckheere 检验等。具体使用方法参见相关参考文献。

Q9.3 如何确定剂量反应关系评价中的最优剂量?

一旦剂量反应关系被确定,接下来最为关心的问题就是药物最优剂量的问题,也就是治疗剂量窗口,即最小有效剂量(the minimum effective dose,MED)到最大耐受剂量(maximum tolerated dose,MTD)的区间。最小有效剂量用于确保该剂量以及高于该剂量直到 MTD 剂量均具有有效性。相似的,MTD 以及低于该剂量直到 MED 剂量的药物均具有安全性。

(1) 多重比较法的检验假设

从统计学角度来看,确定最优剂量的问题实际上就是一个逐步多重比较(stepwise multiple testing)的问题。临床研究者通常从最高剂量或者从最大疗效差别的剂量组开始,逐步依次与安慰剂对照进行比较,直到出现没有统计学差异的结果为止,则前一个剂量则为最小有效剂量。该分析策略通常需要 2 个前提假设:所有剂量组的效应都不能劣于安慰剂对照组;如某剂量无效,则低于该剂量的其他剂量组也应该无效。

(2) 多重比较法的统计量及系数设定方法

在确定 MED 中需要检验 m 个检验假设,在考虑控制第 I 类错误的问题以后,可以采用多重比较检验(multiple-contrast test)方法来检验。必须要指出的是本节多重比较方法与总趋势比较的(单个)对比检验是不同的方法,总趋势检验时是设定一个对比系数的检验(single contrast test),而本节的方法涉及多重比较,需要检验 m 个检验假设,因此需要设定一系列对比系数、同时进行 m 个检验,需要考虑第 I 类错误的控制,因此称为多重比较检验(multiple-contrast test)。

$$(c_{0m}(1), \cdots, c_{mm}(1)), (c_{0m}(2), \cdots, c_{mm}(2)), \cdots, (c_{0m}(m), \cdots, c_{mm}(m))$$

上述对比系数分别用于检验 $H_{01}^M, H_{02}^M, \cdots, H_{0m}^M$ 共 m 个检验假设。其中,对于第 k 个检验假设,其 t_k 检验统计量为:

$$t_k = \frac{\sum_{i=0}^m c_{im}(k)\hat{\theta}_i - \delta}{SE\left(\sum_{i=0}^m c_{im}(k)\hat{\theta}_i\right)} \tag{9.4}$$

其中,$\hat{\theta}_1, \hat{\theta}_2, \cdots, \hat{\theta}_m$ 为安慰剂对照组和 m 个剂量组的样本均数,δ 为设定的具有临床意义的差异。设每组例数为 n,则 t 统计量服从自由度为 $(m+1)(n-1)$ 的 t 分布。

当临床意义的差异 δ 设为 0 时,系数可以按照任意尺度来设定。在计算统计量时,这些对比系数将会自动进行标准化。但是,当 δ 大于 0 时,需要谨慎设置系数,这是因为只有先减掉 δ 后系数才进行标准化。为了确保系数设定正确,通常设定 $c_{0m}(k)=0$,$c_{km}(k)$ 为正且总和为 1。

常用的设定系数的方法有以下几种:

(A) 两两对比(pairwise contrast)

最简单的多重比较方法就是考虑所有剂量组与安慰剂对照组的两两比较所有组合。第 k 个剂量组与对照组比较的系数设定为:

$$c_{0m}(k)=-1, c_{km}(k)=1 \tag{9.5}$$

其余系数设为 0。

(B) Helmert 对比(Helmert contrast)

与两两对比(pairwise contrast)不同的是,Helmert 对比考虑多个剂量组之间的信息。比较特殊的是,当剂量组 k 与对照组比较时,比剂量组 k 更低剂量的那些组认为没有效应并和安慰剂组合并。其系数设定方法为:

$$c_{0m}(k) = \cdots = c_{(k-1)m}(k) = -\frac{1}{k}, c_{km}(k) = 1 \tag{9.6}$$

其余系数设为 0。

（C）逆 Helmert 对比（reverse Helmert contrast）

这个方法假设第 k 组与更低剂量组具有相同效应,其系数设定方法为:

$$c_{0m}(k) = -1, c_{1m}(k) = \cdots = c_{km}(k) = \frac{1}{k} \tag{9.7}$$

其余系数设为 0。

（D）线性对比（Linear contrast）

线性对比方法在设定各剂量组的系数时采用线性趋势的方法。第 k 剂量组与安慰剂组比较时,采用如下的系数设定方法:

$$c_{0m}(k) = -\frac{k}{2l}, c_{1m}(k) = \frac{1}{l}\left(1 - \frac{k}{2}\right), \cdots, c_{km}(k) = \frac{k}{2l} \tag{9.8}$$

其中,k 为奇数时:$l = \frac{k}{4}\left(\frac{k}{2}+1\right)$;$k$ 为偶数时:$l = \frac{1}{2}\left(\left[\frac{k}{2}\right]+1\right)^2$。$\left[\frac{k}{2}\right]$ 为 k/2 的最大的整数。其余系数设为 0。

不同的系数设定方法适用条件不同,因此不同的剂量反应关系曲线宜采用恰当的系数设定方法。例如,当低剂量组与安慰剂组相似时,Helmert 对照方法效率并不高。逆 Helmert 对照方法尤其适用于剂量反应关系很快达到高峰且较高剂量效应与最高剂量效应相接近的情况。当 MED 在研究所确定的剂量组的中间位置时线性对照检验的效率最高。具体见图 9-2 所示。

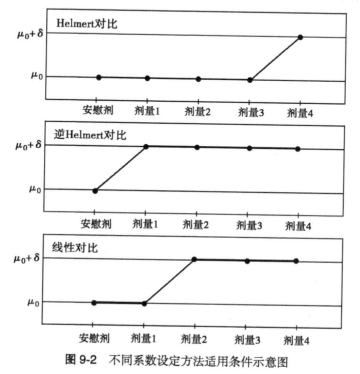

图 9-2　不同系数设定方法适用条件示意图

(3) 多重比较法的逐步检验策略 (stepwise procedure based on multiple contrast)

最常见的估计最低有效剂量的策略有两种。第一种策略，基于"渐进检验"的原则 (the principle of closed testing)，即采用由剂量高低顺序的多重比较，均与安慰剂对照组比较，将那个与安慰剂组比较有统计学意义且最低剂量组，作为最小有效剂量。这种多重比较能够在剂量反应关系是单调的情况下，可以很好地控制第 I 类错误。第二种策略，基于分配原则 (partitioning principle)，即便是剂量反应关系不是单调的情况也可适用。

为了检验 $H_{01}^M, H_{02}^M, \cdots, H_{0m}^M$ 共计 m 个检验假设，在基于渐进检验的原则下，通常采用两种逐步检验的策略：逐步向下法 (step-down procedure) 和固定顺序法 (fixed-sequence procedure)。

（A）逐步向下法

逐步向下法的基本原理是从与安慰剂比较中差别最具有统计学意义的那个剂量开始比较，然后按照统计量由大到小逐步进行两两比较。该方法按照基于数据分析后的结果来安排逐步检验的顺序。

基于公式 (9.4) 的检验方法，得到 m 个检验统计量，记为 $t_1, \cdots, t_m$，并按照大小进行排序：

$$t_{(1)} \geqslant \cdots \geqslant t_{(m)}$$

逐步向下法的检验策略是：

1) 设 t_1 为 m 个检验统计量中最大的一个统计量，将其与给定检验水准下的界值 (c_1，计算方法参考相关文献) 进行比较。如果 t_1 超过 c_1，则拒绝该统计量所对应的检验假设，然后进行下一个统计量 t_2 的比较。

2) t_2 为第二个统计量，将其与给定检验水准下的界值 (c_2) 进行比较。如果 t_2 超过 c_2，则拒绝该统计量所对应的检验假设，然后继续检验下一个统计量。

3) 按照统计量的大小从大到小依次进行比较，直至出现不拒绝检验假设的结果为止。

设 j 为与安慰剂比较结果差别统计学意义中最小的剂量组，比 j 更低剂量组与安慰剂组的比较差别均无统计学意义。如果剂量反应关系是单调的，则 $H_{01}^M, H_{02}^M, \cdots, H_{0m}^M$ 这些检验假设都被拒绝，因此 j 为最低有效剂量。

（B）固定顺序法

与逐步向下法不同的是，固定顺序法中的逐步检验的顺序是不依赖于数据的，而是在方案中事先规定好的某种检验的顺序。设 $t_{[1]}, \cdots, t_{[m]}$ 为方案中事先规定好的检验统计量的顺序。

固定顺序法的检验策略是：

1) 将 $t_{[1]}$ 与给定检验水准下的界值 (c) 进行比较，c 来自于给定检验水准下自由度为 ν 的 t 分布的分位数。如果 $t_{[1]}$ 超过 c，则拒绝该统计量所对应的检验假设，然后进行下一个统计量 $t_{[2]}$ 的比较。

2) 按照事先规定好的顺序，将 $t_{[2]}, \cdots, t_{[m]}$ 依次分别与给定检验水准下的界值 (c) 进行比较，直到出现不拒绝检验假设的结果为止。

按照方案中事先规定好的顺序，将最后一个拒绝检验假设的那个剂量作为最小有效剂量。

固定顺序法不是数据驱动的方法，而是事先规定检验顺序的方法。如果事先规定的顺序符合真实的剂量反应关系，则固定顺序法将会比逐步向下法检验效能高。需要注意的是，基于渐进原则的无论是逐步向下法还是固定顺序法，均需要假定剂量反应关系均是单调的

（但不一定是严格单调的）。如果剂量反应关系不是单调的情形，上述方法的假阳性率将会增大，此时应采用基于"分配原则"的统计方法，具体参照相关文献。

有关顺序检验的其他方法参见 Dunnett 的文献。

Q9.4 什么是 logistic 回归?

临床试验中，当终点变量 y 的结果表现为二分类时，如治愈($y=1$)和未愈($y=0$)，死亡($y=1$)和存活($y=0$)，复发($y=1$)和未复发($y=0$)，有效($y=1$)和无效($y=0$)等，y 可看作服从二项分布，$y=1$ 的概率服从：$y \sim Binomial(\pi)$。

设 $P(y=1|x)$（简记为 P）表示暴露因素为 x 水平时 $y=1$ 的概率。$y=1$ 的概率 P 与 $y=0$ 的概率 $1-P$ 之比称为优势(odds)，logit P 定义为优势之对数(log odds)，即：

$$\text{logit } P \stackrel{\triangle}{=} \ln\left(\frac{P}{1-P}\right) \tag{9.9}$$

多元 logistic 回归模型定义为：

$$\text{logit } P = \alpha + \beta_1 x_1 + \beta_2 x_2 + \cdots + \beta_m x_m \tag{9.10}$$

或

$$\frac{P}{1-P} = e^{\alpha + \beta_1 x_1 + \beta_2 x_2 + L + \beta_m x_m} \tag{9.11}$$

或

$$P = \frac{e^{\alpha + \beta_1 x_1 + \beta_2 x_2 + \cdots + \beta_m x_m}}{1 + e^{\alpha + \beta_1 x_1 + \beta_2 x_2 + \cdots + \beta_m x_m}} \tag{9.12}$$

如果将 logit P 看成是因变量，上述公式就与多元线性回归模型的形式是一致的，且有很多共性，建模的思路和策略是相通的。通过这种变换，使得因变量的取值范围从原来的$(0,1)$扩展到了 logit P 的整个实数范围，使得预测结果有了实用价值。优势之比称为优势比(odds ratio, OR)，可用来反映危险因素与疾病之间的联系强度。例如，用变量 Trt 来表示对比组别，$Trt=0$ 表示安慰剂组，$Trt=1$ 表示试验组，所建模型为：

$$\text{logit } P = \alpha + \beta \times Trt \tag{9.13}$$

则 $Trt=1$ 时的优势为：$\frac{P}{1-P} = e^{\alpha+\beta}$；$Trt=0$ 的优势为：$\frac{P}{1-P} = e^{\alpha}$。两者之比为：

$$OR = \frac{e^{\alpha+\beta}}{e^{\alpha}} = e^{\beta} \tag{9.14}$$

其流行病学意义是指，试验组出现结局事件的危险性是安慰剂组危险性的 OR 倍。正因为 logistic 回归系数这种良好的可解释性，使得 logistic 回归在医学中特别是流行病学研究中备受欢迎。

SAS 中 logistic 回归分析的程序为：

```
PROC LOGISTIC DATA=MyData DESC;
    CLASS Center;
    MODEL Y=Trt Age Gender Center;
RUN;
```

9.4　统计学评价

(1) 控制协变量

本案例中为控制基线值采用了协方差分析。通常,经过良好的试验设计和执行,临床试验中对照组和试验组都具有较好的同质性,也即是两组人群在除试验因素之外的其他干扰因素方面均衡可比。对定量的指标可采用 t 检验或方差分析比较试验与对照的差别,对定性的指标可采用 χ^2 检验等。但实际中有些因素难以控制或因为试验条件的限制无法控制,比如本案例中的基线糖化血红蛋白含量,这种情况下,直接应用 t 检验或方差分析是不恰当的,因为在指标评价中需要排除这些因素的影响和干扰。协方差分析是处理这类问题的有效办法,它是线性回归和方差分析的联合。

临床试验资料的分析中是否要控制协变量,以及如何控制协变量,主要取决于从生物学上该协变量是否对疗效有影响,以及影响的形式。如果协变量对疗效的影响是线性的,且在试验组和对照组一致,则采用协方差分析可以提高检验效能;如果协变量对疗效的影响是线性的,但在试验组和对照组不一致,则需要考虑协变量与组别的交互作用。其他复杂情况需要分别并谨慎对待。但是,无论采用何种形式的协变量分析,均需在试验方案或统计分析计划中阐明。事后分析(post hoc analysis)的结论难以排除假阳性。

(2) 关于 Dunnett 检验

通常 Dunnett 多重检验用于方差分析有统计学意义,再逐一进行试验组与对照组的比较,该分析是事先确定的,而非事后检验(post hoc test)。方差分析后的多重比较方法很多,比如 LSD 法、SNK 法、Bonferroni 法、Sidak 法和 Holm 法等,这些方法都是针对所有组间两两比较的,而 Dunnett 方法专门用于多个试验组与一个对照组进行多重比较。文章中提出用 $\alpha=0.019$ 来计算样本量,是正确的。因为,在 3 个剂量组(剂量从大到小)与一个安慰剂对照组比较时,相应的检验界值(自由度为无穷大时):2.35、2.21 和 1.96(效应从大到小排列)。此时对应的检验水准为 0.019,0.027 和 0.05。用 $\alpha=0.019$ 估计的样本量能够符合试验要求。但是,统一用 $\alpha=0.019$ 作为各剂量组与安慰剂对照组比较的检验水准,要求有点高,结论会偏于保守,也偏离了 Dunnett 的检验思想。

(曾　平　易洪刚)

参 考 文 献

1. Bailey CJ, Gross JL, Pieters A, et al. Effect of dapagliflozin in patients with type 2 diabetes who have inadequate glycaemic control with metformin: a randomised, double-blind, placebo-controlled trial. The Lancet, 2010, 375: 2223-2233.

2. Dunnett CW. A Multiple Comparison Procedure for Comparing Several Treatments with a Control. Journal of the American Statistical Association, 1955, 50: 1096-1121.

3. Dunnett CW. New Tables for Multiple Comparisons with a Control. Biometrics, 1964, 20: 482-491.

4. Dunnett CW, Tamhane AC. Some new multiple-test procedures for dose finding. Journal of Biopharmaceutical Statistics, 1998, 8(3): 353-366.

5. McCullagh P, Nelder JA. Generalized Linear Models. 2nd edition. London: Chapman and Hall, 1989.

6. Tran ZV. Estimating Sample Size in Repeated-Measures Analysis of Variance. Measurement in Physical Education and Exercise Science, 1997, 1: 89-102.

7. Jones SR, Carley S, Harrison M. An introduction to power and sample size estimation. Emergency Medicine Journal, 2003, 20: 453-458.

8. Hosmer DW, Lemeshow S. Applied Logistic Regression. 2nd edition. New York: John Wiley and Sons, 2005.

9. Weisberg S. Applied Linear Regression. 3rd edition. New York: John Wiley and Sons, 2005.

10. Dobson AJ, Barnett AG. An introduction to generalized linear models. 3rd edition. New York: Chapman & Hall/CRC, 2008.

Case 10

扎那米韦治疗A型和B型流感
——分析人群的定义

流行性感冒,简称流感,是一种由黏病毒科的 RNA 病毒感染所导致的急性呼吸系统疾病。流感一般通过飞沫、人体间的直接或间接接触传播。几乎每年秋冬季,流感都会出现局部暴发或者大规模传播,仅在美国,每年就有超过 2000 万人患病。历史上,流感造成大规模死亡的事件并不罕见。尤其对于合并有呼吸系统疾病、免疫功能障碍或心血管疾病的病人,流感极易造成严重并发症,从而引发死亡等严重后果。

由于是病毒感染导致,抗生素对流感疗效甚微。尽管疫苗已经广泛应用于流感的预防,但其效果取决于疫苗与病毒的吻合度,而流感病毒极易变异这一特征限制了疫苗的预防作用。金刚烷胺(amantadine)和金刚乙胺(rimantadine)都被用来治疗流感,但流感病毒已逐渐对这些药物产生了耐药性。例如,美国 CDC 在 2005—2006 年度公告中指出,金刚烷胺和金刚乙胺都不适合作为 A 型流感的预防用药,且发现美国所报告的 H3N2 案例中,有超过 90% 的案例已对金刚烷胺产生耐药性。此外,金刚乙胺缺乏在美国以外的临床疗效证据。同时,这两种药物对 B 型流感均缺乏疗效。

扎那米韦(zanamivir)是一种新型的抗病毒药物。它通过抑制流感病毒的神经氨(糖)酸苷酶发挥作用,而后者是病毒复制过程中的一种关键酶。在体外和动物实验中,扎那米韦已经体现出其对流感 A 和 B 型的抑制作用,且扎那米韦对人呼吸道上皮的毒性作用明显弱于另一种常用抗病毒药物利巴韦林。Ⅱ期临床试验表明,经口吸入,或经口吸入与鼻腔同时给药对于流感治疗是有效的。与安慰剂相比,重要临床症状的缓解时间平均减少 1 天。同时,即便与安慰剂相比,扎那米韦的安全性也值得肯定。

为了在更一般的人群中考察扎那米韦治疗流感的有效性和安全性,南半球流感临床试验管理(the management of influenza in the southern hemisphere trialists,MIST)研究组于 1997 年冬季开始了一项Ⅲ期随机对照临床试验。

10.1 试验方案简介

10.1.1 试验目的

评价吸入扎那米韦治疗 A 型和 B 型流感的有效性和安全性。

10.1.2　目标人群

入选标准:既往健康的个体,年龄在 12 岁以上。本次发病病程不超过 36 个小时。受试者必须出现发热(>37.8℃)或热病症状,或者肌痛、咳嗽、头痛或咽喉酸痛中两个或两个以上的症状。

排除标准:怀孕或在 28 天内准备怀孕者,哺乳期妇女,怀疑为细菌感染的病人,近期进行过流感抗病毒治疗的病人,近期参加过其他临床试验的病人,有药物滥用史者。

10.1.3　研究设计方法

本研究采用随机双盲、安慰剂平行对照的试验设计。

10.1.4　随机分组及治疗方法

受试者按 1:1 被随机分入试验组或对照组。试验组受试者每天接受两次扎那米韦 10mg 吸入,持续 5 天,对照组吸入没有活性作用的安慰剂。随机数采用计算机产生,区组大小为 6。

10.1.5　评价指标

主要疗效指标:重要临床症状的缓解时间。缓解时间的定义为:发热或热病消失、头痛减轻、咳嗽、肌痛、咽喉痛消失 24 小时以上。

次要疗效指标:恢复正常活动的时间,平均症状得分,睡眠困扰,是否采用其他缓解治疗,并发症发生率以及合并抗生素的比例。

安全性评价:不良事件和不良反应的发生率。

10.1.6　样本量估计

样本含量的计算基于主要疗效指标进行。根据以往研究,扎那米韦比安慰剂能提前 1 天缓解,假定缓解时间的标准差为 2.75 天。按照 t 检验对应的样本量估计,在 0.05 的检验水准、90% 的检验效能条件下,每组需要样本量为:

$$n=\frac{2(1.96+1.282)^2 \times 2.75^2}{1^2} \approx 159$$

相应的 SAS 程序参考案例 2 中 Q2.6 节。效能计算是假定资料服从于正态分布的,但主要疗效指标缓解时间往往是偏态分布的,需要采用非参数检验。研究者考虑到非参数检验可能导致的相对效率低下,又增加了 5% 的样本。根据计算,在 0.05 的检验水准下,360 例受试者(每组 180 例)能达到 90% 的检验效能。

10.1.7　主要统计分析

该研究的分析主要针对 3 个人群,ITT 人群(针对于所有随机化的病例),流感阳性人群(通过快速抗原检测培养确认,或血凝抑制下血清抗体滴度提高 4 倍以上),感染流感后易发生并发症的高风险人群(包括慢性呼吸系统疾病、心血管疾病、代谢性疾病、免疫低下及 65 岁以上的老年人,等等)。分析数据集的定义在揭盲前完成。ITT 人群为疗效和安全性评价的主要人群。

　　主要终点指标的分析采用双侧 van Elteren 检验,该检验可以认为是考虑了中心效应的 Wilcoxon 秩和检验。中位缓解时间之差的估计采用 Hodges-Lehmann 法,可信区间采用 Bootstrap 法得到。

　　除了平均症状得分、并发症发生率及抗生素合用率外,其他次要终点指标的分析时间节点与主要终点指标相同。平均症状得分的比较采用方差分析,并发症发生率及抗生素合用率采用 Fisher 确切概率计算法。所有的检验均为双侧。统计分析采用 SAS V6.12 完成。

10.2　主要结果与结论

　　研究共计入组 455 例病人,试验组和对照组分别入组 227 例和 228 例。31 例因不良事件、撤回知情同意、失访等退出研究。两组依从性均较理想。

　　在 ITT 人群中,对于扎那米韦组,A 型和 B 型流感分别为 105(46%)例和 56(35%)例,抗原或培养阳性共 139(61%)例,抗体效价四倍增长 109(48%)例;对于安慰剂组,上述四组人数分别为 105(46%)、56(35%)、144(63%)和 102(45%)例。两组男性分别为 106(46%)和 135(59%)例,年龄平均为(37.6 ± 13.8)岁和(36.3 ± 13.4)岁。绝大多数受试者的流感症状为中度以上。两组具有高风险的人数分别为 39(17%)例和 37(16%)例。流感阳性人群中,扎那米韦组和安慰剂组分别有 160 例和 161 例,性别及年龄情况与 ITT 集类似。

　　表 10-1 中给出了重要临床症状的缓解时间。可见,不管对于 ITT 人群还是流感阳性人群,扎那米韦均较安慰剂提高 1.5 天的中位缓解时间(P 均小于 0.05)。在高风险人群中,扎那米韦组的缓解时间缩短了 2.5 天(P=0.048)。此外,在发热及流感阳性的发热人群,扎那米韦也能显著缩短缓解时间。图 10-1 给出了使用扎那米韦的高风险人群和 ITT 人群、使用安慰剂的高风险人群和 ITT 人群的临床症状的累积缓解率。

表 10-1　重要临床症状的中位缓解时间

分析人群	安慰剂		扎那米韦		差异(95% CI)	P	缓解率差(%)
	n	中位数	n	中位数			
ITT	228	6.5	227	5.0	1.5(0.5–2.25)	0.011	23
流感阳性	160	6.0	161	4.5	1.5(0.5–2.25)	0.004	25
A 型流感	109	6.5	105	4.5	2.0(0–3.0)	0.015	31
B 型流感	51	6.0	56	4.51	1.5(0–3.0)	0.120	25
高风险	39	8.0	37	5.5	2.5(−1.0–8.0)	0.048	31
高风险且流感阳性	28	8.25	24	5.0	3.25(−1.75–8.50)	0.161	39

　　对次要疗效指标的分析表明,扎那米韦组恢复正常活动的天数少于对照组(ITT 和流感阳性人群中 P 均 <0.001)。第 1~5 天和整个研究期间,各症状评分扎那米韦组也低于对照组。研究也表明,使用扎那米韦的高风险病人,发生并发症及合并抗生素的比例明显低于安慰剂组,P 分别为 0.004 和 0.025。

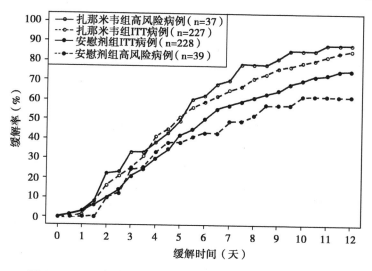

图 10-1 ITT 人群和高危人群中试验组和对照组累积缓解率

安全性评价表明,使用扎那米韦的病例中,有 83 例(37%)发生不良事件,低于安慰剂组的 98 例(43%)。不良事件主要包括气管炎、咳嗽、下呼吸道感染、鼻窦炎及腹泻,等等。

10.3 统计学解读

根据不同的分析目的,临床试验中需要用到不同的数据集。这里主要讨论不同数据集的定义。最常用的数据集有意向性分析数据集(ITT)、符合方案集(PP)和安全数据分析集(SS)等。有时,针对一些特殊的适应证,还会有其他数据集的定义,如本案例。为了避免在统计分析过程中有目的地选择子样本来分析从而得到具有倾向性的结论,所有数据集的定义和选择应在临床试验方案和统计分析计划中加以明确,并在揭盲之前定稿。

Q10.1 临床试验中有哪些常用的数据集?

临床试验中,不同性质的指标反映了试验的不同侧面,有的指标反映试验的依从性,有的反映试验药物的有效性,有的反映了药物的安全性,等等。很难找到一个指标能够全面反映临床试验的总体效果。因此,对于不同的指标,分析所基于的数据集不同。临床药物试验分析所使用的数据需要遵循以下两个原则:①使得偏倚最小;②控制 I 型错误的增加。

随机化是控制偏倚的方法之一。为了控制选择偏倚,就应该尽可能维持受试者的随机性,因此,临床试验分析数据集的定义必须遵循意向性(intention to treat,ITT)原则。所谓意向性原则是指,基于随机分组的结果,受试者按试验事先计划好的治疗方案进行分组的一种数据集定义和统计分析策略,而不管这些受试者是否依从试验计划的分配,以及实际接受的是何种处理。有时又称为 as randomized 数据集。ITT 原则可简单描述为 "once randomized, always analyzed"。例如,假设试验组有 100 名受试者,但是只有 80% 的受试者接受了试验药物,根据意向性原则,数据分析时试验组需要包括所有 100 名受试者的信息,虽然其中的 20 名受试者并没有真正接受试验组药物的治疗。

　　ITT 原则虽然看起来不合理,但有其自身的优点:第一,ITT 原则最大限度地维持了试验的随机性,而随机性是控制混杂的重要手段,也是统计分析的基础。因此,ITT 原则也就最大限度地维持了不同处理组间基线的均衡性;第二,在安慰剂对照试验中,采用 ITT 原则有可能缩小试验组和对照组的疗效之差,故基于 ITT 数据集的分析属于一种保守的估计,虽然统计学上是有偏估计,但是控制了 I 类错误,符合药品审评的一般原则。

　　ITT 只是一个原则,实际临床试验中,随机分组后的受试者可能没有参与临床试验就撤回知情同意,或者没有基线记录,把这些患者包含在分析集中,可能不尽合理。因此基于实际的考虑,在定义分析数据集时,在尽可能遵循 ITT 原则的基础上会根据实际情况做适当的修正,这样得到的数据集称为调整的 ITT 数据集(modified ITT,mITT)。

　　然而,目前临床试验中对 mITT 数据集并没有清晰的定义,也没有一个公认的指导性原则,这就可能出现因为数据的整理和调整而导致分析结果的偏倚。因此,在制定数据分析计划时应该清楚地描述各数据集的定义,并且在后续分析时不能随意变动。对 mITT 数据集分析的结果也应该谨慎地进行解释,并评价结果中可能存在的偏倚。

　　全分析数据集(full analysis set,FAS):根据意向性分析的基本原则,主要分析应包括所有经随机化分组的受试者。全分析集是指尽可能接近意向性原则确定的理想的受试者集,该数据集由所有随机化的受试者中以最小的和合理的方法剔除不符合条件者后得到的受试者集合,也是一种 mITT 数据集。临床试验的文献中,常将 mITT、FAS 统称为 ITT,阅读文献时需加以区别。

　　在选择全分析集进行统计分析时,需要对主要变量的缺失值进行估计。一般将最近一个时点所观察到的结果结转(last observation carry forward,LOCF)到当前(参见案例 2),或用其他估计方法,如期望极大化算法(expectation maximization algorithm,EM)和多重填补(multiple imputation,MI)(参见案例 4)。

　　符合方案数据集(per protocol set,PPS):亦称"合格病例"或"可评价病例"样本,是全分析集的一个子集,这些受试者符合试验方案、依从性好、试验期间未服用禁止药物、完成病例报告表(case report form,CRF)规定填写内容。

　　安全性数据集(safe analysis set,SS):指服用过试验药物并至少有一次安全性评价记录的病例。

　　临床试验中主要疗效指标到底采用哪一种数据集一直没有定论。通常认为,在安慰剂对照、优效性试验中,主要疗效指标采用 ITT 原则确定数据集,例如全分析集,或 mITT;而在等效性或非劣效性试验中,主要疗效指标采用 PP 集。这样做可能是一种保守的估计,能控制假阳性。实际工作中,对主要变量的统计分析,可分别选用全分析集和符合方案集的数据进行分析,当以上两种数据集的分析结论一致时,可以加强试验结果的可靠性。若 ITT 和 PP 数据集分析结果不一致,需要分析不一致的原因。无论采用哪种数据集进行分析,均需在试验方案中事先定义。

　　最近一项系统性的研究表明,过去几年临床试验中基于 mITT 的数据分析明显增加。根据这项调查,在 475 项至少一次涉及 mITT 数据集的临床试验中,偏离 ITT 原则的原因各有不同,其中 55% 的试验与受试者接受的处理有关,41% 与基线后评估(post-baseline assessment)有关,25% 与基线评估(baseline assessment)有关,22% 因为受试者缺少具体的测量结果或诊断结果,虽然这些受试者进行了随机化但是在后续的分析中仍被排除在分析之外,5% 因为受试者失访。40% 试验报告了一种偏离 ITT 原则的原因,55% 报告了两种或更多原因。

有时,在文献中会出现 as randomized 数据集和 as treated 数据集。事实上,as randomized 数据集就是 ITT 所定义的数据集。as-treated 数据集是按受试者实际所接受的处理(试验药 *vs* 对照药)划分形成的人群,例如某受试者在随机分组时被分配至对照组,但在实际开展临床试验过程中,该受试者使用了试验药物,故在分析时作为试验组处理。然而,as treated 数据集是一个不严格的定义,很多人误将其当为 PP 集。此外,从字面上理解 as treated,是以实际处理来分组,故存在着破坏随机性的可能。

在实际工作中,还可能存在着诸多特殊情况。例如,依从性差的受试者该如何分组? 对于既接受了试验组又接受了对照组药物的受试者,该如何分组? 如果受试者分配到对照组而接受了试验组药物的治疗,但也没有严格按照试验组要求实施,该如何分组? 因此,在选择和定义数据集时需要谨慎。

Q10.2　什么是细菌/病毒阳性分析人群?

本研究定义了流感阳性分析人群。这里的阳性分析人群是指所有随机化的受试者中经病原学检测确认为流感的病人。类似的,一些目标疾病为细菌感染的临床试验中,也往往会针对细菌阳性分析人群进行分析,例如一些与抗生素有关的临床试验。实际上,这些阳性分析人群,也属于修正的意向性分析人群(modified ITT,或 mITT),即在 ITT 分析中采取一些合理的手段排除掉一些病例后的分析人群。

这些病毒或细菌感染,往往急性起病,且病情自行缓解速度较快。例如,流感的自愈倾向较为明显,若出现症状后不在一定时间内迅速治疗,病人症状可能会逐渐缓解,从而无法体现出治疗本身的作用。因此,病人前来就诊后,若等病原学检查的结果确认为流感病人后再入组,会耽误 1~2 天的时间,而从本临床试验的结果来看,试验药和安慰剂的差异也就在 1 天左右。因此在统计分析时,将病原学阳性的病人作为分析人群进行分析。当然,研究者也必须采取一定的措施,保证阳性分析人群的人数不至于过少。本研究首先在人群中进行监测来确认社区是否出现流感暴发。一旦病原学上确认是流感暴发,研究组立即通过合作媒体来推广这项研究,从而吸引尽可能多的流感病例,保证了所有入组的人群中确认为流感的病人达到足够的比例。

临床试验中,如果要定义新的分析集作为主要分析集,需要事先在方案中明确。样本量估计时需要充分考虑到新的分析集在所有受试者中的比例,并据此比例放大样本量,以确保新的分析集中有足够的样本维持一定的把握度。

Q10.3　什么是 Hodges-Lehmann 估计?

Hodges-Lehmann(HL)法是一种非参数方法,用于估计两个总体的差值中位数。

假设试验组和对照组分别有 n_1,n_2 个受试者,观测值分别用 y_{1i},y_{2j}($i=1,2,\cdots,n_1$;$j=1,2,\cdots,n_2$)表示。计算试验组和对照组观测值所有可能的差值 $d_{ij}=y_{1i}-y_{2j}$,共 $m=n_1\times n_2$ 个,则 m 个差值的中位数即为试验组与对照组差值中位数的 Hodges-Lehmann 估计。即

$$\hat{\Delta}=median\{(y_{1i}-y_{2j}),i=1,2,\cdots,n_1;j=1,2,\cdots,n_2\} \tag{10.1}$$

其近似的 95% 可信区间下限为:$m=n_1\times n_2$ 个差值从小到大排在 C_α^*(取整)位次的数,上限为第 $(m+1-C_\alpha^*)$ 位次上的数。其中:

$$C_\alpha^* = \frac{n_1 n_2}{2} - z_{1-\alpha/2} \left(\frac{n_1 n_2 (n_1+n_2+1)}{12} \right)^{1/2} \tag{10.2}$$

也可以用确切概率法计算可信区间。相应的 SAS 程序为：

```
PROC NPAR1WAY DATA=MyData HL;
    CLASS Group;      /* 分组变量 */
    VAR Y;            /* 解决变量 */
    EXACT HL;         /* 指定确切法计算 HL*/
RUN;
```

Hodges-Lehmann 估计值的可信区间也可以用 bootstrap 方法得到。

Q10.4　什么是 van Elteren 检验？

van Elteren 检验实际上是分层的 Wilcoxon 秩和检验。令 m 代表分层的个数，w_j 代表第 j 层中两组间 Wilcoxon 秩和检验的统计量，则 van Elteren 检验的统计量为

$$u = \sum_{j=1}^{m} \frac{w_j}{n_{1j}+n_{2j}+1} \tag{10.3}$$

其中，n_{1j} 和 n_{2j} 分别为两组的样本含量。检验的 P 值可以通过标准正态分布界值表得到。相应的 SAS 程序为：

```
PROC FREQ DATA=MyData;
    TABLE Center*Group*Y/CMH2 SCORES=ModRidit;
RUN;
```

Q10.5　什么是 bootstrap 估计？

Bootstrap 方法是美国斯坦福大学统计学教授 Bradley Efron 在 20 世纪 70 年代创立的一种再抽样方法（resampling method），又称基于样本的随机模拟方法（data-based simulation methods）。Bootstrap 方法结合早期的再抽样思想 - 刀切法（jackknife），确立了基于计算机模拟的统计方法的新体系。自 1979 年他的第一篇关于 bootstrap 的文章发表至今，bootstrap 方法引起了理论研究学者和统计应用者的广泛关注。

Bootstrap 法是以现有样本为基础的模拟抽样统计推断法，可用于研究一组数据的某统计量的分布特征，特别适用于那些难以用常规方法导出的参数的区间估计、假设检验等问题。

Bootstrap 的基本思想是：在原始样本中（样本量为 n）作有放回的抽样，原始数据中每个观察单位每次被抽到的概率相等，为 $1/n$，样本含量仍为 n。所得新的样本称为 bootstrap 样本。于是，每个 bootstrap 样本可以得到参数的一个估计值，这样重复 B 次。参数的 bootstrap 估计就是基于这些 bootstrap 样本的统计量。例如，统计量的标准误的估计

$$SE(\theta) = \left[\frac{1}{B-1} \sum_{1}^{B} (\theta^B - \overline{\theta}^B)^2 \right]^{1/2} \tag{10.4}$$

式中 $\overline{\theta}^B = \sum \theta^B / B$。

根据 bootstrap 样本统计量的分布可以估计总体参数的一些性质，如分布特征，分布统计量的均数及标准差（误），总体参数的可信区间等。

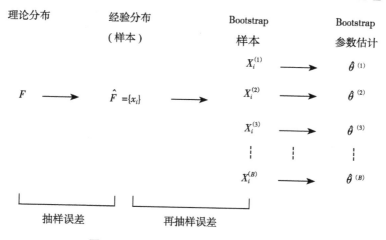

图 10-2 Bootstrap 参数估计的基本过程

例如,欲估计一组资料均数的 bootstrap 可信区间,可以从该资料中重复抽样 B=1000 次,每个样本的样本量与原样本相同,得到 1000 个 bootstrap 样本,对每个样本计算一个均数,得到 1000 个 bootstrap 样本均数,则该 1000 个 bootstrap 样本均数的 2.5%~97.5% 分位数即为该组资料均数的 95%bootstrap 区间估计。

同理,要计算 Hodges-Lehmann 中位数估计的可信区间,从该资料中重复抽样,对每个 bootstrap 样本计算 Hodges-Lehmann 中位数的估计,则得到 1000 个中位数,其 2.5%~97.5% 分位数即为 Hodges-Lehmann 中位数的 bootstrap 可信区间。SAS 程序为:

```
PROC NPAR1WAY DATA=MyData HL;
    CLASS Group;
    VAR Y;
    EXACT HL/MC ALPHA=0.05 N=5000 SEED=123456;
RUN;
```

10.4 统计学评价

本研究的主要疗效指标为症状缓解天数。考虑到缓解天数一般不符合正态分布假设,故作者采用 van Elteren 检验比较两组疗效差异。本资料也可以采用 log-rank 检验或 Cox 比例风险模型等生存资料的统计方法进行分析。若缓解率较低或失访率较高导致截尾率较高时,也可使用 Cox 比例风险模型。

在本临床研究中,高风险人群属于亚组,目的是分析在合并基础疾病,罹患流感后极易导致并发症的人群中扎那米韦的疗效情况。因此,不能作为一个数据集来定义,只能作为亚组来分析。安全性分析还是应当在所有随机化的受试者中进行。

理论上,样本量的估计应该与设计方法、检验方法相一致。本文在计算样本含量时,作者首先按照均数比较的 t 检验估计样本量。由于秩和检验的效率往往仅为相应参数检验的 $3/\pi \approx 95\%$(大样本时)。因此,作者在原样本量基础上放大 5%。这是非参数检验时估计样本量的常用做法。

(赵 杨 曾 平)

参 考 文 献

1. The MIST(Management of Influenza in the Southern Hemisphere Trialists) Study Group. Randomised trial of efficacy and safety of inhaled zanamivir in treatment of influenza A and B virus infections. *The LANCET*, 1998, 352:1877-1881.

2. International Conference on Harmonization. Guidance for Industry E9. Statistical Principals for Clinical Trials, 1998.

3. Sainani KL. Making Sense of Intention-to-Treat. *PM&R*, 2010, 2:209-213.

4. Gupta S. Intention-to-treat concept: A review. *Perspectives in Clinical Research*, 2011, 2:109-112.

5. Gillings D, Koch G. The Application of the Principle of Intention-to-Treat to the Analysis of Clinical Trials. *Drug Information Journal*, 1991, 25:411-424.

6. Abraha I, Montedori A. Modified intention to treat reporting in randomised controlled trials: systematic review. *BMJ*(Clinical Research Ed.), 2010, 340-348.

7. van Elteren P H. On the combination of independent two-sample tests of Wilcoxon. *Bulletin of the International Statistical Institute*, 1960, 37:351-361.

8. Hodges J L; Lehmann E L. Estimation of location based on ranks. *Annals of Mathematical Statistics*, 1963, 34(2): 598-611.

9. Efron B, Tibshirani RJ. An introduction to the bootstrap. New York: Chapman & Hall, 1993.

Case 11

三联抗HIV逆转录病毒治疗
——临床等效性试验

艾滋病,即获得性免疫缺陷综合征(acquired immunodeficiency syndrome,AIDS),是由人类免疫缺陷病毒(human immunodeficiency virus,HIV)感染所引起的以全身性严重免疫缺陷为主要特征的致命性传染病。自 1981 年首度发现艾滋病以来,HIV 的感染在世界范围内迅速流行。由于没有针对 HIV 的特效治疗方法,研制安全、有效的疫苗是控制 HIV 传播的重要手段之一。HIV 易感者通过接种疫苗,从而产生对 HIV 的特异抵抗力,提高免疫水平,达到预防、治疗的目的。

目前的抗逆转录病毒治疗的目标是实现长期抑制 HIV 的复制,从而延缓获得性免疫缺陷综合征(艾滋病)的进展并提高生存时间。但是,耐受性差,毒性作用,复杂的治疗方案导致的用药依从性差,细胞色素 P450 酶抑制或诱导的药物相互作用等问题显著影响了抗病毒治疗的效果及长期有效性。

11.1 试验方案简介

研究显示,阿巴卡韦作为单药治疗,能够降低逆转录病毒活性,效果与蛋白酶抑制剂接近,与拉米夫定 - 齐多夫定联合使用显示出可观的效果。为此,Staszewski 等进行了一项国际多中心临床试验,评价该三联治疗方案较之传统方案的有效性及安全性。

11.1.1 试验目的

评价阿巴卡韦-拉米夫定-齐多夫定三联治疗方案抗HIV逆转录病毒的有效性及安全性。

11.1.2 目标人群

艾滋病毒血清学检测阳性的成年患者。入组标准包括:
1)既往未经抗逆转录病毒治疗;
2)入组前21天内血浆 HIV RNA 水平至少 10 000 拷贝 /ml,CD4 细胞计数小于 100×10^6/L;
3)男性血红蛋白水平高于 10g/dl,或女性高于 9g/dl;中性粒细胞绝对值大于 1000/μl,血小板计数大于 $75\,000 \times 10^3$/μl;肌酐清除率高于 40ml/min,血清淀粉酶低于 1.5 倍正常值上限,胆红素水平 <1.5 倍正常值上限,转氨酶水平低于 5 倍正常值上限。

排除标准包括:

1）既往接受过抗病毒治疗；

2）或入组前 90 天内接受过 HIV 疫苗、免疫调节药物或放射治疗，或在入组前 30 天内接受过细胞毒性化疗方案；

3）孕妇或哺乳期妇女；

4）入组前 6 个月内处于临床期的胰腺炎或肝炎；

5）其他活跃期的 HIV 相关疾病。

入组、排除标准详见原文。

11.1.3　研究设计

国际多中心、双盲、阳性药物平行对照设计。

11.1.4　随机分组

随机化序列的区组长度为 8，按照初始 HIV RNA 水平（≤100 000 拷贝 /ml，>100 000 拷贝 /ml）进行中心分层随机化。试验组采用阿巴卡韦 - 拉米夫定 - 齐多夫定三联治疗方案；对照组采用茚地那韦 - 拉米夫定 - 齐多夫定三联治疗方案。受试者每天服用 16 片药物及安慰剂。前 4 周，每 2 周评价 1 次；5~48 周，每 4 周评价一次。评价内容包括血浆 HIV RNA 检测及血、尿、临床生化等安全性检查。

11.1.5　评价指标

（1）主要疗效指标

治疗 48 周后的病毒学抑制率（HIV RNA 水平≤400 拷贝 /ml）。

（2）次要疗效指标

治疗 48 周后的病毒显著抑制率（HIV RNA 水平≤50 拷贝 /ml）；HIV RNA 及 CD4 水平；临床进展情况；至病毒反弹时间。

（3）安全性评价指标

生命体征、血液学、临床生化、尿常规的改变；中重度不良事件发生率。

11.1.6　样本量估计

文中交代，根据疗效差值的 95% 可信区间在等效性界值（-12%，12%）内，估计得到每组需要入组 275 例，合计 550 例。

两个率的等效性检验所需要样本量可根据公式（11.2）。由于本例中没有提供对照组抑制率，也没有提出检验效能，因此无法准确重复样本量估计过程。

11.1.7　主要统计分析方法

对于疗效指标的评价基于 ITT 及 PPS 集。在 ITT 集中，剔除随机化但未用药的受试者，试验期间改变用药方案者、提前终止治疗者或连续 2 次评价缺失者视为治疗失败。随机化后按照方案治疗至试验结束者纳入 PPS 集。主要疗效指标为治疗 48 周后病毒抑制率（HIV RNA 低于 400 拷贝 /L），组间率差的 95% 可信区间于（-12%，12%）范围内则认为试验组与对照组等效。分析前，HIV RNA 水平经过 $\log_{10}$ 变换。HIV RNA 水平及 CD4 细胞计数采用扣除基线水平的曲线下面积(area under the curve minus baseline, AUCMB)进行描述,采用非参数法估计 AUCMB 的组间差异(ΔAUCMB)及 95% 可信区间进行统计比较。至病毒反弹时间的组间比较采用 Kaplan-Meier 估计及 Log-rank 检验,并按照基线 HIV RNA 水平进行分层分析。

11.2　主要结果与结论

11.2.1　研究流程

1997 年 8 月至 1998 年 6 月间,在美国、加拿大、澳大利亚和欧洲 73 个中心共筛选了 781 名患者,219 名患者不符合纳入标准或不愿意参加,最终共入组 562 名受试者,其中试验组 282 名,对照组 280 名(图 11-1)。

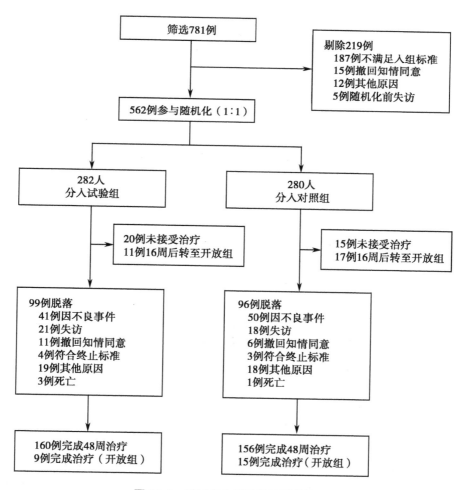

图 11-1　受试者入组及随访脱落情况

11.2.2　主要结果

人口学及基线指标组间均衡(表11-1)。经48周的治疗,基于ITT数据集的分析显示,试验组病毒学抑制率达50.76%(133/262),对照组51.32%(136/265),组间差异–0.6%,率差的95%可信区间为(–9%,8%),位于等效区间(–12%,12%)范围内,试验组与对照组呈临床等效性。PPS集分析显示,试验组病毒抑制率86%(125/145),对照组94%(130/139),组间率差–7%,95%可信区间(–14%,0%),尚不能显示等效。

表 11-1　试验组和对照组入组时的基本情况

观察指标		试验组	对照组
性别			
	男	246(87%)	241(86%)
	女	36(13%)	39(14%)
年龄,median(range),年		36(19~77)	36(19~66)
种族	白人	202(72)	206(74)
	黑人	47(17)	37(13)
	西班牙或拉丁美裔	25(9)	27(10)
	其他	8(3)	10(4)
CDC 疾病分级			
	A(轻度)	199(71%)	205(73%)
	B(中度)	59(21%)	50(18%)
	C(重度)	5(2%)	10(4%)
	缺失	19(7%)	15(5%)
HIV RNA,拷贝数/ml			
	10 000-100 000	180(64%)	176(63%)
	>100 000	102(36%)	103(37%)
	median(range),$\log_{10}$	4.85(3.67~6.58)	4.82(3.66~6.60)
CD4 水平,median(range)×10^6/L		359(50~1095)	360(74~1164)

对于显著抑制率,ITT集分析显示,试验组40%(104/262),对照组46%(121/265),组间差异–6%,95%可信区间(–15%,2%);PPS集结果显示,试验组69%(104/150),对照组82%(121/147),组间差异具有统计学意义(–13%,95%CI:–23%~–4%)。

基于ITT集的分层分析显示,在基线高HIV RNA水平组,试验组显著抑制率31%,低于对照组45%,组间差异–14%,95%CI(–27%,0),而低基线HIV RNA水平组的组间差异无统计学意义(–2%,95%CI:–13%~9%)。基于PPS集的分层分析结果类似:高基线组,组间差异–12%(95%CI–23%,–1%);低基线组,组间差异–17%(95%CI:–34%,0)。

试验组HIV RNA的中位AUCMB为–1.96 $\log_{10}$拷贝/ml,对照组–1.84 $\log_{10}$拷贝/ml,根据非参数法估计得到的组间差异及95%可信区间为–0.03(95%CI:–0.15,0.08);试验组CD4计数的ΔAUC为107×10^6/L,对照组93×10^6/L,组间差异中位数为–3(95%CI:–24~19)×10^6/L。

在安全性方面,恶心、乏力、头痛等药物相关的中重度不良事件(2~4级),以及严重实验室指标异常等比例在组间无明显差异。治疗期间,试验组发生 3 例死亡,其中 1 例与药物超敏反应有关;对照组发生 1 例因吸毒过量而导致的死亡。

11.2.3　主要结论

三联核苷类似物抗 HIV 逆转录治疗方案作为 HIV 感染者一线治疗方案,与传统三联治疗方案(蛋白酶抑制剂联合核苷类似物)等效。

11.3　统计学解读

该研究是一项临床等效性研究。

Q11.1　什么是等效性?

等效性包括生物等效性(bioequivalence)和临床等效性(clinical equivalence)。

所谓生物等效性是指同一药物的不同制剂或不同的药物产品其效用相当,以试验品(test)与参比品(reference)作比较,两药物的生物利用度(吸收率与吸收度)在生物体内相同,这往往通过 AUC、C_{max}、T_{max} 等药代动力学参数来表示。生物等效性试验多用于仿制药与专利药的评价。仿制药的评价基于这样一种假设,即:如果仿制药与参比药具有生物等效性,则其临床效果是相同的。基于这样一种假设,仿制药的评价如果能够说明其与参比药具有生物等效性,则无需进行额外的临床试验,即可以获得上市批准。如果没有办法说明具有生物等效性,则可以通过临床试验来确证。

所谓临床等效性是指同一药物的不同制剂或不同的药物产品其临床效果相同,包括有效性和安全性。

有些药物或其代谢产物在血液的浓度不容易测量,或局部给药时不能充分入血,无法测定其体内代谢情况;有些新药有着不同的使用途径或作用机制。对这些药品的等效性评价是生物等效性所不能解决的。此时需要借助于临床试验来评价。

本研究属于临床等效性试验,可以理解为:试验药与对照药在相同的试验条件下,显示出相似的有效性及安全性,差别在临床可接受范围内,即可认为两者疗效相等,或治疗等效。

Q11.2　临床等效与生物等效有何区别?

生物等效性指试验药及对照药具有相同的活性成分,在相同的试验条件下服用相同的剂量,其活性成分吸收程度及速度的差异无统计学意义。采用药代动力学指标进行组间的比较研究。较之临床等效性研究,主要有三个明显的差异:

(1) 对试验药物的要求不同:生物等效性试验要求试验药具有相同的活性成分,而临床等效性研究中,两种药物可能含有相同的活性成分及剂型,也可能含有相同的活性成分而具有不同的化学形式或剂型,甚或不同的活性成分(例如本例)。

(2) 评价指标不同:生物等效性试验通过一系列的药代动力学参数,来反映两种药物的生物利用度相同,即药物活性成分吸收进入体内的程度和速度相同。通过测量不同时间点的生物样本(如全血、血浆、血清或尿液)中药物浓度,获得药物浓度 - 时间曲线(concentration-time curve,C-T)来反映药物从制剂中释放吸收到体循环中的动态过程。并经过适当的数据,得出与吸收程度和速度有关的药代动力学参数,如基于非房室模型的药动学参数:曲线下面积(AUC,包括 AUC_{0-t},$AUC_{0-\infty}$)、达峰浓度(C_{max})、达峰时间(T_{max})、末端消除半衰期（$t_{1/2}$）、生物利用度（F）等，以及基于房室模型的药动学参数：表观分布容积（V）、吸收速率常数（Ka）、清除率（CL）等。通过统计学比较以上参数，判断两制剂是否生物等效。而临床等效性试验主要从临床疗效及安全性角度进行评价，不同的试验设计，具体评价指标有所不同，例如本例中的 HIV RNA 抑制率作为主要疗效评价指标。

（3）试验设计的差异：除一些特别的病种，例如肿瘤等，生物等效性试验中的受试者多为健康志愿者，常采用交叉设计，样本含量相对较小；而临床等效性研究在患者中进行，交叉设计的应用范围有限，多为平行组设计，样本含量较大。

（4）等效界值不同：等效不是严格相等，而是其差别很小，在一定的可接受的范围之内。因此，无论是生物等效性还是临床等效性试验都要事先确定一个等效界值。生物等效性的界值有一个公认的标准，即试验药物与参比药物的平均生物利用度指标差值在 ±20% 范围，或者比值在 0.8~1.25。而临床等效性试验中，不同的研究、不同的指标其临床等效性界值是不同的，这需要在临床试验前充分讨论，得到同行认可，并与管理部门充分沟通，在临床试验方案中明确。

生物等效性研究和临床等效性研究的主要区别见表 11-2。

表 11-2　生物等效性研究与临床等效性研究的区别

	生物等效性	临床等效性
意义	用于比较两药的药代动力学参数是否相当。两种药物的吸收度、利用度没有明显差别，则认为两种药物的疗效等效	用于比较两药的临床疗效是否相当。两种药物的临床终点指标没有明显差别，则认为两种药物疗效等效
研究设计	推荐采用交叉设计，多为单中心试验	平行对照或交叉对照设计，多中心试验
参比药	拟仿制的药物	仿制药或疗效公认的阳性药物
目标参数	药物动力学参数（AUC、C_{max}、T_{max} 等）	一个或多个能反映药物疗效的临床终点指标
界值	公认且唯一的等效范围：$\mu_R \pm 0.2\mu_R$	无公认的统一界值。应根据各自的临床特点，即疾病的自然过程、已有药物的疗效、所选择的目标变量等综合考虑，由统计学家和临床医生集体商讨确定
统计方法	FDA 推荐采用线性回归模型的方差分析、双单侧检验、可信区间法等	采用意向性分析（intention-to-treat，ITT）、合格病例分析（per protocol，PP）、双单侧检验、可信区间法等
样本量	18~24 例	与等效性界值、I 型和 II 型错误等有关，且必须满足法规的最低样本量要求
作用	化学仿制药采用生物等效性研究不用做临床试验就可以申请注册	弥补生物等效性研究的不足，难以进行生物等效性研究可以考虑开展临床等效性研究

Q11.3　常用的等效性检验方法有哪些？

临床等效性统计分析方法分为可信区间法及假设检验法。

（1）可信区间法

估计两组均数或率的差值的 95% 双侧可信区间，如果可信区间的上、下界均在等效区间内，则推断为两组均数或率等效。此时的 I 类错误 α 则控制在 0.05 以内。图 11-2 中，B 和 C 满足等效性要求。本研究采用的就是可信区间法。

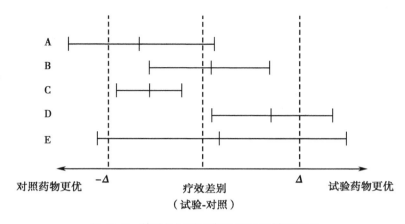

图 11-2 等效性试验可信区间法的结果示意

可信区间的计算可以直接采用有关公式计算,也可以根据模型估计,后者可以在校正协变量后得到校正的可信区间,更合理。因此推荐使用。

(2) 假设检验法

等效性假设检验一般用两次单侧检验,两个独立的单侧检验在相同的检验水准 $\alpha/2$ 条件下,同时拒绝零假设,则认为两药物等效,称为双单侧检验(two one-sided test):

$$H_{0L}: \pi_T - \pi_S \leqslant -\Delta \qquad vs \qquad H_{1L}: \pi_T - \pi_S > -\Delta$$

$$H_{0U}: \pi_T - \pi_S \geqslant \Delta \qquad vs \qquad H_{1U}: \pi_T - \pi_S < \Delta$$

此时的总 I 类错误亦控制在 α 以内。FDA 法规要求双单侧检验的检验水准为 0.025。当试验多于两组时,I 类错误的控制请参考 Lauzon 的研究。

两组均数比较等效性检验的 SAS 程序为:

```
PROC TTEST DATA=MyData TEST=DIFF TOST(-12,12);
    VAR Y;
    BY Group;
RUN;
```

两组率比较等效性检验的 SAS 程序为:

```
PROC FREQ DATA=MyData;
    TABLE Group*Y/CL RISKDIFF(EQUIVALENCE MARGIN=(-0.12,0.12));
RUN;
```

Q11.4 如何确定临床等效性界值?

证明两种药物完全等效(数值上相等)是行不通的,于是换个角度,定义一个可接受的疗效差别区间 $(-\Delta, \Delta)$。若两组疗效差别落在此区间内,则认为等效。生物等效性研究中 FDA 法规推荐的界值为(80%,125%),而针对临床等效性研究,很难给出一个统一的参考区间。Δ 的选定应由临床专家、监管机构、统计学者根据各自的临床特性,即疾病的自然过程、已有药物的疗效、所选择的目标变量等综合考虑,审慎确定。本文即是如此。

等效性界值,另外一个重要的作用是尽可能降低无效试验药物获批的风险,因此界值的确定常常参考阳性对照药物与安慰剂的优效性试验结果,即: $\Delta = f \cdot (T-C)$,其中 T 为阳性对照药物的疗效,C 为相应的安慰剂对照的疗效,f 为 0~1 之间的数字。f 越大则上述风险越大,

f越小则所需的样本量越大。

Q11.5　如何确定等效性试验所需样本量?

(1) 两样本均数的比较

两样本均数比较时,等效性检验所需样本量的估计,需要提供如下设计参数:

σ:试验组或对照组主要指标的标准差的估计值;

Δ:等效界值;

α:试验中第Ⅰ类错误的上限;

$1-\beta$:检验把握度。

有了这4个参数并假设两组样本量相同,就可以估计试验所需样本量了。

估计每组样本量 n 为:

$$n = 2 \times \left[\frac{(z_{1-\alpha} + z_{1-\beta/2})\sigma}{\Delta} \right]^2 \tag{11.1}$$

SAS软件中两组均数比较等效性检验的样本量估计程序为:

```
PROC POWER;
    TWOSAMPLEMEANS              /* 指定两组均数比较 */
        TEST=EQUIV_DIFF        /* 指定为等效性检验 */
        LOWER=-2               /* 等效性界值的下限 */
        UPPER=2                /* 等效性界值的上限 */
        MEANDIFF=0             /* 组间差值,一般设为0*/
        STDDEV=5               /* 标准差 */
        GROUPWEIGHTS=(1 1)     /* 样本量之比 */
        ALPHA=0.05            /* 检验水准 */
        POWER=0.90            /* 把握度 */
        NTOTAL=.;             /* 待估参数 */
RUN;
```

理论上,试验组与对照组的总体均数可以不等,当试验组总体均数与对照组总体均数不等时,所需样本量会发生改变。但实际临床试验设计中均假设为相等,因此这里只考虑了相等的情况。从逻辑上讲,如果已知试验组总体均数与对照组总体均数不等,就没有必要进行等效性检验了。

(2) 两样本率的比较

两个有效率比较时,等效性检验所需样本量的估计,需要提供如下设计参数:

π:对照组的有效率估计值,并假设试验组与对照组相等;

Δ:等效界值;

α:试验中第Ⅰ类错误的上限;

$1-\beta$:检验把握度。

有了这4个参数,就可以估计试验所需样本量了。估计每组样本量 n 为:

$$n = \frac{(z_{1-\alpha} + z_{1-\beta/2})^2 \cdot 2\pi(1-\pi)}{\Delta^2} \tag{11.2}$$

SAS软件中两组有效率等效性检验的样本量估计程序为:

```
PROC POWER;
    TWOSAMPLEFREQ                        /* 指定两组率比较 */
        TEST=PCHI                        /* 指定假设检验的方法 */
        NULLPROPORTIONDIFF=0.10          /* 等效性检验的界值 */
        GROUPPS=(0.70 0.85)              /* 各组的发生率 */
        GROUPWEIGHTS=(1 1)               /* 样本量之比 */
        ALPHA=0.05                       /* 检验水准 */
        SIDES=1                          /* 此次必须指定为单侧检验 */
        POWER=0.90                       /* 把握度 */
        NTOTAL=.;                        /* 待估参数 */
RUN;
```

同理,这里也仅仅考虑了试验组与对照组总体率相等及两组样本量相同的情况。

Q11.6 什么是 AUC,如何确定 AUC 的 95%CI?

AUC,指的是曲线下面积(area under the curve),例如生物等效性试验中的时间 - 血药浓度曲线下面积(AUC_{0-t}),及 ROC 分析中的 AUC;不同的研究,计算方式有所区别。本例中,AUC 指的是 HIV RNA 浓度 - 随访时间曲线的曲线下面积,而评价指标为 AUCMB(area under the curve minus baseline),以此扣除基线及随访时长对指标的影响,计算公式如下:

$$AUC = \frac{\sum_{t=2,4(4)T_{max}}\left[(\log_{10}RNA_t + \log_{10}RNA_{t-1})\frac{T_t - T_{t-1}}{2}\right]}{T_{max}} - \log_{10}RNA_0 \tag{11.3}$$

其中 RNA 水平经过 $\log_{10}$ 变换,t 为评价时间,T_{max} 最长随访时间(本例为 48 周),按照设计,前 4 周每 2 周评价 1 次,5~48 周每 4 周评价一次。CD4 计数水平的 AUCMB 公式类似。

另外,文中提及采用非参数方法估计 AUCMB 的 95% 可信区间,但并未说明具体方法。若采用 Bootstrap 再抽样法,则首先估计每位受试者的 AUCMB,然后从试验组及对照组中分别按照 100% 的抽样比例抽出一个随机样本,分别估计试验组的中位 AUCMB($\hat{\lambda}_{t1}$)、对照组的中位 AUCMB($\hat{\lambda}_{c1}$)、及两组中位 AUCMB 之差 $\Delta A = \hat{\lambda}_{t1} - \hat{\lambda}_{c1}$;重复此随机抽样 1000 次,则可获得试验组及对照组的中位 AUCMB 以及两组中位 AUCMB 之差的抽样分布。若采用百分位数法估计可信区间,则相应的 2.5%、97.5% 分位数即为可信区间上下限。例如本例中,两组 AUCMB 平均水平之差及可信区间为 –0.03(–0.15,0.08)。

11.4 统计学评价

本研究中等效性界值 12% 是临床专家与 FDA 共同讨论决定的。由于未详细交代样本含量估计方法及参数,因此本研究样本量无法重复出来。据作者尝试,当对照组总体抑制率设为 76%,$\delta=0$,$\alpha=0.05$,$\beta=80\%$ 时,每组 275 例。

另外,本例中 ITT 集的分析得到了试验药与对照药等效的结论,但是 PPS 集无统计学意义。两者的差异的原因可能有 3 个:①本例的脱落率较高,试验组 45%,对照组 48%,PPS 集的样本量太少,检验效能不足;②从病毒抑制率来看,PPS 集的抑制率远远高于 ITT 集的结果,说明脱落人群存在偏倚,即疗效较差的人群存在更高的脱落概率;③由缺失值填补方法造成。

这是一个国际(美国、加拿大、澳大利亚和欧洲)多中心临床试验,临床试验中受试者血清样本的实验室检查是在 Covance 公司分设立在瑞士的日内瓦、美国的印第安纳波利斯和澳大利亚的悉尼的中心实验室进行的,由于在一个公司的中心实验室检测,能很好地控制系统误差。但是,毕竟不是在一个实验室检测,难免有系统误差。因此,中心效应还是要考虑的。

传统假设检验差别无统计学意义($P>\alpha$)与等效性假设试验等效($P\leqslant\alpha$)是两个不同的概念。前者表示现有数据因例数少,或变异度大或参数本身接近等原因,尚不能作出两组差别有统计学意义的结论;后者表示根据临床专业上的界值标准及统计上的 α 水准,可作出两组等效且有统计学意义的结论。从理论及实际资料分析看,传统假设检验所得结论"两组差别无统计学意义",不一定表示"两组等效";同样,若"两组等效",按传统假设检验,也有可能会得到"两组差别有统计学意义"的结论。因此,传统假设检验意义下的结论不可代替等效性假设检验的结论。

(魏永越)

参 考 文 献

1. Staszewski S, Keiser P, Montaner J, et al. CNAAB3005 International Study Team. Abacavir-lamivudine-zidovudine vs indinavir-lamivudine-zidovudine in antiretroviral-naive HIV-infected adults: A randomized equivalence trial. JAMA, 2001 Mar 7, 285(9): 1155-63. PMID: 1123-1744.

2. Lauzon C, Caffo B. Easy Multiplicity Control in Equivalence Testing Using Two One-sided Tests. Am Stat, 2009, 63: 147-154.

3. Chang M. Adaptive design theory and implementation using SAS and R. Boca Raton: Chapman & Hall/CRC, 2008.

Case 12

HIV抗病毒治疗中两种监测方案的比较
——临床非劣效性试验

　　HIV 抗病毒治疗在非洲取得了前所未有的发展,但由于非洲的卫生基础设施相对陈旧,大部分情况下缺少实验室的毒性及有效性常规监测。是否应该提供常规的实验室监测,还是继续为 HIV 感染者提供一线及二线抗病毒治疗,在当前经济危机背景下,已经成为当地管理部门激烈争论的话题。

　　在发达国家,抗病毒治疗者须接受约每 3 个月一次的常规实验室检查。由于检测需要昂贵的仪器和持续的资源投入,对于欠发达国家(例如非洲国家)来说是个沉重的负担。而常规实验室监测到底能否为 HIV 抗病毒治疗者带来显著的疗效改善,是决策部门极为关注的问题,目前尚无公开发表的研究支持这一假说。

12.1　试验方案简介

本研究主要探讨在非洲 HIV 抗病毒治疗中,是否有必要进行常规的持续的实验室监测。

12.1.1　试验目的

评价在有无常规实验室监测情况下 HIV 抗病毒治疗的有效性及安全性。

12.1.2　目标人群

具有 2~4 级症状的,HIV 感染 18 年以上,CD4 水平低于 $200/\mu l$,且未经过抗病毒治疗的非母婴传播的患者。

12.1.3　研究设计方法

开放,多中心、平行对照,非劣效设计。

12.1.4　随机分组方法

按照研究中心,初始 CD4 水平($\leqslant 99/\mu l$,$>99/\mu l$)、一线治疗方案进行中心分层随机化。采用变化的区组长度生成随机化数据序列。试验组采用临床驱动的监测方案(clinical driven monitoring,CDM);对照组采用实验室及临床驱动的监测方案(laboratory and clinical monitoring,LCM),组间比例为 1∶1。3321 例受试者接受随机化,其中 600 名受试者被分配至一个嵌套的随机双盲安慰剂对照临床试验,将被随机化至奈韦拉平(nevirapine)或阿巴卡韦(abacavir)组(该实验简称 NORA)。

12.1.5　评价指标

(1) 主要疗效指标

考虑两个主要疗效指标:自治疗起至进展 WHO 4 级或死亡时间;至严重不良事件发生时间。需同时有统计学意义。

(2) 次要疗效指标

包括:死亡率;复发或进展至 WHO 4 级或死亡时间;一线治疗持续时间;HIV 病毒载荷。

(3) 安全性评价指标

3~4 度不良事件。

12.1.6　样本量估计

以 HR 作为统计评价指标,计划随访 4~6 年,组间比例为 1:1,HR 的非劣效性界值 Δ 设为 1.18,检验效能设为 80%,采用双侧 95% 可信区间法进行非劣效性分析,即非劣效单侧检验,检验水准为 0.025,文中提示结果为合计 3300 例。

12.1.7　主要统计分析方法

对于主要疗效指标的评价采用等比例风险模型并控制分层因素,试验组较之对照组的 HR 的双侧 95% 可信区间上限小于 1.18,则认为试验组非劣效于对照组。Kaplan-Meier 曲线,log-rank 检验及等比例模型用于进行至事件发生时间的组间比较,并按照随机化时指定的预后因素进行分层。广义估计方程(独立相关结构)用于多个时点的实验室指标及依从性的组间比较。所有的统计分析基于 ITT 集。

本临床试验注册号:ISRCTN13968779。

12.2　主要结果与结论

12.2.1　研究流程

共计筛选 6578 人,随机化 3321 人,其中 3 人在两个不同的试验中心分别随机化一次,分析时候仅保留第一次随机化结果;另外 2 人不符合入组条件被剔除。最终 3316 人纳入 ITT 数据集进行后续分析(图 12-1)。

12.2.2　主要结果

人口学及基线指标组间均衡(表 12-1)。试验组合计随访 7533 人年,对照组 7404 人年;失访率 7%。疗效评价基于 ITT 集。风险比 HR 为 1.31,95% 可信区间为 (1.14, 1.51),可信区间上限超过非劣效界值 1.18。CDM 组 283 人(17%)发生严重不良事件,LCM 组 260 人(16%)发生不良事件,两组间至严重不良事件发生时间的生存分析结果显示,HR 为 1.12,95% 可信区间 (0.94, 1.32),可信区间上限大于非劣效界值。

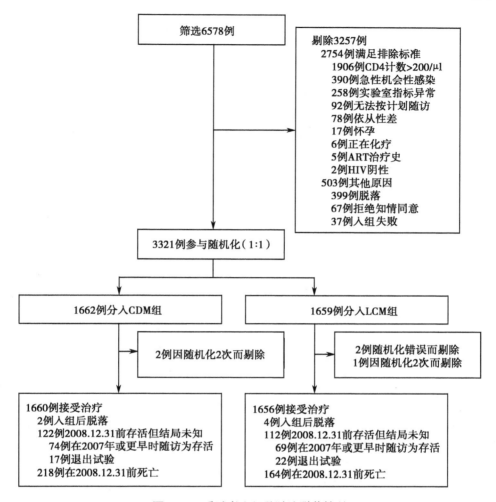

图 12-1　受试者入组及随访脱落情况

表 12-1　试验组和对照组入组时的基本情况

指标	CDM 组 (n=1660)	LCM 组 (n=1656)	指标	CDM 组 (n=1660)	LCM 组 (n=1656)
试验中心 *			WHO 分级		
1	511(31%)	509(31%)	2	310(19%)	363(22%)
2	499(30%)	498(30%)	3	948(57%)	916(55%)
3	151(9%)	149(9%)	4	402(24%)	377(23%)
4	499(30%)	500(30%)	口腔或食管念珠菌感染病史	856(52%)	831(50%)
性别,女	1064(64%)	1092(66%)	体重(kg)	57.6(10.6)	57.9(10.6)
自报的 HIV 男-女性传播	1648(99%)	1639(99%)	BMI 指数(kg/m^2)	21.7(3.9)	21.7(3.8)
年龄(岁),中位数(范围)	36(18~73)	36(18~67)	血红蛋白(g/L)	115(17)	115(18)
CD4 水平(/μl),中位数(范围)	86(1~199)	86(0~199)	肾小球滤过率	95.0(35.0)	92.3(28.9)
<50/μl 的比例	555(33%)	554(33%)	(ml/min/1·73m^2)		
HIV-1 RNA (log$_{10}$ copies/ml)	5.4(0.7)	5.4(0.7)	随机化之前服用复方新诺明	1034(62%)	1014(61%)

续表

指标	CDM 组 (n=1660)	LCM 组 (n=1656)	指标	CDM 组 (n=1660)	LCM 组 (n=1656)
一线治疗方案			奈韦拉平	123(7%)	124(7%)
富马酸泰诺福韦	1237(75%)	1232(74%)	既往抗病毒治疗史	65(4%)	65(4%)
阿巴卡韦,NORA	150(9%)	150(9%)	女性患者抗病毒治疗史(预	65(4%)	65(4%)
奈韦拉平,NORA	150(9%)	150(9%)	防母婴传播)		

*1:乌干达,恩德培;2:乌干达联合临床研究中心;3:乌干达,传染病组;4:津巴布韦,哈拉雷。

12.2.3　主要结论

暂无法得出临床驱动监测方案非劣效于实验室及临床驱动的监测方案的结论。

12.3　统计学解读

Q12.1　什么是非劣效性临床试验?

评价试验药物(T)的有效性一般采用优效性试验设计,多采用安慰剂(P)对照、空白对照、剂量组间对照或阳性药物对照(C),其中,安慰剂对照是最直接和高效的对照方式。但在某些临床实践中直接采用安慰剂对照存在伦理问题,如果已经有治疗某适应证的有效药物,且可预知由于延误治疗可能导致受试者死亡、病情进展、残疾或不可逆的医学损伤发生,则不宜单纯采用安慰剂对照。剂量组间对照也存在类似的问题。虽然采用阳性对照避免了伦理学风险,但通过临床试验评价试验药物优于公认的阳性对照往往有一定困难,尤其是在对照药物的疗效已经很好时。基于此,临床试验中提出了采用阳性对照的非劣效(non-inferiority,NI)试验设计,用于说明试验药物非劣效于对照药物。

Q12.2　如何确定非劣效性界值?

非劣效界值(non-inferiority margin)Δ 的确定是非劣效试验设计的关键。Δ 是一个有临床意义的值,它表示如果两个药物的疗效相差小于该值,则两者差别在临床上可以忽略;当试验药物的疗效比阳性对照药物的疗效相差小于 Δ 时,则认为试验药物的疗效非劣效于阳性对照药物。

Δ 的确定需特别慎重。若 Δ 选大了,可能会将药效达不到要求的药物判断为非劣效而推向市场;若 Δ 选小了,则可能会埋没一些本可推广使用的药物。Δ 的决定应该主要由临床专家确定,也可以由与统计学家商讨联合决定,但不是单独地依赖统计学家。注意,选定 Δ 时一定要从临床药效角度,结合以往的试验结果,必要时进行成本效益分析等诸多方面反复论证。与临床等效性界值的确定一样,所确定的非劣效界值 Δ 应得到同行专家的认可,并应及时与管理部门沟通,且在试验方案中明确。

非劣效界值一般根据阳性对照药物与安慰剂相比较的效应的既有证据来确定,特别是阳性对照药物为上市申请所做的大型临床试验,也包括阳性对照药物上市后的临床试验的结果。如果有多个临床试验结果可以借鉴,则可采用加权方法(例如 meta 分析)得到阳性对照药物与安慰剂相比较的综合效应。

首先要获得关于阳性药物的一些信息。不妨记 P 为安慰剂效应,C 为阳性对照药的效应,C–P 为阳性对照药物相对于安慰的效应值。不失一般性,假设所研究的指标数值越大表明疗效越好(简称高优指标), $(C-P)$ 的 97.5% 单侧可信区间限值为 $M(M>0)$,则在本次非劣效试验中的对照药的疗效可设为 $M_1(M_1 \leqslant M)$。在实际情况中,非劣效界值不应大于阳性对照药物与安慰剂对照的优效性试验中所确认有效的效应差值。一般设非劣效界值 $\Delta=(1-f)M_1$,$0<f<1$,即试验药物的疗效至少为阳性对照药物的 f 倍。f 一般取 0.5~0.8。例如,在心血管病药物的非劣效试验中常取 $f=0.5$。

非劣效界值的确定也可以根据临床经验来确定。例如,在抗菌药物临床试验中,由于阳性对照药的疗效公认且较高,以率作为主要指标时非劣效界值 Δ 直接设为 10%;抗高血压药物临床试验中,平均血压下降的非劣效界值可取为 0.67kPa(3mmHg)等。当难以确定时,可酌取 1/5~1/2 个标准差或参比组均数的 1/10~1/5。对两组率而言,有人建议 Δ 最大不应超过对照组样本率的 5%~10%,或直接用 10% 作为非劣效界值。

Δ 界值必须在试验的设计阶段决定并在试验方案中阐明,一旦确定,事后不得随意更改。除非发现新的 Δ 界值比原先选定的 Δ 界值更合理,在揭盲之前可作更正,并在修订方案中陈述理由。一旦揭盲,不得更改。

一个药物如果缺乏安慰剂对照的临床试验,不宜作为非劣效试验中的阳性对照药物,但可以作为优效性试验中的阳性对照药物。

Q12.3 常用的非劣效性分析方法有哪些?

非劣效性统计推断一般采用可信区间法,高优指标根据 C-T(低优指标根据 T-C)的双侧 95% 可信区间上限(或单侧 97.5% 可信区间的上限)是否大于非劣效检验界值进行统计推断。不同的疗效指标,可信区间估计方法有所差别。

图 12-2 示例中,试验 A 的可信区间上限 < 非劣效界值 M_2,试验药物非劣效于阳性对照药;试验 B 的可信区间上限 >M_2,而 <M_1,仅能解释为试验药优于安慰剂,而无法得出非劣效的结论;试验 C 中,虽然试验药疗效的点估计高于对照药,但是可信区间上限 >M_2,因此结论同试验 B;试验 D 的可信区间上限大于 M_1,提示目前无法间接推断试验药物优于安慰剂,更无从推断非劣效结论。

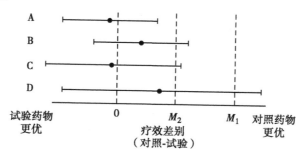

图 12-2 非劣效试验可信区间法的结果示意图(高优指标)

亦可采用假设检验法进行非劣效性统计推断,评价指标以疗效的差值为例:

$$\begin{array}{ccc}
\text{高优指标:} & & \text{低优指标:} \\
H_0: C-T \geqslant \Delta & & H_0: T-C \geqslant \Delta \\
H_1: C-T < \Delta & \text{或} & H_1: T-C < \Delta \\
\alpha=0.025 & & \alpha=0.025
\end{array}$$

根据不同的疗效指标,计算相应的统计量进行假设检验。

两组均数比较非劣效性检验的 SAS 程序：

```
PROC TTEST DATA=MyData TEST=DIFF H0=1.18 SIDES=L;
    VAR Y;
    BY Group;
RUN;
```

两组率比较非劣效性检验的 SAS 程序：

```
PROC FREQ DATA=MyData;
    TABLE Group*Y/CL RISKDIFF(NONINFERIORITY MARGIN=1.18);
RUN;
```

SAS 中暂未提供两组生存率比较非劣效性检验的过程或选项,用户需根据公式编程实现。

Q12.4　如何确定非劣效性研究所需样本量?

非劣效临床试验的样本量应符合统计学要求。临床试验中所需的样本量应足够大,以确保对所提出的问题给予可靠的回答。样本量估计方法通常与设计方法、主要指标数据类型及所采用的统计分析方法相关。

不妨设总 I 类错误为 α,检验把握度为 $1-\beta$。在非劣效性试验中,I 类错误、II 类错误的界值均取单侧。非劣效界值为 Δ。

(1) 主要疗效指标为二分类变量时

有效率为例,记对照组有效率为 P_C,试验组有效率为 P_T,试验组与对照组有效率之差为 $P_C-P_T=\delta$(通常假设为 0)。

若对照组的率为 P_C,组间率差 $\delta=0$,组间样本比例为 1∶1 时,则每组需要样本量为：

$$n=\frac{2(Z_{1-\alpha}+Z_{1-\beta})^2 \cdot p_c(1-p_c)}{\Delta^2} \tag{12.1}$$

当试验组∶对照组的样本比例为 r∶1 时,试验组及对照组样本量 (n_T, n_C) 估计公式为：

$$n_C=\frac{(Z_{1-\alpha}+Z_{1-\beta})^2 \cdot p_c(1-p_c)}{\Delta^2} \cdot \left(1+\frac{1}{r}\right) \tag{12.2}$$

$$n_T=n_C \cdot r$$

(2) 主要疗效指标为连续变量时

记 σ^2 为两组的合并方差,则每组需要的样本量为：

$$n=\frac{2(Z_{1-\alpha}+Z_{1-\beta})^2\sigma^2}{\Delta^2} \tag{12.3}$$

当试验组∶对照组的样本比例为 r∶1 时,试验组及对照组样本量 (n_T, n_C) 估计公式为：

$$n_C=\frac{(Z_{1-\alpha}+Z_{1-\beta})^2\sigma^2}{\Delta^2} \cdot \left(1+\frac{1}{r}\right) \tag{12.4}$$

$$n_T=n_C \cdot r$$

(3) 主要疗效指标为生存函数的风险比时

Log-rank 检验所需样本量：

$$n=\left[z_{1-\alpha}+z_{1-\beta}\right]^2 \times \left(\frac{1+\Delta}{1-\Delta}\right)^2 \tag{12.5}$$

在等效或非劣效试验中,笔者建议 $\lambda=1$。非劣效界值常取为 $\Delta=0.8\sim0.9$,或 $1.1\sim1.25$。

SAS 软件中两组均数比较非劣效性检验的样本量估计程序为：

```
PROC POWER;
    TWOSAMPLEMEANS                      /* 指定两组均数比较 */
        TEST=DIFF                       /* 比较组间差值 */
        NULLDIFF=0                      /* 原假设下组间差距,一般设为 0*/
        MEANDIFF=2                      /* 非劣效性界值 */
        STDDEV=8                        /* 标准差 */
        GROUPWEIGHTS=(1 1)              /* 组间样本量之比 */
        ALPHA=0.025                     /* 检验水准 */
        SIDES=1                         /* 单侧检验 */
        POWER=0.90                      /* 把握度 */
        NTOTAL=.;                       /* 待估参数 */
RUN;
```

SAS 软件中两组率比较非劣效性检验的样本量估计程序为:

```
PROC POWER;
    TWOSAMPLEFREQ                       /* 指定两组率比较 */
        TEST=PCHI                       /* 指定检验方法 */
        NULLPROPORTIONDIFF=0.10         /* 非劣效性界值 */
        GROUPPS=(0.70 0.85)             /* 两组发生率 */
        GROUPWEIGHTS=(1 1)              /* 样本量之比 */
        ALPHA=0.025                     /* 检验水准 */
        POWER=0.90                      /* 把握度 */
        SIDES=1                         /* 单侧检验水准 */
        NTOTAL=.;                       /* 待估参数 */
RUN;
```

SAS 软件中两组生存率比较非劣效性检验的样本量估计程序为:

```
PROC POWER;
    TWOSAMPLESURVIVAL                        /* 指定生存资料分析 */
        TEST=LogRank                         /* 指定检验方法 */
        GROUPWEIGHTS=(1 1)                   /* 样本量之比 */
        GROUPMEDSURVTIMES=(10 11.8)          /* 中位生存时间 */
        GROUPLOSSEXPHAZARDS=(0.021 0.021)    /* 脱落速率 */
        ALPHA=0.025                          /* 检验水准 */
        SIDES=1                              /* 单侧检验 */
        POWER=0.8                            /* 把握度 */
        ACCRUALTIME=0.01                     /* 入组时长 */
        FOLLOWUPTIME=5                       /* 随访时长 */
        NTOTAL=.;                            /* 待估参数 */
RUN;
```

上述程序中假设病例按指数分布脱落,5 年后的脱落率约为 $1-e^{5 \times -0.021}=10\%$。

Q12.5　期中分析的 I 类错误控制方法有哪些?

期中分析,是指正式完成临床试验前,按事先制订的分析计划,比较处理组间的有效性和安全性所作的分析。由于期中分析的结果会对后续试验的结果产生影响,因此,期中分析次数应严格控制。期中分析的安排、所采用的 I 类错误控制方案等应当事先制订计划并在试验方案中明确阐明。由于期中分析可能包含了非盲态数据及结果,因此所有参与试验的人员中,除直接实施期中分析的人员之外,其他人员必须对这类分析的结果保持盲态。

对于涉及早期终止的期中分析,则需要在样本量估计或统计分析时控制 I 类错误。常用的 I 类错误控制方法包括:Pocock、O'Brien-Fleming 等成组序贯法,Haybittle-Peto 原则,以及条件把握度法、预测概率法等 Bayesian 方法。

本研究中采用了 Haybittle-Peto 原则控制 I 类错误,即期中分析时,若 $Z \geq 3$ 或 $P \leq 0.001$,则提前终止或修改试验设计;最后一次统计分析仍采用 0.05 作为检验水准。由于 Haybittle 及 Peto 并未详细交代其统计学属性,因此又被称为非正式保守法(informal conservative)。SAS 的 SEQDESIGN 过程提供了广义 Haybittle-Peto 法,可为不同的期中分析估计不同的界值。

12.4 统计学评价

文中未交待具体样本量的估计方法,笔者以 Log-rank 检验法为例,样本量公式为:

$$\lambda = 10/11.8 = 0.8475$$

$$n = \left[z_{1-\alpha} + z_{1-\beta} \right]^2 \times \left(\frac{1+\lambda}{1-\lambda} \right)^2 = (1.96+1.282)^2 \left(\frac{1+0.8475}{1-0.8475} \right)^2 \approx 1550$$

$$D = \frac{\left[z_{1-\beta}(1+\Delta) + 2z_{1-\alpha}\sqrt{\Delta} \right]^2}{(\Delta-1)^2} = \frac{(0.84 \times 2.18 + 2 \times 1.96 \times \sqrt{1.18})^2}{0.18^2} = 1144.47$$

其中 D 为出现结局的总人数。设对照组的事件发生率为 10/100 人·年,随访 5 年,则总样本量为 D/0.4 ≈ 2862 例,若考虑 10% 的脱落率,则合计需要 3180 例,每组 1590 例。略低于实际估计结果。

本研究中考虑了两个主要终点指标,即进展时间和严重不良事件。由于需要两者均有统计学意义,即有效性和安全性同时非劣效于对照组,此时,无需校正 I 类错误。

(魏永越)

参 考 文 献

1. DART Trial Team. Routine versus clinically driven laboratory monitoring of HIV antiretroviral therapy in Africa (DART):a randomised non-inferiority trial. Lancet,2010 Jan 9,375(9709):123-131.
2. Chow S C,Shao J,Wang H. Sample size calculations in clinical research. Boca Raton:Chapman & Hall/CRC, 2008.
3. Grant A M,Altman D G,Babiker A B,et al. Issues in data monitoring and interim analysis of trials. Health technology assessment,2005,9:1-238,iii-iv.
4. Committee for Proprietary Medicinal Products(CPMP). Points to Consider on Switching Between Superiority and Non-Inferiority. 2000. http://www.emea.europa.eu/pdfs/human/ewp/048299en.pdf.
5. Siobhan ES,Scott SE. Bio-creep in non-inferiority clinical trials. Stat Med,2010,29(27).
6. US Department of Health and Human Services,Food and Drug Administration Center for Drug Evaluation and Research(CDER),Center for Biologics Evaluation and Research(CBER). Guidance for Industry Non-Inferiority Clinical Trials. 2010. http://www.fda.gov/Drugs/Guidance Compliance Regulatory Information/ Guidances/ default.htm.
7. CCTS. 非劣效临床试验的统计学考虑. 中国卫生统计,2012,29(2):270-274.

Case 13

超长效德谷胰岛素与甘精胰岛素治疗1型糖尿病
——临床非劣效性试验

1型糖尿病属于自身免疫性疾病,由于自身免疫系统破坏产生胰岛素的胰岛 β 细胞,导致体内胰岛素水平绝对缺乏。1型糖尿病患者须要及时补充基础胰岛素。2005年,一项具有里程碑意义的临床试验阐述了密集的皮下注射基础胰岛素及餐前大剂量胰岛素的治疗方案能够显著改善1型糖尿病患者的血糖控制效果并降低长期并发症风险,并发表在了《新英格兰医学杂志》上。但是,由于体外补充胰岛素治疗无法完全模仿体内胰岛素代谢的昼夜差别,因此夜间低血糖为常见的不良事件;另外,长效胰岛素无法提供24小时的有效基础剂量,因此临床上急需一种超长效胰岛素以更长效更平稳地维持1型糖尿病患者的胰岛素基础剂量。

13.1 试验方案简介

德谷胰岛素(Degludec)是诺和诺德(Novo Nordisk)公司研发的超长效胰岛素,皮下注射该胰岛素可以缓慢释放到血液循环系统,半衰期25小时,持续释放超过40小时。

13.1.1 试验目的

评价德谷超长效胰岛素较之甘精长效胰岛素作为基础剂量,治疗1型糖尿病的有效性及安全性。

13.1.2 目标人群

成年1型糖尿病患者。入组标准:年龄≥18岁,病程1年以上,接受过基础剂量-餐前剂量治疗方案1年以上,糖化血红蛋白(HbA_{1c})≤10%,BMI≤35kg/m²。排除标准详见此例原文附件。

13.1.3 研究设计方法

国际多中心、随机平行对照,开放,非劣效设计。

13.1.4 随机分组方法

试验组与对照组样本量比例为3:1,采用中心应答系统或网络随机系统进行随机化。

试验组使用德谷超长效胰岛素每日一次维持基础剂量,联合餐前使用速效胰岛素;对照组使用甘精胰岛素每日一次维持基础剂量,联合餐前使用速效胰岛素;受试者接受治疗并随访52周。

13.1.5　评价指标

(1) 主要疗效指标

基于ITT(intention-to-treat)数据集,治疗52周后的糖化血红蛋白(HbA$_{1c}$)下降值。

(2) 次要疗效指标

HbA$_{1c}$达标率;

空腹血糖(fasting plasma glocuse,FPG)下降值;

餐前自测血糖(self-measured plasma glucose,SMPG)下降值;

生活质量(health-related quality of life,HRQoL)。

(3) 安全性评价指标

夜间低血糖及总低血糖发生次数。

13.1.6　样本量估计

以HbA1c下降值作为主要疗效指标,设组间差异为0,治疗前后HbA1c差值的标准差为1.1%,非劣效界值0.4%,Ⅰ类错误0.025,检验效能95%,根据非劣效检验样本量估计公式计算:

$$N=\left(\frac{1}{Q}+\frac{1}{1-Q}\right)\left[\frac{(z_{1-\alpha}+z_{1-\beta})\sigma}{\Delta}\right]^2=\left(\frac{1}{0.25}+\frac{1}{0.75}\right)\left[\frac{(1.960+1.645)\times1.1}{0.4}\right]^2=524.2$$

据此,对照组需要524.2/4≈132例,试验组需要132×3=396例,合计528例。考虑15%的脱落率,则合计需要528/0.85=621.18例,据此对照组需要621.18/4≈156例,试验组需要156×3=468例,合计624例。相应SAS程序可参考案例12中Q12.4节。

13.1.7　主要统计分析方法

基线情况及不良事件采用均数(标准差)或频数(百分比)进行统计描述。治疗52周后的HbA1c、FPG、SMPG、HRQoL、胰岛素剂量、体重、血脂水平采用ANOVA;治疗期间,组间低血糖发生率之比采用负二项回归估计而得;同时,在胰岛素剂量及血糖控制稳定后(16~52周),对于低血糖发生率的组间比较进行了事后分析(post-hoc analysis);上述模型皆调整基线降血糖治疗方案、性别、年龄、地区及基线水平。每天9次的SMPG采用了重复测量模型进行分析。从基线起至首次FPG低于5.0mmol/L的时间,采用Cox模型进行分析。

对于主要疗效指标的非劣效性检验,两组HbA$_{1c}$的差值(对照-试验)的95%双侧可信区间上限小于非劣效界值0.4%,则认为试验组非劣效于对照组。

临床试验注册号:NCT00982228。

13.2   主要结果与结论

13.2.1   研究流程

自 2009 年 9 月 1 日至 2010 年 11 月 8 日,在法国、德国、俄罗斯、南非、英国和美国的 79 家医院,共筛选了 722 例患者,对 629 名患者进行了随机化,其中 472 名患者接受试验组治疗,404 名受试者完成试验,完成率 86%;157 名受试者随机化进入对照组,其中 154 名接受对照组治疗,137 名受试者完成试验,完成率 87%(图 13-1)。基线情况见表 13-1。

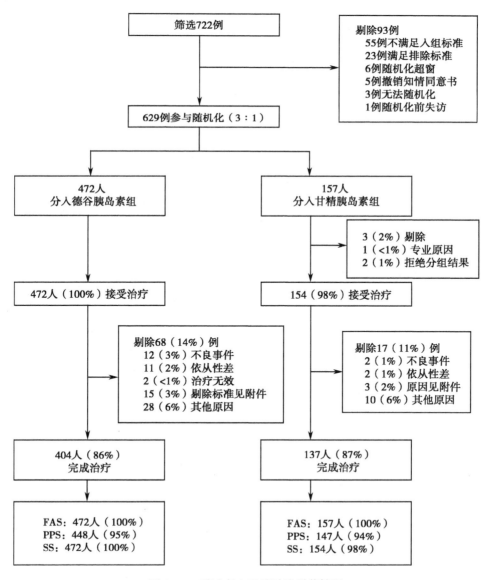

图 13-1   受试者入组及随访脱落情况

表 13-1 试验组和对照组入组时的基本情况

指标	试验组 （n=472）	对照组 （n=157）	指标	试验组 （n=472）	对照组 （n=157）
全分析集	472	157	HbA$_{1c}$（mmol/mol）	60.7(9.8)	60.7(11.0)
安全性分析集	472	154	舒张压（mmHg）	74.1(8.4)	73.5(7.9)
性别,女	194(41%)	67(43%)	收缩压（mmHg）	121.8(12.8)	119.2(12.9)
种族			高密度脂蛋白（mmol/L）	1.57(0.4)	1.60(0.5)
白人	437(93%)	148(94%)	低密度脂蛋白（mmol/L）	2.51(0.8)	2.47(0.8)
黑人	9(2%)	3(2%)	总胆固醇（mmol/L）	4.54(0.9)	4.55(0.9)
亚洲人	6(1%)	3(2%)	甘油三酯（mmol/L）	1.00(0.9)	1.03(0.7)
其他	20(4%)	3(2%)	基础胰岛素		
种族起源			甘精胰岛素	334(71%)	108(69%)
西班牙或拉丁美洲	22(5%)	10(6%)	地特胰岛素	87(18%)	34(22%)
其他	450(95%)	147(94%)	鱼精蛋白胰岛素	37(8%)	12(8%)
年龄（岁）	42.8(13.7)	43.7(13.3)	其他	2(<1%)	—
体重（kg）	78.9(14.3)	78.3(16.2)	餐前胰岛素		
BMI（kg/m^2）	26.3(3.7)	26.4(4.2)	锐胰岛素	244(52%)	81(52%)
糖尿病病程（年）	19.1(12.2)	18.2(11.4)	赖脯胰岛素	183(39%)	59(38%)
FPG（mmol/L）	9.1(4.0)	9.7(4.4)	其他	45(10%)	17(11%)
HbA$_{1c}$（%）	7.7(0.9)	7.7(1.0)			

13.2.2 主要结果

基于 ITT 的分析结果显示,试验组糖化血红蛋白平均下降 0.4%(标准差 0.03),对照组平均下降 0.39%(标准差 0.07),组间差异(对照组 − 试验组)−0.01%,双侧 95% 可信区间为(−0.14%, 0.11%),可信区间上限小于非劣效界值 0.4%。单侧非劣效假设检验 $P<0.0001$。基于 PPS 数据集的分析也显示了一致的结果,组间 HbA$_{1c}$ 下降值相差 −0.01%,双侧 95% 可信区间(−0.14%, 0.12%)。

从安全性角度来看,总低血糖发作次数试验组 42.54 次／人·年,对照组 40.18 次／人·年,组间之比为 1.07,95%CI 为(0.89, 1.28),$P=0.48$,差异无统计学意义。而试验组夜间低血糖发作次数低于对照组,差异有统计学意义:试验组 4.41 次／人·年,对照组 5.86 次／人·年,风险比 0.75,95%CI(0.59, 0.96),$P=0.021$。

13.2.3 主要结论

德谷超长效胰岛素非劣效于甘精胰岛素,同时夜间低血糖发生风险显著低于甘精胰岛素。

13.3 统计学解读

Q13.1 什么是负二项回归?

负二项回归是 Poisson 回归的扩展,用于单位时间、单位空间内某事件的发生数的分析研究,特别是事件发生为非独立时,例如重复测量、复发性事件、多水平抽样结构等。本案例在 1 型糖尿病患者胰岛素治疗过程中,低血糖为常见的不良事件,且某些患者会反复发作。每个人在一定时期内发作的次数属于计数资料(count data),通常呈现偏态分布。Poisson 分布常用来描述计数资料的分布规律。相应的 Poisson 回归常用于分析这类计数资料。结合本例,Poisson 回归模型如下:

$$y_i=n_i/t_i \sim Poisson(\lambda)=\frac{e^{-\lambda}\lambda^{y_i}}{y_i!}$$

$$\log(\lambda)=b_0+b_1 \cdot treat+b_2 \cdot base+b_3 \cdot sex+b_4 \cdot region+b_5 \cdot age+e_i \tag{13.1}$$

其中 y_i 表示第 i 位受试者的年事件发生数,n_i 为该受试者的事件总发生数,t_i 为随访时长(年),λ 为 Poisson 分布的参数,等于 y_i 的总体均数 $E(y_i)$,亦等于其方差。treat 表示治疗组别(对照组为 0,试验组为 1),base(基线降血糖治疗方案)、sex(性别)、region(地区)及 age(年龄)为调整的协变量;年龄以连续性放入模型,其余协变量以分类变量放入模型。其中,treat 的系数 β_1 表示当其他自变量(协变量)保持不变时,试验组较之对照组的事件平均发生数之对数值的改变量:

$$b_1=\frac{\log(\lambda|treat=1)}{\log(\lambda|treat=0)}, 则\ relative\ risk\ (RR)=e^{b_1} \tag{13.2}$$

由于本研究中低血糖发作次数具有超离散性(over dispersion),方差大于均数,不满足Poisson 分布的独立性要求;且上述 Poisson 模型的 Pearson χ^2 统计量较大,相应的 P 值较小,说明 Poisson 模型不是处理此类资料的最佳方法。当事件发生数具有非独立性(聚集性),和超离散性(方差大于均数)时,负二项回归则可以获得更好的拟合效果。在负二项回归中,假设方差 $=\lambda(1+k\lambda)$,比 Poisson 回归多了个参数 k,称为超离差参数。若 $k=0$,负二项回归等价于 Poisson 回归,若 $k \neq 0$,则说明事件的发生具有非独立性(例如低血糖发生事件)。本例中的负二项回归模型如下:

$$y_i=n_i/t_i \sim NB(k,\lambda)=\frac{\Gamma(y_i+k^{-1})}{y_i!\ \Gamma(k^{-1})}\left(\frac{k^{-1}}{k^{-1}+\lambda}\right)^{1/k}\left(\frac{\lambda}{k^{-1}+\lambda}\right)^{y_i}$$

$$\log(\lambda)=b_0+b_1 \cdot treat+b_2 \cdot base+b_3 \cdot sex+b_4 \cdot region+b_5 \cdot age+e_i \tag{13.3}$$

其中,$NB(k,\lambda)$ 表示负二项分布,$\Gamma(\cdot)$ 为 gamma 函数,k 为超离差参数,其余同上述 Poisson 模型。若对 $k=0$ 的统计检验的 P 值小于 0.05,则说明负二项回归具有更优的拟合效果。此处 treat 的系数 β_1 含义同 Possion 回归模型,即低血糖事件年平均发生数(/ 人·年)之比 RR 等于 e^{-b_1}。

Luo 等的模拟研究显示,较之常规负二项回归、零膨胀负二项回归、拟似然估计,负二项回归结合 Sandwich 法估计系数的协方差矩阵联合 Pearson 法矫正离散性,能够获得最稳健的估计。

模型 13.1 对应的 SAS 程序如下:

```
PROC GENMOD;
    MODEL Y=Treat Base Sex Region Age/DIST=NegBin;
RUN;
```

Q13.2　什么是 post-hoc 检验?

"post-hoc"一词来源于拉丁语系,意思为"after this",即"事后分析"。即当试验或统计学检验已经做出结论之后,为了发掘更详细的模式(或关系)而做的进一步分析,这些分析并没有包含在试验方案中,是事后的,有一定探索性。在实际工作中,post-hoc 分析常用于亚组分析或分层分析等。例如本试验中,对 16 周以后稳定期的低血糖发作率的组间比较,即属于 post-hoc 分析。

需要注意的是,由于是没有计划的事后分析,又在某些结果提示下进行的,post-hoc 分析的结论假阳性比较高。因此,为了避免误导读者,需要在报告中明确注明为"post-hoc"分析,并如实报告所做的所有分析结果,而不是仅仅报告阳性结果,便于读者审读和判断。

Q13.3 什么是多个终点指标的顺序检验?

本研究的主要目的是评价试验组的 HbA1c 下降值是否非劣效于对照组,同时观察试验组在低血糖发作次数、空腹血糖下降值上是否优于对照组。为了控制总 I 类错误,此处使用了顺序检验法(hierarchical testing procedure)。该方法由 Marcus 于 1976 年首次提出,即,当有多个疗效指标时,在总 I 类错误 α 的水平上,根据事先设计的检验顺序(这里是 HbA_{1c} 下降值→低血糖发作次数→ FPG 下降值)进行逐一检验。当前一个假设检验拒绝 H_0 时,方可进行下一个指标的假设检验;如果前一个假设检验不拒绝 H_0,则停止所有后续指标的检验,并由此推断后面的指标组间差异均无统计学意义。此时,每个假设检验的检验水准皆为 α,总的 I 类错误仍控制在 α 以内。

在本例中,首个假设检验 HbA_{1c} 下降值的非劣效性检验的 P 值小于 0.0001,具有统计学意义,因此进行了第二个检验:低血糖发作次数的组间比较,结果表明,夜间低血糖发作次数的组间差异具有统计学意义($P=0.021$),因此进行了第三个假设检验:FPG 下降值的组间比较($P=0.35$,差异无统计学意义)。试想,若之初设计的检验顺序为 HbA_{1c} → FPG →低血糖发作次数,则由于 FPG 的组间差异无统计学意义,我们将没有机会发现德谷胰岛素在低血糖发作次数上的优势。

由于假设检验的顺序将直接影响统计结果,因此,指标的检验顺序的确定需要审慎,并在方案中事先明确声明。揭盲后再确定或调整检验顺序的做法是绝对禁止的。

13.4 统计学评价

在非劣效试验中,通常情况下,试验组与对照组的样本量比例为 1∶1,而如本试验中的试验组三倍于对照组的样本量设计,在其他研究中较为少见。因为阳性对照药具有肯定的疗效,但是试验药物的疗效和安全性尚未确定,因此,采用 1∶1 的比例设计或者对照组多于试验组的设计,使得尽可能少的人在临床试验中受到伤害,符合伦理要求。但是,此类研究具有一定的特殊性。由于胰岛素治疗中,重度低血糖及夜间低血糖具有一定的危险性,对试验药物进行安全性评价亦显得尤为重要。事实上,如诺和诺德公司向 FDA 申报材料所述,该试验药(德谷胰岛素)进行了多达 16 项Ⅲ期临床试验以全面评价其疗效及安全性。在前期对试验药物的疗效具有一定的认识的前提下及 FDA 指南建议下,为了获得足够的安全性数据,16 项Ⅲ期试验中有 9 项采用非平衡设计(6 项采用 2∶1,3 项采用 3∶1,试验组例数大于对照组)。

(魏永越)

参 考 文 献

1. Heller S, Buse J, Fisher M, et al. BEGIN Basal-Bolus Type 1 Trial Investigators. Insulin degludec, an ultra-longacting basal insulin, versus insulin glargine in basal-bolus treatment with mealtime insulin aspart in type 1 diabetes (BEGIN Basal-Bolus Type 1): a phase 3, randomised, open-label, treat-to-target non-inferiority trial. Lancet, 2012 Apr 21, 379 (9825): 1489-97. PMID: 225~1071.

2. Luo J, Qu Y. Analysis of hypoglycemic events using negative binomial models. Pharm Stat, 2013, 12.

3. Marcus R, Eric P, GABRIEL K R. On closed testing procedures with special reference to ordered analysis of variance. Biometrika, 1976, 63.

4. novo nordisk. Insulin Degludec and Insulin Degludec/Insulin Aspart Treatment to Improve Glycemic Control in Patients with Diabetes Mellitus (Briefing Document). FDA 官方链接: http://www.fda.gov/downloads/AdvisoryCommittees/CommitteesMeetingMaterials/Drugs/EndocrinologicandMetabolicDrugsAdvisoryCommittee/UCM327017.pdf.

5. US Department of Health and Human Services Food and Drug Administration Center for Drug Evaluation and Research. Guidance for industry: diabetes mellitus: developing drugs and therapeutic biologics for treatment and prevention. 2008.

Case 14

奈韦拉平联合齐多夫定预防HIV-1母婴传播
——三臂自适应非劣效试验

自 1994 年以来,齐多夫定有效阻断了 HIV 病毒的母婴传播,但目前 HIV 母婴传播仍然是一个主要的全球性健康问题。在泰国,约 1.3% 的孕妇感染 HIV 病毒。自 1993 年以来,泰国卫生部为所有的怀孕女性提供免费的咨询和 HIV 检测,并为感染者免费提供婴儿奶粉。自 1999 年,泰国政府为 HIV 感染孕妇在最后三个月、分娩时,以及新生儿免费提供治疗药物齐多夫定。但是,即使有上述干预措施,泰国的 HIV 母婴传播率仍然维持在 6% 以上。

14.1　试验方案简介

本试验假设,在不显著增加毒性反应、并发症及成本的基础上,奈韦拉平联合基础用药齐多夫定,能够进一步降低 HIV 母婴传播的风险。

14.1.1　试验目的

评价奈韦拉平在阻断 HIV 母婴传播中的有效性及安全性。

14.1.2　目标人群

围产期 HIV 感染者。

入组标准包括:

(1) 孕 28 周后,服用齐多夫定 2 周以上。

(2) 同意不进行母乳喂养。

(3) 随机化分组前 21 天内血红蛋白水平高于 8.0g/dl;中性粒细胞计数高于 750 个 /mm^3;谷丙转氨酶低于 5 倍正常值上限;肌酐水平低于 1.5mg/dl 或 132.6μmol/L。

排除标准包括:

(1) 产妇或胎儿存在不适合进行齐多夫定治疗的合并症状。

(2) 产妇或胎儿的伴随治疗与齐多夫定或奈韦拉平为配伍禁忌。

(3) 羊水过少,或原因不明的羊水过多。

(4) 子宫内贫血。

(5) 需要立即使用高效抗逆转录病毒治疗。

14.1.3 研究设计方法

多中心、随机平行对照,双盲,三臂,优效性设计;期中分析后淘汰安慰剂组,改为非劣效设计。

14.1.4 随机分组方法

区组随机化,区组长度为6,受试者按照1:1:1随机分入"奈韦拉平-奈韦拉平"组(即母婴同时接受奈韦拉平治疗,简称 NVP-NVP 组),"奈韦拉平-安慰剂"组(即母亲接受奈韦拉平治疗,新生儿服用安慰剂,简称 NVP-PL 组),或"安慰剂-安慰剂"组(即母婴同时接受安慰剂治疗,简称 PL-PL 组)。

14.1.5 评价指标

(1)主要疗效指标

新生儿出生1个月时的 HIV 感染率。

(2)安全性评价指标

母亲及新生儿皮疹等不良事件发生情况。

14.1.6 样本量估计

以新生儿 HIV 传播率作为主要疗效指标,设 PL-PL 组新生儿 HIV 传播率 8%,NVP-NVP 组 4%,单侧检验水准 0.05,检验效能 80%,采用 Z 检验(Pooled)进行两样本率比较,则每组所需样本量:

$$n=\frac{\left(z_{1-\alpha}\sqrt{zp_C(1-p_C)}+z_{1-\beta}\sqrt{p_1(1-p_1)+p_2(1-p_2)}\right)^2}{(p_1-p_2)^2}$$

$$=\frac{\left(1.645\times\sqrt{2\times0.06\times0.94}+0.842\times\sqrt{0.08\times0.92+0.04\times0.96}\right)^2}{(0.08-0.04)^2}\approx435$$

相应的 SAS 程序可参考案例 12 中的 Q12.4 节。

由于感染率较低,分析时采用连续性校正,对应的样本量调整为:

$$n_C=\frac{n}{4}\left(1+\sqrt{1+\frac{4}{n|p_1-p_2|}}\right)^2\approx\frac{435}{4}\times\left(1+\sqrt{1+\frac{4}{435\times|0.08-0.04|}}\right)^2\approx484$$

在考虑 5% 失访率情况下,检出上述两组间的统计学差异,三组至少需要 484/0.95×3≈1530 例样本。

在第一次期中分析后,如果 PL-PL 组的母婴传播率显著高于 NVP-NVP 组($P<0.0004$),则该组停止入组。同时该试验改为非劣效性设计,试验目的改为 NVP-PL 治疗非劣效于 NVP-NVP 治疗方案。若在 2.5% 的非劣效界值,0.05 的单侧检验水准下,保证 80% 的检验效能,文中提示每组需要 695 例样本。

14.1.7 主要统计分析方法

基线的组间比较采用 χ^2 检验或 Kruskal-Wallis 秩和检验。采用 Kaplan-Meier 法估计

HIV 母婴传播率,并采用 Greenwood 法估计其标准误。除非劣效检验为单侧检验外,其余假设检验皆为双侧检验。

本试验计划了 2 次期中安全性分析,分别于入组 40% 及 70% 的受试者时。根据 O'Brien-Fleming 界值,以及 Bonferroni 法以校正多重比较,第一次期中分析的检验水准定为 0.0004。

疗效分析分为两块:第一次期中分析前入组的受试者,进行三组间的比较分析;被分入 NVP-NVP 组和 NVP-PL 组的所有受试者进行非劣效性检验,即两组 HIV 母婴传播率的差值的 95% 单侧可信区间小于非劣效界值 2.5%,则认为“奈韦拉平 - 安慰剂”组非劣效于“奈韦拉平 - 奈韦拉平”组。另外,非劣效性检验基于 PP 集分析。

14.2　主要结果与结论

14.2.1　研究流程

724 名受试者随机化进入 NVP-NVP 组,其中 693 名受试者获得有效的新生儿评价数据;721 名受试者被分配入 NVP-PL 组,其中 672 名受试者获得有效的新生儿评价数据(图 14-1 及图 14-2)。期中分析的基线情况见表 14-1,最终分析的基线情况见表 14-2。

14.2.2　主要结果

第一次期中分析显示,NVP-NVP 组的母婴传播率 1.1%,95% 可信区间为(0.3%,2.2%),PL-PL 组的母婴传播率为 6.3%,95% 可信区间为(3.8%,8.9%),组间差异具有统计学意义($P<0.001$)。基于 PPS 集的分析结果类似。据此,独立的数据及安全性监察委员会决定终止 PL 组继续入组。

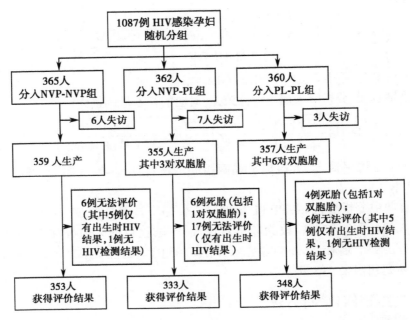

图 14-1　受试者入组及随访脱落情况(第一次期中分析(2002 年 5 月 2 日前生产的受试者))

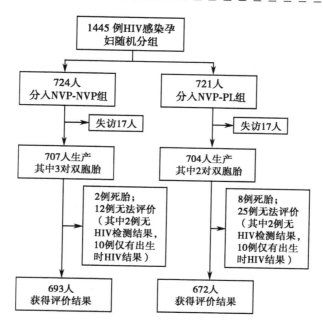

图 14-2 受试者入组及随访脱落情况（最终分析）

表 14-1 第一次期中分析试验组和对照组入组时的基本情况

	NVP-NVP 组	NVP-PL 组	PL-PL 组		NVP-NVP 组	NVP-PL 组	PL-PL 组
年龄（岁）				B 型肝炎病毒表面	6.3	5.0	5.8
中位数	26	26	26	抗原			
四分位间距	23-30	23-30	23-30	C 型肝炎病毒抗体	3.6	5.8	6.1
入组时孕周（周）				ALT>200IU/L	1.1	0.5	0.5
中位数	31	31	31	生产人数	359	355	357
四分位间距	30-33	30-34	30-34	总孕周（周）			
接受齐多夫定时孕周（周）				中位数	39	39	39
中位数	29	29	29	四分位间距	38-40	38-40	38-40
四分位间距	28-30	28-31	28-31	齐多夫定治疗周数			
血红蛋白水平（g/dl）				中位数	9.7	9.4	9.4
中位数	11.1	10.9	11.0	四分位间距	7.7-11.1	7.1-11.0	7.1-10.9
四分位间距	10.3-11.7	10.2-11.6	10.2-11.8	齐多夫定治疗依从性			
基线病毒载量（log10/ml）				<90%（%）	7.3	5.1	4.0
中位数	4.2	4.0	4.2	孕期服用奈韦拉平周数（周）			
四分位间距	3.5-4.7	3.3-4.6	3.4-4.7	中位数	6.4	7.5	6.7
CD4 计数				四分位间距	3.1-12.0	3.5-15.0	2.8-11.0
中位数	371	373	372	剖宫产比例（%）	20.3	22.8	21.3
四分位间距	232-522	256-543	241-526	活产数（%）	359	352	359
≤200/mm³	20.0	17.2	19.2				

续表

	NVP-NVP 组	NVP-PL 组	PL-PL 组		NVP-NVP 组	NVP-PL 组	PL-PL 组
出生体重（kg）				新生儿出生至服药时间间隔（hr）			
中位数	3.0	3.0	3.0	中位数	48.5	48.4	48.4
四分位间距	2.8-3.3	2.7-3.3	2.7-3.3	四分位间距	48.0-51.2	48.0-50.4	48.0-51.7
<2.5kg（%）	7.0	9.5	11.0				

表 14-2　最终分析试验组和对照组入组时的基本情况

	NVP-NVP 组	NVP-PL 组		NVP-NVP 组	NVP-PL 组
年龄（岁）			生产人数	707	704
中位数	26	26	总孕周（周）		
四分位间距	23-30	23-30	中位数	39	39
入组时孕周（周）			四分位间距	38-40	38-40
中位数	31	31	齐多夫定治疗周数		
四分位间距	30-33	30-33	中位数	9.9	9.9
接受齐多夫定时孕周（周）			四分位间距	7.7-11.1	7.9-11.1
中位数	29	29	齐多夫定治疗依从性		
四分位间距	28-30	28-31	<90%（%）	5.5	4.6
血红蛋白水平（g/dl）			孕期服用奈韦拉平周数（周）		
中位数	11.0	10.9	中位数	6.1	6.8
四分位间距	10.2-11.6	10.2-11.6	四分位间距	2.7-11.6	3.1-13.0
基线病毒载量（log10/ml）			剖宫产比例（%）	19.2	22.5
中位数	4.1	3.9	活产数（%）	708	699
四分位间距	3.4-4.7	3.3-4.5	出生体重（kg）		
CD4 计数			中位数	3.0	3.0
中位数	363	381	四分位间距	2.7-3.3	2.7-3.3
四分位间距	238-510	249-546	<2.5kg（%）	7.9	9.3
≤200/mm³	18.2	17.0	新生儿出生至服药时间间隔（hr）		
B 型肝炎病毒表面抗原	5.8	5.3	中位数	48.4	48.4
C 型肝炎病毒抗体	3.3	4.3	四分位间距	48.0-50.8	48.0-50.4
ALT>200IU/L	1.4	1.1			

　　试验结束后，基于 PPS 的分析集显示，NVP-NVP 组的母婴传播率 1.9%，95% 可信区间（0.9%，3.0%），NVP-PL 组的母婴传播率 2.8%，95% 可信区间为（1.5%，4.1%），两组间的率差 0.9%，上单侧 95% 可信区间为 2.2%，小于非劣效界值 2.5%。基于全分析集的分析结果类似：NVP-NVP 组传播率 2.0%，95% 可信区间为（1.0%，3.1%），NVP-PL 组 2.8%，95% 可信区间为（1.6%，4.1%）。

14.2.3　主要结论

　　孕妇 HIV 感染者，在孕 28 周开始服用齐多夫定的基础上，生产时使用单剂量奈韦拉平，能够进一步降低 HIV 母婴传播风险。母亲单独接受奈韦拉平,非劣效于母婴同时接受奈韦拉平治疗。

14.3　统计学解读

Q14.1　非劣效是指试验药不比阳性对照药差吗?

非劣效性是指试验药优于或等效于阳性对照药,但也包含下列情况:试验药的疗效虽比阳性对照的疗效差,但其差值在临床可接受的范围内。

Q14.2　非劣效设计中,α 应取 0.05 还是 0.025?

FDA 于 2010 年颁布的关于非劣效临床试验指南中明确申明,非劣效性假设检验的检验水准应为 0.025,单侧检验。如果采用可信区间法,则需估计 97.5% 单侧可信区间。

Q14.3　三臂非劣效试验是不是最优的非劣效试验设计?

是。此类设计具有较好的灵敏度,不需要依赖外部试验就能进行非劣效统计学推断。通过试验药组与安慰剂组相比,可以说明试验药是否有效;通过阳性对照药组与安慰剂组相比,可以评价试验本身的灵敏性,即阳性对照药物是否仍然有效,同时阳性对照药与安慰剂组的疗效差别为非劣效界值的确定提供了依据;通过试验药组与阳性对照药组相比,可以判断试验药物是否非劣效于阳性对照药,甚至可以进一步判断试验药物是否优于阳性对照药。

这类试验中也涉及多重比较,常采用顺序检验法,按如下顺序检验:

a) 试验药组与安慰剂组进行优效性检验。
b) 阳性对照药组与安慰剂组进行优效性检验。
c) 试验药组与阳性对照药组进行非劣效性检验。
d) 试验药组与阳性对照药组进行优效性检验。

只有当前一个检验 $P \leqslant \alpha$ 时,才进行下一个检验。只要当前检验 $P > \alpha$,则不进行后面的检验,并推断为后面的检验均不拒绝 H_0。每次检验的检验水准均为 α,而不需要调整。但需要注意的是,只有前 3 个检验均拒绝 H_0,即同时 $P \leqslant \alpha$ 时,试验药组才非劣于阳性对照药。因此,这与有些临床试验方案中要求前 3 个同时有统计学意义是一个道理。

Q14.4　非劣效试验的分析应针对 ITT 人群还是 PP 人群进行?

FDA 指南中如此阐述该问题:"虽然非劣效检验常常建议基于 PPS 集,但是,一个成功的非劣效试验应该在两个人群中得到一致的结果"。例如本试验,主要指标的非劣效检验基于 PPS 集,结果和全分析集的分析结果一致。如果在两个分析集中的分析出现差异,则应该详细检查产生差异的原因。

14.4　统计学评价

该试验是个很好的自适应设计案例,其中涉及期中分析(interim analysis)、劣者淘汰(drop-the-loser)、调整研究目标(hypothesis-adaptive),以及样本量再估计(sample size re-estimation)。试验开始时设计了三个组,即 NVP-NVP,NVP-PL,PL-PL 组,为优效性设计;计划进行两次期中分析,分别在试验入组 40% 和 70% 时进行;期中分析发现,PL-PL 组的感染率为 6.3%(95%CI:3.8%~8.9%),明显高于 NVP-NVP 组的 1.1%(95%CI:0.3%~2.2%),因此,数据监察委员会决定终止 PL-PL 组的入组；并将比较类型从优效性改为非劣效性，即 NVP-PL 组的感染率不高于 NVP-NVP 组；并重新估计样本量，以确保有 80% 的把握度检测到不大于 2.5% 的非劣效。有关适应性设计的问题见案例 25。

　　本案例中有一些问题值得我们讨论和注意：

　　(1) 本研究中优效性样本量估计，检验水准设为单侧 0.05，而一般情况下设为双侧 0.05。非劣效检验采用的是 95% 单侧可信区间，而最新的 FDA(2010) 指南建议采用单侧 97.5% 的单侧可信区间进行非劣效检验。

　　(2) 三臂临床试验的优势之一就是能够通过阳性对照组及安慰剂组的疗效，更准确地估计非劣效界值。但是，本研究没有明确交待非劣效界值是何时确定的。这里，第一次期中分析的 PPS 集的 NVP-NVP 组的传播率为 1.1%，PL-PL 组的传播率为 6.5%，非劣效界值 2.5% 接近于阳性对照组 (NVP-NVP 组) 与安慰剂组的传播率差的一半。

　　(3) 没有交待第二次期中分析是否进行，以及分析的内容。

　　(4) 文中交待，对于非劣效检验，若保证 80% 以上的检验效能，每组需要增加至 695 例，但样本量再估计的方法及参数亦未作详细说明，以至于无法重现样本量估计的结果。理论上，应该根据期中分析的结果进行样本量的再估计：单侧检验水准 0.05，检验效能 80%，非劣效界值 2.5%，中期分析结果显示 NVP-NVP 组的感染率为 1.1%，而 NVP-PL 组的感染率为 2.1%，考虑 5% 的失访率，则每组需要 1097/0.95=1155 例。

（魏永越）

参 考 文 献

1. Lallemant M, Jourdain G, Le Coeur S, et al. Perinatal HIV Prevention Trial (Thailand) Investigators: Single-dose perinatal nevirapine plus standard zidovudine to prevent mother-to-child transmission of HIV-1 in Thailand. N Engl J Med, 2004 Jul 15, 351(3):217-28. PMID:1524-7338.

2. U.S. Department of Health and Human Services Food and Drug Administration. Guidance for Industry Non-Inferiority Clinical Trials. 2010.

3. Fleiss J L, Levin B, Paik M C. Statistical Methods for Rates and Proportions. Third Edition. New York: John Wiley & Sons, 2003.

4. CCTS. 非劣效临床试验的统计学考虑. 中国卫生统计, 2012, 29(2):270-273.

Case 15

HD203与依那西普的生物相似性
——2×2交叉试验

    依那西普(Enbrel®)是人体可溶性二聚体融合蛋白,由人类75kDa肿瘤坏死因子(tumor necrosis factor,TNF)受体的细胞外配体结合部分和人类IgG1的Fc片段连接而成。该药物直接作用于类风湿性疾病的关键致病因子—TNF,即它能特异性地与TNFα受体结合,阻断TNFα与细胞表面TNFα受体的相互作用,从而起到控制炎症、阻断病情进展的作用。主要用于类风湿性关节炎、幼年型类风湿性关节炎、银屑病关节炎、强直性脊柱炎和银屑病等疾病的治疗。

    1998年美国FDA批准了依那西普上市销售,此后在包括欧洲和亚洲在内的多个地区也开始上市销售。依那西普是基于生物合成技术生产的生物制剂,价格较为昂贵。原研药的专利到期后,为其仿制药的研发提供了巨大的机遇。中国的"益赛普"(Etanercept)、哥伦比亚的"Etanar"均是其仿制药。

    HD203是韩国首尔韩华化学(Hanwha Chemical,Seoul,South Korea)生产的依那西普的生物仿制药,它在化学结构上与依那西普具有高度的相似性。目前已经在兔子和猴中对两种药物进行了对比研究,包括药理学试验、体外理化实验等。本研究目的是在健康受试者体内采用单剂量皮下注射的方式进行生物相似性研究,以比较HD203和依那西普的药代动力学特征和耐受性。

15.1 试验方案简介

    本研究采用2×2交叉设计,比较生物仿制药与已经上市的依那西普的药代动力学特征,用以评价两者间的生物相似性。

15.1.1 试验目的

    生物仿制药HD203与已上市的依那西普的药代动力学及耐受性比较,评价两者生物相似性。

15.1.2 目标人群

    入组受试者为健康男性志愿者,年龄在20~40岁,体重超过55kg,并在理想体重(理想体重 = [身高(cm)-100] × 0.9)的 ±20% 范围内。经既往医疗史、物理检查、胸部X线检查、

163

生命体征、12 导联心电图、血清学检查(乙肝病毒表面抗原、抗丙型肝炎病毒抗体、抗 HIV 抗体)、尿常规实验室检查、尿药物筛选(安非他明、可卡因、巴比妥类药物、大麻、苯二氮䓬类、阿片类药物)等检查表明身体健康,无感染性疾病。

15.1.3　研究设计方法

随机、双盲、单剂量、2×2 交叉设计。

15.1.4　随机分组及各组治疗方法

所有受试者按照 1∶1 的比例,随机分为两组,分别使用两种不同的用药顺序。第一组在第一阶段使用对照药依那西普(Enbrel®),第二阶段使用试验药物 HD203。第二组用药顺序相反,第一阶段使用试验药物 HD203,第二阶段使用对照药依那西普(Enbrel®)。

药物采用无菌小瓶包装,瓶内含 25mg 的冻干粉及 1ml 的无菌水作为溶解液。药剂师将每瓶药物配成 25mg/ml 的浓度并用注射器抽取 1ml。注射器采用有色薄膜进行包裹,并由其他并不知道配药详情的医生对受试者上腹部左边或右边进行皮下注射。

在每一个治疗期,所有患者用药前 12 小时到用药结束并收集血样后的 72 小时,均在临床试验中心进行住院治疗和观察。在两次治疗期之间有一个 28 天的洗脱期(washout period)。在给药前和给药后 3、6、12、24、36、48、60、72、96、144、216、312 和 480 小时后收集 5ml 血样标本。

15.1.5　评价指标

主要指标包括血清浓度、药代动力学参数(T_{max}, C_{max}, AUC$_{0-t}$, AUC$_\infty$)。
安全性评价:受试者主诉及各种检查结果的异常。

15.1.6　样本量估计

以往以健康志愿者为受试者的依那西普研究表明:表达个体之间(intra-subject)变异程度的变异系数(coefficient of variation)将近 AUC 的 30%。假设两种药物没有差异,按照 80% 的检验效能达到生物等效性(bioequivalence)的界值[AUC 的几何均数比值的 90% 的可信区间(confidence interval,CI)(0.8,1.25)]时,估计样本量为 32 例。考虑到脱落,最终本研究采用的样本量为 37 例。

15.1.7　主要统计分析方法

本研究采用描述性统计方法,用均数、标准差、中位数、极差等指标,对血清浓度和药代动力学参数进行描述。药代动力学参数(C_{max}, AUC$_{0-t}$, AUC$_\infty$)经过对数变换后采用方差分析(ANOVA)进行分析。在方差分析模型中,用药顺序、阶段、不同药物作为固定效应,个体效应作为随机效应。同时也估计两种药物 C_{max} 和 AUC 几何均数的比值及其 90% 的可信区间。

15.2　主要结果与结论

15.2.1　受试者入组情况

本研究共有 42 位健康受试者参加试验,其中 5 位在用药前由于未知原因撤回知情同意书。37 位入组受试者的年龄在 20~36 岁(24.8 岁 ±3.7 岁);体重为 57.0~79.2kg(67.8kg ± 5.7kg)。所有 37 位受试者至少接受了一次试验药或者对照药的注射,并全部纳入安全性分析。在第一阶段给药后,有 2 位受试者由于个人原因撤回知情同意书。最终共有 35 位受试者按照方案完成了整个试验,并进行了药代动力学分析。

15.2.2　测量方法有效性分析结果

本研究对定量测量方法的有效性进行了评价,指标主要有:选择性(selectivity)、线性(linearity)、精确性(precision)、准确性(accuracy)、重现性(recovery)、稳定性(stability)等。分析结果表明定量测量方法具有较好的上述特性。

15.2.3　药代动力学分析

药代动力学结果见图 15-1。表明单次给药后,HD203 和对照药血清浓度的变化具有相似特征。

C_{max} 的几何均数比值为 1.076(90%CI:1.001,1.156);AUC_{0-t} 的几何均数比值为1.127(90%CI:1.049,1.211);AUC_∞ 的几何均数比值为 1.099(90%CI:1.037,1.166)。以上指标的可信区间均落在事先规定的等效性界值范围(0.8~1.25)内,表明试验药与对照药具有相似的生物利用度(bioavailability)。

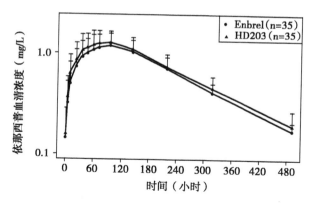

图 15-1　两组血清平均浓度变化趋势

15.2.4　耐受性分析

在 37 位使用 HD203 的受试者中,有 16 位(16/37,43.2%)报告了 25 个不良事件;在 35位使用对照药的受试者中,有 16 位(16/35,45.7%)报告了 38 个不良事件。两组均无严重不良事件(SAE)发生。两组不良事件的详情见表 15-1。

表 15-1　两组受试者不良事件情况

系统	不良事件发生数(%)					
	HD203(*n*=37)			Enbrel(*n*=35)		
	轻度	中度	重度	轻度	中度	重度
胃肠功能性疾病	3(5.4)			2(5.7)	2(2.8)	
腹痛	1(2.7)				1(2.8)	

续表

系统	不良事件发生数（%）					
	HD203（n=37）			Enbrel（n=35）		
	轻度	中度	重度	轻度	中度	重度
腹泻	1(2.7)			1(2.8)	1(2.8)	
神经系统疾病	2(5.4)	1(2.7)		6(17.1)		1(2.8)
头痛		1(2.7)		3(8.6)		1(2.8)
一般病情表现				3(8.6)		
皮肤皮下疾病	3(8.1)			3(5.7)		
呼吸胸腔纵隔	8(13.5)			11(17.1)		
流涕	4(10.8)			4(11.4)		
鼻塞				2(5.7)		
咽喉疼痛	2(5.4)			1(2.8)		
咳嗽	2(5.4)			4(11.4)		
血管疾病	1(2.7)			2(2.8)		
鼻出血	1(2.7)			2(2.8)		
肌肉骨骼结缔组织	6(16.2)			4(11.4)		
关节痛	2(5.4)			1(2.8)		
背痛	1(2.7)			1(2.8)		
肌痛	1(2.7)			2(5.7)		
实验室检查				3(8.6)	1(2.8)	
痰液检查				3(8.6)	1(2.8)	
损伤、中毒和医疗伤害	1(2.7)					
撕裂伤	1(2.7)					
合计	24(43.2)	1(2.7)		34(42.9)	3(5.7)	1(2.9)

15.3　统计学解读

Q15.1　什么是交叉设计？

设有试验药 A 和对照药 B，将受试对象随机分为两组，第一组受试者在第一阶段（或时期）接受试验药治疗（A 处理），在第 2 阶段接受对照药治疗（B 处理），试验顺序为 AB；第 2 组则相反，在第一阶段接受对照药治疗（B 处理），第二阶段接受试验药治疗（A 处理），试验顺序为 BA。这就是最简单的两种处理、两个顺序、两个阶段的交叉设计，称为 2×2 交叉设计。由于用药在同一个体内部依次交替变化，交叉设计由此得名。2×2 交叉设计是交叉设计中最简单也是最常用的设计。

更一般地，将受试者随机分为若干个组，试验分几个阶段或时期（period）进行，每个组的受试者按照事先设计好的用药顺序（sequence），在不同阶段接受不同的处理，同一阶段不同组的受试者接受不同的处理，从而比较各个不同试验组、对照组间的效应差异，这种设计称为交叉设计（见图 15-2）。这是一种将自身比较和组间比较设计思路综合应用的方法。

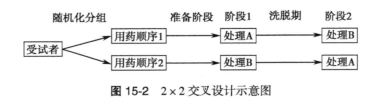

图 15-2   2×2交叉设计示意图

交叉设计源于19世纪农学领域的一个著名的争论。1847年,德国化学家Liebig认为:由于农作物可从空气中获得充足的氮用于生长,因此认为种植农作物时主要补充无机矿物质。然而,英国的Lawes却不认同这个观点,他认为氨盐肥料能够大大提高农作物产量。

为此,Lawes在1853年设计了第一个交叉设计,能够将季节效应从肥料效应中分离出来。该设计的特点是:随着季节的不同,依次在两块土地上施加不同的肥料。例如,在每年第一个季节,第一块地施加氨盐肥料而不施加无机盐肥料;与此同时,第二块地施加无机盐肥料而不施加氨盐肥料。到了第二个季节,原先施加氨盐肥料的地块则换为施加无机盐肥料,第二地块原先施加无机盐肥料的则改为施加氨盐肥料。在随后的各个季节中,每一块地上的施肥类型依次交换。这种思想就是交叉设计的雏形。此外,Lawes还同时设计了其他地块,例如全年联合使用氨盐和无机盐肥料的地块、全年仅用无机盐地块等,这就是与现在的交叉设计不同的地方。虽然与现在常见的交叉设计有所不同,但是这种最初的设计现在仍在使用。

试验结束时Lawes已经去世,但结果表明他的观点是正确的:使用氨盐肥料地块的小麦产量获得了丰收(约等于全年同时使用氨盐和无机盐肥料的地块);而使用无机盐肥料地块(前面曾交替使用过氨盐)的产量仅为氨盐肥料地块产量的一半(仅比全年仅用无机盐地块的产量稍高一点)。

Q15.2   什么是洗脱期?

在交叉设计中,为避免前一阶段用药或处理因素对下一阶段结果的影响,在进入下一阶段前,需要等待一段时间,直到药物在体内完全代谢,且药物对机体的作用或效应已经消失,受试者恢复到试验开始前的生理、心理状态,避免对后续的治疗效果产生影响。介于两个阶段之间的间歇期称为"洗脱期"(washout period)。

交叉试验中,不同试验阶段将需要设计一个足够长的洗脱期,以洗脱前一阶段的治疗影响。间歇期的长短视药物在体内的半衰期而定,一般至少为5~6个半衰期;其次要考虑生物作用的特点,如阿司匹林的半衰期虽然仅为0.5小时,但它对血小板的影响需一周左右才会消失,故间歇期一般需10天左右。

Q15.3   什么是滞后效应?

交叉设计中,前一个阶段的处理效应可能会影响到后面不同阶段的处理效应。这种前一阶段的处理在后续的阶段中仍然存在的效应,称之为滞后效应(carry-over effect)。从统计学角度来看,滞后效应的存在,将会对交叉设计资料的统计学分析带来困难。这也是交叉设计的缺点之一。

在交叉设计中,我们可能会涉及多种因素的分析。除了处理效应、阶段效应和滞后效应外,可能还存在顺序效应,处理 × 阶段的交互作用(interaction)等。如果两种用药顺序存在差别,则称为用药顺序的效应。如果处理效应在不同阶段中的效应不同,则称存在处理 ×

阶段的交互作用。在交叉设计的分析中,基于不同假设时(是否考虑延滞效应),处理效应的估计会存在差别。特别要说明的是,单从数据本身是无法判断究竟哪个假设是成立的,因此潜在的滞后效应可能会对处理效应的估计带来偏倚。

在2×2交叉设计中除了对处理效应、阶段效应进行假设检验外,也要对滞后效应进行检验。理论上,在2×2交叉设计的线性模型中,滞后效应可能有三种不同的解释方式:真实的药物残留导致的滞后效应、用药顺序的效应(group effect)和处理 × 阶段的交互作用。

但是,对于2×2交叉设计,实际上滞后效应与顺序效应、处理 × 阶段的交互作用是不能通过统计学方法来区分的。在不同的限定条件下,交互作用有时与用药顺序效应相同,有时交互作用与滞后效应相同。无论采用何种限定条件,虽然参数估计数值不会改变,但是,其解释将各不相同。也就是说,这个"滞后效应"有时候是真实的药物残留所导致的滞后效应,有时候是用药顺序的效应,有时候也可能是处理 × 阶段的交互作用。究竟是什么作用,单纯从统计学角度是难以区分的。这种现象称为2×2交叉设计的混叠效应(the effects of aliasing),即指某个参数的估计可以用其他替代方式来表达和解释。这是2×2交叉设计的一个缺点:不能通过上述的回归模型来检验是否存在滞后效应,因为它与模型中的其他效应相互混叠。

交叉设计中,滞后效应与其他效应存在混叠的原因是:在2×2交叉设计中,仅有四个均数:$\bar{y}_{11.}, \bar{y}_{12.}, \bar{y}_{21.}, \bar{y}_{22.}$。因此只能估计三个参数。由于自由度为3,如果其中两个自由度分别用于估计处理效应和阶段效应的话,剩下的一个自由度则与滞后效应和交互作用中的一个有关。换句话说,滞后效应和处理 × 阶段的交互作用是内在同名的含义。事实上,还有第三种可能性,用以表达两组个体间差异的参数(用药顺序之间的差异)。如果纳入这个参数的话,则更难区分滞后效应和交互作用。

在理想情况下,我们可以考虑估计一个常数项(对应于第一阶段对照组的均数),此外还可以估计用药顺序效应、阶段效应、处理效应和延滞效应。但是在2×2交叉设计中仅有4个格子,因此只能估计其中的3种效应。为了估计处理效应,需要假设知道用药顺序、阶段或者滞后效应。通常假设其中至少一个效应等于0。假设阶段或者用药顺序等于0往往比较困难。但根据药代动力学的研究获得相关先验信息,在保证足够长的洗脱期时,可以假设延滞效应等于0,这样的假设则更为合理。这也是为什么交叉设计需要在两个阶段间设计一个足够长的洗脱期,目的是使滞后效应对处理因素效应的估计不产生影响。

由于这种内在的混叠效应的存在,需要研究者判断处理效应的差别如何进行合理的估计和合理的解释。此时,不能仅靠试验结果本身,还需要结合处理的额外背景信息,以及阶段的效应。例如,滞后效应的假设检验中,如果拒绝H_0,提示可能有多种原因来解释,需要更多额外的信息来判断其原因。在本案例中,我们仅纳入滞后效应λ_1和λ_2,不考虑处理 × 顺序的交互作用和用药顺序的效应。在下一章中,我们基于有重复的高阶交叉设计来介绍能区分滞后效应、处理 × 效应的交互作用的分析方法。

Q15.4　交叉设计与平行设计、配对设计的区别?

为简单起见,以2×2交叉设计为例叙述。传统的平行组设计安排一个试验组和一个对照组,每组受试者同期平行接受不同的处理,最后通过组间比较来分析处理效应的差别。由于是在受试者之间(between subjects)进行的效应比较,需要两组受试者是均衡一致具有可比性,即除处理因素外其他各种条件尽可能达到组间均衡。这是一种标准的设计方法。显而易见,当受试者间变异较大,而试验效应本身不是很大时,需要较大的样本量才能达到足够的检验效能。

　　自身前后配对设计,是在同一受试者身上先后采用试验药物和对照药物治疗,然后比较试验药与对照药的疗效差异。自身配对设计的最大优点是基于个体内(within subjects)变异的比较,消除了病人间的变异,减少了误差,使统计效率大为提高。但在配对试验中,用药顺序是不变的,可以先用对照药治疗后用试验药治疗,也可以先用试验药治疗后用对照药治疗。但是,无论哪种顺序,这个治疗顺序对所有人都是一样的,不变的,此时存在潜在的用药顺序或时期的影响与试验效应混杂。

　　为了避免用药先后顺序或不同的时期可能影响疗效评价,将病人随机分成两组,一组先用 A 药,后用 B 药;另一组则先用 B 药再用 A 药。这样从形式上看,用药顺序就形成了交叉,从而成为交叉设计。

　　可见,交叉设计融合了平行组设计和配对设计的优点,是一种能够基于受试者个体内水平上进行处理效应比较和评价的设计,该设计往往可以减少样本量。

Q15.5　交叉设计有哪些条件和优缺点?

　　应用交叉设计有一个基本前提,就是每个阶段试验开始前,受试者的状态是一样的。这就限制了很多临床试验不能采用交叉设计。例如,治疗感冒的药物,在使用 2、3 天后,受试者痊愈了,这时再使用另外一种药物治疗就没有必要了,也无法评价疗效。因此,交叉设计仅适用于慢性病的控制,例如高血压患者的血压控制、糖尿病患者的血糖控制等。不适用于有自愈趋势,或治愈可能,或短期内恶化的疾病。因此,交叉设计的应用有一定的限制。

　　交叉设计主要具有以下一些优点:

　　(1) 提高估计精度,降低成本。在交叉设计中,每一个受试者均接受了不同的处理,因此是在个体内来比较处理效应的差别,而平行组设计则在个体间比较处理效应。交叉设计中,个体间的差异(between-subject effect)将会从误差项中分离出来,检验处理效应时效率会更高,这样提高了研究精度,且在相同条件下交叉设计将会降低样本量。

　　(2) 减少病例入组难度。由于所有病例都会依次采用所有的治疗方法,避免了平行组设计中受试者仅接受一种处理的方式,尤其在采用安慰剂对照的研究中,交叉设计中病例的入组更容易些。

　　交叉设计也存在一些缺点:

　　(1) 交叉设计的统计分析相对于平行组设计更为复杂,需要一些前提假设。处理效应往往难以从阶段效应、滞后效应(carry-over effect)以及阶段 × 处理效应的交互作用中分离。

　　(2) 交叉设计适用于治疗只是缓解某种症状而不能治愈的情况。如哮喘、高血压以及关节炎等慢性疾病的控制。经过治疗病情缓解,而一旦停止治疗,病体又逐渐复原。交叉设计不能用于处理将会永久改变病情的疾病,也不能用于能够治愈的疾病。

　　(3) 虽然样本量少了,但由于受试者必须接受至少两个阶段的试验,因此研究期限较平行组设计长。保持受试者自始至终完成整个试验,减少脱落,试验质量的控制上会有一定难度。

Q15.6　如何分析 2×2 交叉试验设计的资料?

　　当终点观察指标是连续型变量时,2×2 交叉设计资料的分析常采用方差分析或随机效应线性模型;当终点观察指标是二分类变量时,2×2交叉设计资料的分析常采用随机效应 logistic 回归模型,具体见案例 16。

(1) 2×2 交叉设计的方差分析:2×2 交叉设计资料的方差分析模型包含了个体间变异和个体内变异,主要包括试验顺序、试验阶段以及处理等因素的效应,其方差分析表见表 15-2。

表 15-2　2×2 交叉设计方差分析表

变异来源	离均差平方和 SS	自由度 df	均方 MS	统计量(F)
受试者间				
顺序	SS_{Seq}	1	$MS_{Seq}=SS_{Seq}/1$	$F_{Seq}=\dfrac{MS_{Sep}}{MS_{Between}}$
个体间误差	$SS_{Between}$	n_1+n_2-2	$MS_{Between}=SS_{Between}/(n_1+n_2-2)$	
受试者内				
处理	SS_{Treat}	1	$MS_{Treat}=SS_{Treat}/1$	$F_{Treat}=\dfrac{MS_{Treat}}{MS_{Within}}$
阶段	SS_{Period}	1	$MS_{Period}=SS_{Period}/1$	$F_{Period}=\dfrac{MS_{Period}}{MS_{Within}}$
个体内误差	SS_{Within}	n_1+n_2-2	$MS_{Within}=SS_{Within}/(n_1+n_2-2)$	
总变异	SS_{Total}	$2(n_1+n_2)-1$		

在本研究中,试验阶段、试验用药(处理因素)都是个体内进行比较的。因此方差分析中,试验阶段、处理因素是用个体内误差来衡量;而试验顺序则以个体间变异来衡量。需要特别说明的是,在 2×2 交叉设计中,由于阶段与滞后效应混杂,无法分析滞后效应。滞后效应的分析,需要用高阶交叉设计。见案例 16。

(2) 2×2 交叉设计的线性模型:设交叉设计中有 t 种处理,p 个阶段,s 种顺序。设 Y_{ijk} 为第 k 个个体在第 j 个阶段处于第 i 个用药顺序组的连续型因变量。第 i 个用药顺序组有 n_i 个个体。则 2×2 交叉设计的线性回归模型为:

$$Y_{ijk}=\mu+P_j+\tau_{d[i,j]}+s_{ik}+e_{ijk} \tag{15.1}$$

其中,μ 是总的平均效应,为常数项;P_j 为第 j 个阶段的平均效应,$j=1$,$\cdots$,p;$\tau_{d[i,j]}$ 为第 j 个阶段、第 i 种用药顺序时的(直接的)处理效应,$d[i,j]=1$,$\cdots$,t;s_{ik} 为与第 k 个个体在第 i 个用药顺序的个体效应,$i=1$,$\cdots$,s;$k=1$,$\cdots$,n_i。e_{ijk} 为随机误差项,服从独立、同分布的均数为 0,方差为 σ^2 的正态分布。

线性回归模型中各因素的效应可以归为两类:①固定效应。包括总体均数 μ、阶段效应 P_j、处理效应 $\tau_{d[i,j]}$ 及潜在的滞后效应;②随机效应。包括个体效应 s_{ik}、随机误差项 e_{ijk}。

此外,根据不同的实际问题,上述回归模型可以有不同的形式。有时需要在模型中包含其他项,如潜在的滞后效应项、处理 × 阶段的交互作用项等。例如包含滞后效应项的线性回归模型为:

$$Y_{ijk}=\mu+P_j+\tau_{d[i,j]}+\lambda_{d[i,j-1]}+s_{ik}+e_{ijk} \tag{15.2}$$

一阶滞后效应项可以用 $\lambda_{d[i,j-1]}$ 表示,其中 $\lambda_{d[i,0]}=0$,也就是第一阶段的滞后效应为 0。高阶滞后效应也可纳入模型,但是实际应用很少。

上述结果可以采用 SAS 中 PROC GLM 过程来分析：

```
PROC GLM DATA=MyData;
    CLASS Subject Sequence Period Treatment;
    MODEL Response=Sequence Subject(Sequence)Period Treatment Period*Treatment;
    RANDOM Subject(Sequence);
    TEST H=Sequence E=Subject(Sequence)/HType=1 EType=1;
    LsMeans Treatment/PDiff CL E;
RUN;
```

如果考虑个体的效应是随机效应，则应该采用以下 SAS 程序：

```
PROC MIXED DATA=MyData;
    CLASS Subject Sequence Period Treatment;
    MODEL Response = Sequence Period Treatment Period*Treatment;
    RANDOM Subject(Sequence);
    LsMeans Treatment/PDiff CL E;
RUN;
```

统计程序在计算时，可以同时输出线性模型和方差分析表。

Q15.7 交叉设计的样本量如何估计？

任何研究的样本量的估计，都依赖于研究目的所决定的研究设计及其具体的统计学方法。因此，在样本含量估计前，一定要事先表明检验假设的内容及其统计学方法。每一种不同的检验所对应的样本含量的估计均不相同。这里，介绍交叉设计中不同类型终点指标、不同比较类型的样本量估计方法。

为方便起见，这里用 $z_{1-\alpha/2}$ 表示标准正态分布双侧 α 界值；$z_{1-\beta}$ 表示标准正态分布的第 $1-\beta$ 分位数，或单侧 β 界值。

(1) 交叉设计定量资料差异性检验的样本量估计

2×2 交叉设计比较试验药和对照药两总体均数有无差别，此时样本量的估计需要提供如下设计参数：

θ：试验组与对照组主要指标均数之差的估计值；

σ：试验组或对照组主要指标的标准差的估计值，为个体前后差值的标准差；

α：第 I 类错误；

$1-\beta$：检验把握度。

有了这 4 个参数，就可以估计各组所需样本量：

$$n=\frac{(z_{1-\alpha/2}+z_{1-\beta})^2\sigma^2}{\theta^2}+\frac{1}{2}z_{1-\alpha/2}^2 \tag{15.3}$$

SAS 中 2×2 交叉设计差异性检验的样本量估计：

```
PROC POWER;
    PAIREDMEANS                          /* 指定配对设计均数比较 */
        TEST=DIFF                        /* 利用配对设计均数比较的样本量估计 */
        PAIREDMEANS=(330 310)            /* 试验药、对照药的均数 */
        PAIREDSTDDEVS=(40 55)            /* 试验药、对照药的标准差 */
        CORR=0.3                         /* 个体内相关系数 */
        AlPHA=0.05                       /* 检验水准 */
```

```
          SIDES=2                           /* 双侧检验 */
          POWER=0.8                         /* 检验效能 */
          NPAIRS=.;                         /* 待估计的样本量(对子数)*/
RUN;
```

（2）交叉设计定量资料非劣效检验的样本量估计

δ：非劣效界值；

θ：试验组与对照组主要指标均数之差的估计值,通常假设为0；

σ_m：个体前后差值的标准差估计值；

α：第Ⅰ类错误；

$1-\beta$：检验把握度。

定量资料两个总体均数比较的2×2交叉设计非劣效性检验的各用药顺序组的样本量估计为：

$$n=\frac{(z_{1-\alpha}+z_{1-\beta})^2\sigma_m^2}{(\theta-\delta)^2} \tag{15.4}$$

SAS中2×2交叉设计非劣效性检验的样本量估计：

```
PROC POWER;
     PAIREDMEANS                          /* 指定配对设计均数比较 */
          TEST=DIFF                       /* 指定采用相加模式的等效性检验 */
          PAIREDMEANS=(330 310)           /* 试验药、对照药的均数 */
          PAIREDSTDDEVS=(40 55)           /* 试验药、对照药的标准差 */
          NULLDIFF=35                     /* 非劣效界值 */
          CORR=0.3                        /* 个体内相关系数 */
          ALPHA=0.05                      /* 检验水准 */
          SIDES=1                         /* 单侧检验 */
          POWER=0.8                       /* 检验效能 */
          NPAIRS=.;                       /* 待估计的样本量(对子数)*/
RUN;
```

（3）交叉设计定量资料等效性检验的样本量估计

δ：等效性界值；

θ：试验组与对照组主要指标均数之差的估计值,通常假设为0；

σ_m^2：方差分析表中的组内均方(误差方差)；

α：第Ⅰ类错误；

$1-\beta$：检验把握度。

生物等效性试验中,2×2交叉设计常采用如下样本量计算公式来近似估计采用双单侧t检验来进行生物等效性检验时的样本量。

$$n=\frac{(z_{1-\alpha}+t_{1-\beta/2})^2\sigma_m^2}{(\delta-\theta)^2} \tag{15.5}$$

其中,σ_m来自于标准的交叉设计方差分析表中的误差均方MSE。

SAS中2×2交叉设计等效性检验的样本量估计：

```
PROC POWER;
     PAIREDMEANS                          /* 指定配对设计均数比较 */
```

```
        TEST=Equiv_Add            /* 指定采用相加模式的等效性检验 */
        LOWER=-35                 /* 等效性界值下限 */
        UPPER=35                  /* 等效性界值上限 */
        PAIREDMEANS=(330 310)     /* 试验药、对照药的均数 */
        PAIREDSTDDEVS=(40 55)     /* 试验药、对照药的标准差 */
        CORR=0.3                  /* 个体内相关系数 */
        ALPHA=0.05                /* 检验水准 */
        POWER=0.8                 /* 检验效能 */
        NPAIRS=.;                 /* 待估计的样本量(对子数)*/
    RUN;
```

(4) 交叉设计有效率的差异性检验的样本量估计

θ：试验组与对照组主要指标率差的估计值；

σ：试验组或对照组主要指标的率差标准差；

α：第Ⅰ类错误；

$1-\beta$：检验把握度。

交叉设计两个率比较的差异性检验需要的样本量估计为：

$$n = \frac{(z_{1-\alpha/2}+z_{1-\beta})^2 \sigma_d^2}{2\theta^2} \tag{15.6}$$

此时，率的样本量估计可参照交叉设计两个均数比较的差异性检验的样本量估计 SAS 程序。

(5) 交叉设计有效率的非劣效检验的样本量估计

δ：非劣效界值；

θ：试验组与对照组主要指标率差的估计值；

σ_d^2：试验组或对照组主要指标率差方差；

α：第Ⅰ类错误；

$1-\beta$：检验把握度。

交叉设计两个率比较的非劣效性检验需要的样本量估计为：

$$n = \frac{(z_{1-\alpha}+z_{1-\beta})^2 \sigma_d^2}{a(\theta-\delta)^2} \tag{15.7}$$

其中，a 为用药顺序组数。$z_{1-\alpha}$ 表示标准正态分布单侧 α 界值。此时，率的样本量估计可参照交叉设计两个均数比较的非劣效性检验的样本量估计 SAS 程序。

(6) 交叉设计有效率的等效性检验的样本量估计

δ：非劣效界值；

θ：试验组与对照组主要指标率差的估计值；

σ_m：试验组与对照组主要指标率差的标准差估计值；

α：第Ⅰ类错误；

$1-\beta$：检验把握度。

定性资料两个总体率比较的 2×2 交叉设计非劣效性检验的样本量估计为：

$$n = \frac{(z_{1-\alpha}+z_{1-\beta/2})^2 \sigma_m^2}{a(\delta-|\theta|)^2} \tag{15.8}$$

其中, a 为用药顺序组数, 2×2 交叉设计的 $a=2$ 。

Q15.8 生物制品的生物相似性与化学药品的生物等效性有何区别?

(1) 生物制品:生物制品(biological products)是指应用基因工程、细胞工程、发酵工程等生物学技术,从生物体、生物组织、细胞、体液等,综合利用微生物学、化学、生物化学、生物技术、药学等科学的原理和方法制造的免疫制剂或生物活性的制剂,包括菌苗、疫苗、毒素、类毒素、免疫血清、血液制品、免疫球蛋白、抗原、变态反应原、细胞因子、激素、酶、发酵产品、单克隆抗体、DNA 重组产品、体外免疫诊断制品等,用于疾病的预防、诊断和治疗。

(2) 生物仿制药与化学仿制药的区别:生物制品的复杂程度远远超过一般药物,要生产真正的生物仿制药,就要与原厂药有同样的化学结构,但以今天的技术来说,这是不可能的。根据BPCI(the Biologics Price Competition and Innovation Act)和2010年的美国《医疗改革法案》(Patient Protection and Affordable Care Act),该法案定义"生物仿制"产品为与参照产品(如新药)"高度相似"的生物制品。生物仿制产品和参照产品即使在临床上非活性的成分可能有微小差别,但安全性、产品的纯度、生物活性和效力在临床上差别无意义。由于生物药品的复杂性,现今的生物仿制药主要为相对单一和高纯度的重组蛋白,如胰岛素、促生长激素、干扰素等。

化学仿制药(generic drugs)是指使用化学合成的方法生产专利失效的药品。中国《药品注册管理办法》规定仿制药应当与被仿制药具有同样的活性成分、给药途径、剂型、规格和相同的治疗作用。化学仿制药研究的基本原则是:①安全有效和质量可控;②等同性原则。生物等效性(bioequivalence, BE),即仿制药与原研药在相同试验条件下,仿制药的有效药用成分在体内吸收的速率和程度与原研药的差别不大于某个确定的范围。因此,一般对于小分子化学药品的仿制药而言,只需要与原创的、已经上市销售的原产品具有相同的活性成分、纯度和质量,临床方面按法规要求进行人体生物等效性研究即可。

然而,生物仿制药物与化学仿制药的仿制截然不同,主要原因是由于生物制品分子量较大且结构复杂的特点,生物仿制药生产工艺存在不确定性,产品质量尤其是生物学活性易受各种因素的影响而不太稳定,此外生产工艺复杂、难以完全复制,因此生物制品进行"仿制"时需进行与上市的原创生物制品进行全面的对比性研究,包括质量、非临床以及临床试验等,以充分确认其安全性和有效性。

由于上述仿制的复杂性,仿制生物制品要比仿制化学药存在更多的风险。美国 FDA 的专家指出,越是复杂的分子化合物,其潜在的风险也就越大。因此,生物仿制药的审批程序和注册临床研究的要求也是根据产品的结构特点量身定制的,这样才能达到正确预测和评价产品临床应用安全性和有效性的目的。美国至今尚未出台有关生物仿制药的相关指南。

(3) 生物相似性和生物等效性的区别:含有等量相同活性成分或治疗成分的两种药物,在相同实验条件下相同剂量施药时,它们的吸收速度和程度没有显著的不同,则这两种药物被称为生物等效。关于生物等效性的设计和分析均基于这样一个假设:如果两种药物的吸收率和吸收度相同,即生物等效,则它们的治疗效果也应该是相同的。因此,通过药代动力学参数分析可以证明具有生物等效性的药物,可以免去其临床试验,而认为它们的疗效和安全性也是等效的。根据这一假设,美国 FDA 规定,专利过期药物的仿制申请,可按照"简略新药申请"程序申请仿制药的审批,即只需要:①证明具有相同的化学成分;②通过药代动力学证明生物等效性,不需要提供动物实验、I~Ⅲ期临床试验等资料,大大简化了审批的程序。因此,在仿制药审批中,生物等效性研究具有非常重要的意义。

生物等效性研究是在仿制药与参比药生物利用度比较基础上建立的等效性,包括体内和体外的方法:药代动力学研究方法、药效动力学研究方法、临床试验方法和体外研究方法等。

药代动力学研究是采用人体生物利用度比较研究的方法,通过测量不同时间点的生物样本(如全血、血浆、血清或尿液)中药物浓度,获得药物浓度-时间曲线来反映药物从仿制药中释放吸收到体循环中的动态过程。并经过适当的数据分析,得出与吸收程度和速率有关的药代动力学参数如曲线下面积(AUC)、达峰浓度(C_{max})、达峰时间(T_{max})等,通过以上参数的统计学比较,评价拟上市药品和被仿制药品是否具有生物等效性。

当然,生物等效性又分:平均等效性(average bioequivalence,ABE)、群体等效性(population bioequivalence,PBE)和个体等效性(individual bioequivalence,IBE)。平均等效性即仿制药与原研药的药代动力学参数之平均数相同;群体等效性即平均数相同且方差相近;个体等效性即每个个体使用仿制药与原研药的药代动力学参数相近。具体见有关文献。

然而,化学药品的关于生物等效性与临床疗效的假设对生物制品并不成立。有些生物制品在血液中不一定能够测量,因此,生物制品的生物相似性评价不同于化学药品的生物等效性评价。

生物仿制药物需要通过可比性研究(comparability exercise)证明与已上市参照药品(reference products)在质量、安全性和有效性方面具有生物相似(biosimilar)的特性。可比性研究是一个逐步进行的过程,始于药代动力学(PK)和药效学(PD)研究,随后是疗效和安全性的临床试验,或者在某些情况下是用来体现临床可比性的药代动力学/药效学(PK/PD)的研究。目前在各国对于生物仿制药的注册技术要求和程序存在明显差异,但是各国均要求生物仿制药提供比化学仿制药更为严格的上市申请资料。

WHO在2008年专家会议上提出了生物仿制药物技术评价中临床方面的要求:①临床可比性的进行药代动力学/药效学研究(PK/PD);②以证明安全有效的疗效对比性临床试验(随机对照);③免疫原性研究;④全面的药物警戒性研究(尤其是上市后)。

此外,在生物等效性研究中,交叉设计是一种标准的设计方法。然而,在生物相似性研究中,常规的交叉设计并不适用于某些半衰期长的治疗用蛋白质,如治疗性抗体等,也不适用于可能产生抗药抗体的蛋白质。生物仿制品的药代动力学参数上得出等效性结论,其可接受的范围应当基于临床判断,且要综合考虑参照药品和生物仿制药物所有可以得到的有效性和安全性信息。因此,常规口服化学药物生物等效性研究中所用的标准可能并不适用于蛋白质类药物。

FDA要求生物仿制药必须与已获批的生物制品“高度相似”,在安全性、纯度和效力方面不存在具有临床意义的差别。同时FDA指出由于生物制品的复杂性,不太可能制定出适用于所有生物仿制药的审批标准,FDA审评人员会综合所有资料以评估生物仿制药与已获批生物制品的“生物相似性”。

15.4　统计学评价

本研究采用了双盲、单剂量、2×2的交叉设计来评价HD203和上市药物Enbrel的药代动力学参数的临床可比性。结果显示各项药代动力学参数的几何均数比的90%可信区间均落在事先规定好的等效性界值(0.8~1.25)内,表明生物仿制药 HD203 和上市药物 Enbrel 具有相似的生物利用度。

考虑到生物相似性的评价与化学药物的生物等效性评价存在区别,从统计学角度来看,本研究存在以下一些特点:

(1) 在化学仿制药的评价中,交叉设计是生物等效性研究所采用的标准设计。本研究也采用了交叉设计。但是需要注意的是:在生物仿制药的评价中,交叉设计可能并非都是恰当的。因为生物制品或其仿制药所产生的抗体结构可能会存在延滞效应,将会影响到下一阶段的效应;同样,免疫原性也将会影响到安全性的评价。而2×2交叉设计是不能通过统计学的方法来控制滞后效应的,只能假设通过洗脱期来消除滞后效应。因此,如果生物制品的半衰期非常长的话,交叉设计是不合适的。因为此时试验期会较长,很难保证健康受试者按时随访。这种情况下可以采用平行组设计来进行药代动力学参数的比较。

以往研究表明,本研究针对的生物药物依那普利不太可能导致具有临床意义的免疫原性反应,且采用交叉设计比采用平行组设计更能够控制个体间的差异,因此,本研究采用了交叉设计来进行生物相似性评价。很显然,这一设计并非符合所有生物仿制药的生物相似性评价。

(2) 生物等效性评价和生物相似性的评价内容不相同。两者都需要进行药代动力学的评价,除此之外,生物相似性评价中还需要免疫原性评价。通过以往研究发现,依那普利单剂量给药并未发现明显的免疫反应问题,因此本研究没有进行生物仿制药的免疫原性评价。但是考虑到没有任何一种生物仿制药能够做到与原研药完全相同,因此这也是本研究的一个不足,当然,本研究作者也指出:正在进行的多剂量、大样本的 HD203 的临床试验中已经补充了免疫原性评价内容。

(3) 与平行组设计相比,采用交叉设计能够降低样本量,因而在相同条件下交叉设计具有一定的优势。在平行组设计中,处理效应的比较是建立在个体内和个体间误差的基础上的;然而交叉设计则是在个体内的误差基础上比较处理因素的效应。例如,考虑差异性检验或者等效性检验,2×2交叉设计的样本量估计与平行组设计的样本量估计的比值:

$$\frac{n_{交叉设计}}{n_{平行组设计}} = \frac{\sigma_{WT}^2 + \sigma_{WR}^2 + \sigma_D^2}{\sigma_{WR}^2 + \sigma_{WT}^2 + \sigma_{BR}^2 + \sigma_{BT}^2} \tag{15.9}$$

基于公式(15.9),假设 $\sigma_{WT} = \sigma_{BR} = \sigma_{BR} = \sigma_{BR} = 1$,则表 15-3 为相同条件下交叉设计相对于平行组设计的样本量下降率。如果 ρ 为 0.6 时,交叉设计能够降低 30% 的样本量。

表 15-3　2×2 交叉设计相对于平行组设计的样本量下降率(%)

ρ	样本量下降率(%)	ρ	样本量下降率(%)
0.0	0.00	0.6	0.30
0.1	0.05	0.7	0.35
0.2	0.10	0.8	0.40
0.3	0.15	0.9	0.45
0.4	0.20	1.0	0.50
0.5	0.25		

(易洪刚)

参 考 文 献

1. Yi S, Kim SE, Park MK, et al. Comparative pharmacokinetics of HD203, a biosimilar of etanercept, with marketed etanercept (Enbrel®): a double-blind, single-dose, crossover study in healthy volunteers. BioDrugs, 2012, 26 (3): 177-184.

2. Byron Jones, Michael G Kenward. Design and Analysis of Cross-Over Trials. Second Edition. Chapman and Hall/CRC, 2003.

3. Stephen Senn. Cross-over Trials in Clinical Research. John Wiley & Sons, 2002.

4. Cummings P. Carryover Bias in Crossover Trials. Arch Pediatr Adolesc Med, 2010, 164 (8): 703-705.

5. Shein Chung Chow, Hansheng Wang, Jun Shao. Sample Size Calculations in Clinical Research .2nd edn. Chapman & Hall/CRC Biostatistics Series, 2008.

6. 姚晨, 陈峰, 张高魁, 等. 交叉试验设计资料的等效性检验. 中国临床药理学杂志, 2001, 17 (4): 294-297.

7. 刘玉秀, 姚晨, 陈峰, 等. 多交叉设计生物利用度试验的等效性分析. 中国临床药理学杂志, 2002, 18 (3): 219-223.

8. 陈峰, 于浩, 吕静静, 等. 生物等效性评价的统计分析方法. 中国临床药理学与治疗, 2004, 9 (8): 949-953.

9. 杨焕. 关于生物仿制药临床评价的探讨. 中国临床药理学与治疗学, 2009, 14 (1): 5-9.

10. 马小波, 江德元. 美国仿制药申报最新要求和案例分析. 世界图书出版社, 2011.

Case 16

氧吸入与丛集性头痛
——多阶段重复交叉设计

丛集性头痛是一种极度疼痛的头痛综合征,表现为单侧疼痛和自主神经症状,例如眼部、眼眶周围疼痛、颅侧自主神经系统症状、结膜充血等。治疗的主要目的是终止单个头痛发作,预防的目的是抑制头痛集簇发作期间的症状。目前最有效的治疗方法是注射血清素5- 羟色胺受体激动剂舒马曲坦[serotonin, 5-hydroxytryptamine (5-HT) 1B/1D, receptor agonist sumatriptan)]。但曲坦类药物的缺点是需要每日给药。此外,为了防止出现耐药性和预防复发,现在的治疗方案是每日两次舒马曲坦皮下注射或者 3 次干粉鼻吸,临床实际操作具有一定的局限性。最后,曲坦类药物还有可能增加患者患心血管类疾病的风险,例如缺血性心脏病。

另外一种治疗丛集性头痛急性发作的首选方法是吸入高剂量、高流量的氧气。通过临床观察,在发作 15 分钟内吸入 100% 浓度的氧气对丛集性头痛的缓解是安全的和有效的,包含 15 例患者的有对照的小型研究也证实了该临床疗效。欧盟标准临床操作指南(European Federation of Neurological Societies Treatment Guidelines)和英国国家处方集(British National Formulary)也推荐使用此方法。但迄今为止这种治疗方法因缺乏较高质量的临床试验,限制了它的广泛应用。

本研究是第一个利用随机、双盲、安慰剂对照的交叉设计方法,评价高流量氧气治疗丛集性头痛的临床疗效,用以回答半个世纪来的关于这种疗法的疑问,促进该方法的临床应用。

16.1　试验方案简介

本研究为单个中心、随机、双盲、安慰剂对照、ABAB/BABA 交叉设计的三期临床试验,评价单个疼痛发作 15 分钟内给予 12L/min 100%O_2 或者安慰剂空气治疗的疗效差异。

16.1.1　试验目的

评价丛集性头痛急性发作时高通量氧气治疗的疗效是否优于安慰剂。

16.1.2　目标人群

18~70 岁的偶发性或者慢性丛集性头痛患者。患者需要在研究期间经历 4 次头痛发作,整个研究持续 5 年。

患者入组标准:①根据第一版《头痛国际分类》诊断的偶发性和慢性丛集性头痛患者。本研究中所有患者也符合第二版的标准;②经历隔天 1 次发作到每天发作 5 次,发作时间持续 45 分钟到 3 小时;③年龄介于 18~70 岁。

患者剔除标准:①慢性偏头痛。如果患者同时具有偏头疼和偶发性丛集性头痛并能够区分出丛集性头痛的发作,也可入组;②妊娠或者哺乳期妇女。所有适龄妇女都进行尿妊娠检查;③严重慢性结构性的肺功能疾病。因为高流量、高通量的氧气可能会影响他们低氧量的呼吸道能力;④不能忍受正常的氧气面罩的佩戴;⑤前期试验过 4L/min 及其以上流量的氧气治疗。

16.1.3   研究设计方法

本研究采用单个中心、双盲、随机、安慰剂对照、ABAB/BABA 交叉设计。

16.1.4   随机分组及治疗方法

每一位患者在家都会收到一个氧气面罩,2 个直径为标准 CD 光盘大小的 2 升装气缸。其中一个气缸标为“处理 1”,另外一个标为“处理 2”,分别装有 100% 氧气或者空气。

患者被要求在入组后第一次头痛发作时,采用“处理 1”气缸通过氧气面罩以 12L/min 流量吸入 15 分钟,然后在随后的第二次发作中采用“处理 2”气缸按照同样的流量进行治疗。在随后的两次发作中再采用交叉设计的形式,分别按序用两个气缸进行治疗。患者在每次使用后 5 分钟、10 分钟、15 分钟、30 分钟和 60 分钟将疗效记录在日记卡上。

所有入组病例都采用不透明的、密封的信封进行随机化,信封里面的卡片包含“A”或者“B”,决定患者接受氧气或者空气治疗的试验顺序。医生用患者的地址联系生产厂家,然后监督邮寄随机化的过程。随机化盲底有一份锁在主要研究者的办公室里,另一份给生产厂家,试验结束后揭盲。

16.1.5   评价指标

主要指标:疗后 15 分钟患者疼痛完全缓解,或者在没有治疗日志的情况下患者自我判定有恰当的疼痛缓解。

次要指标:①疗后 30 分钟头痛缓解;②疗后 15 分钟、30 分钟、45 分钟、60 分钟头痛有一定程度的缓解;③疗后 15 分钟仍需急救治疗;④治疗总反应率和整体功能障碍;⑤对相关症状的影响情况。

安全性评价:受试者主诉及各种检查结果的异常。

16.1.6   样本量估计

根据舒马曲坦鼻腔吸入和皮下注射治疗丛集性头痛的结果,假设试验组和安慰剂(空气)对照组两组率差 25% 为差别有临床意义,在检验效能为 80%,第 I 类错误为 5% 的条件下估计样本量是 55 例,考虑脱落率为 15% 时,则需要 70 例病例入组。

16.1.7　主要统计分析方法

结局指标设为二分类变量。按事先计划好的方案允许对多个结局进行分析,采用广义线性模型和 logistic 回归模型评价处理的疗效,并控制治疗顺序、性别以及丛集性头痛类型(例如是偶发性还是慢性)。考虑到患者前后不同发作之间具有一定的相关性,因此还采用了非独立数据的多水平模型进行分析(MlwiN2.0,由多水平模型小组开发,University of Bristol,Bristol,England)。为了避免多重比较,没有对次要疗效指标进行统计学假设检验,仅报道数值结果。检验水准设为 0.05。

16.2　主要结果与结论

16.2.1　受试者入组情况

在 2003—2007 年的研究期间内,共筛选了 334 例病例,对其中 109 例合格患者进行了随机化。图 16-1 显示了所有患者筛检、入组、随机化、治疗、是否完成、退出、失访的试验流程图,包括排除和未完成的原因。在研究期间,没有患者紧急揭盲。

16.2.2　基线情况

57 位偶发性丛集性头痛患者和 19 例慢性丛集性头痛的患者用意向性分析(ITT analysis)。结果见表 16-1。

16.2.3　疗效分析

对于主要疗效指标的分析表明,纯氧气治疗的缓解率为 78%(95% 可信区间:71%~85%,共 150 次头痛发作);空气治疗(安慰剂对照)的缓解率为 20%(95% 可信区间:14%~26%,共 148 次头痛发作),两组间比较采用 Wald 检验,$\chi^2_5=66.7$,$P<0.001$,差别有统计学意义。

在 logistic 回归模型中,性别、丛集性头痛类型以及治疗顺序等差别无统计学意义。

对于次要疗效指标的分析表明,在所有时间点,从数值上看纯氧气治疗都要优于空气安慰剂。对于功能障碍指标,结果也类似。对于是否使用急救医疗、降低相关症状等指标,从数值上看纯氧气治疗都要优于空气安慰剂。表 16-2 给出了次要疗效指标的描述性结果。

16.2.4　安全性分析

试验中没有出现严重的不良事件。在所有病人报告的不良事件中,绝大多数没有需要采取更进一步的医疗措施。所有不良事件见表 16-3。

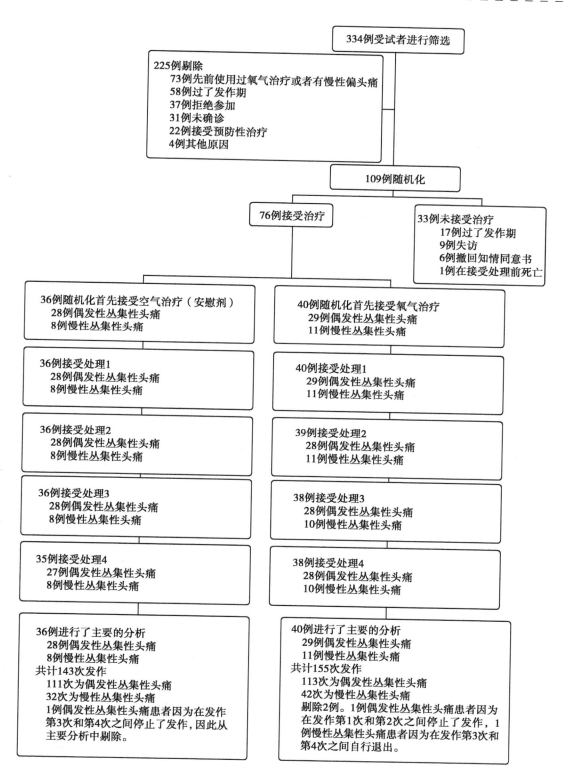

图 16-1　研究流程图

表 16-1　丛集性头痛患者基线情况

指标	病例数（例数（%））	
	随机化（n=109）	完整病例（n=76）
年龄，（均数（标准差），岁	39（9）	39（10）
性别		
男	89（82）	64（84）
女	20（18）	12（16）
头痛类型		
偶发性	81（74）	57（75）
慢性	28（26）	19（25）
发作时间，（均数（标准差），分钟）	83（31）	83（31）
平均发作期，（每周偶发性头痛时间，均数（标准差））	11（16）	12（17）
丛集性头痛史，（均数（标准差），年）	12.3（9.1）	11.3（8.2）
先前使用		
舒马曲坦注射剂	30	24
舒马曲坦口服或鼻内用药	16	10
其他曲坦类药物	12	9
镇痛药	23	16
低氧（4L/min）	4	3
先前无丛集性头痛治疗史	31	19
使用预防性药物	4	2

表 16-2　各种疗效指标的结果

	发作次数	发作次数（次数（%））	
		空气治疗	氧气治疗
经处理的发作次数	298	148	150
15 分钟头痛缓解	298	29（20）	116（78）
30 分钟头痛缓解 [a][b]	187	19（24）	78（72）
疼痛减轻所需时间			
15	256	25（20）	88（68）
20 [a][b]	209	28（30）	93（81）
30 [a][b]	182	28（38）	93（85）
60 [a][b]	167	38（59）	95（92）
15 分钟需要紧急医疗救济	249	76（53）	30（28）
对处理和功能障碍总的反应 [a][b]	248	18（15）	75（60）
对相关症状的效应 [a][b]	250	40（31）	81（66）

注：a:包括末次结转数据；b:剔除采用紧急医疗救济人数。

表 16-3　不良事件详情

患者编号	不良事件描述	是否与处理有关	是否退出	结局
1	咳嗽,为期 3 周	否	否	无处理
2	在治疗前由于急性髓细胞性白血病死亡	否	否	实验开始前退出
3	感觉有点劳累	否	否	无处理
4	长期 spickier 疼痛	否	否	无处理
5	必须住院治疗胆结石和严重的胃炎	否	否	治疗转变,恢复试验
6	手脚发麻、恶心、哮喘发作	可能无关	否	无处理
7	头比注射治疗感觉更敏感	可能有关	否	无处理
8	10 分钟后钢瓶无气	是	否	无处理
9	12 分钟后钢瓶无气	是	否	无处理

16.3　统计学解读

Q16.1　什么是多阶段重复交叉设计?

所谓多阶段重复交叉设计(replicated crossover design),是高阶(higher-order)交叉设计的一种,是指部分或所有处理因素在多个阶段重复进行。本案例采用的是美国 FDA 推荐的 2 因素、4 阶段、2 顺序的重复交叉设计,每个顺序中,高氧(试验组)和空气(对照组)均使用了两次。

在 2 因素的高阶设计中,由于有较多的阶段数或(和)用药顺序数,因此会产生多种类型的高阶设计。即便是相同的阶段数、用药顺序数,也可能会存在不同的设计类型。因此,需要在其中挑选较优的设计。为了设计出最优的高阶交叉设计,首先要定义最优的标准,什么是最优? 从统计学的角度来看,对于两因素高阶交叉设计,最优的标准是:对处理效应(τ)和滞后效应(λ)的估计应该是无偏且方差最小。当然,必须指出的是选择最优设计不能仅从统计学角度考虑,还必须综合考虑纳入何种效应进入模型分析、专业方面的先验信息以及试验实际实施等各方面因素。

交叉设计主要分析处理效应,此外还有其他效应,例如:阶段效应、滞后效应、顺序效应等,这些效应称为冗余效应(nuisance effects)。不同设计中,这些冗余效应可能与处理效应存在混淆现象。为了避免混淆现象的发生,应当选择恰当的交叉设计类型。不同设计的特点不同,可能导致的混淆效应也不同,通常有以下几个设计上的特点:

(1) 若顺序效应不与直接的处理效应相混淆,则该设计应该是顺序内均匀的。

(2) 若阶段效应不与直接的处理效应相混淆,则该设计应该是阶段内均匀的。

(3) 如果一阶滞后效应相等,则滞后效应不与直接的处理效应相混淆,否则它们两者之间存在混淆现象,此时该设计是平衡设计。

(4) 若一阶滞后效应不与直接的处理效应相混淆,此时该设计应该是严格平衡设计。

基于上述统计学标准和性质,Chen 和 Wu(1980)等提出在均匀协方差结构(uniform covariance structure)、固定个体效应的假设下,如表 16-4 设计是较优的两因素高阶交叉设计。

表16-4　2因素重复交叉设计及其性质

设计	因素安排	性质			
		顺序内均匀	阶段内均匀	平衡	严格平衡
2顺序、2阶段	AB/BA	✓	✓	✓	✗
2顺序、3阶段	ABB/BAA	✗	✓	✓	✓
2顺序、4阶段	ABBA/BAAB	✓	✓	✓	✗
2顺序、4阶段	ABAB/BABA	✓	✓	✓	✗
4顺序、2阶段	AA/BB/AB/BA	✗	✓	✓	✓
4顺序、4阶段	AABB/BBAA/ABBA/BAAB	✓	✓	✓	✓

注：A、B代表不同的处理；受试者随机分到各个用药顺序组；每个阶段之间间隔一个清洗期。"✓"表示具有该性质；"✗"表示不具有该性质。

显然，最理想的交叉设计是均匀且严格平衡的，但是，在实际应用中，结合专业知识等其他因素，可以合理地假定一些冗余参数为0。例如，如果能够通过预实验获得设定洗脱期的合理、准确信息，则在设计时可以设定足够长的洗脱期，从而可假定不存在滞后效应，因此可以采用AB/BA这样的非严格平衡的设计。

Q16.2　为什么要采用高阶交叉设计？

2×2交叉设计虽是生物等效性研究中的标准设计，但是它需要服从一定的前提假设：滞后效应等于0或者在两个用药顺序组中相等。很显然，在有些研究中这个假设并不都能符合。此外，它还存在其他一些缺点：①由于受试者间的差异往往要大于受试者内的差异。因此在受试者间的水平上，2×2交叉设计检验滞后效应或处理 $\times$ 阶段的交互作用的效能较低；②在2×2交叉设计中，由于总自由度的限制，滞后效应、处理 $\times$ 阶段的交互作用和用药顺序效应存在混淆现象，难以通过统计学方法来区分；③虽然2×2交叉设计为平均生物等效性分析提供足够的信息，但是由于不能提供个体内变异和个体与药物的交互作用，故不能用于群体生物等效性和个体生物等效性分析。

一般认为，交叉设计在受试者内水平上估计各种因素的效应才显示出该设计的优点，也就是能够排除个体间的差异。那么从个体内水平上如何去决定估计何种因素的效应？某些高阶的交叉设计如何避免混淆现象？为了回答这个问题，首先要了解与检验有关的受试者内的自由度。

在交叉设计中，设有s个用药顺序组，p个阶段，因此有sp个均数（$\bar{y}_{ij}$）。这些sp个均数有$(sp-1)$个自由度可以用于进一步分解，例如$(s-1)$个用药顺序组间，有$(p-1)$个用药阶段间，以及$(s-1)(p-1)$的用药顺序 $\times$ 阶段交互作用。剩下来最后一部分的自由度则将会用于一些最为关心的效应，例如处理效应、处理 $\times$ 阶段的交互作用，以及滞后效应等。尽管这个部分的自由度有多种分解方法，在这里我们主要分为三个部分：①直接的处理效应；②滞后效应、处理 $\times$ 阶段交互作用；③与用药顺序 $\times$ 阶段交互作用无直接关联的其他效应。

在交叉设计中，上述第②部分的效应即滞后效应与处理 $\times$ 阶段交互作用有可能出现混淆现象。这取决于不同类型的高阶设计，有些设计可能不会出现混淆效应，但也有些设计可能会出现混淆效应。因此，需要决定选择何种效应来纳入模型。通常，考虑到我们不太可能同时获得处理 $\times$ 阶段交互作用和滞后效应的无偏估计，因此如果模型中纳入了滞后效应并且有统计学意义，可以认为此时不大可能同时出现处理 $\times$ 阶段的交互作用。这时，我们可以在有滞后效应时来估计直接的处理效应。

例如,FDA 推荐的高阶交叉设计是:2 处理、4 阶段、2 顺序的交叉设计,如表 16-5 所示。在该表中,每一个用药顺序和阶段的组合可以视为一个格子,则表中共有 8 个格子。

表 16-5　2 因素、2 顺序、4 阶段的高阶交叉设计

顺序	阶段			
	1	2	3	4
1	A	B	A	B
2	B	A	B	A

注:A、B 代表不同的处理;受试者随机分到各个用药顺序组;每个阶段之间间隔一个清洗期。

在表 16-6 所示的 2 因素、2 顺序、3 阶段的高阶交叉设计也是美国 FDA 推荐的一种交叉设计的类型。与其他两因素三阶段的设计相比,如果没有二阶滞后效应以及处理 × 一阶滞后效应交互作用时,在有一阶滞后效应的情况下,表 16-6 所示三阶段设计的方差最小,因此是效率最高的一种设计。这是该设计的优点。对于表 16-7 的交叉设计的总的格子数是16 个格子。

表 16-6　2 因素、2 顺序、3 阶段的高阶交叉设计

顺序	阶段		
	1	2	3
1	A	B	B
2	B	A	A

表 16-7　2 因素、4 顺序、4 阶段的高阶交叉设计

顺序	阶段			
	1	2	3	4
1	A	A	B	B
2	B	B	A	A
3	A	B	B	A
4	B	A	A	B

因此,用于各个格子间比较的总自由度为:总的格子数 –1。

在交叉设计的统计分析中,通常会考虑的固定效应有:顺序、阶段和处理。这些固定效应的自由度为各因素的水平数 –1。很显然,对于 2×2 交叉设计,其自由度为 3,因此只能估计三个参数。如果 1 个自由度用于估计处理效应,1 个自由度用于估计阶段效应,剩下的一个自由度则与滞后效应、交互作用或用药顺序效应中的一个有关。此时的效应究竟是这三种效应的哪一个,是不能通过统计学结果来区分的,这就产生了混杂效应。

例如表 16-5 所示的 2 因素、2 顺序、4 阶段设计(ABAB/BABA)中,顺序的自由度 =2–1=1;阶段的自由度 =4–1=3;处理的自由度 =2–1=1。因此,这些固定效应的总自由度为1+3+1=5。而该设计的总自由度为 7,因此这些固定效应没有占满、用掉或解释全部的自由度。显然,此时的固定效应模型为非饱和(not saturated)的模型。因此,对于高阶的交叉设计,

理论上除了考虑顺序、阶段和处理这三个主效应之外，还可以纳入处理 × 阶段的交互作用、处理 × 滞后效应的交互作用等，使模型变为全饱和（fully saturated）固定效应模型。

例如，对于2因素、3阶段、6顺序的高阶交叉设计，除了分析处理、阶段等效应外，还可以同时分析滞后效应和处理 × 阶段的交互作用。显然，这就是与2×2交叉设计不同的地方，高阶交叉设计理论上可以在模型中考虑纳入更多的效应。当然，关于是否采用更饱和一点的固定效应模型（也就是指固定效应能够解释更多甚至全部自由度），目前仍有争议。

不同交叉设计在方差分析中能够检验的各种效应及其自由度见表16-8。从表16-8可以看出，与2×2交叉设计相比，高阶的交叉设计均可以在有滞后效应的同时估计处理效应，某些高阶设计还能分析处理 × 滞后效应的交互作用或者二阶滞后效应。某些6个顺序、4阶段设计甚至能够分析处理 × 阶段的交互作用。

表16-8　不同交叉设计方差分析中的各种效应及其自由度

自由度	AB/BA	AA/BB/AB/BA	ABB/BAA	ABAB/BABA
总	3	7	5	7
受试者内	2	4	4	6
处理	1	1	1	1
阶段	1	1	2	3
一阶滞后效应	混迭	1	1	1
二阶滞后效应	无	无	假设不存在（没有足够自由度）	1
处理 × 阶段交互作用	混迭	假设不存在（否则与滞后效应混迭）	假设不存在（否则与滞后效应混迭）	假设不存在（否则与滞后效应混迭）
处理 × 一阶滞后效应交互作用	无	1	假设不存在（没有足够自由度）	假设不存在（否则与滞后效应混迭）
顺序	混迭	3	1	1

因此，在可能存在滞后效应的研究中，通常会采用高阶的交叉设计。通过有重复的交叉设计，也就是使同一处理在同一顺序内重复，增加受试者内的自由度，可以在受试者内的基础上获得滞后效应，甚至是处理 × 阶段交互作用的估计，且某些高阶设计不会出现混迭现象。

Q16.3　FDA为什么推荐只有两种用药顺序组的高阶交叉设计？

在上述高阶的交叉设计中，ABAB/BABA交叉设计（表16-5，即本案例所采用的设计）和ABB/BAA交叉设计（表16-6），是2001年美国FDA在《生物等效性统计方法指导原则》中被列为推荐的两种高阶交叉设计类型。

FDA为什么推荐只有两种用药顺序组的高阶交叉设计？

首先，与模型的选择和参数的估计有关。

例如FDA推荐的ABAB/BABA交叉设计，从自由度的角度来看，可以采用仅包含顺序、阶段和处理等固定效应模型的非饱和（not saturated）模型，也可纳入顺序 × 处理的交互作用、顺序 × 阶段的交互作用等，使得模型变为全饱和（fully saturated）固定效应模型。

假如重复的交叉设计只有两种用药顺序，在没有缺失以及在同一组的个体中开展研究的情形下,仅包含三种主效应(顺序、阶段和处理)的不饱和固定效应模型和使用更饱和的固定效应模型的分析结果相差无几。主效应模型和全饱和模型的 $\mu_T-\mu_R$ 的最小二乘估计是相同的。此外,为了评估群体生物等效性和个体生物等效性,需要用矩估计来估计模型中的方差(用于顺序内的比较),此时无论是主效应模型还是全饱和模型的估计都是相当有效的。

但是,假如重复的交叉设计超过两个用药顺序时,上述的优点将不复存在。包含三种主效应的不饱和固定效应模型和全饱和的固定效应模型在估计 $\mu_T-\mu_R$ 时所得的结果将会不同(除非不同用药顺序组的受试者人数相同)。并且,此时如何选择这些不同估计结果目前并没有公认的准则。此外,方差的矩估计也仅在全饱和模型中有效,主效应模型要达到这样的效果必须包含用药顺序间的成分,这样使得分析变得非常复杂。

因此,在诸多的高阶交叉设计中选择使用仅含两种顺序的交叉设计,能够减小或避免在选择估计方差的统计方法或者选择何种固定效应模型进行分析等导致的目前尚具争论的问题。

其次,与滞后效应的分析有关。

四种顺序、四阶段的设计(例如表 16-7)在考虑滞后效应时是最优的设计。同样,两种顺序、三阶段的设计(例如表 16-6)被认为是最优的三阶段设计。

这两种设计对于滞后效应都是均衡的(balanced),即每一种处理在另外一种处理之前出现的次数是相同的。例如,A 在 B 前面出现 2 次,B 在 A 前面也出现 2 次。

对于这些设计,在统计分析模型中纳入一阶滞后效应并没有损失效率。但是,在生物等效性研究中如果可能存在滞后效应并将其纳入统计分析时,那么处理 × 滞后效应的交互作用也应当同时考虑。如果处理 × 滞后效应的交互作用出现在统计学模型中,前述的这两种设计就不是最优的设计了。事实上,ABB/BAA 设计在有处理 × 滞后效应交互作用时,并不能得到 $\mu_T-\mu_R$ 的无偏估计。

此外,正如前面所提到的,究竟是选择主效应模型还是选择更为饱和的模型,也受到可能的滞后效应的影响。对于四种用药顺序或者六种用药顺序的设计,如果滞后效应连同处理 × 滞后效应的交互作用一起纳入统计分析模型时,这些效应的估计将会部分的被顺序 × 处理的交互作用所影响。然而,两种用药顺序的重复交叉设计却不受影响。

因此,在 FDA 指导原则中所推荐的四阶段或三阶段的设计,在考虑了一阶滞后效应以及处理 × 滞后效应的交互作用后,处理效应的估计 $\mu_T-\mu_R$ 与其他任何两处理的重复交叉设计的效率相同或比其他的设计效率更优,因此,ABAB/BABA、ABB/BAA 这两种两顺序的四阶段或三阶段的设计是最优的设计。

Q16.4　什么是多水平模型?

交叉设计最主要的特点是同一受试者在不同试验阶段先后接受了不同处理。由于对每个个体都进行了多次的重复测量,因此交叉设计也可视为重复测量设计(repeated measurement design)。重复测量数据是非独立数据,它具有两个水平的结构,即受试者水平(水平 2)与重复测量点(水平 1),且同一受试者的多次重复测量值之间存在一定的相关性。

多水平模型(multi-level model)是处理具有多水平层次结构(hierarchical structure)资料的最有效的方法。它能够从测量值的随机误差中分解出受试者间的随机变异(即水平 2 残差),并且允许协方差阵结构特征灵活多变,为进一步拟合受试者水平或测量点水平复杂误差结构提供了可能。

多水平模型是英国教育统计学家 H.Goldstein 于 1986 年提出,其基本思想来源于传统的方差分析。事实上,传统的方差分析中随机方差和混合方差模型（Ⅱ 和 Ⅲ 型方差分析模型）是处理 2 水平模型的最基本方法。由于多水平模型复杂的误差结构适应并反映了数据的层次结构,因此多水平模型在医药卫生领域具有十分广阔的运用前景。在文献中,多水平模型有各种不同的称谓,如"随机系数模型（random coefficient model）"、"层次线性模型（hierarchical linear model）"、"混合效应模型（mixed-effects model）"或"混合模型（mixed model）"。

考虑到交叉设计资料具有重复测量资料的自相关性和随机误差的多层性特点,多水平模型在交叉设计,尤其是高阶的交叉设计的分析中能够发挥重要的作用。事实上,对于高阶的交叉设计,美国 FDA 推荐的统计分析方法就是线性混合效应模型（linear mixed-effects model）。

（1）两水平 logsitic 回归模型（方差成分模型）

多水平模型可以从分析连续性因变量的线性模型推广到非连续性因变量的情形。假定在某试验中对某时间的测量分为发生或不发生的二分类结果,若将其作为因变量,则在多水平框架内,处理这类资料的多水平模型称为多水平广义线性模型（multilevel generalized linear model）。当因变量为二项分布变量时,设 y_{ij} 为第 j 个个体在第 i 阶段治疗是否有效,则:

$$y_{ij} \sim Bin(\pi_{ij}, n_{ij})$$

其中,$j=1,2,\cdots$,表示受试者（水平 2 单位）,$i=1,2,\cdots$,表示重复测量值（水平 1 单位）。n_{ij} 为比（率）的分母,在未分组的情况下 $n_{ij}=1$。

在本案例的交叉设计中,设 P_{ij} 为第 j 个个体第 i 次测量阳性反应概率的期望,以 treat 表示不同的治疗方案,设 treat=0 表示安慰剂治疗,treat=1 表示高氧治疗;seq 表示两种不同的用药顺序。period 表示不同的阶段,period=1、2、3 和 4 分别表示不同的治疗阶段的分类变量,以哑变量进入模型。

则最基本的二分类结果的两水平 logstic 回归模型为:

$$\text{logit}(P_{ij}) = \beta_0 + \beta_1 treat_{ij} + \beta_2 period_{ij} \tag{16.1}$$

其中,β_1 和 β_2 分别表示解释变量 treat 和 period 的回归系数,由于只有一个下标,表示对于所有受试者其取值相同,为固定效应。

公式（16.1）与一般的回归模型区别在于截距估计值 β_{0j}。一般的回归模型中截距估计值 β_0 是固定效应,即所有的个体具有相同的截距项。而在上述公式（16.1）模型中,β_{0j} 它有一个下标 j,在交叉设计中表示其取值在不同的个体间是不同的,但是在同一个个体内是相同的,即不同的个体（水平 2 单位）具有不同的截距。β_{0j} 为随机变量,通常可表达为 $\beta_{0j} = \beta_0 + \mu_{0j}$。

因此,公式（16.1）模型也可表示为:

$$\begin{aligned}
\text{logit}(P_{ij}) &= (\beta_0 + \mu_{0j}) + \beta_1 treat_{ij} + \beta_2 period_{ij} \\
&= (\beta_0 + \beta_1 treat_{ij} + \beta_2 period_{ij}) + (\mu_{0j})
\end{aligned} \tag{16.2}$$

$$\mu_{0j} \sim N(0, \sigma_{u0}^2), \quad var(P_{ij}) = \delta \pi_{ij}(1-\pi_{ij})/n_{ij}$$

其中,μ_{0j} 为水平 2 单位的残差或称为随机效应（random effect）,反映了水平 2 单位的 logit 均值 β_{0j} 与总均值 β_0 之差。通常假定 μ_{0j} 服从正态分布,即 $\mu_{0j} \sim N(0, \sigma_{u0}^2)$,残差方差 σ_{u0}^2 又称为随机参数（random coefficient）,反映了受试者间（即水平 2 单位间）比数（率）的变异,称为个体间方差（between-subject variance）。σ_{u0}^2 越大说明数据在高水平单位内的聚集性就越强。

$\sigma_{u0}^2=0$ 时，该模型就演变为一般的 logistic 回归模型。δ 为尺度参数（scale parameter），当因变量服从二项分布时 δ 为 1 或接近于 1。

从模型（16.2）可见，因变量可表达为固定效应（$\beta_0+\beta_1 treat_{ij}+\beta_2 period_{ij}$）和随机效应（$\mu_{0j}$）两个部分之和。由于模型同时包括固定效应和随机效应，因此该模型又被称为混合效应模型（mixed model）。回归系数 β_0、β_1 和 β_2 描述模型的固定效应（fixed effects）参数；随机部分 μ_{0j} 描述模型的随机效应（random effect），随机效应用方差来描述。

由于模型中需要估计的随机参数仅有 σ_{u0}^2，这种只有截距为随机效应的模型又称为方差成分模型（variance component model）。该模型拟合结果中包括以下几种效应的估计值，结果见表 16-9。

表 16-9　多水平模型中拟合的参数及其含义

模型中的参数		含义
固定部分		
	β_0	截距
	β_1	处理效应
	β_2	阶段效应
随机部分		
水平 2：	σ_{u0}^2	水平 2 残差方差，又称为截距的方差，反映水平 2 单位受试者间即不同个体间的变异大小。

采用限制性极大似然估计（restricted maximum likelihood，REML）方法对模型中各参数进行两阶段交替迭代估计。第一阶段，通过边际似然估计方差成分 μ_{0j}，此时的估计是不依赖于固定效应的。第二阶段，基于第一阶段估计得到的方差协方差矩阵，采用广义最小二乘估计来估计固定效应。在得到固定效应后，再估计方差成分 μ_{0j}，如此重复直到收敛。

（2）两水平 logistic 回归随机系数模型

如果考虑到不同处理效应在水平 2 的不同受试者间也存在变异，可在模型中拟合 treat 的随机系数，因此，基于公式（16.1）模型，在方差成分模型的基础上可进一步扩展为随机系数模型：

$$\text{logit}(P_{ij})=\beta_0+\beta_{1j}treat_{ij}+\beta_2 period_{ij} \tag{16.3}$$

其中，$\beta_{1j}=\beta_1+\mu_{1j}$。因此，公式（16.3）的随机系数模型也可表示为：

$$\begin{aligned}\text{logit}(P_{ij})&=\beta_0+(\beta_1+\mu_{1j})treat_{ij}+\beta_2 period_{ij}\\&=(\beta_0+\beta_1 treat_{ij}+\beta_2 period_{ij})+(\mu_{0j}+\mu_{1j}treat_{ij})\end{aligned} \tag{16.4}$$

μ_{1j} 为随机变量，表示第 j 个个体的斜率与平均斜率的差值，为水平 2 残差，反映了两种处理方案对每个受试者的不同疗效的大小。其中，固定效应（$\beta_0+\beta_1 treat_{ij}+\beta_2 period_{ij}$）用均数描述，它决定了全部个体的平均回归线。随机效应用方差描述，具有两个水平 2 的残差项。$E(\mu_{0j})=E(\mu_{1j})=0$；$Var(\mu_{0j})=\sigma_{u0}^2$，$Var(\mu_{1j})=\sigma_{u1}^2$，$Cov(\mu_{0j},\mu_{1j})=\sigma_{u01}$。$\sigma_{u01}$ 反映了截距与斜率随机效应的协方差。

随机系数模型中需要估计的随机参数有 σ_{u0}^2 和 σ_{u1}^2，这种回归系数为随机效应的模型称为随机系数模型（random coefficients model）。该模型拟合结果中所包含的效应估计值结果见表 16-10。

表 16-10　随机系数模型中拟合的参数及其含义

模型中的参数		含义
固定部分		
	β_0	截距
	β_1	处理效应
	β_2	阶段效应
随机部分		
水平 2:	σ_{u0}^2	水平 2 残差方差,又称为截距的方差,反映水平 2 单位受试者间即不同个体间的变异大小。
水平 2:	σ_{u1}^2	水平 2 残差方差,又称为斜率的方差,反映了两种处理方案对每一个受试者的不同疗效的差异。
水平 2:	$\sigma_{u_{01}}$	指截距和斜率离差值的协方差,反映了两者之间的相关关系。

比较表 16-9 的方差成分模型与表 16-10 的随机系数模型可见,两个模型的区别在于 β_{1j}。在方差成分模型中,treat 前面的回归系数为固定的 β_1,表示不同处理的效应在水平 2 的个体间是固定不变的,是固定效应的估计值。而在随机系数模型中,二水平个体 treat 的系数是随机的,不同个体具有不同的斜率 β_{1j},反映不同处理的效应在水平 2 的个体间具有差异。

判断资料究竟是选择随机系数模型或方差成分模型,可采用两嵌套模型的对数似然比检验或广义 Wald 检验。假设方差成分模型的 -2 倍对数似然值为 $L1$,随机系数模型的为 $L2$,则 $L1$ 与 $L2$ 之差将服从自由度为 2 的 χ^2 分布。

Q16.5　如何分析滞后效应?

在交叉设计中,可能存在的一个问题就是滞后效应,即先前阶段的处理或多或少会影响到后续阶段的处理效应。因此,必要时应在模型中纳入滞后效应,以获得经过滞后效应调整后的处理效应的估计。关于滞后效应的估计,有多种方法。

设 carryover 表示一阶滞后效应,为分类变量。第一阶段所有处理的 carryover 都设为相同的值(例如 carryover=0),后面阶段 carryover 的取值为前一阶段处理的取值。含滞后效应的交叉设计数据格式见表 16-11。

表 16-11　2 因素、4 阶段、2 顺序含一阶滞后效应的交叉设计数据格式

个体编号(subject)	阶段(period)	处理(treat)	滞后效应(carryover)
1	1	0	0
1	2	1	0
1	3	0	1
1	4	1	0
2	1	1	0
2	2	0	1
2	3	1	0
2	4	0	1

注:treat=0 表示 A 处理,treat=1 表示 B 处理;因第一阶段无滞后效应则设 carryover=0;前一阶段 treat 为 0 的滞后效应表示为 carryover=0,前一阶段 treat 为 1 的滞后效应表示为 carryover=1。

包含滞后效应的二分类结果多水平 logistic 模型为：

$$\text{logit}(P_{ij})=\beta_0+\beta_1 treat_{ij}+\beta_2 period_{ij}+\beta_3 carryover_{ij}$$
$$=(\beta_0+\beta_1 treat_{ij}+\beta_2 period_{ij}+\beta_3 carryover_{ij})+(\mu_{0j}) \tag{16.5}$$

公式(16.5)与公式(16.2)所示模型相比，多了一个滞后效应的固定效应估计项。

也有学者认为交叉设计中的顺序效应(sequence effect)在一定程度上能够反映滞后效应的大小。例如，AB 两种处理先后试验的机会均等，平衡了试验顺序对结果的影响。如果 A、B 两种处理对下一阶段无影响或影响相同，则结果与试验顺序无关；反之，如 A 处理的效应影响到下一阶段 B 处理的效应，而 B 却不影响 A 或影响的程度不同，则两种用药顺序的效应将会不同。因此，顺序效应在一定程度上反映了滞后效应的大小。

可在公式(16.2)模型中纳入顺序效应以检验滞后效应。为拟合这种顺序效应，在该模型的随机部分，额外添加一个 $\mu_{3j} seq_{ij}$。其中，seq_{ij} 表示试验顺序的分类变量，若为 ABAB 顺序，$seq_{ij}=1$；若为 BABA 顺序，$seq_{ij}=0$。

此时，包含顺序效应的多水平 logistic 回归模型为：

$$\text{logit}(P_{ij})=(\beta_0+\beta_1 treat_{ij}+\beta_2 period_{ij})+(\mu_{0j}+\mu_{3j} seq_{ij}) \tag{16.6}$$

其中，随机系数 $\mu_{3j}\sim N(0,\sigma_{u3}^2)$，其方差 σ_{u3}^2 反映了顺序效应的变异。在这种估计中，因变量水平 2 的方差 $(\mu_{0j}+\mu_{3j} seq_{ij})$ 拟合为包含顺序效应 seq_{ij} 的函数，即顺序不同，试验结果在受试者间的变异也不同。

此时，模型拟合的效应见表 16-12。

表 16-12　含一阶滞后效应(随机效应)的多水平模型中拟合的参数及其含义

模型中的参数		含义
固定部分		
	β_0	截距
	β_1	处理效应
	β_2	阶段效应
随机部分		
	σ_{u0}^2	水平 2 残差方差，反映水平 2 单位受试者间即不同个体间的变异大小。
	σ_{u3}^2	水平 2 残差方差，反映用药顺序的变异。

该模型将顺序效应进一步从受试者间变异中分解出来并检验其有无统计学意义，同时也可得到处理效应和阶段效应的估计。

16.4　统计学评价

本案例是第一个用高流量氧气治疗丛集性头痛的随机、安慰剂对照的临床试验，该项临床研究确认了用氧气治疗偶发性和慢性丛集性头痛的疗效，验证了多年的临床实践治疗经验和已有的临床操作规范。

一方面，该案例在研究设计和统计方法选择等方面具有显著特点。

对于丛集性头痛这种特殊疾病的研究，案例中所采用的随机、安慰剂对照、ABAB/BABA

的高阶交叉设计是最佳的研究设计。

首先,对于丛集性头痛的治疗方案,尽管临床指导指南推荐使用氧气治疗,也有一些非对照研究提示氧气治疗的疗效,但在该研究之前没有随机对照研究来表明氧气治疗的确切疗效。而患者、医生都非常想知道一个特定治疗方法的疗效是否要优于以往,用统计学分析疗效时也需要有对照组进行比较。本研究作为第一个设有对照的随机化研究,符合研究设计三项基本原则之一:设有对照。

其次,在罕见疾病研究中,从病人入组的难易程度及伦理学角度来看,交叉设计是比较实用的设计。由于疾病特殊导致患者人数较少,入组相当困难,考虑要完成整个试验时间,平行对照研究虽然简单但是却不适用于这种疾病类型。此外,因为这种疾病发作时很痛苦,平行组设计中采用安慰剂作为对照存在更多的伦理学问题。交叉设计由于在同一个个体上依次用两种不同处理,一方面可以在个体内水平上分析处理效应,排除了个体间差异的影响,使得效率更高而样本量更少;另外一方面还在一定程度上减少了伦理学问题。

再次,本案例采用的 ABAB/BABA 高阶交叉设计是最优的。考虑到患者入组的难度,本案例没有选择多个用药顺序组的高阶设计,而是考虑到多次重复测量相对较容易,选择了 4 阶段的高阶交叉设计。相对于 2×2 交叉设计,4 阶段高阶设计能够分析滞后效应(本研究通过设定足够长的洗脱期可以认为不存在滞后效应);相对于 3 阶段高阶设计,4 阶段设计的估计误差更小且效能更高,所需的样本量更小。这种设计方法是美国 FDA 推荐的高阶交叉设计类型,无论从统计模型的选择还是滞后效应的分析来看,都是属于最优的高阶交叉设计。

最后,从统计分析的角度来看,本研究采用了多水平模型进行分析是其特点之一。由于每位病人进行了至少两次测量,因此多个时间点的数据之间严格来讲并非完全独立,尤其对于丛集性头痛这种疾病来说,这种非独立可能显得更为明显。而常规的回归分析都需要假设数据重复测量点间是互相独立的,因此,交叉设计的资料用常规方法分析并不合适。本案例考虑到交叉设计资料的这一特点,采用多水平模型用来解决这个问题。

另外一方面,由于疾病的特殊性,本研究也存在一些缺点或不足。

例如,没有给出多水平模型具体的分析结果。此外,将研究放在患者家中进行是该研究的一个局限,可能导致许多病人在治疗前的筛选期间就脱落或者失访,并且因为没有数据从而无法分析脱落的原因。本研究筛检了 334 例患者,其中只有 109 例(33%)进行了随机化,76 例的患者完成了整个研究。33 例(30%)患者随机化分组后在治疗前脱落,无法分析具体的脱落原因。最后,由于预暴露的问题也限制了该研究设计的应用。如患者在入组前使用过氧气治疗,由于其对氧气治疗非常熟悉,将会导致偏倚,这些患者容易得出阳性的结果;而以前对氧气治疗无效的患者又不太愿意参加本项研究。

(易洪刚)

参 考 文 献

1. Cohen AS, Burns B, Goadsby PJ. High-flow oxygen for treatment of cluster headache: a randomized trial. JAMA, 2009, 302(22): 2451-2457.

2. Byron Jones, Michael G. Kenward. Design and Analysis of Crossover Trials. Second Edition. Chapman and Hall/

CRC, 2003.

3. Stephen Senn. Crossover Trials in Clinical Research. John Wiley & Sons, 2002.

4. Goldstein H. Multilevel Statistical Models. Second Edition. London: Edward Arnold, 1995.

5. 李晓松, 张文彤. 多水平模型在交叉设计资料分析中的应用. 中国卫生统计, 1999, 16(5): 273-274.

6. 陈长生, 徐勇勇, 王彤. 交叉设计资料的混合效应模型分析. 中国卫生统计, 2005, 22(4): 214-217.

7. 赵杨, 于浩, 娄冬华. 交叉设计多中心临床试验的混合效应模型. 中国临床药理学与治疗学, 2005, 10(1): 116-120.

8. 刘巧兰, 沈卓之, 陈峰, 等. 多水平模型在生物等效性评价中的应用(I). 中华流行病学杂志, 2009, 30(12): 1302-1306.

9. 刘巧兰, 沈卓之, 李晓松, 等. 多水平模型在生物等效性评价中的应用(II). 中华流行病学杂志, 2010, (3): 333-339.

Case 17

山楂提取物治疗高血压
——4×4交叉设计

山楂在哮喘、糖尿病、神经衰弱等许多疾病的辅助治疗中有着广泛应用。它在医学中的使用最早在公元前一世纪时就有文献记录,在心血管疾病上的使用可追溯到1600年代。目前,许多研究表明它对轻、中度心力衰竭的辅助治疗具有潜在的益处,可以控制症状(如疲劳,气短)和改善生理学检测结果(如最大工作负荷耐受性,运动耐量,心率收缩压乘积)等。

尽管曾有少数几个规模较小的临床试验结果显示山楂能适度地降低血压,但是本研究是第一个关于山楂和高血压疗效之间剂量反应关系的研究,这对于探讨山楂对于高血压的疗效、剂量反应关系以及指导用药剂量具有重要意义。

本章基于该案例主要介绍4×4高阶交叉设计的设计和分析方法,以及剂量反应关系研究的统计分析方法和策略。

17.1 试验方案简介

本研究采用随机、双盲、安慰剂对照、四阶段交叉设计,评价以安慰剂为对照的山楂标准化提取物(hawthorn standardized extract,HSE)对于高血压患者的肱动脉血管内皮舒张功能的影响,用以探索HSE的疗效及确定最低有效剂量。

17.1.1 试验目的

评价以安慰剂为对照的HSE与高血压前期、中度高血压患者肱动脉血管内皮舒张功能之间的剂量反应关系。

17.1.2 目标人群

患者入组标准:①年龄在18岁及以上;②近期门诊测量的平均收缩压(BP)介于120~155mmHg,舒张压介于80~95mmHg;③放弃使用营养补充剂如维生素C、维生素E、鱼油、烟酸、精氨酸、非处方的碱充血剂和非甾体抗炎药;④不饮酒,无剧烈的运动,并预先使用磷酸二酯酶抑制剂;⑤无任何与发热有关的呼吸或病毒感染,以及任何急性炎症,除非急性疾病痊愈;⑥会讲英文。

患者排除标准:①使用过抗高血压药物或烟草制品;②确诊的糖尿病,冠状动脉疾病,严重的主动脉狭窄,特发性肥厚性主动脉瓣下狭窄,或上肢血管阻塞的患者;③怀孕或哺乳的妇女及使用雌激素控制生育的妇女。

17.1.3　研究设计方法

本研究采用：随机、双盲、安慰剂对照、四阶段交叉设计。

17.1.4　随机分组及治疗方法

每片 HSE 胶囊为 250mg。按照每天服药的有效成分含量的不同，分为 4 种用药剂量：安慰剂（A）、1000mg（B）、1500mg（C）和 2500mg（D）。

按照 Williams 设计随机产生 4 种不同药物剂量用药顺序（表 17-1），所有患者随机分到各种用药顺序组，按照给定的顺序在不同阶段服用不同剂量的药物。

表 17-1　4 因素、4 顺序、4 阶段的高阶交叉设计（Williams 设计）

用药顺序组	阶段			
	1	2	3	4
1	A	B	D	C
2	B	C	A	D
3	C	D	B	A
4	D	A	C	B

注：安慰剂（A）、1000 毫克（B）、1500 毫克（C）、2500 毫克（D）。

每次服用药物装入一个独立包装的药杯中，内含一次服药量的 5 个胶囊。口服，一天两次。例如，1500mg 剂量中，每个杯子含有 3 片 HSE 胶囊和 2 片安慰剂胶囊，一天两次，每天将会服用 6 片（6×250＝1500mg）HSE 胶囊。在每个用药阶段中，先连续服药 3 天，第四天服用 1 次，总共服用 7 个用药杯。基线和每个阶段结束后测量肱动脉血管内皮舒张功能（brachial artery flow mediated dilation，FMD）。在不同用药阶段之间有至少 3.5 天的洗脱期。洗脱期是大于 5 个山楂花色素表儿茶素的半衰期（$T_{1/2}$=80min）。

所有入组病例的随机化都采用不透明的、密封的信封进行随机化。药师打开信封顺序分配相应的剂量和药杯；其他研究人员不知情，直到研究结束。

17.1.5　评价指标

主要指标：肱动脉血管内皮舒张功能（brachial artery flow mediated dilation，FMD）。

在静息状态下测量肱动脉直径（BAD），测量至少连续三次舒张末期相并求平均值（R），以及测量至少连续三次的反应充血、处于最大扩张过程中的肱动脉直径并计算其平均值（H）。肱动脉直径（BAD）变化值：$\Delta BAD=H-R$。则主要疗效指标：肱动脉直径（BAD）变化率为 $FMD\%=((H-R)/R)\times 100\%$。

次要指标：门诊血压、动态血压等。

安全性评价：每周通过患者的症状自评量表及其他主诉评估副作用和不良事件。

17.1.6　样本量估计

根据以往文献关于重复测量 FMD 资料的方差和协方差结果，假设一个 2500mg 的剂量能够平均增加1%FMD水平,按照80%的检验效能,需要至少20个受试者用以检验剂量-反应关系,即便是在低剂量没有效应的情况下。

17.1.7　主要统计分析方法

采用个体效应为随机效应的混合效应线性回归模型(a mixed effects linear regression model)分析主要结局指标FMD%。回归模型中包括固定效应为剂量、阶段、滞后效应和基线FMD%。首先评估滞后效应的潜在影响,如按0.05水准检验结果无统计学意义,则模型中移除滞后效应项。随后,按0.05水平采用修正的线性对比方法来检验剂量反应关系的总趋势。如果总趋势的检验有统计学意义,采用两两对比的方法(pairwise contrasts),并按照固定顺序(fixed-sequence)逐步检验的策略,即按照事先方案规定的从高剂量到低剂量的顺序,依次与安慰剂组进行两个剂量组的多重比较,直到观察到无统计学意义的结果。其余次要指标剂量反应关系的评价也采用相同的策略。

17.2　主要结果与结论

17.2.1　受试者入组情况

在2010年7月到2011年5月期间,来自北卡罗来纳大学且基线收缩压/舒张压动态血压(ABP)在120~155/80~95mmHg之间的22位受试者参加了研究。其中21名受试者完成全部试验并进入最终的分析。一个受试者由于听力损伤而终止试验。图17-1显示了所

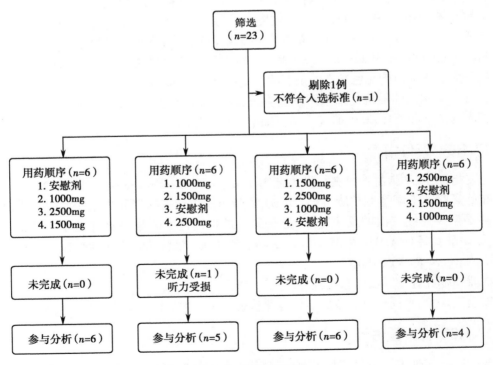

图17-1　研究流程图

有患者筛检、入组、随机化、治疗、是否完成、退出、失访的试验流程图,包括排除和未完成的原因。

17.2.2　基线情况

受试者的平均年龄为 51 岁(介于 35~78 岁),平均收缩压为 137.6(标准差为 7.7)mmHg,平均舒张压为 81.8(标准差为 6.3)mmHg。其余基线信息见表 17-2。

表 17-2　受试者基线信息(N=21)

指标		均数(标准差)或者 n(%)
年龄(岁)		50.9(10.5)
BMI		29.3(5.4)
动态血压(mmHg)	收缩压	137.6(7.7)
	舒张压	81.8(6.3)
基线 FMD	FMD%	4.3(2.8)
	ΔBAD,mm	0.15(0.09)
种族	白人	15(71.4%)
	黑人	6(28.6%)
性别	男	9(42.8%)
	女	12(57.2%)
婚姻状况	单身	10(47.7%)
	已婚	11(52.3%)
自评健康状况	极好、非常好、良好	21(100%)
	尚可、差	0

注:BMI:体质指数;FMD:血管内皮依赖性舒张功能(flow mediated dilation,FMD);BAD:肱动脉直径(brachial artery diameter,BAD)。

17.2.3　疗效分析

各指标结果见表 17-3。没有证据表明存在滞后效应(在所有模型中:$P \geqslant 0.23$)。主要疗效指标 FMD% 也未发现存在剂量反应关系($P=0.59$)。其余次要指标均没有证据表明存在剂量 - 反应关系。

表 17-3　各剂量组疗效指标结果[均数(标准差),N=21]

指标		安慰剂	1000mg	1500mg	2500mg	P 值
FMD						
	ΔBAD,mm	0.18(0.14)	0.16(0.12)	0.14(0.13)	0.17(0.12)	0.54
	FMD%	5.3(4.3)	5.0(4.1)	4.3(4.0)	4.9(4.1)	0.59
BAD,mm						
	静息状态	3.5(0.7)	3.5(0.8)	3.6(0.8)	3.5(0.8)	0.74
	充血状态	3.7(0.7)	3.6(0.8)	3.7(0.8)	3.7(0.8)	—

续表

指标	安慰剂	1000mg	1500mg	2500mg	P值
VTI,cm	85.7(20.8)	91.3(19.5)	82.0(21.4)	83.9(18.0)	0.31
血压,mmHg					
收缩压	129.4(8.1)	130.7(10.7)	131.1(13.6)	132.0(10.0)	0.33
舒张压	82.8(7.3)	81.8(7.8)	83.0(9.1)	82.3(7.7)	0.72

注:P值为基于混合效应模型,控制了基线、阶段后采用修正的线性对比检验得到的P值;FMD的模型中还控制了静息状态BAD。FMD:血管内皮依赖性舒张功能(flow mediated dilation,FMD);BAD:肱动脉直径(brachial artery diameter,BAD);VTI:流速时间积分(velocity-time integral)。

为探索较高与较低的基线血压受试者对HSE有不同反应的可能性,在模型中添加了HSE剂量和基线收缩压的分类变量[以收缩压ABP高于或低于中位数(129mmHg)分组]的乘积作为交互作用项,结果表明没有发现基线血压和剂量之间存在交互作用(P=0.16)。

17.2.4　安全性分析

各组副作用发生较少,HSE组不良事件发生率和安慰剂类似。最常见的副作用是轻度恶心(9.5% vs. 7.9%,安慰剂与HSE),轻度至中度的头痛(14.3% vs.15.9%),以及轻度心悸(4.7% vs. 7.9%)。一位受试者发生头晕(在安慰剂阶段)。一位受试者在爬冰冷的楼梯时发生摔倒(在2500毫克剂量阶段)。一位受试者部分听力损失(在1000mg剂量阶段),但该患者参加研究前已有过特发性听力损失的现象。

17.3　统计学解读

Q17.1　什么是Williams设计?

在交叉设计中,如果涉及两个以上的处理因素,此时的设计显得尤为复杂。尤其是一个理想的完全平衡设计,在实际情况下有时候甚至不可能实施,这是因为:①高阶情况下的滞后效应使得处理因素或者安全性的评价变得几乎不可能;②试验将会需要更长的研究周期;③如果访视次数过多的话,受试者很有可能会脱落。

在这种情况下,Williams设计是一个非常好的选择。在这里仅讨论阶段数等于处理数的情况。例如,为了比较3种处理因素,理论上有3种不同的两两比较:处理1和处理2比,处理1和处理3比,处理2和处理3比。在对处理因素的任意两个组之间比较时,期望检验都具有相同的自由度和相同的方差。基于这种原则的设计称为方差平衡设计(variance-balanced design)。然而,不同设计类型的方差是不同的。因此,最理想的设计是方差最小,这样在处理因素的组间比较时具有相同且可能最优的精度。

为了到达这个目的,必须要设计一个平衡的设计(balanced design)。所谓的平衡设计是指:

(1) 每种处理在每一个个体上仅出现1次。

(2) 每种处理在每一个阶段中出现的次数相同。

(3) 每种处理在另外一种处理之前的次数应当等于另外一种处理在其之前的次数。

如果限定阶段数等于处理数,为了获得平衡设计,可以采用正交的拉丁方设计

(orthogonal Latin squares design)。例如,对于处理因素为奇数的设计,如 3 因素设计,仅用一个 3×3 的拉丁方不是一个平衡设计,此时在进行处理因素效应的估计时会受到滞后效应的影响而有偏。为了保持均衡,还需要再增加一个 3×3 的拉丁方,才能得到均衡的设计。两个 3×3 拉丁方共构成了六种用药顺序组,使得整个试验设计呈现出均衡安排。但是,如果处理数越多,序列数和受试者人数也就会越多,此时拉丁方设计实际操作则更为困难。

除了拉丁方设计外,另外一种设计方法是 1949 年 Williams 提出的设计,称为 Williams 设计。该设计无论对于处理还是滞后效应均具有均衡性的特点,同时具有较少的顺序和阶段数,从而样本量更小。例如,对于 4 因素设计,Williams 设计需要 4 个用药顺序组,而采用 4×4 拉丁方设计需要 3 个拉丁方,也就是需要 12 个用药顺序组。因此,与拉丁方设计相比,Williams 设计能够大大减少样本量。构建 Williams 设计的方法详细见相关参考文献。表 17-4 列举了几种常用的多因素 Williams 设计。

表 17-4　几种多因素 Williams 设计

3 因素 Williams 设计 [6 顺序、3 阶段]		4 因素 Williams 设计 [4 顺序、4 阶段]	5 因素 Williams 设计 [10 顺序、5 阶段]	
ACB	BCA	ADBC	ABECD	DCEBA
BAC	CAB	BACD	BCADE	EDACB
CBA	ABC	CBDA	CDBEA	AEBDC
		DCAB	DECAB	BACED
			EADBC	CBDAE

William 设计来源于拉丁方设计,每种处理都将出现在各个阶段(拉丁方的列)、各个顺序(拉丁方的行),并且在行和列都是均衡的。例如,如果处理是偶数时(表 17-4 中 4 因素 Williams 设计),各种处理在各阶段均出现一次;如果处理是奇数时(表 17-4 中 3、5 因素 Williams 设计),各种处理在各阶段均出现两次。因此,在交叉设计的分析中,为了在设计阶段控制阶段、顺序等冗余因素的影响,仅考虑一阶滞后效应时,采用 Williams 设计能够减少或消除它们对处理因素效应评价的影响。

Q17.2　4×4 交叉设计的资料如何进行统计分析?

交叉设计的统计分析,通常采用方差分析或者一般线性模型(general linear model),参数估计采用最小二乘法。

假设有 n 例受试者,第 $i(i=1,2,\cdots,n)$ 例受试者的一组反应变量观察值为 $y_i=(y_{i1}, y_{i2},\cdots y_{ip})'$,同时,解释变量 $\mathbf{X}_i=(x_{i1},x_{i2},\cdots x_{ip})'$,其中 $x_{ij}=(x_{ij1},x_{ij2},\cdots x_{ijq})'$。

对于该资料,可采用一般线性模型:

$$y_i = \mathbf{X}_i\boldsymbol{\beta} + e_i, \quad i=1,\cdots,n \tag{17.1}$$

其中,$\boldsymbol{\beta}$ 为需要估计的 $q\times1$ 固定效应参数向量,e_i 为未知的独立同分布正态分布随机误差向量。

一般线性模型对协方差结构有着极端的假定。在许多情况下,这种假定过于严格。在实际资料不满足这一假定时,可采用混合效应模型。该模型对 e_i 具有更为灵活的结构,包括相关性和方差不齐。一般线性混合效应模型为:

$$y_i = \mathbf{X}_i\boldsymbol{\beta} + \mathbf{Z}_i\boldsymbol{\gamma}_i + e_i, i=1,\cdots,n \tag{17.2}$$

其中,$\boldsymbol{\beta}$ 为固定效应参数向量,这一部分与一般线性模型是相同的。与一般线性模型不同的是模型中还包含了随机效应设计矩阵 $\mathbf{Z}_i$ 和它的参数向量 $\boldsymbol{\gamma}_i$。$\boldsymbol{\gamma}_i$ 的期望值 $E(\boldsymbol{\gamma}_i)=0$,$\boldsymbol{\gamma}_i$ 的方差矩阵 $V(\boldsymbol{\gamma}_i)=\sigma^2 G_1$,$Cov(\boldsymbol{\gamma}_i,\boldsymbol{\gamma}_{i'})=0$。

此外,与一般线性模型的误差设为独立同分布不同的是,混合效应模型 e_i 的方差具有更为灵活结构的特点。公式(17.2)中 e_i 是 $p_i \times 1$ 的随机误差向量。假定 e_i 的期望值 $E(e_i)=0$,$V(e_i)=\sigma^2 R_i$,公式(17.3)则表达了所有受试者的所有测量点之间随机误差的方差协方差矩阵。

$$V(e) = \sigma^2 \begin{bmatrix} R_1 & 0 & \cdots & 0 \\ 0 & R_2 & \cdots & 0 \\ \cdots & \cdots & \cdots & \cdots \\ 0 & 0 & \cdots & R_n \end{bmatrix} = \sigma^2 \mathbf{R} \tag{17.3}$$

其中,$\mathbf{R}$ 矩阵中的对角线元素为 R_i,非对角线元素为 0。R_i 矩阵表达了该个体重复测量点之间的误差结构,即 R_i 内部各个元素之间可能存在相关性,亦即受试者内部的多次重复观察之间可能是彼此不独立的。所有受试者的重复测量点之间的随机误差矩阵 R_i 就构成了 $p \times p$ 维的矩阵 $\mathbf{R}$ 的对角线元素。考虑到不同个体的重复测量点有可能不同,则其 R_i 矩阵的维度就不同,因此该模型更能拟合复杂的误差结构。

一般线性混合效应模型中,反应变量 y 的总变异为:

$$V(y) = \mathbf{Z}V(\boldsymbol{\gamma})\mathbf{Z}' + V(e) = \sigma^2(\mathbf{Z}\mathbf{G}\mathbf{Z}' + \mathbf{R}) \tag{17.4}$$

可见,该模型中主要纳入了两种协方差矩阵:随机效应和误差。$\mathbf{G}$ 是随机效应协方差矩阵,$\mathbf{R}$ 是同一受试者的与重复测量值对应的误差向量协方差矩阵。在给定随机效应设计矩阵 $\mathbf{Z}$,以及 $\mathbf{G}$ 和 $\mathbf{R}$ 的协方差结构后,就可以得到因变量方差估计。如果没有随机效应即 $\mathbf{Z}=0$,且所有个体的误差协方差相同即 $\mathbf{R}=\mathbf{I}_n$ 时,混合效应模型就退化为一般线性模型,此时没有随机效应仅有固定效应,且每个个体的误差独立且同分布。因此,一般线性模型可以认为是一般线性混合效应模型的特例。

Q17.3　建立剂量反应关系时如何估计样本量?

在剂量反应关系研究中,如果剂量反应关系是单调的情形,为了检测最小有效剂量(MED),设有 K 个($i=1,\cdots,K$)剂量组和一个安慰剂对照组,每组例数均为 n 例。设标准差为 σ,Δ 为剂量组与对照组之间具有临床意义的最小差别,α,β 分别为第Ⅰ类错误率和第Ⅱ类错误率,z 为正态分布分位数界值,则 Williams 检验的最小有效剂量样本量估计为:

$$n = \frac{2\sigma[t_{K,1-\alpha}+z_{1-\beta}]^2}{\Delta^2} \tag{17.5}$$

其中,$t_{K,1-\alpha}$ 可由 T_k 的上 5% 分位数界值表得到(见表 17-5)。

表 17-5　T_k 的上 5% 分位数界值表

| df/ν | \multicolumn{9}{c}{K(剂量组数)} |
	2	3	4	5	6	7	8	9	10
5	2.14	2.19	2.21	2.22	2.23	2.24	2.24	2.25	2.25
6	2.06	2.10	2.12	2.13	2.14	2.14	2.15	2.15	2.15
7	2.00	2.04	2.06	2.07	2.08	2.09	2.09	2.09	2.09
8	1.96	2.00	2.01	2.02	2.03	2.04	2.04	2.04	2.04

续表

df/ν	K（剂量组数）								
	2	3	4	5	6	7	8	9	10
9	1.93	1.96	1.98	1.99	2.00	2.00	2.01	2.01	2.01
10	1.91	1.94	1.96	1.97	1.97	1.98	1.98	1.98	1.98
11	1.89	1.92	1.94	1.94	1.95	1.95	1.96	1.96	1.96
12	1.87	1.90	1.92	1.93	1.93	1.94	1.94	1.94	1.94
13	1.86	1.89	1.90	1.91	1.92	1.92	1.93	1.93	1.93
14	1.85	1.88	1.89	1.90	1.91	1.91	1.91	1.92	1.92
15	1.84	1.87	1.88	1.89	1.90	1.90	1.90	1.90	1.91
16	1.83	1.86	1.87	1.88	1.89	1.89	1.89	1.90	1.90
17	1.82	1.85	1.87	1.87	1.88	1.88	1.89	1.89	1.89
18	1.82	1.85	1.86	1.87	1.87	1.88	1.88	1.88	1.88
19	1.81	1.84	1.85	1.86	1.87	1.87	1.87	1.87	1.88
20	1.81	1.83	1.85	1.86	1.86	1.86	1.87	1.87	1.87
22	1.80	1.83	1.84	1.85	1.85	1.85	1.86	1.86	1.86
24	1.79	1.81	1.82	1.83	1.84	1.84	1.84	1.84	1.85
26	1.79	1.81	1.82	1.83	1.84	1.84	1.84	1.84	1.85
28	1.78	1.81	1.82	1.83	1.83	1.83	1.84	1.84	1.84
30	1.78	1.80	1.81	1.82	1.83	1.83	1.83	1.83	1.83
35	1.77	1.79	1.80	1.81	1.82	1.82	1.82	1.82	1.83
40	1.76	1.79	1.80	1.80	1.81	1.81	1.81	1.82	1.82
60	1.75	1.77	1.78	1.79	1.79	1.80	1.80	1.80	1.80
120	1.73	1.75	1.77	1.77	1.78	1.78	1.78	1.78	1.78
∞	1.739	1.750	1.756	1.760	1.763	1.765	1.767	1.768	1.768

例如，本案例根据参考文献结果提示正常人和病人的 FMD 差值为 6%~9%。设 Δ=7%，标准差为 4%。α=0.05，β=0.2。采用 4 因素、四阶段的 William 设计，四种用药顺序均包含一个安慰剂和 3 个不同药物剂量（K=3），各组例数均为 n 例。$t_{3,1-0.05}$=1.750，则各组样本量估计为：

$$n = \frac{2(4)^2[1.750 + 0.842]}{7^2} = 4.38 \approx 5 \text{ 例}$$

因此，四个用药顺序组共需要至少 20 例的完成病例。

17.4 统计学评价

本研究作为第一个探讨山楂和高血压疗效之间剂量反应关系的研究，从统计学角度来看，具有诸多的特点：

1. 由于要探索剂量反应关系，因此会涉及多个剂量组。本研究设计了 1 个安慰剂对照和 3 个不同剂量的水平，考虑到控制个体间的差异，没有采用平行组设计而采用了交叉设计。由于是高阶交叉设计，为了达到均衡的要求，采用了均衡的交叉设计—Williams 设计。这样一方面能够同时研究处理因素多个水平，另外一方面能够在平衡设计的要求下尽可能减少用药顺序组，从而降低了样本量。

2. 采用线性混合效应模型来评价剂量反应关系。对于高阶交叉设计，本案例采用了混合效应模型进行分析，即控制了个体的随机效应，又考虑了个体内不同阶段重复测量点之间的相关性。相对于采用一般线性模型更具有优势。但是，线性混合效应模型要求剂量反应关系是线性的趋势。一般剂量反应关系的研究采用非线性模型更为合适，例如常用的 Sigmoid 检验等。此外，本研究采用对比检验来检验总趋势，这种方法要求剂量反应关系是单调的。如果遇到非单调的剂量反应关系，对比检验效率很低因而难以检测出真实的剂量反应关系。这也可能是本研究没有发现剂量反应关系的一个可能的原因。

3. 本研究采用两两比较（pairwise contrasts）、按方案事先规定的固定顺序的逐步比较策略来探索最低有效剂量。

最常见的估计最低有效剂量的策略有两种：

第一种策略，基于"渐进检验"的原则（the principle of closed testing），即采用有剂量高低顺序的多重比较，均与安慰剂对照组比较，将那个与安慰剂组比较有统计学意义且最低剂量组，作为最小有效剂量。这种多重比较在剂量反应关系是单调的情况下，可以很好地控制第 I 类错误。在基于"渐进检验"的原则下，通常采用两种逐步检验的策略：逐步向下法（step-down procedure）和固定顺序法（fixed-sequence procedure）。如果合理地安排检验顺序的话，固定顺序的检验策略要优于逐步向下法。然而，这两种基于"渐进原则"的策略都要求剂量反应关系是单调趋势的。

第二种策略，基于分配原则（partitioning principle），即便是剂量反应关系不是单调的情况也可适用。实际上，基于"分配原则"的策略要优于"渐进原则"的策略，它能够适用于非单调的趋势。

当然，对于本案例，由于总趋势没有统计学意义，采用何种多重比较方法更为合适则不必区分。

（易洪刚）

参 考 文 献

1. Asher GN, Viera AJ, Weaver MA, et al. Effect of hawthorn standardized extract on flow mediated dilation in prehypertensive and mildly hypertensive adults: a randomized, controlled cross-over trial. BMC Complement Altern Med, 2012, 12:26.

2. Chow S C, Shao J, Wang H. Sample Size Calculations in Clinical Research. Second Edition. 2008, New York: Chapman & Hall, 287-293.

3. Dmitrienko A, C Chuang Stein, R B D'Agostino. Pharmaceutical Statistics Using SAS: A Practical Guide. SAS Institute, 2007, 273-311.

4. Byron Jones, Michael G, Kenward. Design and Analysis of Cross-Over Trials. Second Edition. Chapman and Hall/CRC, 2003.

5. Goldstein H. Multilevel Statistical Models. Second Edition. London: Edward Arnold, 1995.

Case 18

维生素E与前列腺癌风险
——2×2析因试验

根据美国国立卫生研究院癌症研究所"监察、流行病学和最终结果"(surveillance, epidemiology and end results, SEER)数据库公布的1975—2000年的癌症统计综述,美国的前列腺癌死亡人数在上世纪后1/4的时间里有所下降。但是,仍居美国男性肿瘤死因顺位的第二位。估计到2025年,大约会有38万的新发病例及2.9万例死亡病例。若有一种有效的前列腺癌预防策略,则无疑将对公共卫生大有裨益。

先前的"肿瘤的营养预防"(nutritional prevention of cancer, NPC)和"维生素E和类胡萝卜素预防肿瘤"(alpha-tocopherol, beta carotene cancer prevention, ATBC)研究,表明(为次要研究结果)硒强化的酵母可降低63%的前列腺癌发生风险,维生素E则可降低32%的风险。另一项大型临床试验亦发现联合使用硒、维生素E、类胡萝卜素可以降低肿瘤的整体死亡率。

为此,美国和加拿大的科学家联合开展了一项名叫硒与维生素E癌症预防的试验(selenium and vitamin E cancer prevention trial, SELECT)。其主要结果于2009年发表在《美国医学会会刊》(JAMA)上。

18.1 试验方案简介

该项研究是迄今为止最大的关于肿瘤化学预防的Ⅲ期临床试验,参加试验者包括了来自美国、加拿大和波多黎各的427个研究中心的35 533名健康男子。患者被随机分配至各干预组,入组时间从2001年8月22日至2004年6月24日,并计划进行为期7~12年的随访。

2008年9月15日,独立的数据及安全性监控委员会建议终止该项研究,因为前两次期中分析的结果显示两种研究补充剂无效,而且效用分析亦显示在接下来的随访中不可能获得预期程度的临床收益,即降低前列腺癌发病率25%。于是,在2008年10月23日,该项研究的终止通知正式下达至各研究点,当时的中位随访时间为5.46年。

18.1.1 试验目的

检验硒单独使用、维生素E单独使用及两者联合使用预防前列腺癌的有效性和安全性。

18.1.2　目标人群

纳入标准：①年龄：非洲裔的美国男性≥50岁，非非洲裔的美国男性≥55岁；② Swong 功能状态评分为 0 分；③无前列腺癌诊断史或高级别的前列腺上皮内瘤样病变；④血清前列腺癌特异抗原(prostate-specific antigen, PSA)≤4.0ng/ml；⑤数字直肠镜检查无肿瘤可疑倾向；⑥没有接受抗凝治疗；⑦血压正常(SBP/DBP≤160/90mmHg)；⑧在参加试验期间愿意按要求服用补充剂。

排除标准：相关文献中未提及。

18.1.3　研究设计方法

多中心、随机、双盲、安慰剂对照、2×2析因、基于人群的临床试验设计。

18.1.4　随机分组方法以及各组治疗方法

按中心分层，病人被随机分入以下四组：

安慰剂组(P)：服用硒安慰剂(200μg/d) + 维生素 E 安慰剂(400IU/d)；

维生素 E 组(E)：服用硒安慰剂(200μg/d) + 维生素 E(400IU/d)；

硒组(S)：服用硒(200μg/d) + 维生素 E 安慰剂(400IU/d)；

硒 + 维生素 E 组(S+E)：服用硒(200μg/d) + 维生素 E(400IU/d)。

18.1.5　评价指标

(1) 主要疗效指标

前列腺癌的临床发病率。

(2) 次要疗效指标

肺癌、结肠癌以及其他癌肿的发生率、全死因死亡率、心血管疾病的发生率和死亡率。

(3) 安全性评价指标

出血性卒中(评价使用维生素 E 的安全性)、严重心血管事件的发生。

18.1.6　样本量估计

样本量估计中有关参数的假设主要基于前列腺癌预防试验(prostate cancer prevention trial, PCPT)、ATBC、NPC 研究以及 SEER 数据。主要假设为：①安慰剂组的前列腺癌发生比例估计为 0.066；②根据 PCPT 试验的结果，处理效应设置为 25%，即单独使用硒或者维生素 E 组与安慰剂组相比，前列腺癌发生率降低 25%，并且假设硒与维生素 E 无交互作用；③失访率按 0.05%/ 年估计；其他原因竞争性死亡和失访 12 年累计率估计为 33.2%；④入组率在 5 年内不变；⑤坚持服用补充剂者，假设 5 年剩下 68%，12 年剩下 51%；⑥估计大约有 10% 的分入安慰剂组者中途加入(drop-in)到其他治疗组。

根据以上参数，估计样本量为 32 400，安慰剂组的事件数为 533，中位随访时间为 8.8 年。

18.1.7　主要统计分析方法

统计分析基于意向性分析集(intention-to-treat, ITT)。假设检验采用单侧检验，总的检验水准设定为 0.025（相当于双侧检验的 0.05），可信区间的可信度相应设为 95%。

统计分析按设计在 4 组间进行 5 次比较，即硒组与安慰剂组比较，维生素 E 组与安慰剂组比较，"硒 + 维生素 E 组"与安慰剂组比较，硒组与"硒 + 维生素 E 组"比较，以及维生素 E 组与"硒 + 维生素 E 组"比较。总体检验水准定位 0.025（单侧），采用 Bonferroni 校正，每次检验水准为 0.005（单侧）。Cox 比例风险回归模型用于各组间风险的比较。模型没有调整基线的协变量。次要终点如心血管疾病事件和糖尿病病例等的组间比较采用卡方检验。

期中分析按设计设定在第一例患者随机分组后的第 5,7,9,10 和 11 年。安慰剂组的前列腺癌的发生数在各期估计分别为总数的 14%,35%,61%,74% 和 88%。根据期中分析结果，可以对研究进行修饰、终止、数据收集的调整或者改进报告结果。

18.2　主要结果与结论

18.2.1　研究流程

35 533 人被随机分入 4 个处理组。各组入组、完成及脱落情况等，见图 18-1。

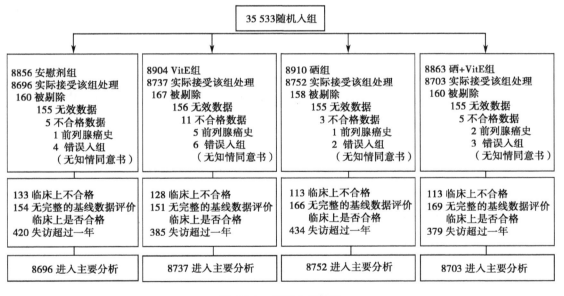

图 18-1　病例入组情况

18.2.2　主要结果

（1）基线特征

四组基线特征大体相同：平均年龄约为 62.5 岁，其中 37% 的人大于 65 岁。种族分布情况：白人约占 79%，非洲裔占 12%，其他种族占 9%。大学文化及以上者约占 1/2。约 48% 的人 PSA 小于 1.0ng/ml。约 55% 的人抽烟或曾经抽过烟。

（2）主要终点事件

截至 2008 年 10 月 23 日，总体中位随访时间为 5.46 年（波动范围为 4.17~7.33 年）。四组间，被诊断患有前列腺癌的绝对人数（或 5 年发病率）之间无统计学差异：安慰剂组，416 例（5 年发病率为 4.43%）；硒组，432 例（4.56%）；维生素 E 组，473 例（4.93%）；硒 + 维生素 E 组，437 例（4.56%）。

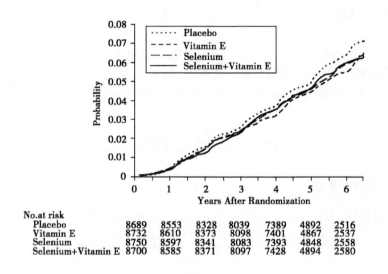

图 18-2　各组前列腺癌发生的 Kaplan-Meier 曲线

与安慰剂组相比，硒组、维生素 E 组以及硒 + 维生素 E 组的前列腺癌症风险分别为：1.04（99% CI：0.87~1.24，P=0.62），1.13（99% CI：0.95~1.35，P=0.06）和 1.05（99% CI：0.88~1.25，P=0.52）。生存曲线见图 18-2。

（3）次要终点事件

其他任何肿瘤相关的次要终点（肺癌、结肠癌、其他癌肿的发病风险等）在各组间无差异。全死因死亡率、心血管疾病的发生率在各组间亦无差异。与安慰剂组相比，硒组的 2 型糖尿病的风险的增加无统计学意义（HR=1.07，99% CI：0.94~1.22，P=0.16）。

（4）安全性评价

主要不良事件包括秃发、皮肤炎、口臭、疲劳和恶心呕吐。除硒组的秃发与 1~2 级皮肤炎发生率高于安慰剂组外，无其他有统计学意义的组间差异。详情见表 18-1。

18.2.3　主要结论

在本试验所用剂量及配方下，硒和维生素 E 无论单独使用还是联合使用都没有预防健康成年男性人群前列腺癌发生的作用。

表18-1　各组已知与补充剂相关的不良事件比较

不良事件	安慰剂组 (n=8696)		VitE组 (n=8737)		硒组 (n=8752)		硒+VitE组 (n=8703)	
	例数	风险比 (99% CI)	例数	风险比 (99% CI)	例数	风险比 (99% CI)	例数	风险比 (99% CI)
秃发	206	1(参比组)	220	1.06(0.83,1.36)	265	1.28(1.01-1.62)	238	1.15(0.91-1.47)
皮疹								
1-2级	516	1(参比组)	591	1.14(0.98,1.32)	605	1.17(1.00,1.35)	554	1.07(0.92,1.25)
3-4级	8	1(参比组)	12	1.49(0.46,4.83)	14	1.73(0.55,5.44)	16	2.00(0.66,6.09)
口臭	427	1(参比组)	493	1.15(0.97,1.36)	503	1.17(0.99,1.38)	531	1.24(1.06,1.46)
指甲改变	1035	1(参比组)	1041	1.00(0.90,1.11)	1087	1.04(0.94,1.16)	1075	1.04(0.93,1.15)
疲劳								
1-2级	586	1(参比组)	604	1.03(0.89,1.19)	645	1.09(0.95,1.26)	612	1.04(0.90,1.20)
3-4级	24	1(参比组)	29	1.20(0.59,2.45)	21	0.87(0.40,1.88)	20	0.83(0.38,1.81)
恶心、呕吐								
1-2级	203	1(参比组)	191	0.94(0.72,1.21)	244	1.19(0.94,1.52)	202	0.99(0.77,1.28)
3级	9	1(参比组)	3	0.33(0.06,1.84)	9	0.99(0.30,3.34)	8	0.89(0.25,3.10)

18.3　统计学解读

Q18.1　什么是析因设计？

析因设计（factorial design），是指包括两个或多个研究因素，且对各因素各水平的所有组合进行试验的一种研究设计方法，又称"完全析因设计"。 这里的"研究因素"通常指药物、补充剂、疗法等。水平指药物或补充剂的不同剂量水平、不同的疗法或某疗法的"用"或者"不用"等。

"析因"，顾名思义，即"剖析原因"。故在经典的析因设计中，研究者除了关心各研究因素的主效应（main effect）外，还关心各因素间的交互作用（interaction）。

Q18.2　什么是主效应？单独效应？联合效应？

借助表18-2左半边（a）中示例，解释这三个概念：

表 18-2　2×2 析因设计示意

(a)			(b)		
因素 A	因素 B		因素 A	因素 B	
	B=1 （用 B 药的安慰剂）	B=2 （用 B 药）		B=1 （用 B 药的安慰剂）	B=2 （用 B 药）
A=1（用 A 药的安慰剂）	10	20	A=1（用 A 药的安慰剂）	10	40
A=2（用 A 药）	30	42	A=2（用 A 药）	30	22

主效应（main effect）是指当一个因素的水平发生变化时，其效应发生的变化。A 的主效应为 A 因素 2 水平时平均效应与 A 因素 1 水平时平均效应的差值，即(30+42)/2−(10+20)/2=21。如果 A 因素 1 水平表示使用 A 药的安慰剂，2 水平表示使用 A 药，此时，A 的主效应就是使用 A 药与使用安慰剂的效应之差，也就是 A 的主效应。这种效应包含了 B 因素的所有情况。同样求得 B 的主效应为：(20+42)/2−(10+30)/2=11。

单独效应（single effect）是指一个因素单独作用时的效应变化，A 的单独效应即是单独使用 A 药与安慰剂比较的效应差值；B 的单独效应即是单独使用 B 药与安慰剂比较的效应差值。此处，A 的单独效应即为 30−10=20，B 的单独效应为 20−10=10。由于考察 A 因素单独效应是在 B=1 的条件下进行的，同样考察 B 因素的单独效应也是在 A=1 的条件下进行的，所以单独效应有时又称为条件效应（conditional effect）。

联合效应（combination effect）是指两因素均处于高水平相对于两因素均处于低水平时的效应的变化。此处 A 和 B 的联合效应为 42−10=32。这里反映的是同时使用 A 药和 B 药时，与使用安慰剂时的效应之差。

Q18.3　什么是交互作用？

研究中，若某处理因素的效应（effect）在另一因素的不同水平上表现为不同或不尽相同，则称这两个因素有交互作用。这里的效应，是可以是绝对效应（如率差、均数之差等），抑或是相对效应（如率比、优势比、风险比等）。

如表 18-2 右半边（b）中示例，在 B 因素 1 水平时，A 的效应为 20，在 B 因素 2 水平时，A

的效应为 –18。即不用 B 药时, A 药的效应为 20; 而用 B 药时, A 的效应为 –18。此时, 因素 A 的效应取决于因素 B 的水平, 即两因素间存在交互作用。

注意, 此处 A 的主效应为 $(30+22)/2-(10+40)/2=1$, 较小。但是, 这并不说明因素 A 没有作用, 只是 A 的效应被两者的交互作用掩盖了。此时, 需要按因素 B 的不同水平来考察和阐释因素 A 的效应。

Q18.4 什么是相加和相乘交互作用?

以绝对效应为衡量尺度: 如果两因素同时作用时的效应"偏离"(即"不等于")各自单独作用时的效应之和, 则称此两因素存在统计学上的相加交互作用。以相对效应为衡量尺度: 如果两因素同时作用时的效应偏离各自单独作用时的效应之积, 则称此两因素存在统计学上的相乘交互作用。不论在哪种模式下, 若为正偏离, 则为协同作用; 若为负偏离, 则为拮抗作用。

表 18-2 右半边(b)中示例, 两者联合效应为 22–10=12, 而 A 的单独效应为 30–10=20, B 的单独效应为 40–10=30。两者联合效应小于两者单独效应之和, 此时两因素存在拮抗的相加模式交互作用。

由此可见, 分析交互作用的过程, 其实是对多因素共同作用时的效应是否偏离各自单独作用时的效应之叠加, 以及是如何偏离的一个"剖析"过程。

Q18.5 什么是交互作用的阶数?

由两个因素组成的交互作用称为 1 阶交互作用(first-order interaction), 而三个因素组成的称为 2 阶交互作用(second-order interaction), 余类推。大于等于三个因素间的交互作用, 称为高阶交互作用。

Q18.6 析因设计的生存分析资料如何分析?

对析因设计的生存分析资料的分析, 与其他类型设计(如完全随机设计)的生存分析资料一样, 也包括对生存过程的描述、生存率的比较和影响因素的分析。因引入了"析因设计", 而在共性的分析程式下, 增添了一些个性。

第一, 生存过程的描述: 使用 Kaplan-Meier 估计。通常描述各因素交叉组合各组的生存分析过程, 相应 SAS 程序如下:

```
ODS GRAPHICS ON;
    PROC LIFETEST DATA=MyData PLOTS=(Survival(Atrisk)LogSurv);
        TIME Stime*Outcome(0);
        STRATA A B;
        ODS SELECT CensoredSummary ProductLimitEstimates;
    RUN;
ODS GRAPHICS OFF;
```

第二, 生存率的比较: 采用分层时序检验(stratified log-rank test), 又称调整的时序检验, 是用来比较两个或多个总体的生存过程在另一个分层变量的各水平下是否均相同, 仍用 χ^2 检验。

以 2×2 析因设计为例, 有 A 药(用和不用)和 B 药(用和不用)。比较用 A 药和不用 A 药的生存率, 则需要调整 B 药。设用或不用 A 药人群实际事件发生数分别为 O_{A1} 和 O_{A0}。在不用 B 药的情况下, 用或不用 A 药的理论事件数为 $E_{A1}|B=0$ 和 $E_{A0}|B=0$; 在用 B 药的情况下, 用或不用 A 药的理论事件数为 $E_{A1}|B=1$ 和 $E_{A0}|B=1$。则相应分层时序检验的统计量为:

$$\chi^2 = \frac{[O_{A1}-(E_{A1}|B=0+E_{A1}|B=1)]^2}{E_{A1}|B=0+E_{A1}|B=1} + \frac{[O_{A0}-(E_{A0}|B=0+E_{A0}|B=1)]^2}{E_{A0}|B=0+E_{A0}|B=1} \tag{18.1}$$

由于是两个组比较,故自由度仍然为1。

相应的 SAS 程序如下:

```
PROC LIFETEST DATA=MyData NoTable;
    TIME Stime*Outcome(0);
    STRATA B / GROUP=A;
RUN;
```

第三,影响因素分析:经典思路是建立以生存时间作为应变量,以各研究因素及其交互作用作为自变量,同时可以考虑调整其他协变量的统计模型。以 Cox 比例风险模型为例,2×2 析因设计的分析模型为:

$$\ln\left[\frac{\lambda(t)}{\lambda_0(t)}\right] = \beta_1 A + \beta_2 B + \beta_3 AB \tag{18.2}$$

其中,A 表示 A 药,B 表示 B 药,AB 表示两药的交互作用项。

考察 A 药(或 B 药)的主效应,即对 β_1(或 β_2)是否等于 0 进行检验;考察两者的交互作用,即对 β_3 是否等于 0 进行检验。相应的 SAS 程序为:

```
PROC PHREG DATA=MyData;
    MODEL Stime*OutCome(0)=A B AB / RL TIES=EXACT;
RUN;
```

由于生存分析资料中通常以"风险比"作为效应尺度,所以通常检测的是相乘模式下的交互作用(如上面 SAS 程序中)。亦可考虑以风险率的差值作为效应尺度,检测相加模式下的交互作用。此时,检测要比相乘模式下复杂,交互作用不仅与 A、B 两个因素本身有关,而且与 $\lambda_0(t)$ 有关,可参阅相关文献。

Q18.7　如何估计析因设计的生存分析资料的样本含量?

析因设计的样本含量估计公式可以参阅案例 5 中基于 Cox 回归模型的公式(5.8)。关键在于估计样本量时是考虑主效应还是边际效应? 是侧重联合效应还是交互作用? 以 2×2 析因设计为例,分以下几种情形讨论:

(1) 不考虑交互作用,仅考虑 A 和 B 的边际效应,则样本量估计分两步进行:第一步,按两个独立的临床试验分别估计样本量:用 A 药与不用 A 药比;用 B 药与不用 B 药比。第二步,取两个样本量中大者作为析因设计的样本量。

(2) 不考虑交互作用,考虑多次比较(如本案例),则样本量估计亦分两步进行:第一步,按每次比较独立样本量:A(或 B)与安慰剂比;A+B 和安慰剂比;A+B 联用与 A(或 B)比。第二步,四个组每组样本量估计取各次估计中较大者。

(3) 考虑交互作用,按照设定的交互作用的效应,根据基于 Cox 模型的公式计算。如假设回归系数服从正态分布且有固定方差,则模型交互项的方差是主效应项方差的 4 倍,即如果效应相同,估计交互作用的所需样本量是估计主效应样本量的 4 倍。

当涉及多重比较问题时,样本量的估计需要考虑 α 的校正。

18.4　统计学评价

(1) 析因设计的应用

在临床试验中采用析因设计,主要有两个目的,一是评价联合用药是否优于单独用药,二是评价两种或多种药物间是否具有交互作用,从而寻找最佳复方。

在临床试验中,应用析因设计的优势:第一,比每次只考虑一个因素的试验节省了样本量,起到了事半功倍的效果;第二,可以检测因素间的交互作用;第三,可以用于发现各因素的最佳组合。

应用析因设计的缺点:第一,当两种干预对结局的作用机制相似或相近时,析因设计不是一个好的选择。此时,可能会因"天花板效应(ceiling effect)"的存在而出现对可加性的偏离,产生统计学上的"交互作用"。而且,效应的"可加性"本身也是很难证实的一个先验假设。第二,相对于主效应的检测,交互作用的检测效能要低得多,即交互作用检测对样本量的要求更高。第三,医学上的一些复合产品希望借助析因设计获得批准。但是,由此带来的负担是需要说明此产品比每个产品和安慰剂均优效。

一般而言,如果没有充分理由排除"交互作用"或者明确不关心交互作用,析因设计在设计时估算样本量不应只考虑主效应的检测。

(2) 析因设计资料的分析思路

思路一:同时关注主效应和交互作用。如果交互作用有意义,则需要根据研究因素进行分层分析,结论则需基于分层分析的结果。如果交互作用没有意义,则结论仅针对各因素的主效应。

思路二:以本案例为代表。因本研究并不关心交互作用的检测,故设计时,就考虑不分析交互作用,而只是对研究者感兴趣的对比组直接进行对比,同时采用Bonferroni方法控制了多重比较带来的总Ⅰ型误差的增加。

思路三:首先,将析因设计按多个平行组进行整体比较,如本案例可进行四组比较的log-rank检验。如果总的来说,四组没有差异,则分析结束。如果四组间有差异,则再进行研究者感兴趣的组与组之间的两两比较。同时注意控制总的Ⅰ型误差。

从逻辑上来讲,本案例分析应选择第三种思路,而不是第二种,直接进行两两比较。

(3) 析因设计中"交互作用"的分析

析因设计,是R. A. Fisher于20世纪20年代提出的。最初是用于农业田间试验,20世纪40年代在工业试验中得到应用与发展。从设计方法的初衷看,分析交互作用是其优势。但是,在临床试验的实践中是否需要分析交互作用,则需视情况而定。

第一种情形:需要评价交互作用。例如,若要开发一个复方,将两个组分(均为上市药物)以不同的比例配方后形成新药,则需评价是否有交互作用。

第二种情形:不需要评价交互作用。例如,若仅是评价联合用药的疗效是否优于单药者,不涉及开发新药,则无需分析交互作用。本案例就属于这种情况。

第三种情形:无法评价交互作用。如在2×2的析因设计中,只有单用A药组,单用B药组,及A和B联用组,而安慰剂组(或不接受处理)因不符合伦理要求未被伦理委员会批准,或设计时没有考虑设置安慰剂组。此时就无法分析A药与B药的交互作用。

(4) 从临床试验到观察性队列

本例中,独立的数据及安全性监控委员会建议提前终止了该项研究。在试验结束后,延长观察至2011年7月5日。研究结果于同年10月发表在JAMA上。结果显示:自初次报告后,共增加了54 464例随访的人年,新增了521名前列腺癌病例。维生素E组比安慰剂组的前列腺癌发生率增加了17%,差异有统计学意义。其实,终止时,维生素E组前列腺癌风险增加了13%，但无统计学意义（$P=0.06$）。结合两次结果，说明前面的无统计学差异的结论很可能是检验效能不足所致。

　　本案例的启示：对于干预性试验的延长观察有助于研究干预的长期效应，为进一步理解干预因素与结局间关系的机制提供更为丰富的信息。

　　（5）考虑到"依从性"、"失访"等问题对样本含量估计的校正

　　临床试验的过程中，参加者由于某些原因没有遵从方案接受处理。如本应接受安慰剂组处理，却参加了试验组，这称为"加入"（drop-in）试验组。相反如果本应接受试验组处理却入了安慰剂组，则称为"退出"（drop-out）试验组。假设drop in的发生率为R_1，而drop out的率为R_0，则对样本含量估计的校正系数为$1/(1-R_1-R_0)^2$。

　　另外，亦可对失访率R_{loss}进行校正，校正系数为$1/(1-R_{loss})$。

（荀鹏程）

参 考 文 献

1. Lippman SM, Klein EA, Goodman PJ, et al. Effect of selenium and vitamin E on risk of prostate cancer and other cancers: the Selenium and Vitamin E Cancer Prevention Trial (SELECT). *JAMA*, 2009, 301 (1): 39-51.

2. Lippman SM, Goodman PJ, Klein EA, et al. Designing the Selenium and Vitamin E Cancer Prevention Trial (SELECT). *J Natl Cancer Inst*, 2005, 97 (2): 94-102.

3. Klein EA, Thompson IM, Jr Tangen CM, et al. Vitamin E and the risk of prostate cancer: the Selenium and Vitamin E Cancer Prevention Trial (SELECT). *JAMA*, 2011, 306 (14): 1549-1556.

4. Klein EA, Thompson IM, Lippman SM, et al. Select: The selenium and vitamin e cancer prevention trial. *Urologic oncology*, 2003, 21: 59-65.

5. Blot WJ, Li JY, Taylor PR, et al. Nutrition intervention trials in Linxian, China: supplementation with specific vitamin/mineral combinations, cancer incidence, and disease-specific mortality in the general population. *J Natl Cancer Inst*, 1993, 85 (18): 1483-1492.

6. Donner A. Approaches to sample size estimation in the design of clinical trials—a review. *Statistics in medicine*, 1984, 3 (3): 199-214.

7. Goodman PJ, Hartline JA, Tangen CM, et al. Moving a randomized clinical trial into an observational cohort. *Clin Trials*, 2013, 10 (1): 131-142.

8. Green S, Liu PY, O'Sullivan J. Factorial design considerations. *Journal of clinical oncology*, 2002, 20 (16): 3424-3430.

9. Greenland S, Rothman KJ. Concepts of Interaction. (In: Rothman KJ, Greenland S and Lash TL, eds. *Modern Epidemiology*. 3rd ed. Philadelphia: Lippincott-Raven). 2008: 71-83.

10. Hsieh F Y, P W Lavori. Sample-size calculations for the Cox proportional hazards regression model with nonbinary covariates. *Controlled Clinical Trials*, 2000, 21: 552-560.

11. Klein EA, Thompson IM, Lippman SM, et al. SELECT: the Selenium and Vitamin E Cancer Prevention Trial: rationale and design. *Prostate cancer and prostatic diseases*, 2000, 3 (3): 145-151.

12. Montgomery DC. Design and Analysis of Experiments. 汪仁宫，陈荣昭. 实验设计与分析. 北京：中国统计出版社，1998: 217-222.

13. Skrondal A. Interaction as departure from additivity in case-control studies: a cautionary note. *Am J Epidemiol*, 2003, 158: 251-258.

Case 19

利格列汀、二甲双胍与2型糖尿病
——2×3析因试验

2 型糖尿病是一种慢性进展性疾病,伴有胰岛素抵抗的发生和胰岛 β 细胞功能衰竭。因患者的 β 细胞功能随时间推移呈进行性减退,故几乎所有的单药治疗都很难长期良好地控制血糖,因而联合治疗是必然的趋势。

理想的联合治疗方案应该满足:①组分间机制互补,且致力于改善胰岛素抵抗和胰岛 β 细胞功能受损;②安全性好,不易产生耐受性,且长期控制血糖效果好。在众方案中,二甲双胍和二肽基肽酶 -4(DPP-4)抑制剂的组合恰好满足了这些要求:二甲双胍可减少肝脏内源性葡萄糖的产生,增加肝脏对胰岛素的敏感性;而 DPP-4 抑制剂则可通过阻止内源性胰高血糖素样肽 -1(GLP-1)和糖依赖性胰岛素释放肽的清除,从而增加餐后血糖依赖的胰岛素分泌,达到降低血糖的目的。且有证据表明,两者均有"耐受性好"、"无体重增加"、"低血糖风险低"等特点。

利格列汀(linagliptin)是基于黄嘌呤分子结构的 DPP-4 抑制剂,抑制 DPP-4 的效果优于其他抑制剂。因其主要以原型经粪便排泄,经肾排泄率低,故肾安全性较好。因此,接受利格列汀治疗的患者无需定期检查肾功能,无需进行剂量调整,所有患者可统一固定剂量,便于开处方。

本研究主要用于评价利格列汀和二甲双胍联合治疗 2 型糖尿病的有效性和安全性。

19.1　试验方案简介

该项研究是一国际多中心临床试验,参加试验者是来自 14 个国家的 133 个诊所收治的 2 型糖尿病患者。研究时间从 2008 年 12 月到 2010 年 5 月,包括为期 4 周的清洗期(仅对于接受过降糖治疗的患者),2 周的导入期,及 24 周的随访期。独立的伦理委员会和各参加中心的审查委员会批准了该试验。所有患者均签署了知情同意书。

19.1.1　试验目的
评估利格列汀和二甲双胍联合治疗血糖控制不佳的 2 型糖尿病患者的有效性和安全性。

19.1.2　目标人群
纳入标准:①2 型糖尿病患者;②年龄在 18~80 岁;③BMI≤40kg/m^2;④患者未用药,或只接受过一种口服降糖药物治疗（oral antidiabetic drug，OAD）且入组前10周未换药；⑤接受过降糖治疗的患者，经历过清洗期后，筛查糖化血红蛋白（HbA1c）≥7.0%，且≤10.5%；未接受过降糖治疗的患者，筛查HbA1c≥7.0%，且≤11.0%；入安慰剂组患者，在导入期前，筛查HbA1c满足≥7.0%，且≤11.0%。

排除标准：①以往三月中，用过罗格列酮、匹格列酮、GLP-1类似物，胰岛素或减肥药物者；②以往6周内，接受系统性类固醇激素治疗或者甲状腺激素的剂量有所改变者；③有胃旁路手术史者；④既往6月内，有心肌梗死、卒中或短暂性脑缺血发作史者；⑤有不稳定的或急性充血性心力衰竭者；⑥有肾功能衰竭或损伤者；⑦有肝功能损伤者；⑧对利格列汀及辅助药物、二甲双胍或安慰剂过敏者；⑨既往3月内，有酒精或药物滥用史者；⑩急性或慢性的代谢性酸中毒者；⑪有遗传性半乳糖不耐症者；⑫哺乳或怀孕期的妇女。

19.1.3 研究设计方法

国际多中心、随机、双盲、安慰剂对照、3×3不完全析因、Ⅲ期临床试验设计。

19.1.4 随机分组方法，以及各组治疗方法

按1∶2∶2∶2∶2∶2的比例，患者被随机分入6个组：安慰剂组、利格列汀组（5mg，每日1次）、二甲双胍500mg每日2次组、二甲双胍1000mg每日2次组、"利格列汀2.5mg+二甲双胍500mg每日2次"组和"利格列汀2.5mg+二甲双胍1000mg每日2次"组。

19.1.5 评价指标

（1）主要疗效指标
随访24周HbA1c较基线的平均变化量。
（2）次要疗效指标
随访24周血糖较基线的平均变化量。HbA1c和血糖随访期间随时间变化情况。未达到治疗目标或者由于疗效终止而接受救治的比例。
（3）安全性评价指标
不良事件发生、严重不良事件、因不良事件退出试验、心电图变化、生命体征和实验室指标。

19.1.6 样本量估计

假设HbA1c变化值的标准差为1.1%，双侧检验，α=0.05。各处理组样本量144例，安慰剂组样本量72例，有90%的把握度拒绝无效假设"利格列汀或二甲双胍单药优于两者联合用药的效果"。

19.1.7 主要统计分析方法

统计分析基于全分析集（full analysis set）。描述性统计量用于反映基线各组的人口学特征和临床特征。主要疗效指标HbA1c从基线到随访后24周的变化值的组间比较采用协方差分析，协变量包括基线HbA1c，先前是否接受过单药治疗。采用了"序贯假设检验"（hierarchical hypothesis-testing）的思路分析HbA1c的变化值，以控制Ⅰ类错误。缺失值采用

最后一次观察值结转(last observation carrying forward,LOCF)法估计。采用 Kaplan-Meier 法和 logistic 回归分析低血糖事件的发生。

19.2　主要结果与结论

19.2.1　研究流程

791 例患者被随机分入 6 个组中。各组入组、完成及脱落情况,见图 19-1。

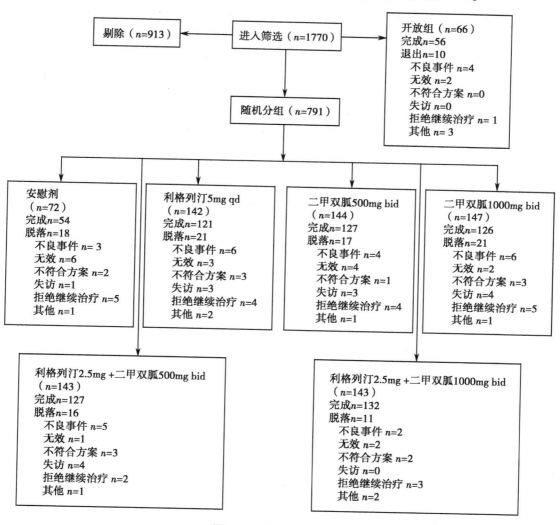

图 19-1　病例入组情况

19.2.2　主要结果

(1) 基线特征

入组患者基线的人口学特征和临床特征在各处理组间大体相同。患者平均年龄为 55.3

岁,其中79.0%的人大于65岁。种族分布:白人约占2/3,亚裔约占1/3。HbA1c的均值为8.7%;在7.0%~8.0%、8.0%~9.0%及9.0%以上的比例分别为26.6%、37.6%和35.2%。基线血糖均值为10.9mmol/L,近乎正常上限(5.6mmol/L)的两倍。入组时糖尿病病程<1、1~5、及5年以上的比例分别为37.4%、36.9%和25.7%。47.5%的入组病人接受过降血糖治疗。入组时,大部分病人肾功能正常(51.7%)或轻度损伤(42.2%),无重度肾功能损伤的病人。

　　(2) 主要终点事件

　　与安慰剂组相比,"利格列汀2.5mg+二甲双胍1000mg每日2次"组、"利格列汀2.5mg+二甲双胍500mg每日2次"组、二甲双胍1000mg每日2次组、二甲双胍500mg每日2次组、"利格列汀组(5mg每日1次)HbA1c水平在随访24周较基线的变化值均降低,降幅依次为1.7%、1.3%、1.2%、0.8%和0.6%(P均小于0.0001)。见表19-1。

表 19-1　有效性分析的主要结果

	安慰剂组	利格列汀 5mg qd	二甲双胍 500mg bid	二甲双胍 1000mg bid	利格列汀 2.5mg+ 二甲双胍 500mg bid	利格列汀 2.5mg+ 二甲双胍 1000mg bid
HbA1c(%)						
例数	65	135	141	138	137	140
24周 - 基线	0.1 ± 0.1	–0.5 ± 0.1	–0.6 ± 0.1	–1.1 ± 0.1	–1.2 ± 0.1	–1.6 ± 0.1
与安慰剂组相比	—	–0.6 (–0.9,–0.3)	–0.8 (–1.0,–0.5)	–1.2 (–1.5,–0.9)	–1.3 (–1.6,–1.1)	–1.7 (–2.0,–1.4)
与单用二甲双胍相比	—	—	—	—	–0.6 (–0.8,–0.4)	–0.5 (–0.7,–0.3)
血糖(mmol/l)						
例数	61	134	136	132	135	136
24周 - 基线	0.6 ± 0.3	–0.5 ± 0.2	–0.9 ± 0.2	–1.8 ± 0.2	–1.8 ± 0.2	–2.7 ± 0.2
与安慰剂组相比	—	–1.0 (–1.7,–0.3)	–1.4 (–2.1,–0.8)	–2.3 (–3.0,–1.7)	–2.4 (–3.1,–1.7)	–3.3 (–4.0,–2.6)
与单用二甲双胍相比	—	—	—	—	–1.0 (–1.5,–0.4)	–1.0 (–1.5,–0.4)

　　(3) 次要终点事件

　　与安慰剂组相比,以上各组血糖水平在随访24周较基线的变化值亦均降低,降幅依次为3.3%、2.4%、2.3%、1.4%和1.0%(P均小于0.0001)。

　　HbA1c随时间的变化分析显示:未接受过降糖治疗者比OAD组对治疗反应更强(P<0.0001),于试验的第12周达到最大降幅;基线HbA1c高者的疗效(HbA1c≥8.5%)比相对较低者(HbA1c<8.5%)对治疗更敏感。开放组(基线HbA1c≥11.0%)降幅最大,达到3.7%。

　　(4) 安全性评价

　　各组间不良事件发生率无明显差异,在50%左右,且大部分为轻、中度不良事件。各处理组因不良事件而退出率大致相似(2.1%~4.2%),低于安慰剂组的6.9%。各处理组低血糖发生率较低(0.0~3.5%),对照组为1.4%。严重低血糖事件仅高剂量二甲双胍单用组出现1例(0.7%)。高发的不良事件(指在任意一组发生率超过5%者)为鼻咽炎和腹泻。详情见表19-2。

　　各治疗方案对体重无明显影响。

表 19-2　安全性分析结果

	安慰剂组	利格列汀 5mg qd	二甲双胍 500mg bid	二甲双胍 1000mg bid	利格列汀 2.5mg+ 二甲双胍 500mg bid	利格列汀 2.5mg+ 二甲双胍 1000mg bid	开放组
例数	72	142	144	147	143	143	66
不良事件≥1,n(%)	39(54.2)	80(56.3)	75(52.1)	74(50.3)	70(49.0)	81(56.6)	35(53.0)
与用药有关,n(%)	10(13.9)	15(10.6)	14(9.7)	13(8.8)	16(11.2)	13(9.1)	6(9.1)
导致退出,n(%)	5(6.9)	6(4.2)	3(2.1)	6(4.1)	5(3.5)	3(2.1)	4(6.1)
严重不良事件	1(1.4)	3(2.1)	3(2.1)	6(4.1)	2(1.4)	2(1.4)	1(1.5)
低血糖,n(%)	1(1.4)	0(0.0)	2(1.4)	5(3.4)	5(3.5)	0(0.0)	1(1.5)
严重低血糖	0(0.0)	0(0.0)	0(0.0)	1(0.7)	0(0.0)	0(0.0)	0(0.0)
胃肠道事件,n(%)	10(13.9)	17(12.0)	14(9.7)	23(15.6)	20(14.0)	28(19.6)	13(19.7)
便秘	1(1.4)	2(1.4)	3(2.1)	0(0.0)	2(1.4)	1(0.7)	2(3.0)
腹泻	2(2.8)	5(3.5)	3(2.1)	8(5.4)	7(4.9)	11(7.7)	4(6.1)
胃炎	2(2.8)	1(0.7)	1(0.7)	0(0.0)	4(2.8)	3(2.1)	1(1.5)
胃酸过多	0(0.0)	0(0.0)	3(2.1)	1(0.7)	1(0.7)	1(0.7)	1(1.5)
恶心	0(0.0)	1(0.7)	0(0.0)	5(3.4)	4(2.8)	3(2.1)	3(4.5)
呕吐	1(1.4)	2(1.4)	0(0.0)	1(0.7)	3(2.1)	0(0.0)	2(3.0)
感(传)染性疾病,n(%)	16(22.2)	26(18.3)	29(20.1)	24(16.3)	31(21.7)	33(23.1)	11(16.7)
肠胃炎	1(1.4)	3(2.1)	2(1.4)	1(0.7)	1(0.7)	1(0.7)	0(0.0)
流感	3(4.2)	6(4.2)	7(4.9)	5(3.4)	6(4.2)	1(0.7)	2(3.0)
鼻咽炎	1(1.4)	8(5.6)	4(2.8)	4(2.7)	12(8.4)	6(4.2)	2(3.0)
上呼吸道感染	2(2.8)	1(0.7)	6(4.2)	0(0.0)	3(2.1)	6(4.2)	2(3.0)
尿路感染	2(2.8)	2(1.4)	4(2.8)	3(2.0)	2(1.4)	7(4.9)	4(6.1)
神经功能失调,n(%)	3(4.2)	11(7.7)	20(13.9)	5(3.4)	15(10.5)	13(9.1)	9(13.6)
头痛	1(1.4)	6(4.2)	7(4.9)	3(2.0)	4(2.8)	4(2.8)	3(4.5)
皮肤感觉异常	1(1.4)	1(0.7)	3(2.1)	1(0.7)	4(2.8)	2(1.4)	1(1.5)

19.2.3　主要结论

　　利格列汀与二甲双胍初始联用的降糖效果优于二甲双胍单药治疗,且不增加体重,低血糖风险较低。

19.3　统计学解读

Q19.1　什么是不完全析因设计?

在研究者将析因设计运用到临床试验的实践中,由于考虑到某些因素间的某些水平的组合"不合理"、"不可行"、"不符合伦理学要求"或"研究者对之不感兴趣",故往往没有实施所有的组合,而自然形成了不完全析因设计(incomplete factorial design)。例如,两个制剂的高剂量,单独使用尚属安全,但是,组合在一起可能毒性较大。

从概念上来说,不完全析因设计是指完全析因设计(full factorial design)的任意子集,但是不包括分数析因设计(Fractional factorial design)。

基于2^3的析因设计为例说明,假设这里的因素为A、B、C三种药物,三者均有"用"和"不用"2个水平。全部组合有2^3种。常见的不完全设计形式有:

(1)全部组合 - "ABC联用组"　该设计可能是考虑到三个药物联用的潜在毒性或不关心ABC间的二阶交互作用。符号表示为:"2^3-y_{abc}"设计。

(2)全部组合 - "ABC联用组" - "无药物处理组"　该设计除了设计(1)的考虑外,可能进一步考虑到不给予任何处理不符合伦理学要求。记为:"$2^3-y_1-y_{abc}$"设计。

(3)全部组合 - "ABC联用组" - "AB联用组"　此设计除设计(1)考虑外,可能由于研究进一步考虑到A和B机制相近,关心两者的交互作用无实际意义,或者由于某种特殊原因A和B不能同时给药。记为:"$2^3-y_{ab}-y_{abc}$"设计。

本案例即为一不完全的析因设计。本研究有2个因素,即2个药物,而每个药物有3个水平。如果是完全析因设计,则应包括3×3=9个组。而本研究在设计时考虑到单独使用低剂量(2.5mg qd)利格列汀可能无效,而高剂量(5.0mg qd)时,与二甲双胍联合使用,尤其是二甲双胍亦为高剂量(1000mg,bid)联用时,则存在潜在的安全性问题。故本例在设计时,没有考虑这些组合,就客观形成了一不完全析因设计,见表19-3。

表 19-3　案例 19 之不完全析因设计表

利格列汀	二甲双胍		
	0	500mg,bid	1000mg,bid
0	✓	✓	✓
2.5mg qd	—	✓	✓
5mg qd	✓	—	—

Q19.2　如何分析不完全析因设计资料?

思路 1:直接用一般线性模型处理。

以本案例为例,以随访 24 周 HbA1c 较基线的变化值为应变量 Y,其相应的基线值记为 $Y0$,是否接受过单药治疗记为 Z(Z 取值为 1 和 0)。两药物的变量及相应的哑变量赋值情况见表 19-4。相应的 SAS 分析程序如下:

```
PROC GLM DATA=MyData;
    MODEL Y=X11 X12 X21 X22 X11*X21 X11*X22 Y0 Z /SOLUTION;
RUN;
```

表 19-4　案例 19 主要变量赋值表

利格列汀	X_1	哑变量		二甲双胍	X_2	哑变量	
		X_{11}	X_{12}			X_{21}	X_{22}
0	0	0	0	0	0	0	0
2.5mg qd	1	1	0	500mg,bid	1	1	0
5mg qd	2	0	1	1000mg,bid	2	0	1

思路 2：按本案例的分析思路，采用顺序检验或序贯检验（hierarchical hypothesis-testing）分析 HbA1c 的变化值。具体如何实施，笔者对本案例中的描述是存疑的，作者只是说"每一步只有联合治疗比两种组分单药效果均优，才进行下一步检验"，而事实上，本案例只有两个联合治疗组，且对应的利格列汀剂量均为 2.5mg 每日 1 次，由于考虑到其可能无效，并没有被单独使用（见表 19-3）。那么作者是如何考察联合治疗比两种组分单药效果均优的？

思路 3：直接对需要比较的组进行比较，采用多重比较的方法，控制总的 I 类错误率。

综合考虑，对于本案例来说，思路 1 因既可以考虑两个药物的主效应，亦可以考虑局部交互作用，同时可以调整其他协变量的影响，应作为首选。

Q19.3　什么是多重比较的顺序检验程序？

按逻辑上的先后关系（如指标的重要性顺序，各剂量组由高到低的顺序逐一与对照组比较等），对多个假设进行检验，即为序贯检验或顺序检验（hierarchical testing procedure）。

当前一个的假设检验结果为拒绝 H_0 时，方可检验下一个假设。如果前一个假设检验的结果不拒绝 H_0，则停止所有后续的检验，并由此推断后面的检验对应的组间差异均无统计学意义。此时，每个假设检验的检验水准皆为 α，总的 I 类错误仍控制在 α 以内。这种情况不需要校正 α。

Q19.4　什么是 FWER？

设同时对 m 个假设进行检验，其中 m_0 个是正确的，R 表示检验结果为阳性的假设个数，具体如表 19-5。

表 19-5　m 个假设检验的结果

	不拒绝 H_0	拒绝 H_0	合计
H_0 为真	U	V	m_0
H_1 为真	T	S	$m-m_0$
合计	$m-R$	R	m

其中，m 已知，m_0 未知。R 是可观察的随机变量，而 U、V、S、T 是不可观察的随机变量。

FWER 的定义为：

$$FWER = P(V > 0) \tag{19.1}$$

即 FWER 为至少一次错误拒绝 H_0 的可能性，可译为"总 I 型错误率"。

Q19.5　临床试验中有哪些常用的控制 FWER 的方法？

临床试验中，控制 FWER 的方法根据对原始数据的分布是否有要求，可分为：

（1）非参数法。对于统计量的分布没有要求。包括：①基于 P 值的方法，如常用的

Bonferroni 法、Sidak 法、Scheffe 法、Hochberg 检验等均属于此类；②基于再抽样的方法（resampling-based method），如 Bootstrap 法、Permutation 检验等。

（2）参数法。如 Dunnett 检验。

另按控制的操作程序可分为单步（single-step）法和逐步（step-wise）法（参见案例 20）。按方法学派主要分为频率学派方法和 Bayes 学派的方法，等等。这些方法相互交叉、组合，思路互相借鉴、渗透，所组成的方法非常之多。

19.4　统计学评价

（1）不完全析因设计与分数析因设计

析因设计因具有全面性和均衡性，又能分析交互作用，而备受青睐。然而，其试验次数是各因素水平数的乘积，即便每因素仅两水平，当考虑的因素较多时，试验次数也会很大。如，6 个因素各 2 个水平的试验次数为 $2^6=64$ 次，这对实际工作的可行性带来了一定的挑战。解决办法之一，就是从完全设计的所有组合中，精心挑选一些组合（如 1/2、1/4 或者 1/8），但是必须满足均衡性和正交性，这就是分数析因设计（fractional factorial design）（详见有关专著）。

由此可见，分数析因设计，属于一种特殊的不完全析因设计（incomplete factorial design）。但是经过主观精心设计的，满足均衡性和正交性。而以本例为代表的一般的不完全设计则是由于客观条件受限（如单药的低剂量可能无效，而联合两药的高剂量则可能出现安全性问题等）而自然形成的，一般不满足均衡性和正交性。

从不完全析因设计的定义上，一般意义上的不完全析因设计包括分数析因设计的一些子集，但是不包括分数析因设计本身。

（2）安全性数据分析中的多重性问题

由于一般的临床试验设计时样本量的估计不是从考虑不良事件或某不良反应出发的，因此对于不良事件的组间比较的检验效能偏低，此时进行假设检验的意义不是很大，因而通常不考虑校正多重性。

对于反映不良反应组间差别的一些绝对指标（如率差）或相对指标（如率比、风险比等）在给出点估计的同时，给出区间估计比提高 P 值意义更大。

如果某临床试验要针对不良反应下结论，甚至希望某些内容写到产品说明书中，此时对不良反应的考察应被视为与主要治疗指标处于同等地位，自然也应该考虑校正多重性问题。

本案例中对不良事件采用列表的方式描述，符合常规。但是，如果能提供假设检验的 P 值，以及相应的区间估计，则可以提供更丰富的信息。

（3）关于开放组的讨论

本研究中，将血糖控制较差（HbA1c≥11.0%）者全部归入开放组（open-label），接受利格列汀 2.5mg+ 二甲双胍 1000mg bid 治疗。由于开放组与试验组的基础条件不一致，缺乏必要的可比性，因此开放组与其他任何组之间的比较均不可靠。但是，在安全性分析中，本例将开放组的信息一起纳入报告是合理的。

（荀鹏程）

参 考 文 献

1. Haak T, Meinicke T, Jones R, et al. Initial combination of linagliptin and metformin improves glycaemic control in type 2 diabetes: a randomized, double-blind, placebo-controlled study. *Diabetes, obesity & metabolism*, 2012, 14(6): 565-574.

2. Byar DP, Herzberg AM, Tan WY. Incomplete factorial designs for randomized clinical trials. *Statistics in medicine*, 1993, 12(17): 1629-1641.

3. Byar DP, Piantadosi S. Factorial designs for randomized clinical trials. *Cancer treatment reports*, 1985, 69(10): 1055-1063.

4. Brittain E, Wittes J. Factorial designs in clinical trials: the effects of non-compliance and subadditivity. *Stat Med*, 1989, 8: 161-171.

5. Benda N, Bender R. Multiplicity issues in clinical trials. *Biometrical journal*, 2011, 53(6): 873-874.

Case 20

氨氯地平、阿托伐他汀与高血压及血脂异常
——3×5析因试验

高血压和血脂异常常合并发生,且易伴随一些其他的心血管疾病(cardiovascular disease,CVD)危险因素。这不仅增加了患者 CVD 的发生风险,而且也促进了一些强化降压、降脂疗法的诞生。观察性研究结果显示:在合并高血压和血脂异常的人群中,只有小于 10% 的人能够有效控制血压和血脂。因此,研究可同时降低"高 CVD 风险"人群的血压和血脂的创新性策略是非常必要的。

通常,医生对于有多个 CVD 危险因素的患者,往往采取单独、序贯处理每个因素的策略,而不是平行处理多个因素。这一策略无疑增加了病人的服药负担,且需多次就医行为。因而,如能服用含有抗压和降脂两个成分的单一片剂,则无疑会简化就医过程,且便于对两个危险因素的同时管理。此单一片剂除了最好每天只需服用一次外,且应满足:①两成分间无药代动力学方面的交互作用(即一个药物成分不影响另一个药物的有效性和人体对之的耐受性);②两成分本身对心血管疾病有明确的疗效,且安全。钙通道阻断剂——氨氯地平,以及 3-羟基-3-甲基-戊二酰基辅酶 A 抑制剂—阿托伐他汀的联合使用恰好可满足这些要求。

由 Pfizer 资助的 Respond 研究正是在此背景下产生的。该研究是首次用来评价含有两个活性成分的单片剂联合治疗两种不同 CVD 危险因素的可行性、有效性和安全性的临床试验。

20.1 试验方案简介

参加 Respond 试验的 1660 名高血压和血脂异常患者来自 15 个国家,横跨 4 大洲。除合并高血压和血脂异常外,患者中有 15% 的人有糖尿病,22% 的人吸烟,14% 的人有心血管疾病家族史。

20.1.1 试验目的

评价氨氯地平和阿托伐他汀单用及联合治疗"高血压合并血脂异常"的有效性和安全性。

20.1.2 目标人群

纳入标准:①年龄 18~75 岁;②有高血压和血脂异常;③筛查期间降压和降脂治疗分别

经历 3 周和 6 周的洗脱期;④进入包含 2~3 次随访的导入 / 资格鉴定期间,所测空腹血脂和血压,符合根据 CVD 危险因素和冠心病或其他危症(参照 NCEP ATP Ⅲ 和 JNC Ⅵ 指南定义)所分 3 个 CVD 危险组对应的对低密度脂蛋白和血压标准的要求。

排除标准:①有二氢吡啶类钙通道阻滞剂和 / 或他汀类药物的不耐受史;②有严重疾病或其他健康问题,可能影响患者的安全或研究结果。

20.1.3 研究设计方法

多中心、随机、3×5 析因设计、双盲、双模拟、安慰剂对照试验。

20.1.4 随机分组方法,以及各组治疗方法

患者被完全随机分入 15 个组:1 个安慰剂组;2 个氨氯地平单独治疗组:5mg 或 10mg 剂量;4 个阿托伐他汀单独治疗组:10mg、20mg、40mg 或 80mg 剂量;以及 8 个氨氯地平 / 阿托伐他汀联合治疗组:5/10、10/10、5/20、10/20、5/40、10/40、5/80、10/80mg。见图 20-1。

20.1.5 评价指标

(1)主要疗效指标
复合终点:①收缩压(SBP)从基线到终点的变化值;②低密度脂蛋白(LDL-C)从基线到终点的变化率(%)。
(2)次要疗效指标
Framingham 风险评分。
(3)安全性评价指标
外周水肿、头痛、呼吸道感染、眩晕、腹痛等不良事件的发生率以及不良反应率;实验室酶学指标(如 ALT、AST 等)的变化。

20.1.6 样本量估计

参数设置:① LDL-C 的变化率在 5mg/10mg 联用组,与 5mg 氨氯地平单用组间的差异为 36.9%(SD=11.8%);② SBP 变化值的组间差异为 9.8mmHg(SD=10.9mmHg);③双侧 t-test,$\alpha=0.05$。

基于以上假设,每组 100 例患者,有 94% 的把握度发现上述两组在 LDL-C 变化率和 SBP 变化值的差异。假设 10% 随机入组患者,没有被纳入疗效分析。则总样本估计为 $100\times15\times1.1\approx1660$。

20.1.7 主要统计分析方法

随访终点主要疗效指标和 Framingham 风险得分的组间比较采用 3×5 析因设计的协方差分析(ANCOVA),因素为阿托伐他汀、氨氯地平以及两者的交互作用项。疗效指标的相应基线水平作为协变量纳入模型调整。为了调整多重比较,控制总的 Ⅰ 类错误率在既定水准,应用了逐步向下的程序(step-down)。

数据采用从基线到终点的均数和最小二乘(LS)均数的变化表示。

不良事件采用发生率(%)描述之,并评价与处理的关系,计算不良反应率(%),率的组

随机入组
（n=1660）

氨氯地平		阿托伐他汀				
		安慰剂	10mg	20mg	40mg	80mg
	安慰剂	P/P	P/10	P/20	P/40	P/80
	5mg	5/P	5/10	5/20	5/40	5/80
	10mg	10/P	10/10	10/20	10/40	10/80

氨氯地平			阿托伐他汀				
			安慰剂	10mg	20mg	40mg	80mg
氨氯地平	安慰剂	接受处理	111	111	111	111	110
		完成	102	99	103	96	96
		未完成	9	12	8	15	14
		死亡	0	0	1	0	1
		不良事件	5	8	1	6	3
		缺乏疗效	4	2	1	2	3
		失访	0	0	3	4	4
		其他	0	2	2	3	3
		有效性分析	111	111	111	111	110
		未进入分析	0	0	0	0	0
	5mg	接受处理	110	111	111	110	111
		完成	104	102	106	101	105
		未完成	6	9	5	9	6
		死亡	0	0	0	0	0
		不良事件	3	5	2	7	5
		缺乏疗效	0	1	0	0	0
		失访	1	0	2	1	1
		其他	2	3	1	1	0
		有效性分析	110	110	111	109	111
		未进入分析	0	1	0	1	0
	10mg	接受处理	111	110	110	111	111
		完成	100	101	99	103	100
		未完成	11	9	11	8	11
		死亡	0	0	0	0	0
		不良事件	9	7	10	5	9
		缺乏疗效	0	0	0	1	0
		失访	1	2	0	2	1
		其他	1	0	1	0	1
		有效性分析	109	108	110	111	111
		未进入分析	2	2	0	0	0

图 20-1 病例入组情况

间比较采用描述性分析。

20.2 主要结果与结论

20.2.1 研究流程

1660 例患者被随机分入 15 个组中。各组入组人数、完成人数及退出试验情况等,见图 20-1。

20.2.2　主要结果

（1）基线特征

共 1660 例患者接受治疗（男性 884 例，女性 776 例）；1517 例（91.4%）完成研究，1654 例被纳入有效性分析。平均年龄为 58 岁。大部分患者为白种人（92.3%）且超重，男、女的平均 BMI 分别为（28.4±4.2）kg/m^2 和（29.3±5.3）kg/m^2。平均 SBP 为 148mmHg，平均 LDL-C 水平为 182mg/dl。根据心血管危险组进行分层，3.1% 仅患高血压和血脂异常（组Ⅰ），48.7% 患高血压和血脂异常且伴有其他心血管危险因素但无冠心病或其他危症（组Ⅱ），48.1% 患冠心病、糖尿病或动脉粥样硬化性疾病（组Ⅲ），在研究入组前 6 个月，约 1/3 的患者未接受任何降压或降脂药物治疗。

（2）主要终点事件

8 个联合用药组的降压效果均优于单用阿托伐他汀者（P 均小于 0.001，见表 20-1）。各个剂量组合中，阿托伐他汀与氨氯地平的联合使用对后者的降压效果均无影响（P 值均大于 0.05，见表 20-2）。

表 20-1　主要疗效分析

A 联合用药的降压效果评价		B 联合用药的降脂（LDL-C）效果评价	
无效假设	差值（95% CI），mmHg	无效假设	差值（95% CI），%
1. 氨氯地平无降压效果		1. 阿托伐他汀无降脂效果	
2. 氨氯地平的各剂量无效		2. 阿托伐他汀的各剂量无效	
氨氯地平各剂量 vs. 单用阿托伐他汀		阿托伐他汀各剂量　vs. 单用氨氯地平	
10mg	−11.3（−12.6，−9.9）	80mg	−46.9（−49.2，−44.6）
5mg	−8.2（−9.5，−6.8）	40mg	−42.4（−44.7，−40.1）
		20mg	−38.8（−41.1，−36.5）
		10mg	−35.1（−37.4，−32.8）
3. 各联合用药组无联合效应		3. 各联合用药组无联合效应	
氨氯地平 + 阿托伐他汀 vs. 单用阿托伐他汀		氨氯地平 + 阿托伐他汀 vs. 单用氨氯地平	
（5mg+10mg）vs. 10mg	−9.3（−12.3，−6.3）	（5mg+10mg）vs. 5mg	−38.9（−42.9，−34.9）
（5mg+20mg）vs. 20mg	−9.2（−12.2，−6.2）	（5mg+20mg）vs. 5mg	−42.2（−46.2，−38.2）
（5mg+40mg）vs. 40mg	−6.6（−9.7，−3.6）	（5mg+40mg）vs. 5mg	−44.8（−48.8，−40.8）
（5mg+80mg）vs. 80mg	−6.0（−9.0，−3.0）	（5mg+80mg）vs. 5mg	−48.2（−52.2，−44.2）
（10mg+10mg）vs. 10mg	−11.6（−14.6，−8.5）	（10mg+10mg）vs. 10mg	−34.0（−38.1，−30.0）
（10mg+20mg）vs. 20mg	−9.9（−12.9，−6.8）	（10mg+20mg）vs. 10mg	−36.0（−40.0，−32.0）
（10mg+40mg）vs. 40mg	−10.3（−13.3，−7.2）	（10mg+40mg）vs. 10mg	−40.6（−44.6，−36.7）
（10mg+80mg）vs. 80mg	−11.0（−14.0，−7.9）	（10mg+80mg）vs. 10mg	−46.6（−50.6，−42.6）

注：（A）和（B）中的假设 1 对应 P 值均小于 0.001。表中均数差值及其可信区间为最小二乘法得到，相应 P 值均小于 0.001。

表 20-2　效应修饰分析

A　阿托伐他汀有无修饰氨氯地平的降压作用？		B　氨氯地平有无修饰阿托伐他汀的降脂作用？	
比较	差值 (95% CI), mmHg	比较	差值 (95% CI), %
1. 高剂量、低剂量阿托伐他汀的作用		1. 10-mg 和 5-mg 剂量氨氯地平的作用	
阿托伐他汀的剂量		氨氯地平	
40mg 和 80mg（"高剂量"）	−0.3 (−2.2, 1.5)	10mg	−1.2 (−3.2, −0.8)
10mg 和 20mg（"低剂量"）	−0.7 (−2.5, 1.2)	5mg	−2.8 (−4.8, −0.8)
2. 无联合作用		2. 无联合作用	
氨氯地平 + 阿托伐他汀 *vs.* 单用氨氯地平		氨氯地平 + 阿托伐他汀 *vs.* 单用阿托伐他汀	
(5mg+10mg) *vs.* 5mg	−1.0 (−4.0, 2.0)	(5mg+10mg) *vs.* 10mg	−5.5 (−9.5, −1.5)
(5mg+20mg) *vs.* 5mg	−2.7 (−5.7, 0.3)	(5mg+20mg) *vs.* 20mg	−2.8 (−6.7, 1.2)
(5mg+40mg) *vs.* 5mg	−0.2 (−3.2, 2.8)	(5mg+40mg) *vs.* 40mg	−1.8 (−5.8, 2.2)
(5mg+80mg) *vs.* 5mg	0.1 (−3.0, 3.1)	(5mg+80mg) *vs.* 80mg	−1.2 (−5.2, 2.8)
(10mg+10mg) *vs.* 10mg	0.6 (−2.5, 3.6)	(10mg+10mg) *vs.* 10mg	−3.2 (−7.2, 0.9)
(10mg+20mg) *vs.* 10mg	0.5 (−2.6, 3.5)	(10mg+20mg) *vs.* 20mg	0.9 (−3.1, 4.9)
(10mg+40mg) *vs.* 10mg	0.0 (−3.0, 3.0)	(10mg+40mg) *vs.* 40mg	−0.2 (−4.2, 3.8)
(10mg+80mg) *vs.* 10mg	−1.1 (−4.1, 1.9)	(10mg+80mg) *vs.* 80mg	−2.2 (−6.2, 1.8)

注：所得均数差值及其可信区间为最小二乘法得到。相应 P 值除粗体的外，均大于 0.05。

　　8 个联合用药组的降脂效果均优于单用氨氯地平者（P 均小于 0.001）。总的来说，氨氯地平不影响阿托伐他汀的降脂效果。5mg 的氨氯地平和 10mg 的阿托伐他汀联合使用降脂效果优于后者单用的效果（与基线水平相比，分别降低 39.0% 和 33.5%，$P=0.007$）。

　　（3）次要终点事件

　　在接受联合治疗的组 I 和组 II 的患者中，观察到 Framingham 风险评分降低，以 "5mg/80mg" 和 "10mg/80mg" 组合风险降低幅度最大。除了 "10mg/10mg" 组合外（$P=0.108$），其他各联用组与阿托伐他汀 10mg 单用组相比均有差异。

　　（4）安全性评价

　　所有 1660 例随机入组病例进入安全性数据集。共有 85 例（5.1%）的患者因不良事件而退出研究。因不良事件退出率：氨氯地平和阿托伐他汀联合使用组（5.6%）、氨氯地平单用组（5.4%）、阿托伐他汀单用组（4.1%）和安慰剂组（4.5%）相似。

　　各组大部分不良事件的程度为轻、中度。联合用药组的常见不良事件为外周血肿、头痛和眩晕。

20.2.3　主要结论

　　氨氯地平和阿托伐他汀联合使用可以降低血压、血脂和 Framingham 风险评分。

20.3　统计学解读

Q20.1　如何对析因设计的资料进行协方差分析？

本案例是析因设计,有两个因素,除了考虑主效应,还要考虑交互作用。以考察"SBP从基线到终点的变化值"为例,其相应的协方差分析模型为:

$$Y_{ijk} = \mu + A_i + B_j + (AB)_{ij} + \beta X_{ijk} + \varepsilon_{ijk} \tag{20.1}$$

$$(i=1,2,\cdots,s;\ j=1,2,\cdots,t;\ k=1,2,\cdots,c)$$

其中,μ 为总体均数,A_i 为 A 的第 i 水平的主效应,B_j 为 B 的第 j 水平的主效应,$(AB)_{ij}$ 为 A 和 B 相应水平的交互效应,β 为回归系数;ε_{ijk} 为残差;X 为协变量。

相应的 SAS 程序如下:

```
PROC GLM DATA=MyData;
    CLASS A B;
    MODEL DELTA_SBP=A B A*B SBP0 /SOLUTION;
    LsMeans A B A*B / StdErr PDiff COV OUT=AdjMeans;
RUN;
```

Q20.2　进行协方差分析需要具备哪些条件？

协方差分析除了要求资料满足方差分析要求的独立性、正态性和方差齐性外,还需满足:

(1) 协变量与观察指标间有线性回归关系,可通过回归系数是否为 0 的假设检验来检查。

(2) 这种回归关系在处理因素的各水平是相同的,即斜率无差异。可以在模型中加入协变量和处理因素的交互作用项,通过对交互作用项是否为 0 的检验来检查这个条件是否成立。

Q20.3　什么是多重比较的逐步向下程序？

多重比较的逐步向下(step-down)程序按照 P 值从小到大的顺序,对一组假设进行检验。它首先从 P 值最小的假设开始检验,若结论无统计学意义,则认为所有原假设均不被拒绝;若结论有统计学意义,则对 P 值小的假设进行检验,…,直到某步结论为无统计学意义止,此时,可以认为该假设及其后的所有假设均不被拒绝。

设同时检验的 m 个假设为:$H_{01}, H_{02}, \cdots, H_{0m}$,相应的 P 值为:$P_1, P_2, \cdots, P_m$。按 P 值之大小排序,令 $P_{(1)} \leq P_{(2)} \leq \cdots \leq P_{(m)}$,则相应假设为:$H_{0(1)}, H_{0(2)}, \cdots, H_{0(m)}$。记 $\tilde{P}_{(i)}$ 为相应调整 P 值。

经典的控制 FWER 的方法有 Bonferroni 法,Sidak 法等。Bonferroni 法以 $\alpha=0.05/m$,Sidak 法以 $\alpha=1-(1-0.05)^m$ 作为检验水准。如果不调整检验水准,则相应的调整 P 值分别为 $\tilde{p}_i=\min(mp_i,1)$ 和 $\tilde{p}_i=1-(1-p_i)^m$。当 m 较大时,两法结果相似。由于这两种方法均过于保守,从而失去了很多发现差别的机会!因此又出现了一些改进方法,如 Holm 于 1979 年对 Bonferroni 基础上作了改进:一是用 $m-k+1$ 代替 m;二是单一步骤改为逐步向下(P 值从小到大方向):对最后调整的 P 值按原始 P 值的大小顺序作单调性约束,相应的调整 P 值为:

$$\tilde{P}_{(i)} = \max_{k=1,\cdots,i} \{\min((m-k+1)P_{(k)},1)\} \tag{20.2}$$

基于同样的思路,可将传统 Sidak 单步法改进为逐步向下法,相应的调整 P 值为:

$$\widetilde{P}_{(i)} = \max_{k=1,\cdots,i} \left\{ 1 - (1 - P_{(k)})^{(m-k+1)} \right\} \tag{20.3}$$

另 Bonferroni 法和 Sidak 法均要求检验统计量之间独立。Westfall 和 Young 于 1993 年提出了考虑 P_i 间相关结构的"单步 $\min P$ 法":

$$\widetilde{P}_i = P\left\{ \min_{1 \leq l \leq m} P_l \leq P_i \,\middle|\, H_M \right\} \tag{20.4}$$

相应的有"单步 $\max T$ 法":

$$\widetilde{P}_i = P\left\{ \min_{1 \leq l \leq m} |T_l| \geq |t_i| \,\middle|\, H_M \right\} \tag{20.5}$$

在多数情况下,检验统计量的联合分布是未知的。此时可用基于再抽样的方法(resampling-based method),如 bootstrap、permutation 等,来估计调整 P 值。常用的方法有"基于 permutation 的逐步 $\max T$ 调整 P 值法"、"基于 double permutation 的逐步 $\min P$ 调整 P 值法"等。但这类算法计算工作量均较大,尤以基于 double permutation 的方法为甚。

20.4　统计学评价

(1) 最小二乘均数

最小二乘均数(least squares mean),是指利用统计模型的技术,调整了协变量的影响后,各处理组应变量的调整均数。更确切地说,最小二乘均数估计的是边际均数,因此又被称为"估计的总体边际均数(estimated population marginal mean)"。

方差分析中的 III 型方差分析反映的是各处理组最小二乘均数的差异,而 I 型方差分析反映的是普通均数间的差异。

值得注意的是,各组最小二乘均数的对比关系,与各组算术均数间大小的顺序未必一致!

(2) 安慰剂对照在两药物联合试验中的作用

安慰剂对照在两药物联合试验中的作用,主要表现在三个方面:①参照作用。离开了这个对照组,则无法检测两药物的单独效应;②可有助于检测处理因素间的交互作用;③为检测处理因素与协变量的交互作用提供了可能。

(3) 剂量反应关系分析

本研究中考虑了两个因素:氨氯地平和阿托伐他汀;氨氯地平有 3 个水平:0mg、5mg 和 10mg;阿托伐他汀 5 个水平:0mg、10mg、20mg、40mg 和 80mg。对这类资料的分析,除可用常规的析因设计的方差分析,将剂量作为离散型变量(即各剂量水平是单独的组别)来分析外,更合适的方法是将剂量作为连续型变量(即各剂量水平是连续的),来分析剂量反应关系。可以建立 A 因素的不同水平上的 B 因素的剂量反应关系,或 B 因素的不同水平上 A 因素的剂量反应关系,这样可以充分利用各组剂量与反应之间的关系的信息,提高检验效能。亦可用响应曲面分析(response surface analysis)方法同时分析 A 因素和 B 因素的剂量反应关系,可以更加生动、形象地展示出双因素与应变量间的关系,以及双因素间的可能存在的交互作用。但进行响应曲面分析时,因素的水平数不宜太少。

(荀鹏程)

参 考 文 献

1. Preston RA, Harvey P, Herfert O, et al. A randomized, placebo-controlled trial to evaluate the efficacy, safety, and pharmacodynamic interaction of coadministered amlodipine and atorvastatin in 1660 patients with concomitant hypertension and dyslipidemia: the respond trial. *J Clin Pharmacol*, 2007, 47(12): 1555-1569.

2. Searle SR, Speed FM, Milliken GA. Population Marginal Means in the Linear Model: An Alternative to Least Squares Means. *The American Statistician*, 1980, 34: 216-221.

3. 陆守曾, 陈峰. 医学统计学. 第二版. 中国统计出版社, 2007.

4. 金丕焕, 陈峰. 医用统计方法. 第三版. 复旦大学出版社, 2009.

5. Pledger G. The role of a placebo-treated control group in combination drug trials. *Controlled clinical trials*, 1989, 10: 97-107.

Case 21

长春瑞滨和氟尿嘧啶联合治疗晚期乳腺癌
——成组序贯临床试验

乳腺癌是女性最好发的恶性肿瘤。在引入辅助治疗手段,如细胞毒素或激素后,乳腺癌的治疗手段得到了极大的发展。尽管如此,该病的预后仍不理想,中位生存时间不到 24 个月。研究者们提出了多种药物的合并应用来治疗乳腺癌。采用这些方法,总反应率(response rate)可以达到 40%~80%,其中约有 10%~20% 的人达到完全缓解(complete release,CR)。中位反应持续时间一般不超过 1 年。少部分病人可以活 5 年以上。

长春瑞滨(Vinorelbine)是一种长春花生物碱代替物,能干扰微管蛋白从而抑制中期有丝分裂,具有广谱的抗癌作用,对非小细胞肺癌、乳腺癌、卵巢癌及淋巴瘤等均有疗效。在动物和人类肿瘤研究中,长春瑞滨已经体现了其效应,其毒性表现也在啮齿类动物、狗和灵长类动物上得到了广泛的研究。I 期临床试验表明,长春瑞滨的推荐剂量为 $25{\sim}30 \text{mg}/(\text{m}^2 \cdot \text{kg})$。5- 氟尿嘧啶(5-FU)为胸苷酸合成酶抑制剂,能阻断脱氧尿苷酸甲基化为脱氧胸苷酸,也是乳腺癌治疗中最为活跃的药物之一,治疗反应率可以达到 25%~30%。有报道表明,连续 5 天或以上静脉滴注高剂量的 5-FU 能显著提高反应率。

在 1996 年的 Journal of Clinical Oncology 杂志上,Dieras 报道了一项开始于 1989 年的 II 期开放性临床研究。该研究表明,联合使用长春瑞滨和 5-FU 作为一线化疗药物,对于有转移的乳腺癌病人具有较好的有效性和安全性。该临床研究的特殊性在于采用了一种新型的临床研究设计方案,即成组序贯设计(group sequential design)。

21.1 试验方案简介

21.1.1 试验目的

评价长春瑞滨和氟尿嘧啶联合化疗作为一线化疗方案治疗晚期乳腺癌的有效性和安全性。

21.1.2 目标人群

组织学确诊的处于转移进展的乳腺癌;未进行过初次化疗的转移进展的乳腺癌;至少有一个可测量的肿瘤灶(目标病灶),且需要通过体格检查、X 线、超声或者 CT 确定一个索引病灶(index lesion)。由于本研究采用了成组序贯设计,在治疗开始时确定的索引病灶将作为疗效评估的靶标。

其他的入选标准包括:PS 得分小于 3,年龄小于 70 岁,预期生存时间超过 8 周,且没有主要器官的功能衰竭。排除标准包括:曾经接受过针对转移病灶的化疗,同时接受针对于可评估病灶的放疗或同时接受激素治疗等。

21.1.3   研究设计方法

本研究采用:成组序贯设计。

21.1.4   治疗方法

本研究只有一个分组。在第一天和第五天,受试者被给予长春瑞滨 $30mg/m^2$,5-氟尿嘧啶在 5 天内被连续给药,剂量为 $750mg/m^2$。该方案每 21 天(一个周期)进行一次重复。

针对特定病灶的抗肿瘤治疗的疗效每 3 周评价一次,针对所有可测量病灶的疗效每 6 周(两个周期)评价一次。反应评估主要通过对入选期确定的特定病灶进行。如果发生反应,需在其他病灶进行确认,且必须维持 4 周以上。

21.1.5   疗效指标

主要疗效指标:反应率超过 50%。

次要疗效指标:ITT 人群的总反应率;反应持续时间;至进展时间(time to progression,TTP);无进展生存时间(progression-free survival,PFS)及总生存时间(overall survival,OS)。其中,反应持续时间定义为从第一次给药到第一次有记载的进展,过早的研究中止(由于无法耐受的毒性或拒绝继续治疗),或由于疾病或治疗导致的死亡。CR 的持续时间定义为第一次评估为 CR 到进展所经历的时间。生存期定义为治疗第一天到死亡或末次访视的时间。

安全性评价:毒性评价按照 WHO 标准进行。病人每周进行一次生物学耐受性的评估(包括血细胞计数、肝功能),每 3 周进行一次临床耐受性的评价。

21.1.6   分析方法

本研究对主要疗效指标的统计分析方法基于 Whitehead 提出的三角检验,并针对二期成组序贯设计的临床研究进行了一定的修改。在既往针对转移乳腺癌的联合化疗作为一线治疗的报告中,反应率应该在 50%~70%。因此,研究者选定 50% 作为被拒绝从而当成无效药物的最高反应率,而 70% 的反应率作为上界,即所期望的反应率的最大值。I 类错误和 II 类错误均设为 0.05。研究者规定,进行反应评价的病人每满 9 人作为一组,进行一次分析。根据所选定的这些参数,可以计算出三角检验中上界和下界所对应的等式分别为:

下界:$Z=-4.56+0.64V$

上界:$Z=4.56+0.21V$

本研究中生存函数主要通过 Kaplan-Meier 法进行计算。

21.2   主要结果与结论

试验从 1989 年 1 月 20 日开始,1992 年 1 月 9 日入组结束。所有 63 名受试者均未发生失访。受试者的中位年龄为 55 岁；PS 得分为 0、1 和 2 分者分别为 12、42 和 9 人；从诊断明确到转移的中位时间为 50.8 个月；受累器官为 1 个者为 23 人(36%)，2 个者为 21 人(33%)，3 个以上者为 19 人(30%)；40 人(63.5%)既往接受过辅助化疗。

从毒性反应上看，63 名受试者总共接受了 340 个疗程的治疗，每个人接受的疗程之中位数为 5 次。最主要的毒性反应为中性粒细胞减少症和黏膜炎。53 人发生了Ⅲ度以上的嗜中性粒细胞减少症。71% 的受试者发生了口腔炎。1 名受试者在第一疗程结束后由于发生Ⅳ度白细胞减少症、Ⅲ度血小板减少、Ⅳ度黏膜炎及Ⅱ-Ⅲ度的多脏器毒性而死亡。

对于治疗肿瘤的临床研究，剂量密度(dose-intensity)也是研究者关注的一个指标。联合给药的平均剂量密度为计划剂量的 86%。在所有的疗程中，有 72 个疗程被推迟，中位延迟时间为 7 天。

根据每次分析时的累积病人数和累积反应数，可以计算出 Z 和 V 统计量。由图 21-1 可见，在 7 组病人(63 人)进行疗效分析后，样本路径穿越了上界，从而拒绝了零假设，此时 $P=0.042$，研究结束。反应率的中位无偏估计是 0.616(95%CI：0.483，0.731)。对于所有个体而言，基于所有可测量病灶的总反应率为 64%，其中 8 人达到 CR，32 人达到 PR。

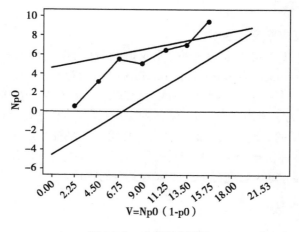

图 21-1　三角检验图示

中位反应持续时间为 12.3 个月，中位 PFS 为 8.3 个月。所有病人的中位生存时间为 23 个月，而对获得 CR 的患者，中位生存时间为 28.1 个月。

21.3　统计学解读

本研究为单组成组序贯设计的一个经典案例，这类试验常用于Ⅱ期探索性研究。与案例 6 相比，本案例是单组无对照的成组序贯设计，而案例 6 是有对照的成组序贯设计。因此，设计上除了考虑Ⅰ类错误的校正，还有一些特殊的要求。

Q21.1　什么是成组序贯试验？

传统的临床试验中，样本含量在研究开始时就加以确定，这称为固定样本量的设计 (fixed sample design，FSD)。但如果该研究药物效果非常突出，或者与对照药相比劣势明显，再按照传统的设计方式完成整个研究就显得不太合适。因此,一些研究者提出了临床研究早期终止的概念,即当已完成的样本足以得到试验药优于对照药的统计学结论时,研究即可终止;或当试验组和对照组在做到足够多例数仍未出现差异时,不再进行研究。然而,这些结论的得到均需要进行多次检验,故研究者将病人按入组时间分成若干分组,每隔一段时间完成一组病人的访视后,对累积的数据进行分析,以决定研究是否继续进行或早期终止,这称为成组序贯设计(group sequential design,GSD)。

在医学领域,成组序贯的概念最早是由 Armitage 和 Bross 等在 20 世纪 50 年代提出。然而,由于使用上不方便,一直未得到推广使用。直到 20 世纪 70 年代,Elfring 等人第一次明确使用了"成组序贯设计"来称呼他们所提出的一种基于二分类结局比较两种治疗的过程。1977 年,Pocock 在其发表于 Biometrika 的一篇文章中,提出了成组序贯设计的第一个清晰的指导原则。Pocock 将研究中入组的病人按照入组顺序划分为若干个大小相同的分组,当一个分组完成所有数据的收集后,该分组及之前的所有分组的数据将被累积在一起进行分析。

一个成组序贯设计时需要包括这样一些元素:关于完成多少例病例后应该进行一次分析的计划;检验统计量的序列;终止准则。终止准则是由一系列检验的检验水准所定义,而这些检验水准的选择必须保证整个研究的 I 类错误率不超过事先设定的水准。常用的设定成组序贯设计中检验水准的方法除了 Pocock 法外,还有 Peto 法、O'Brien 法和 Fleming 法。经典的成组序贯设计期中分析的次数和时间是事先确定的,且每组样本量要求相等,一般分为 3~5 组。然而在临床试验中,这一点很难实现。Lan 和 Demets 提出了一种灵活的"α 消耗函数(α spending function)",并引入了信息时间的概念。每一组的样本量不必相等,且 1 次研究中只要求 1~2 次期中分析即可。关于上述的各种方法的详情,在案例 6 中已进行介绍,这里不再赘述。

在研究结束后,往往需要对数据进行进一步分析。例如当样本路径通过边界后,对整个研究下结论,且往往需要估计疗效的可信区间。需要说明的是,这些分析应当考虑该研究所具有的"成组序贯"的属性,而非当其为一个固定样本的单阶段设计。

成组序贯设计又分为有对照的平行组设计和无对照的单组设计两种类型。对于肿瘤而言,2 期临床研究一般是单组的,其目的是为了考察某种治疗方法是否足够有效,以便进一步在 3 期研究中进行证实。因此,这类研究一般更关注于反应率是否高于某个事先指定的数值,而非去比较两组间的疗效。

Q21.2 如何进行无对照成组序贯试验设计?

本研究所采用的成组序贯设计的检验方法称为成组序贯设计三角检验(group sequential triangular test)。三角检验是一种决策方法。这种决策方法的目的在于在控制了 I 类和 II 类错误率的基础上,进行重复的检验。三角检验中,需要制定 2 个垂直的坐标,横坐标对应于统计量 V,可以理解为序贯设计中不断累积的信息量,纵坐标为 Z,体现了与理论反应率相比,治疗的优势。在该坐标系上,还需要绘制两条直线,被称为检验的边界,这两条线与坐标轴围起来的区域,称为连续区。欲确定两个边界,需要的信息包括 p_0,α,β,及每组病人数(即每隔多少人进行一次分析),可按照下式计算:

$$Z = a + \lambda V, \quad Z = -a + \mu V$$

$$a = \frac{-2\ln(2\alpha)}{\ln p_a(1-p_0) - \ln p_0(1-p_a)} - 0.583\sqrt{np_0(1-p_0)}$$

$$\lambda = \frac{1}{4}\big[\ln p_a(1-p_0) - \ln p_0(1-p_a)\big]$$

$$\mu = \frac{3}{4}\big[\ln p_a(1-p_0) - \ln p_0(1-p_a)\big]$$

例如，在本研究中，$\alpha=0.05$，$\beta=0.05$，$p_0=0.5$，$p_a=0.7$，$n=9$。不难计算得到，$a=4.56$，$\lambda=0.21$，$\mu=0.64$。根据计算结果，可在坐标系中作出两条直线。上面一条线是有效终止边界，下面一条线是无效终止边界。

在研究进行中，每完成 n 个病人，便计算一次 V 和 Z，每次计算后，可在坐标系中标注该点，在若干次分析后，可以连出一条样本路径。只要该路径位于连续区内，该研究就继续进行；当样本路径穿越有效终止边界（上面一条线），说明有效率大于 p_a，可以因有效而提前终止试验；当样本路径穿越无效终止边界（下面一条线），说明有效率小于 p_0，可以因无效而提前终止试验；如果直到试验结束，样本路径仍然没有超出连续区域（既没有触及有效终止边界，也没有触及无效终止边界），说明目前样本尚不足以说明该试验是否有效，试验结束。

统计量的计算，可以按照下式：

$$Z = S - Np_0$$
$$V = Np_0(1-p_0)$$

式中，S 为观察到的反应数，N 为供评价的病人数，p_0 为期望的反应率，V 可以理解为 Z 的方差。例如，在本研究中，每收集到 9 人的数据后，观察到的反应及他们对于三角检验的影响见表 21-1。

表 21-1　各序贯组的反应人数及三角检验有关统计量的计算结果

分析次数	病人数	累积病人数	反应人数	累积反应人数	方差 (V)	纵坐标 ($S\text{-}Np_0$)
1	9	9	5	5	2.25	0.50
2	9	18	7	12	4.50	3.00
3	9	27	7	19	6.75	5.50
4	9	36	4	23	9.00	5.00
5	9	45	6	29	11.25	6.50
6	9	54	5	34	13.50	7.00
7	9	63	7	41	15.75	9.50

21.4　统计学评价

本研究采用成组序贯设计。理论上而言，这种设计能有效且快速地评价疗效。但从样本量的角度而言，该设计并不一定显著优于采用单阶段的设计（仅仅少 4 例）。这里采用成组序贯设计的优点在于如果研究药物无效,或疗效大大超出预期的话,研究可以早期终止。

　　本研究为Ⅱ期肿瘤临床研究,采用单组的成组序贯设计,目的是为了初步探索研究药物的治疗效果。在Ⅲ期临床试验中,若对照组为标准治疗方法,也可按照类似的原理采用平行组设计的成组序贯设计。

(赵　杨)

参 考 文 献

1. Dieras V, Extra JM, Bellissant E, *et al*. Efficacy and Tolerance of Vinorelbine and Fluorouracil Combination as First-Line Chemotherapy of Advanced Breast Cancer: Results of a Phase Ⅱ Study Using a Sequential Group Method. *J Clin Oncol*, 1996, 14: 3097-3104.
2. Bellissant E, Benichou J, Chastang C. Application of the triangular test to phase Ⅱ cancer clinical trials. *Statistics in Medicine*, 1990, 9: 907-917.

Case 22

除颤器与冠状动脉病变患者的生存期
——序贯试验

对于曾经发生过心肌梗死且出现过左室功能障碍的病人而言,间断的室性心动过速可能导致2年内30%的死亡率。尽管抗心律失常疗法被广泛应用于治疗间断的室性心动过速,但并没有证据表明该治疗能延长生存期。

1990年12月,Moss等进行了一项预防性的临床研究。在这项临床试验中,冠心病且带有无症状的间断性室性心动过速病人被随机分入两组,其中一组病人接受植入式复律除颤器(implanted cardioverter-defibrillator,ICD),另一组病人接受传统医学治疗。该研究于1996年发表于新英格兰医学杂志《New England Journal of Medicine》上。该临床试验的重要性在于,首次确认了预防性植入ICD,并结合传统治疗,能明显延长高风险病人的生存时间,改变了传统上只有病人发生过致命性的心功能障碍后才予以植入ICD的做法。

与一般平行组对照设计的临床试验不同,本研究采用了一种三角序贯设计(triangular sequential design)。通过这种设计的使用,不但减少了样本含量,同时也尽量减少了由于治疗无效导致的死亡数。

22.1 试验方案简介

该研究称为"多中心自动除颤器植入试验"(the multicenter automatic defibrillator implantation trial,MADIT),开始于1990年,共有32家医院参与。在本研究结束后,研究者又开展了MADIT II研究。

22.1.1 试验目的

评价植入式除颤器对于高室性心律失常风险的冠状动脉病变病人生存期的延长作用。

22.1.2 目标人群

性别不限,年龄在25~80岁;病人在入组3周或之前发生过Q波或酶学检测阳性的心肌梗死;发生过无临床症状的、不持续的室性心动过速(心率超过120次/min,且有3~30次的连续的室性心律失常),且该心动过速与通过12导联的便携或运动心电图记录的急性心肌梗死无关;利用血管造影、放射性核素扫描或超声心动图评估的射血分数不超过0.35;纽约心功能分级为Ⅰ~Ⅲ级;过去3个月内没有冠脉旁路移植术或冠脉血管成形术的指征。

22.1.3 研究设计方法

本研究为多中心、随机、传统治疗方法的平行对照临床研究。为了早期终止研究,研究者对数据进行了序贯分析。

22.1.4 随机分组及治疗方法

通过分层随机化,受试者被随机分入试验组和对照组。分层的因素包括最近一次心肌梗死发生距离入组的时间(<3个月及≥3个月)及试验中心。试验组采用植入式除颤器;对照组采用传统的治疗方法,具体治疗方式由医生自行决定。经FDA批准的抗心律失常药可以在研究中使用。

本研究开始时,市场上只有经胸廓的植入设备。1993年,一种经静脉植入而无须胸廓切开的导线被批准上市。故本研究包括两层:第一层是经胸廓除颤器与传统治疗;第二层是新型的经静脉除颤器与传统治疗。

随机化后,受试者在第一个月进行随访,随后每三个月进行一次随访直到研究停止。在每次随访时,受试者接受一次临床评价,并对治疗情况进行记录,同时也对除颤器进行测试。在研究停止一个月后,病人接受一次最后的评价。

22.1.5 评价指标

主要疗效指标:各种原因导致的死亡。
次要疗效指标:第一次心肌梗死的发生时间。
安全性评价指标:不良事件和不良反应的发生情况。

22.1.6 样本量估计

本研究最初的设计是,假设传统治疗方法的30%的死亡率时,在现有样本量下有85%的把握度能检测出46%的死亡率下降(即试验组死亡率为16.2%)。根据两组率比较的样本量计算公式,达到85%的把握度共需要181对名受试者。但由于本研究采用了序贯比较,研究早期终止,故实际样本量只有不到200人。

22.1.7 主要统计分析

主要终点指标的分析采用log-rank检验。调整协变量后的比较采用Cox比例风险模型。研究者还根据除颤器的类型进行分层,分别拟合Cox回归模型以考察两层间除颤器的作用是否存在差异。两组的生存曲线采用Kaplan-Meier法绘制。

然而,若临床试验过程中发现两种方法没有差异,或植入除颤器疗效非常有效或者根本无效,本研究可以早期终止。本研究采用了一种三角序贯设计,从出现10例死亡开始,每周分析一次数据,计算一次log-rank统计量,并将每次分析得到的统计量连接成路径。若路径穿越事先指定上界,则作为有效而终止研究,若路径穿越下界,则作为无效而终止研究。为了避免早期终止可能带来的一系列评价及伦理学问题,研究中设立了独立的数据监察委员会(independent data monitoring committee,IDMC)以对结果进行定期审核。

22.2　主要结果与结论

试验从 1990 年 12 月开始,分别在 32 家中心(美国 30 家,欧洲 2 家)进行。共计 253 位病人符合入选标准,其中 196 人签署了知情同意书。签署知情同意书的病人与未签署者(57 人)在临床特征等方面差异无统计学意义。第一名入组的受试者共随访了 61 个月,而最后一名仅随访了不到 1 个月。平均随访时间为 27 个月。其中,使用经胸廓植入者平均随访 37 个月,而经静脉植入者平均随访 16 个月。入组的受试者中,经胸廓和经静脉植入者各 98 名。

传统治疗方式组共计入组 101 人,平均年龄为 64 岁,男性占 92%;除颤器组共计 95 人,平均年龄为 62 岁,男性也占 92%。两组的心血管病病史情况类似,例如出现 2 次及以上心肌梗死的比例分别为 29% 和 34%。大部分受试者从上次心肌梗死到本次入组时间间隔 6 个月及以上(76% 和 75%)。其他基线人口学指标、临床特征均具有较好的可比性。

除颤器组共有 12 人出现 101 次不良事件,而传统治疗组有 19 人出现 95 次不良事件。与植入有关的不良事件主要出现在除颤器组,而低血压、肺纤维化等不良事件主要出现于传统治疗组。

图 22-1 为研究中样本统计量的路径图。Y 轴为组间累积生存差异的度量(这里用的是 log-rank 统计量),X 轴为 log-rank 统计量的方差,与死亡数密切相关。这里正的 log-rank 统计量说明除颤器优于传统治疗,靠近 0 说明无差异,为负说明劣于传统治疗。上面一条线是有效终止边界,样本路径穿越有效终止边界说明除颤器的优效性;而下面一条线是无效终止边界,样本路径穿越无效终止边界说明除颤器劣效于传统治疗。图中实心圆点为出现 10 例死亡后每周分析的统计量。在 1996 年 3 月 18 日,当出现了 51 例死亡后,轨迹超过了上停止界,DMC 决定研究结束。但在决定下达之后,又出现了 3 例死亡报告,故总的死亡例数为 54。

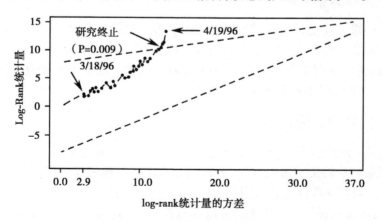

图 22-1　三角设计中的序贯监测

生存率的组间比较见图 22-2。最终的分析结果表明,除颤器死亡风险为常规治疗的 46%(HR=0.46,95%CI:0.26,0.82,P=0.009)。研究结果也表明,除颤器的效应在两层间是一致的。作者也进行了更多的 Cox 回归分析,结果表明,基线协变量及是否合并抗心律失常药物等因素对除颤器效应没有影响。

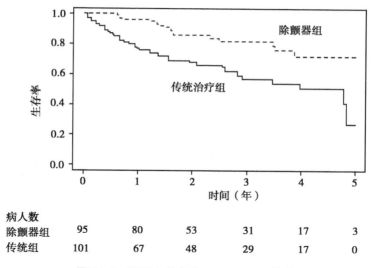

图 22-2   两组生存率的 Kaplan-Meier 估计

22.3   统计学解读

Q22.1   序贯试验有哪些设计类型?

本研究虽然也是采用序贯设计,但设计上显然与案例 6 和案例 21 不同,那么序贯设计到底有哪些类型呢?

医学研究中最早的序贯设计用于动物急性毒性试验。先从最小剂量开始,用一定剂量的化学物质给一只动物注射,如果这只动物在规定的时间内没有死亡,则增加一个剂量,给下一个动物注射;如果动物也没有死亡,再增加一个剂量,给下一个动物注射;如果动物死亡,则减少一个剂量,给下一个动物注射。试验序贯进行,直到达到预先设定的样本量或统计学界值。可见,序贯试验是逐例序贯进行的。

但是,临床上逐例序贯进行操作起来显得麻烦,有时也不可行。因此,采用了逐批(或逐段)序贯进行,即成组序贯设计。经典的成组序贯设计每一批的例数是相等的,自 Lan-DeMets 提出 α 消耗函数后,成组序贯设计每一批例数也可以不等了。本例所采用的设计既不是逐个也不是逐批,而是按时间分段的,每一周分析一次,不管有多少例数。显然,按时间分段,每批次的例数是不会相等的。可见,序贯设计可以逐例进行,也可以逐批进行,也可以按照时间来分段进行。

此外,按是否有对照,序贯设计分为有对照的序贯设计和无对照的序贯设计。

与成组序贯试验类似,任何形式的序贯设计都需要解决膨胀的 I 类错误率。故对于边界的指定也可采用 Pocock、Peto 或 OF 法,或直接基于 Lan-DeMets 的 α 消耗函数法,详见案例 6 和 21。

Q22.2   序贯设计后如何进行数据分析?

当序贯研究停止后,还需要对所有的数据进行一次整体分析。尽管此时的分析基于所有数据,但相应的统计推断必须考虑到期中分析带来的影响。例如,Tsiatis(1984)等指出,计算两组差异或效应尺度的 95% 可信区间时,若忽略期中分析,则得到的可信区间之覆盖率只有 84.6%~92.9%。

若研究中基于 Pocock 法或 OF 法计算停止边界,由于此时的可信区间往往不再对称,Tsiatis 等建议计算"确切"的可信区间。Whitehead(1986)等提出了一种基于极大似然估计的方法,他们采用了 Newton-Raphson 过程,给出了调整了偏倚的极大似然估计。

22.4 统计学评价

本研究通过采用序贯设计,较预期结束时间提前了 2 年。然而,尽管密集地对累积数据进行检验有其优越性,但若临床研究的规模更大,则如此密集地评价既不实用,也无必要。同时,如此密集地召开 DMC 会议也显得非常不便。此时可考虑采用成组序贯设计。

(赵 杨)

参 考 文 献

1. Moss AJ, Hall WJ, Cannom DS, *et al*. Improved survival with an implanted defibrillator in patients with coronary disease at high risk for ventricular arrhythmia. *The New England Journal of Medicine*, 1996, 335(26): 1993-1940.

2. Tsiatis AA, Rosner GL, Mehta CR. Exact confidence intervals following a group sequential test. *Biometrics*, 1984, 40: 797-803.

3. Todd S, Whitehead J. Point and interval estimation following a sequential clinical trials. *Biometrika*, 1996, 83(2): 453-461.

Case 23

阿西替尼治疗晚期非小细胞肺癌
——无对照二阶段试验

肺癌是人类癌症的主要死因。在美国,根据对 2008 年 161 840 例死亡的评估发现肺癌是癌症死亡的首要原因。一旦确诊,这种疾病就与不良预后紧密联系,肺癌的五年生存率只有 15%,相对于其他癌症是最低的。不幸的是,多数病人都在晚期阶段确诊,只有 3% 的晚期肺癌患者可以存活五年。

非小细胞肺癌(non-small-cell lung cancer, NSCLC)在所有确诊肺癌中大约占了 85%。尽管仍在为非小细胞肺癌的治疗方法的改善优化而持续努力,包括引进更新的化疗药物,非铂二重或者三重方案等,但这些均对病人的生存改善不大。在最近显著的进展中,对晚期非鳞性非小细胞肺癌的病例,贝伐单抗——血管内皮增生因子(vascular endothelial growth factor, VEGF)的单克隆抗体,联合卡铂和紫杉醇显示出比单一化疗延长总生存时间(OS)的结果(总生存时间分别为 12.3 个月和 10.3 个月)。贝伐单抗联合吉西他滨或顺铂显示出对无进展生存期(PFS)的适度改善,而对总生存时间则没显示差别。此外,在欧洲最近的一个对预先计划的腺性非小细胞肺癌中,小部分病例的Ⅲ期临床试验结果显示,培美曲塞加顺铂比吉西他滨加顺铂效果更好,总生存时间均数分别为 12.6 和 10.9 个月。这 12.6 个月的总生存时间均数在数字上与贝伐单抗联合顺铂、紫杉醇在非鳞性非小细胞肺癌病例上获得的结果相似。为了延长平均总生存时间以超过目前的 12~13 个月,有必要继续探讨晚期非小细胞肺癌治疗的新药物或新的联合用药方案。

把全部三种血管内皮生长因子受体(VEGFR)作为靶目标的酪氨酸激酶(TKIs)抑制剂广泛抑制 VEGF 通路,可能会提高疗效。阿西替尼(Axitinib)是一种口服高效的 VEGF-1、-2、-3 的选择性抑制剂,与其他血管内皮生长因子 - 酪氨酸激酶抑制剂相比,阿西替尼对 VEGF-2 有较高效力。单药阿西替尼减少微血管密度,并在小鼠 Lewis 肺癌模型中诱导肿瘤坏死,且显示出一定的剂量反应关系。在包括 36 名晚期实体瘤病例的 I 期试验中,单药阿西替尼表现出对多种肿瘤有治疗作用,证据显示对 2 例非小细胞肺癌有抗肿瘤活性。安全性是可接受的,是血管内皮生长因子酪氨酸激酶抑制剂的典型特征。

这里给出一个开放、多中心的二阶段试验评估单药阿西替尼对晚期非小细胞肺癌的安全性和疗效的结果。

23.1　试验方案简介

23.1.1　试验目的

初步评价阿西替尼对晚期非小细胞肺癌患者的疗效和安全性。

23.1.2　目标人群

目标人群为：大于 18 岁经组织学确认的非小细胞肺癌患者（组织类型不限），并有转移性（Ⅳ期或复发）或局部晚期（ⅢB期），伴有恶性胸腔积液，无论前期做过什么治疗。

纳入标准：取决于前一个转移性疾病的系统性治疗（治疗方案修正后，病例至少需要经过一个转移性疾病的治疗）；至少有一个根据实体瘤疗效评价标准（RICIST）定义的靶病变没被辐射过；东部肿瘤协作组（ECOG）体能状态评分为 0 或 1；较好的骨髓、肝、肾供能；尿试纸检测尿蛋白小于 2+。

排除标准：曾经接受过抗血管生成药物治疗者；使用过强效 CYP3A4 抑制剂或诱导剂者；近 4 周内接受过手术治疗或化疗者；或有中央型肺病变累及大血管，大于 2 级咯血，胃肠道异常包括无法口服药物或吸收不良综合征，其他恶性肿瘤史，失控的脑转移，高血压史或不可控的高血压（定义为使用足够药物治疗后大于 140/90mmHg）。

本试验均得到各参与中心伦理委员会批准，并按照赫尔辛基宣言和 GCP 进行。所有患者参与试验前均获得书面知情同意书。该项试验在美国国立癌症研究所的临床试验网站上注册。

23.1.3　研究设计方法

本文研究方法为单组无对照二阶段临床试验设计。

23.1.4　治疗方法

阿西替尼单一使用，初始剂量为 5mg，口服一天两次。如果两周内没有治疗相关的大于 3 级的不良事件发生，剂量可以 2mg 的增量增加到最多 10mg 一次，一天两次。如果血压超过 150/90mmHg 或病人服用抗高血压药物则不允许增加剂量。如果有治疗相关的 3 级以上不良事件发生，阿西替尼治疗将暂停直到采取措施使不良事件降到不大于 1 级，再减少剂量继续使用。如果发生大于 2 级咯血或 1 级咯血在一周内未缓解，阿西替尼将停止使用。如果咯血在一周内得到解决，则治疗可以继续。尿蛋白检测如果大于 2+，则行 24 小时尿蛋白评估。如果 24 小时蛋白尿达到 2.0~3.5g，应减少阿西替尼剂量；如果大于 3.5g，应停止使用。治疗持续直到发生肿瘤进展或不可耐受的毒性作用。

23.1.5　评价指标

主要终点指标是实体瘤疗效评价（RECIST）标准定义的客观缓解率（ORR），次要终点指标包括安全性和耐受性，总生存期（OS）和无进展生存期（PFS）。

疗效评估使用 RECIST 标准。治疗开始前对基线进行评估，试验开始后每 8 周对所有观察指标进行评估。发现受试者完全缓解或部分缓解后 4 周进行确认。根据不良事件的常用术语标准 3.0 对这些不良事件进行分级。体格检查和实验室检查在基线进行，每 4 周重复一次。在整个试验过程中，受试者每天测量血压，如果大于 150/90mmHg 将通知医生。最后一次用药完成后 28 天内进行安全性随访。

23.1.6　样本量估计

采用 Simon 最小最大二阶段设计，零假设为客观缓解率（ORR）≤5%，备择假设为 $ORR \geq 20\%$，设 I 类错误的概率为：$\alpha=0.10$，II 类错误的概率为：$\beta=0.10$。根据上述参数估计第一阶段的病例数为 18，若受试者中 ≥1 例缓解，则进入第二阶段；增加 14 例，共 32 例。

23.1.7　主要统计分析方法

本文没有交代所用统计分析方法。由于是单组试验，不涉及比较，因此，主要是用 Kaplan-Meier 法估计总生存曲线和疾病进展曲线，用可信区间法估计客观缓解率、中位生存时间、中位疾病进展时间的 95% 可信区间。

23.2　主要结果与结论

23.2.1　研究流程

图 23-1 所示的是受试者流向图。筛选了 61 名患者，有 32 例符合入组标准进入研究。

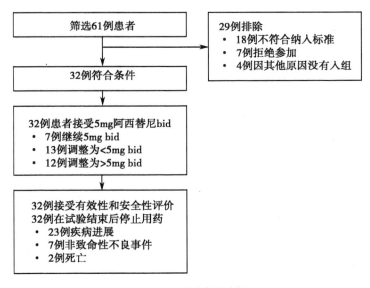

图 23-1　受试者流向图

32 例患者的人口统计学和基线特征见表 23-1。年龄 39~80 岁，平均年龄为 66.5 岁。大部分患者为腺癌（75%）。84% 的患者曾接受化疗，72% 的患者已接受过一个或多个转移性疾病的化疗方案，其中有 8 例（25%）也接受过辅助化疗，4 例（13%）只接受过化疗的辅助设置。

表 23-1　32 例受试者基线特征

指标	例数	%	指标	例数	%
年龄			组织类型		
中位数	66.5		腺癌	24	75
范围	39~80		鳞癌	4	12.5
性别			其他	4	12.5
男	19	59	既往手术史	8	25
女	13	41	既往放疗史	17	53
吸烟状态			既往化疗史		
吸烟	2	6	否	5	16
戒烟	23	72	辅助化疗	4	13
不吸烟	7	22	对转移疾病的化疗次数		
疾病分期			1 次(无辅助)	8	25
ⅢB	2	6	1 次(有辅助)	5	16
Ⅳ	30	94	2 次(无辅助)	7	22
ECOG 评分			2 次(有辅助)	3	9
0	13	41			
1	16	50			
缺失	3	9			

23.2.2　主要结果

疗程平均为 3.5 个月(0.5~22.5 个月)。阿西替尼平均剂量为每天 10mg(5~16.6mg/天)。44% 的病例需要减少剂量;而 25% 的病例提高剂量到 6~8mg,每天两次;13% 的病例9~10mg,每天两次。所有 32 个病例中断治疗的原因如下:23 例(72%)疾病进展,7 例非致死性不良事件,2 例死亡。

研究者评估的客观缓解率为 9%,3 个病例有部分缓解。见表 23-2。其中 1 例之前未接受过对转移性疾病的治疗,1 例接受过一次前期治疗,1 例接受过多于两次前期治疗。反应时间平均为 8.3 个月(95% 可信区间为 5.9~10.6 个月)。31% 的病例病情稳定(≥16 周),28% 的病例疾病进展。另外 19% 的病例病情稳定不少于 16 周。4 个病例(13%)没有基线后肿瘤评估。

在平均 19.9 个月的随访时间里,平均总生存期为 14.8 个月(95% 可信区间为 10.7 个月以上);既往未接受过治疗的患者平均总生存期(OS)为 14.8 个月(95% 可信区间为 12.5 个月以上),一年生存率为 77.8%;既往接受过治疗的患者,平均总生存期为 15.5 个月(95% 可信区间为 7.8 个月以上),而可信区间上限不能估计,一年生存率为 56.5%。

总体无进展生存期平均为 4.9 个月(95% 可信区间:3.6~7.0 个月)。既往未接受和接受过治疗的病例无进展生存期(PFS)分别为 9.2 个月(95% 可信区间:5.8~16.3 个月)和 3.8 个月(95% 可信区间:3.1~5.4 个月)。

表 23-2　32 例非小细胞肺癌研究者评估结果

| 结果 | 以前接受过的治疗次数 | | | | | | 所有患者 | |
| | 0 次 | | 1 次 | | ≥2 次 | | | |
	例数	%	例数	%	例数	%	例数	%
部分缓解,PR	1	11	1	10	1	8	3	9
稳定,SD	5	56	3	30	2	15	10	31
进展,PD	1	11	5	16	3	9	9	29
不确定或缺失	2	22	4	40	4	31	10	31
合计	9	28	13	41	10	31	32	100

23.2.3　安全性

最常见($\geq 15\%$)的治疗相关的不良事件:9 例(28%)发生声音嘶哑,严重程度 1 或 2 级;2 例(6%)发生鼻出血,都是 1 级(一例鳞癌);治疗相关的 3 或 4 级不良事件包括疲劳、腹泻、呕吐、高血压、3 级低血钠(3 例)、严重高血压、舌痛、头痛、下腔静脉阻塞、疼痛、周围神经病变、4 级急性肾衰竭、脑血管意外、高钾血症。总共 7 个病例共有 8 个治疗相关的不良事件和终止阿西替尼的治疗,这些不良反应包括急性冠脉综合征、肺动脉栓塞、下腔静脉阻塞、厌食、腹泻(各有 1 例)和疲劳(3 例)。

23.2.4　主要结论

阿西替尼证明对晚期非小细胞肺癌病人具有单药活性。治疗在可控毒性下有良好耐受。更深入地研究这种在非小细胞肺癌中的血管内皮增生因子受体抑制剂将引起广泛兴趣。

23.3　统计学解读

本研究是一个探索性研究,采用二阶段(two-stage)不设对照组的单组试验设计(single-arm design),目的是初步评价阿西替尼对晚期非小细胞肺癌患者的疗效和安全性。

Q23.1　什么是无对照二阶段设计?

在创新药物早期研发阶段,往往要对多个适应证、多种剂量或不同用法分阶段逐步进行探讨,目的是早期淘汰无效剂量,筛选合适的适应证,探讨适宜的用法用量,以便决定下一步的研发计划,缩短研发周期。

在早期临床试验中,当某试验组疗效未达到预期效果时,申报者希望尽可能早地终止该试验组的研究,避免更多的受试者接受无效的治疗,也避免更多投入。此时多阶段不设对照组的单组试验设计,是可供选择的方法之一,称为多阶段设计(multi-stage design)。多阶段设计可用于初步评价某试验药物是否达到预先设定的有效标准,以便决定是否继续开展下一步的验证性试验。在试验进程中一旦发现试验药物疗效没有达到设定的有效标准,即可早期终止(early termination,ET)该组临床试验。

多阶段试验中只设试验组,不专门设置对照组,且涉及的结果变量一般为二分类的。为叙述方便,不失一般性,这里用"有效"和"无效"来表示观察结果,并记 π 为所研究药物的有效率,π_0 和 π_1($\pi_1 \geq \pi_0$)是两个预先确定的界值,π_0 称为最大的无效界值,π_1 称为最小的有效界值。如果药物的有效率 $\pi \leq \pi_0$,则认为该药物无效;如果药物的有效率 $\pi \geq \pi_1$,则认为该药物有效。在临床试验中,如果发现药物的有效率 $\pi \leq$ 无效界值 π_0,则试验可因无效而早期终止;如果发现药物的有效率 $\pi \geq$ 有效界值 π_1,也可因有效而提前准备下一阶段的试验。但一般试验不终止,而是继续完成,获得有效率等数据,为下一阶段设计提供参数。

无对照多阶段设计对应的检验假设为:

$$H_0 : \pi \leq \pi_0 \quad vs. \quad H_1 : \pi \geq \pi_1$$

为单侧检验。α 为假设检验水准,β 为第Ⅱ类误差,则

$$\alpha = P(\text{拒绝 } H_0 \mid H_0 \text{ 真}), \quad \beta = P(\text{拒绝 } H_1 \mid H_1 \text{ 真})$$

$1-\beta$ 为检验效能(power)。记 $b(x; n, \pi)$ 为二项分布的概率函数,表示 n 例受试者中恰好有 x 例有效的概率:$b(x; n, \pi) = \binom{n}{x} \pi^x (1-\pi)^{n-x}$,$B(r; n, \pi)$ 为二项分布的分布函数,表示 n 受试者中最多有 r 例有效的累积概率:$B(r; n, \pi) = \sum_{x \leq r} b(x; n, \pi)$。

这里先介绍单阶段无对照设计,再介绍二阶段无对照设计。三阶段设计见案例24。

(1) 单阶段设计(single-stage design)

单阶段设计思路为:一组进入研究的 N 个受试者中如果只有 r 个或更少的受试者对试验药有效,则终止研究。其中 N 为样本量,r 为事先设定的临界值。N 和 r 的确定需满足以下两个概率约束条件:$P(\text{拒绝 } H_0 \mid H_0 \text{真}, r, N) \leq \alpha$,$P(\text{拒绝 } H_1 \mid H_1 \text{ 真}, r, N) \leq \beta$,在满足条件的 N 和 r 的组合中,选择 N 最小者。

试验终止的概率为(probability of early termination, PET):

$$PET = \beta(\pi) = B(r; n, \pi) = \sum_{x \leq r} b(x; n, \pi)$$

$\beta = \beta(\pi_1)$,$\alpha = 1 - \beta(\pi_0)$。

(2) 二阶段设计(two-stage design)

二阶段设计是应用最广泛的一种多阶段设计。记第一、二阶段的样本量为 n_1, n_2,总样本量 $N = n_1 + n_2$,第一阶段和第二阶段相应的临界值分别为 r_1, r_2。二阶段设计的基本思路为:第一阶段 n_1 个受试者中如有 r_1 个或更少的受试者有效,则终止研究,否则另外 n_2 个受试者进入第二阶段,如在 N 个受试者中共有 r 个或更少的受试者有效,则终止研究。

试验在第一阶段结束后被早期终止的概率(PET_1)为:

$$PET_1 = B(r_1; n_1, \pi) = \sum_{x=0}^{r_1} b(x; n_1, \pi)$$

试验在第二阶段结束后被终止的概率(PET_2)为:

$$PET_2 = \sum_{x=r_1+1}^{\min[n_1, r_2]} b(x; n_1, \pi) B(r_2 - x; n_2, \pi)$$

这里 $r_2 = r - r_1$。试验(在一阶段或二阶段)被终止的总概率为:

$$PET = \beta(\pi) = PET_1 + PET_2$$

期望样本量(expected sample size, EN)为:

$$EN = n_1 + (1 - PET_1)n_2$$

$\beta = \beta(\pi_1), \alpha = 1 - \beta(\pi_0)$。

Q23.2　二阶段设计如何估计样本量?

在给出 π_0, π_1, α 和 β 时,各阶段的样本量 n_i 和界值 r_i 的解是不唯一的。使总样本量 N 最小的解称为最大样本量最小化设计,简称最小最大设计(minimax design);使期望样本量 EN 达到最小的解称为最优化设计(optimal design)。不同的思路和准则形成了不同的方法,当然所得结果也不尽相同。常用的有代表性的方法有 Gehan 法(1961),Simon 法(1989),Fleming 法(1982)和 Ensign 法(1993)。

(1) Gehan(1961)法的基本思想

Gehan 法是二阶段设计,但是主要关注第一阶段。在 Gehan 设计中,$\pi_1 = \pi_0$。如果第一阶段的 n_1 个受试者均无效,即 $r_1 = 0$,则终止试验;如果有至少一个受试者有效,则继续第二阶段的试验。第一阶段试验目的在于判断有效率是否大于 π_0,而第二阶段试验目的是在给定的精度下估计有效率。

在给定 β_1 和 π_0 的条件下,n_1 个受试者均无效的概率为:

$$\beta_1 = P(r_1 = 0 \mid n_1, \pi_0) = (1 - \pi_0)^{n_1}$$

由此解出 n_1。

例如,当 $\beta_1 = 0.10$ 即 power=90%,$\pi_0 = 25\%$ 时,得到 $n_1 = 9$。即如果试验的前 9 个受试者全部无效,这在 $\pi_1 = 25\%$ 的条件下是小概率事件:

$$\beta_1 = (1 - 0.25)^9 = 0.0751 < 0.10$$

试验因无效而终止。

表 23-3 给出了不同有效率、检验效能分别为 80% 和 90% 时二阶段 Gehan 设计中第一阶段所需样本量。

表 23-3　Gehan 二阶段设计第一阶段所需样本量

π_1	0.05	0.1	0.15	0.2	0.25	0.3	0.35	0.4	0.45	0.5	0.55	0.6	0.65	0.7	0.75
Power=80%	32	16	10	8	6	5	4	4	3	3	3	2	2	2	2
Power=90%	45	22	15	11	9	7	6	5	4	4	3	3	3	2	2

注:格子中数据为样本量。在完成试验后,如果无一例有效,则终止试验。

若 n_1 个受试者中至少有一个有效,则进入第二阶段试验,所需样本量根据第一阶段的有效人数进行设计。记第一阶段的有效者人数为 $m_1, m_1 > 0$,相应的有效率为 $p_1 = m_1/n_1$。

如果第二阶段纳入 n_2 个受试者,两个阶段的总有效率为 p,则有效率估计的标准误为:

$$\sqrt{\frac{p(1-p)}{n_1 + n_2}}$$

假设这个标准误不超过给定的精度,例如 10%,则在给定 p 后即可解得 n_2。由于第一阶段样本量往往较少,因此,直接用第一阶段的有效率 p_1 作为 p 的估计不准确。Gehan 建议,总有效率为 p 用第一阶段有效率的单侧 75% 可信限来估计。

例如,当 $\beta_1 = 0.10, \pi_1 = 25\%$ 时,$n_1 = 9$。如果第一阶段 9 个受试者中有 1 名受试者有效,则 $p_1 = 1/9 = 0.1111$,相应的单侧 75% 可信限为:27.23%。若控制总有效率的标准误不超过 10%,则根据:

$$\sqrt{\frac{p(1-p)}{n_1+n_2}}=\sqrt{\frac{0.2723\times(1-0.2723)}{9+n_2}}\leqslant 10\%$$

解得 $n_2=11$。即第二阶段需纳入 11 名受试者。

多阶段设计方法一般只用在因无效而终止，而不考虑因有效而终止，也不下有效的结论，无论多少受试者有效，相当于第一阶段的第 I 类错误 $\alpha_1=0$。第二阶段所需样本量，将根据第一阶段的结果以及估计精度要求进行估计。

(2) Simon(1989)法的基本思想

Simon 在 1989 年提出了二阶段设计的最优化设计(optimal design)，并与最小最大设计(minimax design)进行了比较。Simon 中假设 $\pi_1>\pi_0$。

最优化法的思路是使得期望样本量 $EN=n_1+(1-PET_1)n_2$ 达到最小；最小最大法的思路是使得最大样本量 $N=n_1+n_2$ 达到最小。均采用搜索法估计 n_1,n_2 和 r_1,r，这里 $r=r_1+r_2$，$n_1,n_2>0$。

例如，$\pi_0=0.1$，$\pi_1=0.3$，$\alpha=0.1$，$\beta=0.1$。

则按照最优化设计，$n_1=18$，$r_1=2$；$N=26$，$r=4$。第一阶段结束后被早期终止的概率 $=PET_1=b(0;18,0.1)+b(1;18,0.1)=0.734$，则期望样本量为：$EN=18+8\times(1-0.734)=20.1$。

按照最小最大设计，$n_1=16$，$r_1=1$；$N=25$，$r=4$。第一阶段结束后被早期终止的概率 $=PET_1=b(0;16,0.1)+b(1;16,0.1)=0.515$，期望样本量为：$EN=16+9\times(1-0.51)=20.4$。

最优化设计的特点是：虽然总样本量大于最小最大设计的，但是，期望样本量 EN 小于最小最大设计，在第一阶段结束后，如果试验真是无效的，则早期终止试验的概率大于最小最大设计。因此，当对试验药物信心不足，希望在真的无效时($\pi\leqslant\pi_0$)早点终止试验，可以选择最优化设计；当对试验药物有信心时，可以选择最小最大设计。

表 23-4　二阶段设计的样本量及临界值(α=0.05，β=0.1)

$\pi_1-\pi_0$	π_1	π_0	Optimal Design				Minimax Design			
			r_1/n_1	r_2/N	EN	PET_1	r_1/n_1	r_2/N	EN	PET_1
0.15	0.20	0.05	1/21	4/41	26.66	0.717	1/29	4/38	32.86	0.571
	0.25	0.10	3/28	9/57	36.86	0.695	3/31	9/55	40.03	0.624
	0.30	0.15	5/30	17/82	45.05	0.711	6/42	14/64	51.80	0.555
	0.35	0.20	8/37	22/83	51.45	0.686	8/42	21/77	58.42	0.531
	0.40	0.25	10/37	31/99	56.16	0.691	13/57	27/83	72.11	0.419
	0.45	0.30	13/40	40/110	60.77	0.703	27/77	33/88	78.51	0.863
	0.50	0.35	16/43	44/105	62.67	0.683	16/46	40/94	67.35	0.555
	0.55	0.40	19/45	49/104	63.96	0.679	24/62	45/94	78.88	0.472
	0.60	0.45	19/40	60/116	63.98	0.684	32/65	51/97	71.67	0.791
	0.65	0.50	22/42	60/105	62.29	0.678	28/57	54/93	75.00	0.500
	0.70	0.55	24/42	60/96	60.03	0.666	50/81	56/89	81.73	0.909
	0.75	0.60	21/34	64/95	55.60	0.646	48/72	57/84	73.20	0.900
	0.80	0.65	21/31	67/93	50.28	0.689	34/52	55/75	61.78	0.575
	0.85	0.70	18/25	61/79	43.40	0.659	33/44	53/68	48.52	0.811

续表

$\pi_1-\pi_0$	π_1	π_0	Optimal Design				Minimax Design			
			r_1/n_1	r_2/N	EN	PET_1	r_1/n_1	r_2/N	EN	PET_1
	0.90	0.75	18/23	52/63	34.33	0.717	19/25	45/54	35.97	0.622
	0.95	0.80	16/19	37/42	24.45	0.763	31/35	35/40	35.30	0.939
0.20	0.25	0.05	0/9	3/30	16.76	0.630	0/15	3/25	20.37	0.463
	0.30	0.10	2/18	6/35	22.53	0.734	2/22	6/33	26.18	0.620
	0.35	0.15	3/19	10/44	26.90	0.684	3/23	9/38	29.91	0.540
	0.40	0.20	4/19	15/54	30.43	0.673	5/24	13/45	31.23	0.656
	0.45	0.25	6/22	19/57	32.52	0.699	6/26	17/49	37.15	0.515
	0.50	0.30	8/24	24/63	34.72	0.725	7/24	21/53	36.62	0.565
	0.55	0.35	7/20	26/59	35.56	0.601	12/37	24/53	45.88	0.445
	0.60	0.40	11/25	32/66	35.98	0.732	12/29	27/54	38.06	0.637
	0.65	0.45	11/23	33/61	34.91	0.687	14/31	30/54	40.64	0.581
	0.70	0.50	13/24	36/61	34.01	0.729	14/27	32/53	36.11	0.649
	0.75	0.55	10/18	35/54	32.09	0.609	20/33	32/49	36.30	0.794
	0.80	0.60	12/19	37/53	29.47	0.692	15/26	32/45	35.90	0.479
	0.85	0.65	10/15	33/44	25.21	0.648	12/18	31/41	26.16	0.645
	0.90	0.70	11/15	29/36	21.23	0.703	13/18	26/32	22.66	0.667
	0.95	0.75	7/9	24/28	14.71	0.700	19/22	22/26	22.24	0.939
0.25	0.30	0.05	0/9	2/17	11.96	0.630	0/9	2/17	11.96	0.630
	0.35	0.10	1/11	5/27	15.84	0.697	1/13	5/25	17.54	0.621
	0.40	0.15	2/13	7/29	17.93	0.692	2/16	7/27	20.82	0.561
	0.45	0.20	4/16	11/38	20.44	0.798	4/19	9/29	22.27	0.673
	0.50	0.25	5/17	13/37	21.69	0.765	4/16	12/33	22.29	0.630
	0.55	0.30	5/15	16/40	21.96	0.722	8/22	14/34	24.24	0.814
	0.60	0.35	5/14	18/39	22.99	0.641	7/19	16/34	24.02	0.666
	0.65	0.40	7/16	20/39	22.53	0.716	9/23	18/34	27.88	0.556
	0.70	0.45	7/15	20/35	21.93	0.654	9/19	19/33	23.61	0.671
	0.75	0.50	7/13	25/41	21.13	0.709	12/21	20/32	23.11	0.808
	0.80	0.55	7/12	24/36	19.31	0.696	8/14	21/31	19.73	0.663
	0.85	0.60	7/11	23/32	17.22	0.704	8/14	20/27	20.32	0.514
	0.90	0.65	7/10	21/27	14.45	0.738	11/15	18/23	16.38	0.827
	0.95	0.70	7/9	15/18	10.76	0.804	7/9	15/18	10.76	0.804
0.3	0.35	0.05	0/6	2/17	8.91	0.735	0/8	2/14	10.02	0.663

续表

$\pi_1-\pi_0$	π_1	π_0	Optimal Design				Minimax Design			
			r_1/n_1	r_2/N	EN	PET$_1$	r_1/n_1	r_2/N	EN	PET$_1$
	0.40	0.10	1/9	4/20	11.48	0.775	1/12	4/18	14.05	0.659
	0.45	0.15	1/9	5/19	13.01	0.599	1/9	5/19	13.01	0.599
	0.50	0.20	2/10	7/22	13.87	0.678	2/12	7/21	15.97	0.558
	0.55	0.25	2/9	9/24	14.99	0.601	3/13	9/23	17.16	0.584
	0.60	0.30	3/10	12/28	16.31	0.650	7/18	10/23	18.70	0.859
	0.65	0.35	5/12	14/30	15.83	0.787	5/14	12/24	17.59	0.641
	0.70	0.40	4/10	13/24	15.14	0.633	4/10	13/24	15.14	0.633
	0.75	0.45	5/10	17/29	14.97	0.738	5/12	14/23	17.20	0.527
	0.80	0.50	5/9	18/29	14.08	0.746	6/11	15/23	14.29	0.726
	0.85	0.55	3/6	14/20	12.18	0.558	3/6	14/20	12.18	0.558
	0.90	0.60	5/8	13/17	10.84	0.685	5/8	13/17	10.84	0.685
	0.95	0.65	5/7	13/16	9.10	0.766	6/8	12/15	9.18	0.831

表 23-5　二阶段设计的样本量及临界值($\alpha=0.10$, $\beta=0.10$)

$\pi_1-\pi_0$	π_1	π_0	Optimal Design				Minimax Design			
			r_1/n_1	r_2/N	EN	PET$_1$	r_1/n_1	r_2/N	EN	PET$_1$
0.15	0.20	0.05	0/12	3/37	23.49	0.540	0/18	3/32	26.44	0.397
	0.25	0.10	2/21	7/50	31.20	0.648	2/27	6/40	33.70	0.485
	0.30	0.15	3/23	11/55	37.73	0.540	5/34	11/53	41.65	0.597
	0.35	0.20	5/27	16/63	43.61	0.539	6/33	15/58	45.49	0.500
	0.40	0.25	7/29	22/72	48.06	0.557	9/39	20/64	52.11	0.476
	0.45	0.30	11/37	26/72	52.18	0.566	16/50	25/69	56.01	0.684
	0.50	0.35	12/34	33/81	53.18	0.592	14/43	30/72	59.34	0.437
	0.55	0.40	16/38	40/88	54.52	0.670	18/45	34/73	57.20	0.564
	0.60	0.45	14/32	40/78	54.24	0.517	34/67	38/74	68.00	0.857
	0.65	0.50	18/35	47/84	53.03	0.632	19/40	41/72	58.01	0.437
	0.70	0.55	19/34	46/75	50.14	0.606	35/58	43/70	60.05	0.829
	0.75	0.60	21/34	47/71	47.10	0.646	25/43	43/64	54.37	0.459
	0.80	0.65	20/30	45/63	41.80	0.642	22/33	43/60	42.64	0.643
	0.85	0.70	14/20	45/59	36.24	0.584	15/22	40/52	36.83	0.506
	0.90	0.75	12/16	39/48	28.96	0.595	20/27	33/40	33.12	0.529
	0.95	0.80	5/7	27/31	20.84	0.423	5/7	27/31	20.84	0.423
0.20	0.25	0.05	0/9	2/24	14.55	0.630	0/13	2/20	16.41	0.513

续表

$\pi_1-\pi_0$	π_1	π_0	Optimal Design				Minimax Design			
			r_1/n_1	r_2/N	EN	PET_1	r_1/n_1	r_2/N	EN	PET_1
	0.30	0.10	2/18	4/26	20.13	0.734	1/16	4/25	20.37	0.515
	0.35	0.15	3/19	7/33	23.42	0.684	2/17	7/32	24.20	0.520
	0.40	0.20	3/17	10/37	26.02	0.549	3/19	10/36	28.26	0.455
	0.45	0.25	3/14	14/44	28.36	0.521	5/23	13/39	31.50	0.468
	0.50	0.30	7/22	17/46	29.89	0.671	7/28	15/39	34.99	0.365
	0.55	0.35	7/20	20/47	30.77	0.601	15/36	18/42	36.93	0.845
	0.60	0.40	7/18	22/46	30.22	0.563	11/28	20/41	33.84	0.551
	0.65	0.45	9/20	24/45	30.22	0.591	9/21	22/41	30.77	0.512
	0.70	0.50	11/21	26/45	28.96	0.668	11/23	23/39	31.00	0.500
	0.75	0.55	10/18	26/41	27.00	0.609	20/32	24/38	32.91	0.849
	0.80	0.60	6/11	26/38	25.38	0.467	18/27	24/35	28.47	0.816
	0.85	0.65	10/15	25/34	21.69	0.648	8/13	23/31	22.01	0.499
	0.90	0.70	6/9	22/28	17.79	0.537	11/16	20/25	20.05	0.550
	0.95	0.75	6/8	16/19	12.04	0.633	6/8	16/19	12.04	0.633
0.25	0.30	0.05	0/7	2/21	11.22	0.698	0/9	2/17	11.96	0.630
	0.35	0.10	1/11	3/19	13.42	0.697	0/8	3/18	13.70	0.430
	0.40	0.15	1/10	5/22	15.47	0.544	2/15	5/21	17.37	0.604
	0.45	0.20	3/14	7/25	17.32	0.698	3/15	7/24	18.17	0.648
	0.50	0.25	2/10	9/27	18.06	0.526	2/11	9/26	19.17	0.455
	0.55	0.30	4/13	12/31	19.22	0.654	4/16	10/25	20.95	0.450
	0.60	0.35	6/16	12/27	19.43	0.688	6/16	12/27	19.43	0.688
	0.65	0.40	5/13	14/28	19.38	0.574	5/13	14/28	19.38	0.574
	0.70	0.45	5/12	15/27	19.10	0.527	6/15	14/25	20.48	0.452
	0.75	0.50	6/12	17/28	18.20	0.613	6/13	16/26	19.50	0.500
	0.80	0.55	4/8	17/26	16.59	0.523	7/13	16/24	17.69	0.573
	0.85	0.60	7/11	16/23	14.56	0.704	5/9	15/21	14.79	0.517
	0.90	0.65	5/8	13/17	11.85	0.572	5/8	13/17	11.85	0.572
	0.95	0.70	5/7	13/16	9.96	0.671	7/9	12/15	10.18	0.804
0.3	0.35	0.05	0/6	1/12	7.59	0.735	0/7	1/11	8.21	0.698
	0.40	0.10	0/5	3/18	10.32	0.590	0/8	3/15	11.99	0.430
	0.45	0.15	1/8	4/17	11.09	0.657	1/9	4/16	11.80	0.599
	0.50	0.20	2/10	5/17	12.26	0.678	2/10	5/17	12.26	0.678

续表

$\pi_1-\pi_0$	π_1	π_0	Optimal Design				Minimax Design			
			r_1/n_1	r_2/N	EN	PET_1	r_1/n_1	r_2/N	EN	PET_1
	0.55	0.25	2/9	7/20	13.39	0.601	2/10	7/19	14.27	0.526
	0.60	0.30	2/8	8/20	13.38	0.552	2/9	8/19	14.37	0.463
	0.65	0.35	2/7	10/22	14.02	0.532	4/13	8/17	15.00	0.501
	0.70	0.40	5/11	10/20	13.22	0.753	2/7	10/19	13.96	0.420
	0.75	0.45	5/10	11/20	12.62	0.738	2/6	11/19	13.26	0.442
	0.80	0.50	3/7	10/16	11.50	0.500	3/7	10/16	11.50	0.500
	0.85	0.55	4/7	12/18	10.48	0.684	2/5	11/16	11.52	0.407
	0.90	0.60	3/5	12/17	9.04	0.663	7/10	10/14	10.67	0.833
	0.95	0.65	4/6	10/13	8.23	0.681	4/6	10/13	8.23	0.681

这里给出了不同情况下 Simon 最优化设计与最小最大设计的样本量和界值见表 23-4 和表 23-5。供读者查阅。

Q23.3 二阶段设计适用于什么条件?

单组无对照多阶段设计一般用于探索性研究,常用来探索新药的适应证、用法用量等,也可以用于罕见疾病、严重威胁生命的疾病或无任何有效治疗手段的疾病。Ⅱ期抗肿瘤新药临床试验中比较常用。

Q23.4 二阶段设计需要考虑 α 校正吗?

理论上多阶段设计可以因无效而早期终止试验,也可以因有效而提前结束试验,只要计算因有效终止试验的界值即可。但是,二阶段设计属于探索性试验,该方法一般用在因无效而终止,而不建议因有效而提前终止,也不提前下有效的结论,无论多少受试者有效,相当于第一阶段的第Ⅰ类错误 $\alpha_1=0$,因此,无需校正 α。

Q23.5 按照二阶段设计的临床试验是否可被批准上市?

对于疾病十分罕见、严重威胁患者生命、且无任何有效治疗手段的前提下,采用单组研究的数据可能有机会获得条件批准,上市后再进一步完成大样本的随机对照研究。

例如,Roche 公司在美国开展的 BRAIN 研究是开放的、多中心、无对照Ⅱ期研究,评价贝伐单抗(Avastin)治疗胶质母细胞瘤(GBM)化疗后进展的患者,入选了 167 名经组织学确诊为 GBM 的患者,这些患者经最初的替莫唑胺和放射治疗后疾病又出现了进展。BRAIN 研究的主要终点为无疾病进展的生存时间 -6(PFS-6)(定义为 24 周时无疾病进展的存活患者百分比)和客观缓解率(ORR)(定义为经两次间隔 4 周的连续 MRI 检查判断为完全缓解或部分缓解)。2009 年获得美国 FDA 的条件批准,同时启动了 900 多名患者参与的Ⅲ期临床试验。

又如,Allos Therapeutics 公司研发的抗肿瘤新药——普拉曲沙注射液(商品名:Folotvn),采用国际多中心开放式、单组的临床研究,对 115 例复发性和顽固性 T 细胞淋巴瘤进行治疗,患者在 7 周疗程中一周 1 次静脉注射普拉曲沙 30mg/m² 直至出现疾病恶化或患者不能接受的药物毒性,按国际工作组 1999 年发表的淋巴瘤疗效评价标准(IWC),主要疗效指标是总有效率(完全有效、未确定的完全有效率和部分有效率),临床研究报告判断其中 109 例有效。

由于之前没有治疗 T 细胞淋巴瘤的药物,该药于 2009 年 9 月 24 日获得美国 FDA 条件批准。

23.4 统计学评价

需要注意的是,单组无对照多阶段临床试验不能代替大规模的随机对照确证性试验。虽然在某些情况下,仅仅使用单组无对照多阶段设计也可以获得管理当局的条件批准,但是仍然需要严格的随机对照研究的结果才能获得完全审批。

使用单组无对照多阶段设计,需要注意两个问题。其一,单组无对照多阶段设计中有效率 π_0 是根据历史资料估计出来的,因此可以看成是历史对照,或理论对照。但是当前试验中受试者的基本情况与历史资料中的情况可能不一致,甚至相差较大;现有的诊疗水平、对该病种的认识等都会存在一些差异,因此,与其他历史对照设计一样,单组无对照多阶段临床研究中具有潜在的偏倚和偶然性,其试验结果的稳定性可能令人担忧。其二,单组无对照多阶段设计常采用替代终点,即使替代终点获得令人兴奋的结果,对终点指标是否真正有效,是否具有确切的临床获益也还是一个未知数。因此,管理当局对这类设计的临床试验也只是给予条件批准,必须行进一步的大样本随机对照临床试验。有关替代指标的讨论见案例 33。

本文第一阶段结束时的缓解人数肯定大于等于界值 1,但是,如果报道了第一阶段结束时的缓解人数就更好了。

(于　浩)

参 考 文 献

1. Schiller JH,Larson T,S H. Ou SHI,et al. Efficacy and Safety of Axitinib in Patients With Advanced Non-Small-Cell Lung Cancer:Results From a Phase II Study. *J Clin Oncol*,2009,27(23):3836-3841.

2. Gehan EA. The determination of the number of patients required in a follow-up trial of a new chemotherapeutic agent. *J Chron Dis*,1961,13:346-353.

3. Fleming TR. One-sample multiple testing procedure for phase II clinical trials. Biometrics,1982,38(1):143-151.

4. Simon R. Optimal two-stage designs for phase II clinical trials. Control Clin Trials,1989,10:1-10.

5. Ensign LG,Gehan EA,Kamen DS,et al. An optimal three-stage design for phase II clinical trials. Stat Med,1994,13:1727-1736.

6. Chen TT,Ng TH. Optimal flexible designs in phase II clinical trials. Stat Med,1998,17:2301-2312.

7. Shein Chung Chow,Jen Pei Liu. Design and Analysis of Clinical Trials:Concepts and Methodologies. 2nd Edition. John Wiley & Sons,Inc,2004.

8. Banerjee A,Tsiatis AA. Adaptive two-stage designs in phase II clinical trials. Stat Med,2006,25:3382-3395.

9. Stallard N,Whitehead J,Todd S,et al. Stopping rules for phase II studies. Br J Clin Pharmacol,2001,51:523-529.

10. Schlesselman JJ,Reis IM. Phase II clinical trials in oncology:strengths and limitations of two-stage designs. Cancer Invest,2006,24:404-412.

11. A'Hern RP. Sample size tables for exact single-stage phase II designs. *STATISTICS IN MEDICINE*,2001,20:859~866.

12. 张虹,高晨燕,陈晓媛,等. 关于采用单臂临床试验数据用于支持进口药品注册的考虑. 中国新药杂志,22(18):2126-2129,2013.

Case 24

贝伐单抗联合卡培他滨治疗晚期肝癌
——无对照三阶段试验

原发性肝癌(HCC)是目前世界上第五大常见癌症,并且是癌症第三大常见死因。尽管欧美国家的发病率也在增长,但 80% 以上的病例发生在东亚和撒哈拉以南非洲地区。局部晚期肝癌和转移性肝癌病人预后很差,即使在最好的支持疗法下,在亚洲 HCC 的中位生存期一般也只有 2~4 个月。

最近有两项研究表明,一种有抗血管生成效应的多重激酶抑制剂——索拉菲尼可以延长晚期肝癌病人的生存期。一项试验在欧洲、北美、南美和澳大利亚(SHARP 试验)进行,另一项则在亚太地区。两项试验均报告了相似的客观缓解率(2%~3%)和疾病控制率(35%~43%);在 SHARP 试验中总生存期为 10.7 个月,亚太地区试验的总生存期为 6.5 个月。虽然证实索拉菲尼可以延长晚期肝癌病人的生存期,但这种改善与患者的期望相距甚远。

众所周知,肝细胞癌有很强的亲血管性,会增加血管内皮生长因子(VEGF)和微血管密度水平。VEGF 和血管内皮生长因子受体(VEGFR)信号通路是抗血管生成疗法可成为肿瘤治疗的主要方法。贝伐单抗(bevacizumab)是一种抗血管内皮生长因子抗体,可以阻断肿瘤血管生成,对多种实性肿瘤有确切作用。一项Ⅱ期临床试验研究表明,贝伐单抗单独治疗 HCC 患者,在不可切除的转移性肝癌患者中其客观肿瘤缓解率为 13%。贝伐单抗联合标准化学疗法也已经被证实对直肠癌、肺癌、乳腺癌病人具有确切的疗效。

卡培他滨(capecitabine)是一种具有良好安全性的口服氟嘧啶药物,广泛应用于多种实性肿瘤。理论上卡培他滨有利于肝功能异常的病人治疗。

贝伐单抗与卡培他滨两种药物对 HCC 患者的联合疗法尚未评估。因此,本文是在亚洲开展的多中心Ⅱ期临床试验,评价贝伐单抗联合卡培他滨对晚期或转移性肝癌病人的安全性和有效性。

24.1 试验方案简介

24.1.1 试验目的

评价贝伐单抗联合卡培他滨对晚期或转移性肝癌病人的安全性和有效性。

24.1.2　目标人群

入组标准：年龄≥18岁，组织学证实或者临床诊断肝细胞性肝癌（影像学检查及甲胎蛋白≥400ng/ml）Ⅳ期，无法手术且其他局部治疗无效；肝硬化分级为 A；卡氏评分≥70%；≥1种可测量的损害；中性粒细胞计数≥2000/μl；血小板计数≥150 000/μl；丙氨酸转氨酶水平≤5× 正常值上限（UNL）；或胆红素≤1.2×UNL。

排除标准：接受过放射疗法或系统性疗法的晚期肝癌患者；中枢神经系统转移；发生过肝癌结节破裂；临床上明显的心血管疾病病人。一年内有胃肠道出血史或食管/胃肠道静脉曲张的病例需要接受胃十二指肠镜检来排除活动性出血和高度危险出血的可能。

本研究遵循赫尔辛基宣言和临床试验管理规范的规定，经各中心的独立伦理委员会同意。所有病例均知情并同意。

24.1.3　研究设计方法

本文研究属探索性试验，采用单组无对照（single-arm）三阶段试验设计（three-stage design）。

24.1.4　治疗方法

三周为一个周期，患者在每个周期中第一天接受 7.5mg/kg 的贝伐单抗静脉注射，第 1~14 天接受 800mg/m^2 的卡培他滨每日 2 次。计划每个患者治疗 6 个周期，若患者在 6 个周期后保持良好的反应或者疾病稳定，则研究者可决定继续治疗。

除非在治疗周期中患者的体重改变 >10%，否则不允许减少贝伐单抗的剂量。出现胃肠道穿孔、动脉血栓形成、3/4 级出血热、有症状的 4 级血栓栓塞、高血压危象或肾病综合征的患者停止贝伐单抗的治疗。高血压三级以及 24 小时蛋白尿 >2g 的患者在这些症状缓解前禁用贝伐单抗。对第一次出现 3 级血液学毒性、第二次出现 2 级非血液学毒性或者任何出现 3 级非血液学毒性的患者卡培他滨的剂量减少 20%。对第一次出现 4 级血液学毒性，第二次出现 3 级血液学毒性，任何 4 级非血液学毒性，第二次出现 3 级非血液学毒性或者第三次出现 2 级非血液学毒性的患者，卡培他滨的剂量减少 40%。2 次出现 4 级血液学毒性，3 次出现 3 级血液学毒性，4 次出现 2 级非血液学毒性，3 次出现 3 级非血液学毒性或者 2 次出现 4 级非血液学毒性的患者停止使用卡培他滨。

24.1.5　评价指标

本研究的主要目的是评估卡培他滨和贝伐单抗对晚期/转移性肝癌患者的总有效率。次要目的是评估安全性、疾病控制率、无进展生存期（PFS）和总生存时间（OS）。

24.1.6　样本量估计

零假设（H$_0$）为总有效率（ORR）≤10%，为低活性。备择假设（H$_1$）为 ORR≥25%，为适宜的活性。α 和 β 分别取 0.05 和 0.20。

采用 Ensign 的三阶段设计。根据上述参数，估计第一阶段 9 个病例，若无一例对治疗有效则停止试验，否则进入第二阶段；第二阶段增加 16 例，共 25 个病例，如果在第一、二阶段试验中总有效人数≤3 例,则停止试验;若大于 3 例有效,则继续第三阶段的试验。第三阶段招募 20 人,总样本量为 45 例。

24.1.7 主要统计分析方法

ORR 基于符合方案数据集进行评价,即剔除无基线数据或无随访数据的患者;次要指标基于 ITT 数据集进行评价。用 Kaplan-Meier 法估计总生存曲线和疾病进展曲线,并估计客观缓解率、中位生存时间、中位进展时间的 95% 可信区间。

24.2 主要结果与结论

24.2.1 基线情况

自 2005 年 5 月至 2006 年 8 月,在中国台湾、新加坡和中国香港的 8 个中心搜集了 45 例亚洲病例。患者的基线资料见表 24-1。除 1 例外,所有病例均存在肝外转移($n=31$)和 / 或主要肝血管入侵($n=25$):即 44 例(98%)为巴塞罗那临床肝癌(BCLC)C 阶段,1 例 B 阶段。主要病灶位于肝脏(91%)、肺(47%)、淋巴结(31%)。

表 24-1 患者基线资料($n=45$)

特征	结果	特征	结果
性别,n(%)		CLIP 评分,n(%)	
男	40(89)	≤2	18(40)
女	5(11)	3	16(36)
中位年龄(范围)	54(23-75)	4	11(24)
卡氏评分(KPS),n(%)		Okuda 评分,n(%)	
90-100	36(80)	Ⅰ	21(47)
80	9(20)	Ⅱ	24(53)
甲胎蛋白的基线水平,n(%)		肝外转移的部位,n(%)	
≥400ng/ml	32(71)	肺脏	21(47)
<400ng/ml	13(29)	淋巴结	14(31)
AJCC 分期,n(%)		之前做过根治性手术或局部治疗,n(%)	
Ⅳa	16(36)	是	11(24)
Ⅳb	29(64)	否	34(76)
BCLC 分期,n(%)		肝病的病毒性因素,n(%)	
B	1(2)	HBV	30(67)
C	44(98)	HCV	8(18)
		非 B 和非 C	10(22)

所有患者均至少接受了 1 个周期、最长接受 31 个周期的治疗,治疗周期中位数为 3 个周期;38 例(87%)完成了 2 个周期,21 例(47%)完成了 4 个周期,15 例(33%)完成了 6 个周

期。在这15例完成了6个周期治疗的患者中,7例继续治疗至10~31个周期。在6个周期前终止的原因为:25例疾病进展,4例出现不良事件(分别为暴发型肝炎、胃肠道出血、低蛋白血症、低钠血症),以及1例自行退出。5例减少了卡培他滨的剂量(胆红素升高,$n=1$;手足综合征,$n=2$;3级腹泻,$n=1$;呕吐,$n=1$);3个病例因卡培他滨的毒性减少了贝伐单抗的剂量;1例因体重减轻而调整了贝伐单抗的剂量。

24.2.2　有效性分析

45例受试者中有一例由于没有进行随访而从试验总人群中剔除,44例进行了疗效评估。其中,4例部分缓解,19例稳定,ORR为9.1%(95%CI:2.5~21.7),疾病控制率为52.3%(95%CI:36.7~67.5%),结果见表24-2。

在为期19.6个月的中位随访时间之后,ITT数据集的中位PFS为2.7月(95%CI:1.5~4.1个月),中位OS为5.9月(95%CI:4.1~9.7个月)。一年无进展生存率为20%(95%CI:8%~32%),一年总生存期为27%(95%CI:14%~40%)。

表24-2　贝伐单抗联合卡培他滨对肝细胞性肝癌患者的有效性($n=44$)

结果	取值	有效率	%(95%CI)
完全缓解,n(%)	0(0.0)		
部分缓解,n(%)	4(9.1)	客观缓解率	9.1(2.5~21.7)
病情稳定,n(%)	19(43.2)	疾病控制率	52.3(36.7~67.5)
疾病进展,n(%)	21(47.7)		

24.2.3　安全性分析

对所有45位患者进行了安全性评估。贝伐单抗联合卡培他滨疗法的安全性较好。3/4级不良事件及实验室异常情况见表24-3。总体上说,43例(96%)发生了≥1次的不良事件;25例(56%)发生的不良事件很可能与治疗相关;26例(58%)不良事件可能与治疗相关。治疗相关的3/4级毒性有腹泻($n=2,4$%),胃肠道出血($n=4,9$%,包括3例食管静脉曲张出血),手足综合征($n=4,9$%),下呼吸道感染($n=1,2$%)。

共有15例患者发生严重不良事件,大多数为胃肠道反应($n=9$)。3例患者因不良事件退出试验。没有出现归因于该疗法的死亡事件。

表24-3　采用贝伐单抗联合卡培他滨治疗的肝细胞性肝癌患者的不良事件

不良事件	病例数(%)		
	所有等级	等级3	等级4
不良事件			
手足综合征	15(33)	4(9)	0(0)
恶心	7(16)	1(2)	0(0)
呕吐	6(13)	1(2)	0(0)
腹泻	12(27)	2(4)	0(0)
消化道出血	4(9)	2(4)	2(4)

续表

不良事件	病例数（%）		
	所有等级	等级 3	等级 4
蛋白尿	2(4)	1(2)	0(0)
下呼吸道感染	1(2)	1(2)	0(0)
暴发性炎	1(2)	0(0)	1(2)
黏膜炎	5(11)	0(0)	0(0)
皮肤色素沉着	3(7)	0(0)	0(0)
实验室指标			
贫血征	12(27)	2(4)	2(4)
中性粒细胞减少	1(2)	0(0)	0(0)
血小板减少	12(27)	0(0)	0(0)
转氨酶升高			
ALT	12(27)	0(0)	1(2)
AST	20(44)	6(13)	1(2)
高胆红素血症	30(67)	5(11)	0(0)

24.2.4 主要结论

贝伐单抗联合卡培他滨疗法对晚期肝癌病人有良好的安全性和一定的抗肿瘤作用,总体有效率为 9.1%(95%CI:2.5%~21.7%),疾病控制率为 52%(95%CI:36.7%~67.5%),中位无进展生存期(PFS)与总生存期(OS)分别为 2.7 月(95%CI:1.5~4.1 个月)和 5.9 月(95%CI:4.1~9.7 个月)。

24.3 统计学解读

本试验是一个Ⅱ期临床试验,属于探索性研究,采用了三阶段无对照的单组试验设计,目的是初步评价贝伐单抗联合卡培他滨疗法对晚期肝癌病人有良好的安全性和一定的抗肿瘤作用。

Q24.1 什么是三阶段设计?

三阶段设计是二阶段设计的扩展。记 n_1,n_2,n_3 分别为第一、二、三阶段的样本量,N 为总样本量:$N=n_1+n_2+n_3$;每个阶段相应的临界值分别为 r_1,r_2,r。三阶段设计的基本思路为:第一阶段 n_1 个受试者中如有 r_1 个或更少的受试者有效,则终止研究;否则另外 n_2 个受试者进入第二阶段,如在 n_1+n_2 个受试者中有 r_2 个或更少的受试者有效,则终止研究,否则另外 n_3 个受试者进入第三阶段,如在 N 个受试者中有 r 个或更少的有效,则终止研究。

则第一阶段早期终止的概率(PET_1)为

$$PET_1 = B(r_1;n_1,\pi) = \sum_{x \leqslant r_1} b(x;n_1,\pi)$$

在第二阶段结束后被终止的累积概率(PET_2)为

$$PET_2 = \sum_{x=r_1+1}^{\min[n_1,r_2]} b(x;n_1,\pi)B(r_2-x;n_2,\pi)$$

在第三阶段结束后被终止的概率(PET_3)为：

$$PET_3 = \sum_{x_1=r_1+1}^{\min[n_1,r_3]} \sum_{x_2=r_2+1-x_1}^{\min[n_2,r_3-x_1]} b(x_1;n_1;\pi)b(x_2;n_2;\pi)B(r_3-x_1-x_2;n_3,\pi)$$

试验被终止的总概率为：

$$PET = PET_1 + PET_2 + PET_3$$

期望样本量为：

$$EN = n_1 + (1-PET_1)n_2 + (1-PET_1-PET_2)n_3$$

不难推广到更高阶段的设计。但是实际工作中很少用 4 阶段及以上的设计。

Q24.2　Ensign 三阶段设计的基本思想是什么？

Ensign LG 在 1993 年综合了 Gehan 第一阶段的设计和 Simon 的最优设计，提出了一个三阶段的设计方法。见图 24-1。

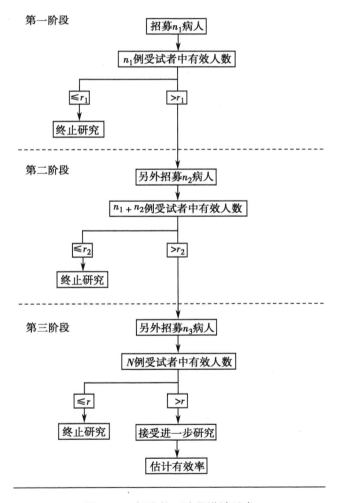

图 24-1　标准的三阶段设计示意

该法第一阶段设计与 Gehan 法的第一阶段设计一样，选择 n_1 个受试者，如果都无效，即 r_1=0，则终止；如果至少一个受试者有效，则进入第二阶段。第二、三阶段的设计采用 Simon

的最优设计思想，即对所有满足 $(1-\pi_1)^{n_1}<\beta$ 条件的 n_1，以 $\beta-(1-\pi_1)^{n_1}$ 为第 II 类错误，估计 n_2，r_2；n_3 和 r；选择使期望样本量 EN 达到最小的解。

表 24-4～表 24-7 提供了 $\alpha=0.05,\beta=0.2$ 和 $\alpha=0.10,\beta=0.10$ 两种情况下，85 种不同 π_1 与 π_0 组合时的界值表。

例如，$\pi_0=0.1,\pi_1=0.25,\alpha=0.05,\beta=0.1$ 时，按照 Ensign 法，$N=66$，其中 $n_1=13$；$n_2=14,r_2=3$；$n_3=39,r=7$。

表 24-4　三阶段设计的样本量及临界值（$\alpha=0.05,\beta=0.2$）

π_1- π_0	π_1	π_0	Minimax Design						Optimal Design					
			r_1/n_1	$r_2/$ n_1+n_2	r/N	EN	PET_1	PET_2	r_1/n_1	$r_2/$ n_1+n_2	r/N	EN	PET_1	PET_2
0.15	0.20	0.05	0/10	1/19	3/30	15.84	0.599	0.198	0/14	1/20	3/27	18.81	0.488	0.264
	0.25	0.10	1/13	3/24	8/53	22.29	0.621	0.202	1/17	3/30	7/40	26.78	0.482	0.213
	0.30	0.15	2/15	6/33	13/62	27.12	0.604	0.224	2/19	6/36	11/48	31.63	0.441	0.298
	0.35	0.20	3/17	9/37	18/68	31.07	0.549	0.288	3/22	7/35	15/53	37.52	0.332	0.288
	0.40	0.25	4/17	12/42	25/79	34.43	0.574	0.243	7/30	12/42	20/60	39.83	0.514	0.264
	0.45	0.30	5/18	14/41	31/84	36.79	0.534	0.278	8/29	14/42	25/65	41.40	0.479	0.277
	0.50	0.35	6/19	17/43	34/80	38.47	0.481	0.329	10/33	18/48	29/66	47.92	0.357	0.350
	0.55	0.40	7/19	19/43	39/82	39.29	0.488	0.307	13/33	30/63	34/70	47.17	0.547	0.370
	0.60	0.45	8/19	21/42	45/86	38.80	0.494	0.321	13/32	25/53	38/70	50.30	0.377	0.316
	0.65	0.50	8/17	21/39	49/85	38.20	0.500	0.278	18/36	36/62	40/68	47.75	0.566	0.356
	0.70	0.55	7/14	23/39	49/78	36.18	0.454	0.327	18/33	41/64	42/66	47.17	0.546	0.400
	0.75	0.60	8/14	23/36	52/77	33.49	0.514	0.271	19/32	40/58	42/61	44.19	0.538	0.402
	0.80	0.65	8/13	27/38	52/72	30.52	0.499	0.354	16/26	27/40	41/55	38.51	0.427	0.274
	0.85	0.70	8/12	21/28	46/59	25.86	0.507	0.300	11/17	23/32	39/49	31.34	0.403	0.280
	0.90	0.75	9/12	21/26	39/47	20.72	0.609	0.236	8/12	16/21	33/39	24.19	0.351	0.296
0.20	0.25	0.05	0/8	1/13	2/19	10.41	0.663	0.217	0/12	1/15	2/16	13.55	0.540	0.293
	0.30	0.10	0/6	2/17	5/29	13.44	0.531	0.278	0/11	2/19	5/25	18.19	0.314	0.403
	0.35	0.15	1/9	4/21	8/35	16.02	0.599	0.243	1/12	3/19	7/28	18.52	0.443	0.265
	0.40	0.20	1/8	5/22	11/38	18.42	0.503	0.281	2/13	5/22	10/33	20.13	0.502	0.257
	0.45	0.25	2/10	6/20	16/48	20.02	0.526	0.286	3/15	6/23	13/36	23.42	0.461	0.223
	0.50	0.30	3/11	7/21	18/46	21.00	0.570	0.202	3/13	8/24	16/39	23.19	0.421	0.324
	0.55	0.35	3/10	9/23	21/47	21.54	0.514	0.269	4/14	9/24	18/39	24.13	0.423	0.287
	0.60	0.40	3/9	10/23	23/46	21.74	0.483	0.278	4/12	11/25	21/41	23.17	0.438	0.320
	0.65	0.45	3/8	10/20	29/54	21.57	0.477	0.308	6/15	12/24	22/39	23.40	0.452	0.317
	0.70	0.50	4/9	13/23	29/49	20.55	0.500	0.325	7/16	13/25	23/37	25.31	0.402	0.271

续表

π_1-π_0	π_1	π_0	Minimax Design						Optimal Design					
			r_1/n_1	$r_2/$ n_1+n_2	r/N	EN	PET_1	PET_2	r_1/n_1	$r_2/$ n_1+n_2	r/N	EN	PET_1	PET_2
	0.75	0.55	6/11	14/23	28/43	19.35	0.603	0.218	8/15	14/23	24/36	21.30	0.548	0.246
	0.80	0.60	5/9	12/48	28/40	17.51	0.517	0.294	9/15	23/32	24/34	21.96	0.597	0.348
	0.85	0.65	5/8	13/18	27/36	15.20	0.572	0.266	6/10	13/18	23/30	16.28	0.486	0.333
	0.90	0.70	3/5	10/13	25/31	12.55	0.472	0.343	4/7	19/23	20/25	17.46	0.353	0.594
0.25	0.30	0.05	0/5	1/13	2/19	7.36	0.774	0.135	0/7	1/12	2/14	8.71	0.698	0.199
	0.35	0.10	0/5	2/13	4/22	9.28	0.590	0.299	0/8	1/12	4/18	12.19	0.430	0.252
	0.40	0.15	0/5	2/11	6/24	10.94	0.444	0.356	0/6	2/12	5/19	11.46	0.377	0.377
	0.45	0.20	1/7	4/15	8/27	12.08	0.577	0.282	1/11	4/17	7/21	16.02	0.322	0.430
	0.50	0.25	1/6	4/14	10/28	12.71	0.534	0.253	1/7	3/12	9/24	13.58	0.445	0.238
	0.55	0.30	2/8	6/16	12/29	13.61	0.552	0.292	2/9	6/19	11/25	16.09	0.463	0.250
	0.60	0.35	1/5	5/13	14/30	13.79	0.428	0.324	3/10	11/23	12/25	16.45	0.514	0.421
	0.65	0.40	2/6	9/19	16/31	13.72	0.544	0.307	2/9	8/17	13/24	16.53	0.232	0.570
	0.70	0.45	2/6	8/15	16/28	13.19	0.442	0.391	3/9	7/15	15/25	16.14	0.361	0.308
	0.75	0.50	2/5	9/16	17/27	12.55	0.500	0.313	4/10	7/14	15/23	15.93	0.377	0.241
	0.80	0.55	3/6	8/13	17/25	11.42	0.558	0.248	2/5	7/12	16/23	12.17	0.407	0.319
	0.85	0.60	1/3	6/9	18/25	10.38	0.352	0.430	3/6	8/12	15/20	10.97	0.456	0.332
	0.90	0.65	4/6	8/11	15/19	8.89	0.681	0.157	3/5	11/14	14/18	9.16	0.572	0.351
0.3	0.35	0.05	0/6	1/9	2/12	6.99	0.735	0.199	0/4	1/12	2/17	5.84	0.815	0.113
	0.40	0.10	0/6	1/9	3/13	8.25	0.531	0.259	0/4	1/8	3/16	6.60	0.656	0.191
	0.45	0.15	0/5	1/8	4/14	8.56	0.444	0.240	0/4	2/10	4/15	7.64	0.522	0.323
	0.50	0.20	1/7	3/12	6/17	10.03	0.577	0.240	0/4	2/8	6/19	8.47	0.410	0.398
	0.55	0.25	1/7	3/11	7/17	10.84	0.445	0.285	1/5	3/10	8/22	8.99	0.633	0.188
	0.60	0.30	1/8	4/13	8/17	13.08	0.255	0.406	1/5	5/13	8/18	9.49	0.528	0.329
	0.65	0.35	1/5	3/8	9/18	9.52	0.428	0.292	1/4	4/10	11/23	9.21	0.563	0.238
	0.70	0.40	1/4	3/8	10/18	9.51	0.475	0.184	1/4	5/10	12/23	9.12	0.475	0.373
	0.75	0.45	2/6	6/12	10/16	10.31	0.442	0.318	2/5	4/8	12/20	8.98	0.593	0.177
	0.80	0.50	1/4	7/11	11/17	9.48	0.313	0.576	1/3	6/10	14/22	8.27	0.500	0.353
	0.85	0.55	2/5	4/7	11/15	8.72	0.407	0.277	2/4	5/8	12/17	7.24	0.609	0.205
	0.90	0.60	2/4	5/7	10/13	6.38	0.525	0.316	2/4	5/7	10/13	6.38	0.525	0.316

表 24-5 三阶段设计的样本量及临界值（α=0.10，β=0.10）

			Minimax Design						Optimal Design					
$\pi_1-\pi_0$	π_1	π_0	r_1/n_1	$r_2/(n_1+n_2)$	r/N	EN	PET_1	PET_2	r_1/n_1	$r_2/(n_1+n_2)$	r/N	EN	PET_1	PET_2
0.15	0.20	0.05	0/13	1/22	3/37	21.36	0.513	0.222	0/18	1/26	3/32	24.94	0.397	0.250
	0.25	0.10	1/17	3/29	7/50	29.30	0.482	0.228	1/23	3/33	6/40	32.69	0.315	0.279
	0.30	0.15	2/20	5/33	11/55	35.26	0.405	0.253	2/23	5/36	11/53	39.37	0.308	0.258
	0.35	0.20	3/21	8/37	17/68	40.21	0.370	0.335	4/27	7/38	15/58	43.51	0.348	0.185
	0.40	0.25	5/23	12/46	23/76	44.31	0.468	0.229	5/30	10/42	20/64	50.16	0.203	0.316
	0.45	0.30	6/24	14/44	28/79	46.83	0.389	0.308	7/29	16/51	25/69	49.94	0.321	0.345
	0.50	0.35	8/26	16/43	35/87	49.07	0.411	0.292	9/29	23/58	34/85	51.00	0.408	0.414
	0.55	0.40	7/21	19/46	38/83	49.61	0.350	0.316	10/30	19/48	34/73	53.74	0.291	0.270
	0.60	0.45	10/25	23/48	43/85	49.18	0.384	0.345	10/25	23/48	43/85	49.18	0.384	0.345
	0.65	0.50	10/22	25/48	48/86	48.36	0.416	0.290	10/23	23/45	44/78	49.27	0.339	0.306
	0.70	0.55	13/25	25/44	47/77	45.54	0.457	0.233	12/25	25/46	44/71	50.65	0.306	0.251
	0.75	0.60	11/20	26/42	47/71	42.05	0.404	0.287	12/22	24/40	44/66	43.56	0.376	0.227
	0.80	0.65	11/18	27/40	49/69	38.01	0.451	0.276	14/23	27/40	43/60	38.84	0.414	0.292
	0.85	0.70	8/13	24/33	42/55	32.27	0.346	0.373	10/16	22/31	40/52	33.49	0.340	0.298
	0.90	0.75	10/14	23/29	38/47	25.64	0.479	0.309	11/17	22/29	33/40	30.39	0.235	0.382
0.20	0.25	0.05	0/10	1/16	2/26	14.10	0.599	0.231	0/10	1/16	2/26	14.10	0.599	0.231
	0.30	0.10	0/8	2/19	5/35	18.36	0.430	0.314	0/12	1/19	5/29	22.40	0.282	0.181
	0.35	0.15	1/12	3/21	7/33	21.11	0.443	0.216	1/13	3/22	7/32	22.23	0.398	0.220
	0.40	0.20	1/10	6/26	11/43	23.86	0.376	0.396	2/16	5/26	10/36	26.41	0.352	0.255
	0.45	0.25	3/16	7/25	13/41	25.55	0.405	0.333	3/18	8/31	13/39	29.83	0.306	0.344
	0.50	0.30	3/13	9/28	17/46	26.75	0.421	0.298	3/20	8/30	15/39	34.01	0.107	0.328
	0.55	0.35	6/18	13/33	20/48	27.84	0.549	0.246	2/11	10/27	18/42	28.59	0.200	0.480
	0.60	0.40	6/17	12/28	21/44	27.59	0.448	0.270	7/21	13/32	20/41	31.56	0.350	0.272
	0.65	0.45	5/13	13/27	26/50	27.22	0.427	0.404	6/16	13/29	22/41	28.94	0.366	0.242
	0.70	0.50	4/10	13/25	27/47	26.08	0.377	0.317	7/17	14/28	23/39	29.00	0.315	0.280
	0.75	0.55	5/11	12/21	27/43	24.36	0.367	0.314	8/16	16/28	25/39	26.16	0.437	0.253
	0.80	0.60	6/11	14/22	29/43	22.30	0.467	0.277	8/15	14/22	24/35	22.97	0.390	0.325
	0.85	0.65	5/9	13/19	25/34	19.23	0.391	0.333	4/8	11/17	23/31	19.89	0.294	0.311
	0.90	0.70	5/8	11/15	22/28	15.45	0.448	0.276	5/9	13/18	20/25	17.85	0.270	0.404
0.25	0.30	0.05	0/7	1/16	2/22	10.55	0.698	0.162	0/8	0/13	2/18	11.37	0.663	0.000
	0.35	0.10	0/7	1/13	3/19	12.07	0.478	0.198	0/8	1/13	3/18	12.57	0.430	0.226
	0.40	0.15	0/7	2/13	5/23	14.01	0.321	0.386	0/10	2/16	5/21	16.97	0.197	0.374

续表

$\pi_1 - \pi_0$	π_1	π_0	Minimax Design						Optimal Design					
			r_1/n_1	$r_2/$ n_1+n_2	r/N	EN	PET_1	PET_2	r_1/n_1	$r_2/$ n_1+n_2	r/N	EN	PET_1	PET_2
	0.45	0.20	1/9	3/15	7/25	15.58	0.436	0.244	1/10	4/19	7/24	17.13	0.376	0.322
	0.50	0.25	1/8	4/16	9/27	16.77	0.367	0.296	0/8	4/16	9/26	18.87	0.100	0.533
	0.55	0.30	2/9	6/18	12/32	17.30	0.463	0.289	0/7	3/15	10/25	21.21	0.082	0.231
	0.60	0.35	3/10	8/20	14/33	17.58	0.514	0.277	0/8	6/16	12/27	19.17	0.032	0.656
	0.65	0.40	2/8	7/16	15/31	17.57	0.315	0.412	2/8	7/17	14/28	17.86	0.315	0.349
	0.70	0.45	3/8	10/20	17/32	16.85	0.477	0.308	0/6	6/15	14/25	20.22	0.028	0.426
	0.75	0.50	4/9	10/18	17/29	15.86	0.500	0.285	2/7	7/15	16/26	18.41	0.227	0.299
	0.80	0.55	4/8	11/18	18/28	14.72	0.523	0.282	2/6	9/16	17/26	16.91	0.255	0.399
	0.85	0.60	4/7	11/17	19/28	13.46	0.580	0.214	1/4	9/14	17/24	14.93	0.179	0.549
	0.90	0.65	2/4	11/15	25/35	13.25	0.437	0.410	0/2	8/12	24/32	17.50	0.123	0.541
0.3	0.35	0.05	0/6	1/12	1/20	8.34	0.735	0.171	0/6	1/12	1/20	8.34	0.735	0.171
	0.40	0.10	0/5	1/11	3/19	9.34	0.590	0.175	0/5	1/11	3/19	9.34	0.590	0.175
	0.45	0.15	0/5	2/11	5/23	10.74	0.444	0.356	0/6	2/12	5/20	11.71	0.377	0.377
	0.50	0.20	1/7	3/13	6/22	11.46	0.577	0.210	0/5	2/11	6/20	12.19	0.328	0.322
	0.55	0.25	1/7	4/13	7/21	11.88	0.445	0.361	0/5	2/11	7/19	13.61	0.237	0.258
	0.60	0.30	0/4	4/12	8/20	12.18	0.240	0.498	0/5	2/11	8/19	15.15	0.168	0.188
	0.65	0.35	1/5	4/12	10/22	12.48	0.428	0.224	0/4	3/11	9/19	14.06	0.179	0.282
	0.70	0.40	2/6	5/13	11/22	12.04	0.544	0.139	0/4	4/11	10/19	13.73	0.130	0.415
	0.75	0.45	1/4	6/12	12/22	11.20	0.391	0.376	1/5	5/11	11/19	12.28	0.256	0.392
	0.80	0.50	2/5	6/11	12/20	10.14	0.500	0.262	1/4	5/10	12/19	11.26	0.313	0.338
	0.85	0.55	1/3	6/10	14/22	9.79	0.425	0.345	0/2	4/8	11/16	10.34	0.203	0.353
	0.90	0.60	2/4	6/9	12/17	8.02	0.525	0.270	0/2	4/7	11/15	9.46	0.160	0.433

表 24-6　Ensign 三阶段设计的样本量及临界值（$\alpha=0.05, \beta=0.1$）

$\pi_1 - \pi_0$	π_1	π_0	r_1/n_1	$r_2/(n_1+n_2)$	r/N	EN	PET_1	$PET_{Overall}$
0.15	0.20	0.05	0/14	2/29	4/43	23.9	0.49	0.84
	0.25	0.10	0/13	3/27	10/66	34.0	0.25	0.72
	0.30	0.15	0/12	6/35	16/77	42.6	0.14	0.74
	0.35	0.20	0/9	10/44	23/88	50.0	0.13	0.75
	0.40	0.25	0/9	11/41	30/95	55.4	0.08	0.69
	0.45	0.30	0/9	14/43	38/104	59.3	0.04	0.71
	0.50	0.35	0/8	17/45	45/108	61.9	0.03	0.71
	0.55	0.40	0/10	19/45	49/104	63.7	0.01	0.68

续表

$\pi_1-\pi_0$	π_1	π_0	r_1/n_1	$r_2/(n_1+n_2)$	r/N	EN	PET_1	$PET_{Overall}$
	0.60	0.45	0/6	20/42	59/114	63.1	0.03	0.70
	0.65	0.50	0/6	22/42	60/105	61.7	0.02	0.68
0.20	0.25	0.05	0/9	1/22	3/30	15.5	0.63	0.78
	0.30	0.10	0/9	3/22	7/45	20.6	0.39	0.84
	0.35	0.15	0/9	4/23	10/44	24.9	0.23	0.75
	0.40	0.20	0/7	5/23	15/54	28.6	0.21	0.71
	0.45	0.25	0/7	6/22	20/61	31.4	0.13	0.70
	0.50	0.30	0/8	8/24	24/63	33.7	0.06	0.73
	0.55	0.35	0/5	10/26	29/67	34.6	0.12	0.73
	0.60	0.40	0/5	9/22	30/61	35.1	0.08	0.63
	0.65	0.45	0/5	15/30	32/59	35.4	0.05	0.77
	0.70	0.50	0/5	12/23	34/57	33.9	0.03	0.66

最小的样本量设为 5。

表 24-7　Ensign 三阶段设计的样本量及临界值（α=0.10,β=0.10）

$\pi_1-\pi_0$	π_1	π_0	r_1/n_1	$r_2/(n_1+n_2)$	r/N	EN	PET_1	$PET_{Overall}$
0.15	0.20	0.05	0/12	1/25	3/38	21.7	0.54	0.72
	0.25	0.10	0/11	3/29	7/50	29.6	0.31	0.70
	0.30	0.15	0/12	4/28	11/55	36.6	0.14	0.60
	0.35	0.20	0/11	7/34	16/63	42.5	0.09	0.64
	0.40	0.25	0/8	8/32	23/76	46.9	0.10	0.61
	0.45	0.30	0/7	13/41	28/79	50.6	0.08	0.67
	0.50	0.35	0/9	12/34	33/81	52.6	0.02	0.59
	0.55	0.40	0/11	16/38	40/88	54.4	0.00	0.67
	0.60	0.45	0/6	15/34	40/78	53.8	0.03	0.54
	0.65	0.50	0/5	16/32	46/82	52.5	0.03	0.57
0.20	0.25	0.05	0/9	1/19	2/25	13.8	0.63	0.81
	0.30	0.10	0/10	2/19	4/26	17.8	0.35	0.73
	0.35	0.15	0/9	2/16	7/33	21.5	0.23	0.58
	0.40	0.20	0/8	3/16	11/42	24.9	0.17	0.61
	0.45	0.25	0/6	6/23	14/44	26.8	0.18	0.67
	0.50	0.30	0/6	6/20	17/46	28.3	0.12	0.62
	0.55	0.35	0/6	7/20	20/47	29.6	0.08	0.61
	0.60	0.40	0/6	8/20	22/46	29.8	0.05	0.60
	0.65	0.45	0/5	10/21	26/50	29.4	0.05	0.68
	0.70	0.50	0/5	11/21	26/45	28.4	0.03	0.67

最小的样本量设为 5。

Q24.3　如何选择单阶段、二阶段和三阶段设计?

对同一样本量估计方法,从期望样本量来看,二阶段设计的期望样本量(EN)比单阶段设计少,而三阶段设计的 EN 比二阶段设计的少。

从最大样本量来看,对于 Minimax 设计,单阶段、二阶段和三阶段设计所需要的最大样本量(N)相差不大;对于 Optimal 设计,三阶段设计所需 N 大于二阶段设计,而二阶段设计所需 N 大于单阶段设计,且相差较大。

从终止的时间看,三阶段设计早期终止的可能性大于二阶段设计,而二阶段设计早期终止的可能性大于单阶段设计。

对于最小最大设计来说,最后阶段的临界值和总样本量与单阶段设计相同。除很少数例外,差别非常小。而最优化设计的最后阶段的总样本量比单阶段设计大。

不同阶段的设计各有优缺点,应用者可酌情考虑。

从本例来讲,样本量估计所用参数:

H_0: $\pi \leqslant 10\%$,

H_1: $\pi \geqslant 25\%$,

$\alpha = 0.05$, $\beta = 0.20$。

分别采用单阶段、二阶段、三阶段设计,按 Simon 最优法所需样本量、界值、早期终止概率、期望样本量见表 24-8。

表 24-8　$\pi_0=10\%$, $\pi_1=25\%$, $\alpha=0.05$, $\beta=0.20$ 时 Simon 最优设计比较

设计	r_1/n_1	$r_2/(n_1+n_2)$	r/N	EN	PET_1	PET_2	PET
单阶段设计	8/40			40.0			0.000
二阶段设计	2/18	7/43		24.7	0.734		0.734
三阶段设计	1/13	3/24	8/53	22.3	0.621	0.202	0.823

可见,如果用单阶段设计,则必须做完 40 例,如果小于等于 8 例有效,不拒绝 H_0 认为 $\pi \leqslant 10\%$。单阶段设计没有提前终止。

如果采用二阶段设计,则第一阶段的样本量为 18,如果第一阶段小于等于 2 例有效,则说明 $\pi \leqslant 10\%$,提前终止试验。如果 π 真的 $\leqslant 10\%$,则提前终止试验的概率为 0.734。如果第一阶段拒绝 H_0,继续第二阶段的试验,则总样本量为 43,比单阶段设计多了 3 个样本。

如果采用三阶段设计,则第一阶段的样本量为 13。如果第一阶段小于等于 1 例有效,说明 $\pi \leqslant 10\%$,提前终止试验。否则,进入第二阶段设计,再纳入 11 例,共 24 例,如果第一、二阶段共有小于等于 3 例有效,则提前终止试验。如果 π 真的 $\leqslant 10\%$,则第一阶段提前终止试验的概率为 0.621,第二阶段提前终止的概率为 0.202,提前终止的总概率为 0.823。如果第一、二阶段都拒绝 H_0,则总样本量为 53。可见,三阶段设计的总样本量大于二阶段设计。但当 π 真的 $\leqslant 10\%$ 时,三阶段设计提前终止试验的概率大于二阶段设计。

Q24.4　如何选择 Simon 的最优设计和 Ensign 设计?

仍以前面的例子来说明问题。对比三阶段 Simon 最优设计和 Ensign 设计,前者总样本量为 53 例,后者为 43 例;前者提前终止的总概率为 0.823,后者为 0.79。因此,当对新药的疗效缺乏信心,在药物疗效差时,希望能够更早地以较大的概率提前终止试验,则采用 Simon 设计,否则采用 Ensign 设计。

24.4　统计学评价

与案例 23 一样,本研究是无对照的三阶段设计,其结果有一定的局限性。需要大规模临床试验来确证。

(于　浩)

参 考 文 献

1. Hsu CH, Yang TS, Hsu C, *et al*. Efficacy and tolerability of bevacizumab plus capecitabine as first-line therapy in patients with advanced hepatocellular carcinoma. *British Journal of Cancer*, 2010, 102(6): 981-986.

2. Gehan EA. The determination of the number of patients required in a follow-up trial of a new chemotherapeutic agent. *J Chron Dis*, 1961, 13: 346-353.

3. Chen K, Shan M. Optimal and minimax three-stage designs for phase Ⅱ oncology clinical trials. *Contemp Clin Trials*, 2008, 29(1): 32-41.

4. Ensign LG, Gehan EA, Kamen DS. An optimal three-stage design for phase Ⅱ clinical trials. *Stat Med*, 1994, 13: 1727-1736.

Case 25

马立马司他治疗转移性乳腺癌
——适应性设计

本临床试验于 1997 年发起,此前无关于基质金属蛋白酶抑制剂(MMPIs) Ⅲ 期临床试验研究。自此之后,一些关于肽类及非肽类基质金属蛋白酶抑制剂的研究,包括小细胞肺癌、非小细胞肺癌、胰腺癌和多形性成胶质细胞瘤,都没有取得很好的效果。

基质金属蛋白酶(MMP)家族是锌依赖蛋白酶,是参与正常细胞外基质代谢的重要酶类。大量临床前数据表明,基质金属蛋白酶抑制剂(MMPIs)能减少原发性肿瘤生长,同时降低转移性肿瘤的数量和规模。第一代基质金属蛋白酶抑制剂(MMPIs)药物是巴马司他(batimastat),第二代药物为马立马司他(marimastat),口服利用度是巴马司他的 20 倍。

本研究由美国东岸癌症临床研究合作组织(ECOG)乳腺癌委员会发起,是关于比较一线化疗后病情稳定或者改善的转移性乳腺癌患者口服马立马司他(10mg/ 每日两次)与安慰剂的一项随机、双盲、安慰剂平行对照适应性临床试验研究。

25.1 试验方案简介

25.1.1 试验目的

评价基质金属蛋白酶(MMP)抑制剂马立马司他与安慰剂治疗一线化疗后病情稳定或者改善的转移性乳腺癌患者的有效性和安全性。

25.1.2 目标人群

纳入标准:①病理证据证实为一线化疗后病情稳定或者改善的转移性乳腺癌患者;②转移前的一线化疗药物必须包括阿霉素类,紫杉类(即紫杉醇或多西他赛),或两者兼而有之;③先前化疗的相关毒性(除脱发和 / 或神经病变)大于等于 3 级的受试者现已恢复;④其他资格条件:女性≥18 岁;ECOG 评分为 0 或 1,器官功能(登记入组前 2 周内粒细胞≥1500/L,血小板≥100 000/μl,血清肌酐≤1.5mg/dl,总胆红素 <1.5mg/dl,及谷草转氨酶≤正常值上限的 2 倍以上),要求绝经前或围绝经期妇女随机分组前 14 天内妊娠试验阴性;⑤签署知情同意书。

排除标准:相关文献中未提及。

25.1.3 研究设计方法

本研究采用：随机、双盲、安慰剂平行对照适应性设计。

25.1.4 随机分组及治疗方法

采用分层区组随机化算法，分层因素包括一线化疗药物（阿霉素无紫杉类；紫杉类无阿霉素；阿霉素和紫杉类），病灶（0；1~2；≥3），骨转移（有；无），合并双磷酸盐治疗（有；无）及合并激素治疗（有；无）。

试验组：马立马司他，10mg，每日2次。

对照组：安慰剂，每日2次。

完成一线化疗的受试者在登记入组前4周内完成肿瘤测量，登记入组后每隔3个月对肿瘤进行一次评估。疾病进展或有严重毒性事件发生，则停止用药。

25.1.5 评价指标

主要疗效指标：无进展生存期（PFS）

次要疗效指标：总生存期（OS）

安全性评价指标：肌肉骨骼毒性（MST，musculoskeletal toxicity）或者其他由研究药物造成的毒性事件。

25.1.6 样本量估计

采用单侧检验水准为2.5%的分层log-rank检验，入组时间为24个月，随访7个月，样本量为324时，有83%的检验效能估计中位PFS提高50%（从5.0个月延长至7.5个月）。

25.1.7 期中分析

研究中进行了两次期中分析，多重性校正方法均采用为O'Brien-Fleming法，由独立的第三方统计中心完成。独立数据监察委员会进行分析，根据期中分析结果提出是否早期终止临床试验。

25.1.8 分析方法

有效性分析采用FAS集。

（1）Fisher's确切概率法：定性资料，包括种族、体力状态等，统计分析均采用双侧假设，检验水准为0.05，对缺失值不进行任何处理。

（2）Wilcoxon秩和检验：定量资料，如年龄等，统计分析均采用双侧假设，检验水准为0.05，对缺失值不进行任何处理。

（3）log-rank检验+Kaplan-Meier曲线：无进展生存期（PFS）、总生存期（OS），统计分析均采用单侧假设，检验水准为0.025。

（4）分层log-rank检验：马立马司他浓度分析，以是否合并激素疗法为分层因素，比较不同组别无进展生存期（PFS）的生存过程是否存在差别。

（5）分层Cox回归：马立马司他浓度分析，以是否合并激素疗法为分层因素，研究无进展生存期(PFS)的影响因素,包括组别及各种预后因素(内脏转移,响应第一线治疗,转移部位数量,ECOG 评分,双膦酸盐治疗,雌激素和/或孕激素受体表达)。

25.2　主要结果与结论

本研究由美国东岸癌症临床研究合作组织(ECOG)乳腺癌委员会发起,于 1997 年 9 月启动,并经历两次方案修正。1998 年 8 月,进行第一次方案修改,将随机入组分配比例由原来的 1:1 改为 2:1(马立马司他 *vs* 安慰剂)。随机入组方案更改前已有 34 人入组。分层 log-rank 检验表明,随机入组分配比例调整前后 PFS 无差异。1999 年 8 月,进行第二次方案修改,对化疗完成后激素敏感的受试者允许医生选择维持或开始使用激素治疗。

在试验进行到 2001 年 6 月,共纳入 189 例受试者,其中试验组 120 例,对照组 69 例。期中分析表明,试验入组率太低,原来预计 2 年完成的试验,到将近 4 年时入组不到 60%,且安慰剂组中位 PFS 为 3.1 个月低于期望的 5 个月。根据当时的资料,虽然仍有 85% 的把握度发现试验组中位 PFS 提高 2.5 个月,但独立数据监察委员会仍建议终止入组。这一建议得到申办者的采纳。在继续随访 1 年后,于 2002 年 11 月对研究结果进行分析和总结。

189 例受试者中,排除其中 10 例不符合入选标准受试者(试验组 6 个和安慰剂组 4 个)。因此,179 例进入最终分析,试验组 114 例,对照组 65 例,包括从来没有用过研究药物的 4 名受试者。

25.2.1　基线特征

两组受试者的基线特征如表 25-1 所示,均衡可比。

表 25-1　两组受试者特征

	马立马司他		安慰剂	
	人数	百分比(%)	人数	百分比(%)
纳入受试者	120		69	
符合条件受试者	114		65	
年龄(年)				
中位数	56		58	
四分位数间距	33-84		28-77	
ECOG 评分				
0	74	65	27	42
1	40	35	38	58
肿瘤转移				
同侧乳房	13	11	5	8
局部	5	4	5	8
肺部	30	26	15	23
肝脏	30	26	15	23
骨,骨溶解	36	31	20	31

续表

	马立马司他		安慰剂	
	人数	百分比（%）	人数	百分比（%）
骨,再结晶的病变	24	21	14	22
雌激素受体阳性	59	52	34	53
先前使用激素治疗	52	46	29	45
一线化疗后				
完全缓解或部分缓解	59	52	29	45
稳定或提高	48	42	31	48
不明确	7	6	5	7
分层因素				
一线化疗药物				
阿霉素无紫杉类	37	32	23	35
紫杉类无阿霉素	49	43	26	40
阿霉素 + 紫杉类	28	25	16	25
病灶				
0	8	7	6	9
1~2	89	78	51	78
≥3	17	15	8	12
限于骨性疾病	19	17	11	17
同步疗法				
双膦酸盐类	39	35	20	31
激素治疗	26	23	11	17

25.2.2 有效性分析

对于主要疗效指标 PFS,马立马司他组,96(84%)例受试者疾病进展,6(5%)例死亡,安慰剂组,57(88%)例受试者疾病进展,2(3%)例死亡;两组受试者 PFS 指标的 Kaplan-Meier 生存曲线如图 25-1 所示,马立马司他组的中位 PFS 为 4.7 个月,安慰剂组为 3.1 个月($HR=1.26$, $95\%CI$:0.91~1.74,$P=0.16$),差别无统计学意义;校正预后因素(状态评分及内脏转移)后,两组疾病进展风险差异也无统计学意义。

对次要疗效指标 OS,马立马司他组,82(72%)例受试者死亡,安慰剂组,52(80%)例受试者死亡;两组受试者 OS 指标的 Kaplan-Meier 生存曲线的如图 25-2 所示,马立马司他组的中位 OS 为 24.7 个月,安慰剂组为 26.6 个月($HR=1.03$,$95\%CI$:0.73~1.46,$P=0.86$),差别无统计学意义。

25.2.3 安全性分析

两组受试者非骨骼肌肉毒性分布差异无统计学意义($P=0.62$);骨骼肌肉毒性(MST)分布差异有统计学意义($P<0.0001$);2 级或 3 级 MST 受试者中位生存时间 22.5 个月短于 0 级或 1 级受试者的中位生存时间 28.2 个月($P=0.04$)。主要结果见表 25-2。

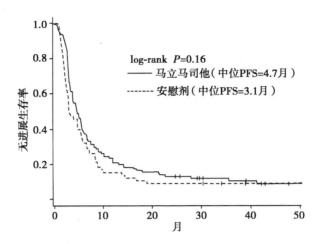

图 25-1   两组 PFS 的 Kaplan-Meier 曲线

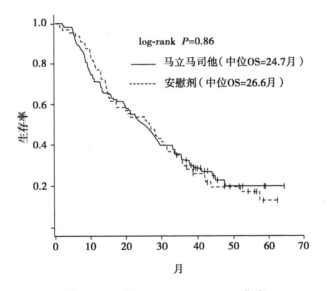

图 25-2   两组 OS 的 Kaplan-Meier 曲线

表 25-2   骨骼肌肉毒性

毒性	马立马司他(%)	安慰剂(%)
1级,周身不适,活动未受到限制	26	60
2级,疼痛引起活动受限	47	22
3级,疼痛、关节和肌腱发炎	16	0
4级,疼痛、挛缩	0	0
1级+2级+3级+4级	89	82
骨骼肌肉毒性导致治疗中断	50	15
骨骼肌肉毒性永久停止治疗	8	0

25.2.4　不同马立马司他血药浓度分析

分层的 log-rank 检验结果显示,无合并激素治疗层,3 个月血药浓度水平≥10ng/ml 中位生存时间为 22.7 个月,<10ng/ml 中位生存时间为 30.3 个月,生存过程差异有统计学意义(P=0.03),认为 3 个月血药浓度水平 <10ng/ml 的中位生存时间较长;3 个月血药浓度水平≥20ng/ml 中位生存时间与 <20ng/ml 中位生存时间、≥30ng/ml 中位生存时间与 <30ng/ml 中位生存时间相比差异均有统计学意义。但是,合并激素治疗层,校正其他因素后分层的 Cox 回归结果显示不同的血药浓度条件下的 PFS 及 OS 差异均无统计学意义。

25.2.5　结论

马立马司他与安慰剂组相比不能延长无进展生存期(PFS),并且 2 级或 3 级骨骼肌肉毒性(MST)的发生率较高,2 级或 3 级骨骼肌肉毒性(MST)影响受试者生存时间。

25.3　统计学解读

根据本案例试验设计、统计分析方案及结论,对本章涉及的适应性设计的概念及原理、改变分组概率、适应性分组方法、样本量再估计、两阶段适应性设计、分层 Cox 模型、分层 log-rank 检验内容及方法进行详细介绍。

Q25.1　什么是适应性设计?

适应性设计(adaptive design),又称可变设计(flexible design),是指在试验开始之后,在维持试验的完整性(integrity)与有效性(validity)的前提下,依据前期试验所得的部分结果或外部信息,按照事先拟定的计划调整后续试验方案,从而及时发现与更正试验设计之初一些不合理的假设,从而确保受试者安全、维持统计学效能、减少研究成本、缩短研究周期的一大类研究设计方法的总称。

适应性设计最早的思想产生于 20 世纪 30 年代。早期先驱 Thompson(1933)、Robbins(1952)、Anseombe(1963)、Colton(1963)、Zelen(1969),主要研究动态随机化分配方案,属于适应性设计的一个方面。其中反应变量 - 适应性随机化方法是 1952 年由 Robbins 提出,1969 年经 Zelen 修订,称为 PW 原则(play-the-winner rule)。除此之外,Armitage(1954,1958,1975)和 Bross(1952,1958)提出并逐步完善了序贯试验(sequential trial)。Shih 和 Gould 于 1990 年提出盲态下样本量再估计方法;同年,Wittes 等提出基于非盲期中分析的样本量再估计方法。Bauer(1989)、Bauer 和 Kohne(1994)及 Fisher(1998)等提出关于多阶段设计的统计量合并方法。Proschan(1995)、Li(2002),Friede(2006)等提出并推广适应性 Ⅱ / Ⅲ期无缝设计。Inoue(2002)、Schimidli(2007),Kimani(2009)等将 Bayes 理论应用于适应性 Ⅱ / Ⅲ期无缝设计之中。

而适应性设计在临床试验中应用的完整概念,是 2005 年由美国药品研发与制造商协会(PHRMA)适应性设计工作组首次提出,并加以推广的。在 2006 年的适应性设计专题研讨会(Adaptive Design Workshop)上对适应性设计达成了共识,并进行了比较完整的定义:适应性设计是利用试验中陆续得到的数据(也可包括外部信息),在不破坏试验的真实性和完整性的前提下,不断地对后续试验做出调整的临床研究设计。与会专家一致认为,调整不是对设计不充分的试验进行的修补,而是旨在更加完善试验,调整具有试验设计的特征。换句话说,做出何种调整是由试验设计所决定的,而不是基于其他方面。

欧洲人用医疗产品委员会(CHMP)在 2007 年发布了"关于验证性临床试验执行适应性设计的方法学问题反思"。2007 年 Chow SC 和 Chang M 合作出版了《Adaptive design methods in Clinical Trials》专著,有力推动了适应性设计的应用。 2010 年美国 FDA 发布了关于临床试验药物和生物制剂的适应性设计指导原则。该文件为申办者、FDA 药物评价和研究中心(CDER)、生物制品评价和研究中心(CBER)的评审人员提供药物研发中适应性设计的应用和审评指南。本指南建议的议题包括:适应性临床试验设计中临床、统计、监管应考虑的问题;当采用和开展适应性设计时,何时事先与 FDA 进行交流和沟通;FDA 对适应性设计进行审查应包括哪些内容等。并针对不易充分理解的适应性设计特点提出了应用时的注意事项,包括Ⅰ类错误、效应估计的偏差、Ⅱ类错误的膨胀、模拟试验、统计分析计划等。

临床试验中常用的适应性设计方法包括:

(1) 成组序贯试验(group sequential design)。

(2) 样本量再估计。

(3) Ⅱ/Ⅲ无缝设计(seamless phase Ⅱ/Ⅲ design),即把Ⅱb 试验和Ⅲ期试验融合为一个试验。

(4) 淘汰劣效组(a drop-the-loser),即早期淘汰试验中效果差的处理组。

(5) 适应随机化(an adaptive randomization),即对临床试验的随机分组概率进行调整。

(6) 剂量调整(an adaptive dose-escalation),常用于确定最大耐受剂量。

(7) 生物标志适应性设计(a biomarker-adaptive design),根据生物标志物例如基因标志物的反应结果而做出的调整。

(8) 转组设计(an adaptive treatment-switching design),即允许将受试者从一个疗效不好或安全性差的组别转到疗效高、安全性好的处理组别。

(9) 适应性检验假设设计(an adaptive- hypothesis design),即基于期中分析的结果调整检验假设。

此外,临床试验中还涉及:纳入和排除标准的修订,药物用法用量的调整,检验假设的修正,检验参数的修正,等效性/非劣效性界值的调整、改变主要终点指标或时间,增加或减少期中分析的次数等。

当然,适应性设计方法不仅局限于以上列举的几种。实际情况常是多种适应性设计同时使用,但一个临床试验中调整的内容不宜太多,因为此时相应的统计推断亦变得异常复杂和困难。

必须强调的是,适应性设计中所作的调整,必须是事先在试验方案中明确的且有周密计划的。那些根据试验结果随意调整试验方案的做法是绝对禁止的。

Q25.2　什么时候需要改变分组概率?

在传统的临床随机对照试验(RCT)中,受试者均按某种不变的概率被分配到各处理组。例如在安慰剂对照试验中,按 1:1 的比例将受试者随机分配到试验组和对照组中。即分组概率在试验期初就被确定下来,即使在试验过程中发现试验组的有效性(或安全性)明显不如对照组,或对照组不如试验组,也只能按照原计划将试验进行下去(终止试验的情况除外)。这种设计有较高的统计效率,便于操作,已经被临床研究工作者普遍接受。但有可能导致较多的受试者治疗无效或出现不良反应。

例如,在探讨 AZT 预防 HIV 病毒母-婴传播的研究中(Connor 等,1994),采用了传统的随机对照试验(RCT)设计方法,按照 1∶1 的随机分配方法,239 名 HIV 阳性的孕妇被分配到试验组,接受 AZT 治疗;238 名 HIV 阳性的孕妇被分配到对照组,接受安慰剂治疗。结果,试验组 239 名新生儿中 HIV 阳性者 20 名,阳性率为 8.4%,而安慰剂对照组 238 名新生儿中有 60 名 HIV 阳性,阳性率为 25.2%。在这个临床试验中,共有 80 名新生儿感染 HIV 病毒。但是,如果假设最初的设计不是按 1∶1 设计,而是按照 3∶1 设计,在总样本含量相同的情况下,试验组为 358 例,安慰剂对照组为 119 例,则按照目前各组感染率计算,试验组 358 名新生儿有 30 名 HIV 阳性,对照组 119 名新生儿有 30 名 HIV 阳性。总阳性人数为 60 例,比原设计少了 20 例阳性!此时,前者的检验效能(power of test)为 99.82%,而后者的检验效能仍达到 98.66%。即在检验效能降低很少的情况下,能够较大幅度地降低临床试验中无效的人数。

最优分组就是在不破坏随机性的前提下通过不断调整分组概率从而将受试者以较大的概率随机分配给治疗效果好的处理组。

在一项安慰剂对照试验中,如果事先难以确定新药的疗效,设计之初往往采用试验组∶对照组 =1∶1 的分配比例。在期中分析时,发现新药有一定疗效,则改为 2∶1 或者 3∶1 的分配概率。分配概率改变后,需要重新估计总样本量。因为,按照原来计算的总样本量,可能导致检验效能降低。为了避免样本量的再估计,可以在试验设计之初就考虑到这一点,适当放大样本量。

Q25.3 临床试验中有哪些适应性分组方法?

(1)人为调整分组比例

例如从 1∶1,调整为 2∶1 等。

本案例 1998 年 8 月,进行第一次方案修改,将随机入组分配比例由原来的 1∶1 改为 2∶1(马立马司他 vs 安慰剂),属于这种情况。

(2)胜者优先原则

胜者优先原则适用于两个处理组,结局变量为两分类(成功或失败)的情况。概率模型如下:假设在一个罐子中有黑、红两种颜色的球,分别代表试验组和对照组,每种球的个数都为 u 个。每当有病人进入试验时,就从罐子中抽取一个球,然后根据球的颜色决定病人的分组,球抽到后不放回。即如果抽到黑球,就把病人分到试验组;如果抽到红球,就把病人分到对照组。接下来观察病人的反应结果,如果病人被分到试验组,并且试验结果是成功的,那么就向罐子中加入 a 个黑球;如果试验结果是失败的,那么就向罐子中加入 a 个红球。同样,当病人被分到对照组,并且试验结果是成功的,则向罐子中加入 a 个红球;如果试验结果是失败的,则向罐子中加入 a 个黑球。这样,每观察到病人的反应结果,罐子中黑、红两色球的构成就会发生相应的改变,后面入组的病人抽到黑球或红球的概率也就发生了改变。假设试验组成功率比较高,那么向罐子中加黑球的机会就大,罐子中黑球的个数增加得也就快,这就导致后续的病人抽到黑球的概率增大,病人被分到成功率比较高的试验组的机会也就增大。由此,胜者优先原则的优势就凸显出来了。与传统的受试者按照某种不变的概率被分配到各处理组相比,随着试验的进行,胜者优先原则可以使更多的病人被分配到治疗效果较好的组,从而更好地兼顾了伦理问题。

在临床试验中,往往等待病人反应结果出现的时间较长,如果此时又陆续有病人进入试验,那么就要不停地从罐子中抽球决定病人的分组,而前面病人的反应结果还没出来,在这种情况下,很容易导致罐子中球被抽光。此时,后面病人的分组就只能采用抛硬币的方法进行。如果一个临床试验中有为数不少的病人都是用抛硬币方法进行分组的,那么最终两个组的病例数大致相同,此时,胜者优先原则的优势就无法体现了。

(3) 随机胜者优先原则

随机胜者优先原则最初由 Wei 和 Durham 提出时,概率模型如下:假设在一个罐子中有黑、红两种颜色的球,分别代表试验组和对照组,每种球的个数都为 u_0 个。每当有病人进入试验时,就从罐子中有放回地抽取一个球,然后根据球的颜色决定病人的分组。如果抽到黑球,就把病人分到试验组,否则分到对照组。接下来观察病人的反应结果,如果病人被分到试验组,并且试验结果是成功的,那么就向罐子中加入 b 个黑球和 a 个红球;如果试验结果是失败的,那么就向罐子中加入 a 个黑球 b 个红球。同样,当病人被分到对照组,并且试验结果是成功的,则向罐子中加入 b 个红球 a 个黑球;如果试验结果是失败的,则向罐子中加入 a 个红球 b 个黑球,其中 $b \geqslant a \geqslant 0$。在这种原则下,每观察到病人的试验结果,都会固定地向罐子中加入 $a+b$ 个球,记为 RPW(u_0,a,b)。很明显,当出现反应延迟时,这种分配方法仍适用。

当 a、b 取值不同时,得到不同的模型,具体实施起来也就不同。当 $a=0$ 时,PW 和 RPW 的区别就是前者抽球是不放回的而后者是放回的;当 $a=b$ 时,实际上就是等概率分组。

目前最常见的是一种改良模型如下:罐子中起始两种球的个数都为 u_0 个。如果抽到黑球,试验结果是成功的,就向罐子中添加 b 个黑球;如果试验结果是失败的,就向罐子中添加 a 红球,记为 MRPW(u_0,a,b)。对于这种原则,文献中应用最多的就是 $a=b=1$ 的情况,即 MRPW$(u_0,1,1)$。

Q25.4　如何进行样本量再估计?

适应性设计中,任何(检验参数、剂量、人群、终点指标等)改变都可影响把握度的估计,此时需对样本量进行再估计,如期中分析时估计处理效应低于试验前参数设置,此时为保证检验效能不变需适应性提高样本量,然而临床试验研究晚期一般不建议对样本量进行适应性校正。期中分析是否在盲态下,则相应的样本量再估计方法就不一样。

非盲态下期中分析样本量校正导致 I 类错误膨胀,在最终的统计分析阶段要求采用相应统计分析方法控制 I 类错误膨胀。方法包括两类:一种类似成组序贯设计,减少每个阶段的假设检验的 α;另一种保持检验水准不变前提下将每个阶段的统计量采用相应的统计方法进行合并,包括加法合并、线性合并、Fisher's 合并、加权合并等。

盲态下期中分析样本量再估计对 I 类错误的影响微乎其微,可以忽略不计,故无需对检验水准进行校正。根据资料的性质将盲态下样本量校正分为三种情况:①如果实际事件发生率低于研究假设则把握度下降,需提高样本量维持把握度,或是延长研究时间期望观测更多终点事件发生;②对于定量资料,根据盲态期中分析结果,如果实际的方差高于研究假设时方差,需提高样本量维持把握度;③而对于生存分析而言,关于此问题的另一种处理方法是在试验设计之初不对样本量进行估计,受试者随访一定时间达到目标终点事件发生数后再进行统计分析。

无论盲态还是非盲态期中分析,根据研究早期阶段数据估计的处理效应结果不稳定,此时进行适应性调整样本量时需谨慎,类同成组序贯设计,早期给定的 α 都相当保守。一般来讲期中分析只考虑是否需要增加样本量以维持把握度,而不考虑降低样本量。

样本量再估计一般依据两个指标,即条件把握度或预测把握度。其中基于条件把握度样本量再估计应用较为广泛,对此方法进行简单介绍。

根据条件把握度公式,推导校正后的样本量公式为,

$$n_2 = \frac{2\sigma^2}{\delta^2}[B(\alpha_2, p_1) - \Phi^{-1}(1 - cp)]^2 \tag{25.1}$$

其中 cp 表示条件把握度,为试验前给定参数,$B(\alpha_2, p_1)$ 函数表示见表25-3,如采用 Fisher's 合并,$p_1 p_2 < \alpha_2$,$Z_2 \geqslant \Phi^{-1}\left(1 - \frac{\alpha_2}{P_1}\right)$ 为原假设拒绝域,则

$$B(\alpha_2, p_1) = \Phi^{-1}\left(1 - \frac{\alpha_2}{P_1}\right) \tag{25.2}$$

例如:一项关于急性冠状动脉综合征(ACS)临床试验,主要评价指标为复合终点事件,30天内死亡或心肌梗死任一事件发生均认为终点事件发生。根据以往研究表明对照组、试验组事件发生率分别为11%,13%,按照单侧检验水准2.5%,把握度90%,按照传统临床试验设计要求每组所需样本量为5546例。除此之外,还可采用两阶段适应性设计,假设一阶段样本量每组2000例,根据期中分析结果对样本量进行校正,根据无效、有效终止界值决策试验是否无效终止、有效终止或继续进行。有效终止界值 $\alpha_1 = 0$(不考虑有效终止)、无效终止界值 $\beta_1 = 0.2$,多阶段 P 统计量采用加法合并(MSP法)原则 $\alpha_2 = 0.2250$。

期中分析对照组、试验组事件发生率分别为0.114、0.129,估计 $Z = \dfrac{\delta}{\sigma / \sqrt{n_1/2}} = 1.452$,$p = 0.0732 < \beta_1$,不满足无效终止条件,继续进入下一阶段。根据现有样本信息重新估计 $\hat{\delta} = 0.129 - 0.114 = 0.015$,$\hat{\sigma} = \sqrt{(0.129 \times (1 - 0.129) + 0.114 \times (1 - 0.114))/2} = 0.3266$,按照90%的条件把握度估计二阶段所需样本量为,

$$\begin{aligned}
n_2 &= \left[\frac{\sqrt{2}\sigma}{\delta}(\Phi^{-1}(1 - (\alpha_2 - p_1) - \Phi^{-1}(1 - cp))\right]^2 \\
&= \left[\frac{0.3266 * \sqrt{2}}{0.015}(\Phi^{-1}(1 - (0.225 - 0.0732) - \Phi^{-1}(1 - 0.9))\right]^2 \\
&= 5060
\end{aligned} \tag{25.3}$$

表 25-3　不同 P 值合并方法对应 $B(\alpha_2, p_1)$ 函数表达式

P 值合并方法	$B(\alpha_2, p_1)$
MIP(method based on individual P-values)	$\Phi^{-1}(1 - \alpha_2)$
MSP(method based on the sum of P-values)	$\Phi^{-1}(1 - \max(0, \alpha_2 - P_1))$
MLP(method with linear combination of P-values)	$\Phi^{-1}\left(1 - \max\left(0, \frac{\alpha_2}{w_2} - \frac{w_1 p_1}{w_2}\right)\right)$
MPP(method with product of P-values)	$\Phi^{-1}\left(1 - \frac{\alpha_2}{P_1}\right)$
MINP(method with inverse-normal P-values)	$\dfrac{\sqrt{w_1^2 + w_2^2}\,\Phi^{-1}(1 - \alpha_2) - w_1 \Phi^{-1}(1 - p_1)}{w_2}$

Q25.5　什么是两阶段适应性设计?

图 25-3 为两阶段适应性设计的示意图。H_0 为原假设,H_{01} 为第一阶段原假设,H_{02} 为第

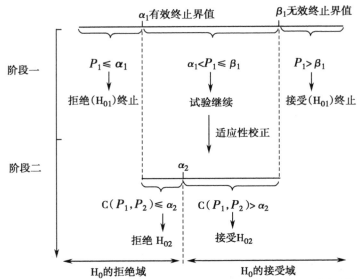

图 25-3　两阶段适应性设计示意

二阶段的原假设;P_1、P_2 分别根据第一、二阶段估计的 P 统计量;α_1、β_1 分别为试验设计之初确定的早期拒绝和接受的概率,α_2 为第二阶段的检验水准。

　　第一阶段期中分析,若 $P_1 \leq \alpha_1$ 则拒绝 H_{01},结束试验;若 $P_1 > \beta_1$ 则接受 H_{01},同样结束试验。$\alpha_1 < P_1 \leq \beta_1$ 则试验继续进入第二个阶段;在进入第二阶段之前研究者可以根据第一阶段所得的资料信息对试验设计的某些方面(如随机化分配方案、样本量大小等)作相应调整。第二阶段假设检验,$C(P_1, P_2)$ 为两阶段 P 值合并后所得的统计量,如果 $C(P_1, P_2)$ 小于等于拒绝限 α_2,则拒绝 H_{02},否则接受 H_{02}。因此,H_0 的拒绝域为 $\{P_1 \leq \alpha_1\} \cup [\{\alpha_1 < P_1 \leq \beta_1\} \cap \{C(P_1, P_2) \leq \alpha_2\}]$,$H_0$ 的接受域为 $\{P_1 > \beta_1\} \cup [\{\alpha_1 < P_1 \leq \beta_1\} \cap \{C(P_1, P_2) > \alpha_2\}]$。

　　例如:采用 Fisher's 合并原则,即 $C(P_1, P_2) = P_1 \times P_2$,$\alpha_1 + \alpha_2(\ln(\beta_1) - \ln(\alpha_1)) = \alpha$,$\alpha_2 = \exp\left(-\frac{1}{2}\chi^2_{4,(1-\alpha)}\right)$,当 $\alpha = 0.05$,$\alpha_1 = 0.03$,估计 $\alpha_2 = 0.0087$,$\beta_1 = 0.3$。假设根据两阶段数据估计的 $P_1 = 0.05$,$P_2 = 0.15$,P_1 不满足早期有效及无效终止条件试验继续进入下一阶段,$C(P_1, P_2) = P_1 \times P_2 = 0.0075$,小于 0.0087,故拒绝原假设 H_0。

Q25.6　什么是分层 Cox 模型?

　　Cox 比例风险模型是一种半参数模型,不对基线风险作任何限制。应用 Cox 比例风险模型的前提假设是保持风险比不变。检验变量是否满足"等比例风险"假设的方法可以通过 K-M 曲线判定,K-M 曲线不相交则满足"等比例风险"假设,相交不满足"等比例风险"假设。

　　如果不满足这一假设,就不能直接使用 Cox 比例风险模型。此时可选择分层 Cox 模型(stratified Cox model),可以对不满足等比例风险假设的变量进行分层,而那些满足等比例风险假设的变量则可以纳入到模型中。

　　不同条件对应分层 Cox 回归不同,包括以下两种情况:

1）若因变量与分层因素间无交互作用,则每一层只是基线风险函数不同,而回归系数都相同,这样使得每一层的风险比相同。

2）若因变量与分层因素间有交互作用,则每一层除基线风险函数不同,回归系数也不相同,这样使得每一层的风险比不同。具体估计每层回归系数的方法与 Cox 比例风险模型方法类似。

应用分层 Cox 模型应注意每一层的样本量较少时估计基线风险函数的方差增加,即层数不宜过多。

本案例采用的分层 Cox 回归是上述第二种情况,每一层除基线风险函数不同,系数也不同,故每层分别建立 Cox 模型,方法同一般 Cox 回归一致。

SAS 程序如下:

（1）考虑交互作用 Cox 回归:

```
PROC PHREG DATA= MyData;
    MODEL OS*Censored(0)=Drug Age Drug*Age;
RUN;
```

（2）考虑分层 Cox 回归:

```
PROC PHREG DATA=MyData;
    MODEL OS*Censored(0)=Age;
    STRATA Drug;
RUN;
```

（3）考虑分层 Cox 模型,每层回归系数不同:

```
PROC SORT DATA=MyData;
    BY Drug;
RUN;
PROC PHREG DATA=MyData;
    MODEL OS*Censored(0)=Age;
    BY Drug;
RUN;
```

Q25.7　什么是分层 log-rank 检验?

log-rank 检验为生存分析生存过程的假设检验,是一种非参数统计分析方法。分层 log-rank 检验（Stratified log-rank test）要求分别检验每层原假设（两组受试者生存过程一致）。

计算步骤:

1）根据某个需要控制的变量进行分层;

2）分别计算每层 log-rank 统计量,计算方法同一般 log-rank 检验统计量的计算方法一致。

无论是 log-rank 检验统计量还是分层 log-rank 检验统计量均服从自由度为组数 -1 的卡方分布。

以本案例马立马司他浓度分层 log-rank 分析为例,对该法进行详细说明。

H_{0i}:第 i 层生存过程相同

H_{1i}:第 i 层生存过程不同

$\alpha=0.05$

表 25-4　各层 log-rank 检验

分层因素	血药浓度水平（ng/ml）	P
无合并激素治疗	$\geqslant 10\ vs <10$	0.03
	$\geqslant 20\ vs <20$	<0.05
	$\geqslant 30\ vs <30$	<0.05
合并激素治疗	$\geqslant 10\ vs <10$	>0.05
	$\geqslant 20\ vs <20$	>0.05
	$\geqslant 30\ vs <30$	>0.05

　　无合并激素治疗层，3 个月血药浓度水平≥10ng/ml 与 <10ng/ml 相比，生存过程差异有统计学意义（P=0.03）；≥20ng/ml 与 <20ng/ml、≥30ng/ml 与 <30ng/ml 生存过程差异均有统计学意义；合并激素治疗层，校正其他因素后分层的 Cox 回归结果显示不同的血药浓度条件下的 PFS 及 OS 差异均无统计学意义。见表 25-4。

　　SAS 程序如下：

（1）考虑分层 log-rank 检验

```
PROC LIFETEST DATA=MyData;
    TIME OS*Censored(0);
    TEST Treatment_Level;/* 按照血药浓度水平分组 */
    STRATA Hormone;
RUN;
```

（2）每层 log-rank 检验

```
PROC SORT DATA=MyData;
    BY Hormone;
RUN;
PROC LIFETEST DATA=MyData;
    TIME OS*Censored(0);
    TEST Treatment_Level;
    BY Hormone;
RUN;
```

25.4　统计学评价

　　临床试验方案（protocol）是指导所有参与临床试验研究者如何启动和实施临床试验的研究计划书，也是试验结束后进行资料统计分析的重要依据。临床试验方案是申报新药的正式文件之一，同时也是决定一项新药临床试验能否取得成功的前提，因此临床试验必须严格遵循临床试验方案，不得任意更改。但是，在临床试验之前，并没有关于试验药物和对照药物的确切信息，所以有可能造成对某些参数的错误估计，从而导致试验方案与临床试验本身不协调。随着临床试验的进行，研究者将逐步掌握部分信息，能否利用这部分信息对试验方案进行修正和完善，从而使临床试验朝更好的方向发展呢？这是摆在临床试验科学家和生物统计学工作者面前的一个重要课题。

　　该研究于 1997 年 9 月启动,并经历两次方案修正:1998 年 8 月,调整随机分配比例;1999 年 8 月,调整激素治疗方案。因此,其属于适应性设计。但是,文中没有交待两次方案的修订是事先计划好的,还是事后的。另外,调整样本量分配比例后,样本量需要重新估计,不同的分配比例可能影响试验效率。不考虑分层,假设其服从指数分布估计样本量为 212 例,而原文按照同样参数给出的样本量为 324 例,怀疑研究者在估计样本量时考虑了其他参数,而在原文及相关临床试验报道中并未体现。

　　在本研究开始时,尚无关于 MMPIs 的Ⅲ期临床试验报告。但是,后来陆续有一些阴性结果的报道。例如 2001 年,马立马司他治疗胰腺癌的研究显示,健择联合马立马司他与健择联合安慰剂相比,在中位生存时间、1 年生存率、客观有效率方面均无显著差异,再如 2002 年马立马司他治疗化疗后小细胞肺癌的多中心研究(n=532)结果显示,马立马司他未能延长受试者生存期,反而由于骨骼肌肉不良反应导致生活质量下降。这些也是促使本次试验研究提前终止的原因。

(刘丽亚　陈　峰)

参 考 文 献

1. Sparano JA,Bernardo P,Stephenson P,et al. Randomized Phase Ⅲ trial of marimastat versus Placebo in Patients with metastatic breast cancer who have responding or stable disease after first-line chemotherapy: Eastern Cooperative Oncology Grouptrial E2196. Journal of clinical oncology:Clinical Oncology,2004,22(23):4683-4690.

2. Gallo P,Chuang Stein C,Dragalin V,et al. AdaPtive designs in clinical drug development—An executive summary of the PHRMA Working Group (with discussions). Journal of Biopharmaceutical Statistics,2006,16:275-283.

3. Mark Chang. Adaptive design theory and implementation using SAS and R. Chapman & Hall,2008.

4. Chow SC,Chow M . Adaptive design methods in clinical trials. Chapman & Hall,2008.

5. FDA.Guidance for Industry: Adaptive Design Clinical Trials for Drugs and Biologics. 2010.

6. Hosmer DW,Lemeshow S. Applied Survival Analysis Regression Modeling of Time to Event Data. 2nd edition. New York: Wiley,2008.

7. Cox DR. Partial likelihood. Biometrika,1975,62:269-276.

8. 颜虹,夏结来,于莉莉. 临床试验中适应性设计研究进展. 中华预防医学杂志,2008,42S:16-25.

9. 金丕焕,陈峰. 医用统计方法. 2nd edition. 上海:复旦大学出版社,2009.

10. Pocock SJ.Group sequential methods in the design and analysis of clinical trials. Biometrika,1977,64(2):191-199.

11. O'Brien PC,Fleming TR. A multiple testing Procedure for clinical trials. Biometrics,1979,35(3):549-556.

12. Lan KKG,DeMets DL. Discrete sequential boundaries for clinical trials. Biometrika ,1983,70(3): 659-663.

13. 陈峰. 医用多元统计分析方法. 2nd edition. 北京:中国统计出版社,2006.

14. Food and Drug Administration. Draft FDA Guidance Document: Guidance for Industry Adaptive Design Clinical Trials for Drugs and Biologics. February,2010.

15. http://www.fda.gov/Drugs/GuidanceComplianceRegulatoryInformation/Guidances/default.htm.

16. Gou ld AL,Shih W J. Sample si e re-estimation without unblinding f r normally distributed outcomes with unknown variance. Commun. S tatist The ry Meth,1992,21(10):2833-2853.

17. ProschanM A,Hun sberger SA. Designed extention of studies based on conditional power. Biometrics,1995,51:

1315-1324.

18. Bramhall SR,Rosemurgy A,Brown PD,et al. Marimastat as first-line therapy for patients with unresectable pancreatic cancer: a randomized trial,2001,19(15):3447-3455.

19. Shepherd FA,Giaccone G,Seymour L,et al. Prospective,randomized,double-blind,placebo-controlled trial of marimastat after response to first-line chemotherapy in patients with small-cell lung cancer: a trial of the National Cancer Institute of Canada-Clinical Trials Group and the European Organization for Research and Treatment of Cancer. ,2002,20(22):4434-4439.

Case 26

氟维司群与阿那曲唑治疗晚期乳腺癌
——剂量筛选的适应性试验

治疗绝经后乳腺癌激素敏感肿瘤的两个主要方法分别是雌激素预防和降低雌激素水平。他莫昔芬是一种选择性雌激素受体调节剂,也是最广泛使用的降低雌激素水平药物之一。第26届圣安东尼奥乳腺癌大会上,意大利国家癌症研究所、热那亚大学的Boccardo报告,以阿那曲唑(anastrozole)替代他莫昔芬(tamoxifen)治疗激素依赖性乳腺癌患者,可显著降低死亡和肿瘤复发的危险。常见的选择性芳香化酶抑制剂阿那曲唑,是他莫昔芬治疗后晚期转移性乳腺癌患者的标准治疗方案。

氟维司群(fulvestrant)是一种新型雌激素受体拮抗剂,治疗对象为已接受抗雌激素药物(如他莫昔芬)但病情仍趋恶化的绝经后妇女。氟维司群以乳腺癌细胞的雌激素受体为靶点,下调其作用。

本研究是一项关于比较氟维司群与阿那曲唑治疗内分泌治疗失败的绝经后晚期转移性乳腺癌患者的有效性和耐受性Ⅲ期临床试验研究。

26.1 试验方案简介

26.1.1 试验目的

评价氟维司群与阿那曲唑治疗内分泌治疗失败的绝经后晚期转移性乳腺癌患者的有效性和耐受性研究。

26.1.2 目标人群

内分泌治疗或一线内分泌治疗过程中疾病进展的绝经后局部晚期或转移性乳腺癌,并有证据表明为激素敏感肿瘤、预期寿命≥3个月的患者。

纳入标准:WHO体力状态评分≤2;乳腺癌伴随复发或者不适合根治性治疗的疾病进展,存在至少一个可测量或不可测病变;年龄≥60岁绝经后妇女或者年龄≥45岁已经闭经至少一年、促卵泡激素水平处于绝经后的范围内或已经行双侧卵巢切除术,满足三项之一者。

排除标准:存在危及生命的转移性内脏疾病、任何程度的脑或脑膜介入疾病以及症状性肺淋巴管播散;既往治疗使用氟维司群或芳香化酶抑制剂;既往使用≥2种内分泌药物;过去的4周广泛使用放射治疗或细胞毒药物治疗;随机化后4周内采用雌激素替代疗法;随机化后 3 个月内服用促黄体激素释放激素类似物药物;并发任何危及安全或有碍于研究结果解释的疾病或实验室检查异常。

26.1.3　研究设计方法

本研究为开放、平行组、多中心Ⅲ期临床试验研究,期中分析淘汰疗效较低的剂量组。

试验 1(trial 0020)是在欧洲,澳洲,南非和涉及的 83 个中心开展的一项开放的临床试验研究,比较氟维司群 125mg/ 月、250mg/ 月与阿那曲唑 1mg/d。

试验 2(trial 0021)是在北美开展的一项随机的、双盲双模拟、Ⅲ期临床试验研究,试验给药方案同上,比较氟维司群 125mg/ 月、250mg/ 月与阿那曲唑 1mg/d。

本试验计划进行期中分析的主要目的是评价先前没有研究过的 125mg 氟维司群的疗效。两试验组(trial 0020、trial 0021)入组 30 人,随访达 3 个月时进行期中分析,期中分析结果显示 125mg 氟维司群的临床受益率证据不足。独立数据监查委员会建议 125mg 氟维司群组停止招募新受试者,试验方案修改,属于适应性设计淘汰劣效原则。已经招募到该组的受试者允许其维持治疗或退出并转移到其他治疗方案,并不再对这些受试者的疗效进行监测。试验设计方案修订为比较氟维司群 250mg/ 月(肌肉注射)和阿那曲唑 1mg/d(口服)的有效性和耐受性。

26.1.4　随机分组

受试者随机分配到试验组(氟维司群)及对照组(阿那曲唑),1∶1。

试验组(氟维司群):每月 1 次、肌注 250mg。

对照组(阿那曲唑):每日 1 次、口服 1mg。

受试者持续入组,每隔 3 个月对肿瘤进行一次评估直到受试者死亡或疾病进展,前 3 个月每隔 1 个月对皮肤或软组织损伤进行评估。对于疾病进展或者死亡事件发生之前撤组的受试者,对其撤组后继续随访直到受试者疾病进展或死亡。

26.1.5　评价指标

(1) 主要疗效指标

至疾病进展时间(TTP)。

美国晚期乳腺癌激素治疗监管意见书要求显示,TTP 的非劣效界值为 $HR \leqslant 1.25$,客观缓解率的非劣效界值为率差 $>-10\%$。

(2) 次要疗效指标

客观缓解率(ORR)、完全缓解率(CR)、部分缓解率(PR)、反应持续时间(DOR)、耐受性。

(3) 安全性评价指标

不良事件(AEs)。

26.1.6　样本量估计

本研究计划疾病进展或死亡事件数达 170 例时进行期中分析,对主要评价指标 TTP 及客观缓解率(ORR)进行评估,故末次分析的检验水准调整为 0.0486,估计 95.14% 可信区间。

按检验水准 $\alpha=0.0486$,把握度为 90%,$HR \geqslant 1.43$ 或者 $\leqslant 0.7$,参见 25 章样本量估计公式,

估计需要总事件数：

$$d = (1.972 + 1.282)^2 \left(\frac{1+0.7}{1-0.7}\right)^2 = 340$$

26.1.7 分析方法

本试验有效性分析采用 FAS 分析。

（1）Cox 比例风险模型

TTP（至疾病进展时间，随机化入组到出现肿瘤进展的时间）、TTF（治疗失败时间，随机化入组到因任何原因而终止治疗的时间，其中的任何原因包括疾病进展、治疗毒性以及死亡）分析采用 Cox 比例风险模型，校正年龄，体力状况，可测量与不可测量疾病，受体状态，先前的激素治疗反应，先前是否使用的细胞毒性化疗，先前是否使用双膦酸盐治疗骨疾病等基线协变量；考虑组别 × 基线交互作用。

（2）logistic 回归

ORR［客观缓解率，FDA 通常把 ORR 定义为完全缓解（CR）和部分缓解（PR）的总和］、临床受益率（CR+PR+SD≥24 周）分析采用 logistic 回归，校正上述基线协变量。

（3）广义线性混合模型（随机系数模型）

重复测量的 TOI［生存质量测评量表（FACT-B）试验结局指数］指标统计分析方法为广义线性模型（随机系数模型），校正基线协变量。

26.2 主要结果与结论

451 例受试者随机分配到氟维司群组 222 例和阿那曲唑组 229 例，中位随访时间为 14.4 个月。氟维司群组 97% 受试者、阿那曲唑组 98% 受试者此前使用辅助治疗药物为他莫昔芬。其余受试者先前使用的辅助治疗药物包括屈洛昔芬，戈舍瑞林，艾多昔芬，甲地孕酮或托瑞米芬。

26.2.1 基线比较

两组受试者的基线特征如表 26-1 所示，在年龄，体重，乳腺癌病史，ER/PgR 状态均衡可比。

表 26-1 基线特征

特征	氟维司群 250mg/m（n=222）	阿那曲唑 1mg/d（n=229）
	人数（%）	人数（%）
年龄（年）		
Mean	63	64
Range	35-86	33-89
体重（kg）		
Mean	69	68
Range	41-124	40-110

续表

特征	氟维司群 250mg/m(n=222)	阿那曲唑 1mg/d(n=229)
	人数(%)	人数(%)
先前治疗方案		
细胞毒性治疗	94(42.3)	98(42.8)
内分泌治疗晚期乳腺癌	126(56.8)	129(56.3)
辅助内分泌治疗	121(54.5)	119(52.0)
激素受体状态		
ER 和 / 或 PgR+	163(73.4)	183(79.9)
ER/PgR 未知	51(23.0)	37(16.2)
ER/PgR-	8(3.6)	9(3.9)
基线转移性或复发性疾病		
乳腺	21(9.5)	30(13.1)
皮肤	40(18.0)	35(15.3)
骨	115(51.8)	117(51.1)
肝脏	48(21.6)	56(24.5)
肺脏	56(25.2)	60(26.2)
淋巴结	78(35.1)	83(36.2)
其他	27(12.2)	18(7.9)
转移性或复发性疾病基线的浸润程度		
仅软组织	11(5.0)	8(3.5)
仅骨骼	38(17.1)	40(17.5)
仅内脏	30(13.5)	41(17.9)
仅淋巴结	22(9.9)	21(9.2)
无记录	0(0)	1(0.4)
混合	121(54.5)	118(51.5)
可测病变	131(59.0)	142(62.0)
不可测病变	91(41.0)	87(38.0)

独立数据监察委员会对 TTP、ORR 期中分析结果显示,试验无需终止。

26.2.2　有效性分析

TTP,氟维司群和阿那曲唑的疾病进展率分别为 82.4%(183/222) 和 83.4%(191/229)($HR=0.98$,95.14%CI 为 0.80~1.21,$P=0.84$),差异无统计学意义。95.14%CI 表示同阿那曲唑组相比氟维司群组疾病进展风险最多下降 20%、最多提高 21%,符合非劣效性标准 $HR \leqslant 1.25$,即风险的提升控制在 25% 以内则满足非劣效要求。TTP 指标的 Kaplan-Meier 生存曲线的如图 26-1 所示,氟维司群的中位 TTP 为 5.5 个月,阿那曲唑为 5.1 个月。

TTF,氟维司群和阿那曲唑的治疗失败率分别为 84.7%(188/222) 和 85.6%(196/229)($HR=0.97$,95%CI:0.80~1.19,$P=0.81$),差异无统计学意义但是满足非劣效标准(期中分析未

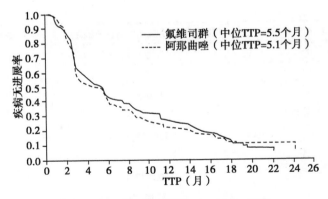

图 26-1　两组 TTP 的 Kaplan-Meier 曲线

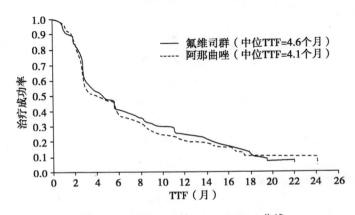

图 26-2　两组 TTF 的 Kaplan-Meier 曲线

分析该指标故无需校正检验水准)。TTF 指标的 Kaplan-Meier 生存曲线的如图 26-2 所示,氟维司群的中位 TTF 为 4.6 个月,阿那曲唑为 4.1 个月。

氟维司群组客观缓解率(ORR)为 20.7%,阿那曲唑组 15.7%(率差 =4.8%,95.14%CI:−2.19%~14.23%),差别无统计学意义但符合非劣效标准。氟维司群组乳腺癌客观缓解的可能性是阿那曲唑组的 1.38 倍(OR=1.38,95.14%CI:0.84~2.29,P=0.20)。

临床受益率(CR+PR+SD≥24 周),氟维司群组 44.6%,阿那曲组 45.0%(率差为 −0.95%,95.14%CI:−10.12%~8.64%,P=0.85),差别无统计学意义。

DOR(定义为从随机入组开始到反应的持续时间),未响应受试者 DOR 为 0。氟维司群组(n=48)的中位 DOR 为 15.0 个月,阿那曲唑(n=39)为 14.5 个月(HR=1.27,95%CI:1.05~1.55,P=0.01),氟维司群组同阿那曲唑相比延长了反应的持续时间。

26.2.3　耐受性与安全性分析

氟维司群组和阿那曲唑组的耐受性均良好,其中氟维司群有 7 例受试者(3.2%)、阿那曲唑组有 3 例受试者(1.3%)因不良事件退出。两组受试者的不良事件报告大多数为轻度至中等强度不良反应,见表 26-2、表 26-3。氟维司群组 219 例受试者共接受了 1898 次注射。其中 16 例(7.3%)注射部位有不良反应(包括注射部位疼痛、发炎、出血和超敏反应)。只有一

表 26-2　超过 10% 受试者发生常见不良事件

不良事件	氟维司群 (n=219)	阿那曲唑 (n=230)
恶心	48 (21.9%)	42 (18.3%)
潮红	35 (16.0%)	30 (13.0%)
无力	33 (15.1%)	43 (18.7%)
呕吐	28 (12.8%)	18 (7.8%)
骨痛	28 (12.8%)	26 (11.3%)
咽喉发炎	26 (11.9%)	13 (5.7%)
便秘	23 (10.5%)	17 (7.4%)
头痛	22 (10.0%)	25 (10.9%)
疼痛	21 (9.6%)	28 (12.2%)

表 26-3　超过 2% 受试者发生与药物有关不良事件 (排除注射部位有不良反应)

不良事件	氟维司群 (n=219)	阿那曲唑 (n=230)
潮红	26 (11.9%)	29 (12.6%)
恶心	19 (8.7%)	20 (8.7%)
出汗	6 (2.7%)	8 (3.5%)
头痛	6 (2.7%)	7 (3.0%)
乏力	5 (2.3%)	11 (4.8%)
食欲不振	2 (0.9%)	9 (3.9%)

例受试者因注射不良事件而退出试验。

26.2.4　生命质量

对 FACT-B 量表试验结局指数 (TOI) 进行统计分析，如受试者无基线 TOI 数据或该基线数据收集发生于治疗后 7 天，则不纳入分析。两组 TOI 变化差异无统计学意义 ($P=0.3846$)。

26.2.5　结论

氟维司群组疗效同阿那曲唑相似，且耐受性良好。不良事件总体发生率相似，最常见的不良反应包括潮红、恶心。

氟维司群组是一种晚期乳腺癌治疗药物，适用症为内分泌治疗后又继续恶化的绝经后转移性乳腺癌患者，于 2002 年 4 月获得美国 FDA 的批准。2010 年，在中国完成了与之相似的双盲随机对照临床试验研究 (D6997L00004)，氟维司群组的 TTP 为 110 天，ORR 为 10% (8/121)，CR 36%，同阿那曲唑组相比均无统计学差异。据此，2011 年 3 月，氟维司群获得 CFDA 批准在中国上市。

26.3　统计学解读

对本案例涉及的适应性设计剂量筛选原理、生存质量的"FACT"量表及调查表评价方法进行详细介绍。

Q26.1　什么是剂量筛选的适应性设计?

新药临床试验的其中一项重要研究内容是估计疗效及不良反应的剂量 - 反应关系。在药物研发后期,明确剂量 - 反应关系使得剂量选择更加安全有效(具体参见 FDA's ICH E4 指导原则)。

自适应剂量 - 反应探索研究引入淘汰机制,经过一次或多次非盲期中分析,根据累积的疗效和安全性数据可以适应性的淘汰劣效组。FDA "临床试验药物和生物制剂的自适应设计指导原则" 指出在新药临床试验研究中除可以淘汰劣效组外,增加新的更可取的剂量组也是允许的,但在探索性研究中高度灵活的适应性修改研究方案应加以限制,注意控制 I 类错误。

一般来讲,剂量筛选适应性设计常发生于两阶段设计,一阶段结束后根据先前给定标准淘汰劣效组,称之为决策分析,没有被淘汰的试验组进入下一阶段,此时为保证把握度需根据目前获得信息重新估算试验所需样本量。以 II / III 期无缝设计为例对剂量筛选适应性设计如何控制 I 类错误进行详细介绍。

Q26.2　如何进行 II / III 期无缝设计剂量筛选?

本案例涉及的期中分析淘汰无效低剂量组,常发生于适应性 II / III 期无缝设计中,该试验设计是一种重要的适应性设计,也是目前研究的热门领域,包括两个阶段:探索阶段和验证阶段。探索阶段与传统的 II 期临床试验类似,建立剂量 - 反应关系为 III 期临床试验给药方案提供依据;验证阶段与传统的 III 期临床试验类似,药物的进一步验证性研究。一般来讲,探索阶段结束进行一次期中分析,根据分析结果适应性调整试验设计,如,样本量再估计,剂量筛选等。

II / III 期无缝临床试验研究需要注意两个问题:期中分析及样本量估计。探索期结束后期中分析剂量选择是 II / III 期无缝设计成败的关键,期中分析时间点需在试验方案中明确规定。探索期样本量估计同 II 期临床试验一致,根据先前研究结果在给定把握度条件下估计所需样本量,一般采用基于条件把握度或预测概率对样本量进行再估计,具体参考案例 25。关于受试者的纳入 / 排除标准、主要 / 次要评价指标、安全性指标选择同传统临床试验无差别。

由于探索阶段进行剂量筛选涉及多剂量组比较,为避免 I 类错误膨胀,需采用相应的统计学方法对 I 类错误进行校正。此时多重比较校正原则一般选择闭合原理。校正方法包括 Bonferroni 校正、Dunnett 校正等。同时,该设计属于两阶段适应性设计,为控制 I 类错误膨胀需对不同阶段的 P 统计量进行合并。

以日本 Takeda 制药公司研发的非布索坦(febuxostat)治疗痛风病人的高尿酸血症的一项 II 期、两项 III 期临床试验为例介绍 II / III 期无缝设计剂量筛选及统计分析过程。三项临床试验均采用随机、双盲、多中心临床试验研究方法,评价非布索坦(febuxostat)治疗痛风病人高尿酸血症的有效性和安全性。试验 1 为 II 期临床试验,入组 153 例受试者随机分入 40mg(n=37),80mg(n=40),120mg(n=38) 及安慰剂(n=38)组。试验 2,3 为 III 期临床试验,试验 2,80mg,120mg 及阳性对照药(别嘌呤醇,allopurinol)组每组随机分配近 254 例受试者;试验 3,80mg,120mg 组每组随机分配 268 例受试者,而 240mg,阳性对照药(别嘌呤醇)组每组随机分入 134 例受试者。三项研究的主要评价指标均为事件发生率(血清尿酸盐浓度控制在 6.0mg/dl 以内认为事件发生)。假定试验 1,80mg,120mg 组及其他研究的别嘌呤醇组作为 Ⅱ / Ⅲ 期无缝设计探索阶段组别。合并试验 2、3,只选择最优剂量组进入验证阶段,则 120mg 及别嘌呤醇组作为 Ⅱ / Ⅲ 期无缝设计验证阶段组别。假定率差为 0.15,Ⅰ 类错误为 0.025。根据模拟试验的方法估计检验效能达到 96% 无缝设计所需样本量:探索阶段每组所需样本量为 130,验证阶段为 120。

表 26-4 Ⅱ/Ⅲ 期无缝设计统计分析结果

组别	探索阶段			验证阶段		
	事件发生数	AE	P	事件发生数	AE	P
别嘌呤醇	31	104	—	23	80	
非布索坦 80mg	57	80	3.2763×10^{-4}	—	—	
非布索坦 120mg	81	85	1.8997×10^{-10}	72	82	4.9723×10^{-11}

统计分析结果见表 26-4,非布索坦 120mg 被选择进入到验证阶段,检验非布索坦 120mg 是否优于别嘌呤醇。

非布索坦 80mg、120mg 对应的原假设分别为 H_1、H_2,H_{12} 为交集假设。根据分割原理要求拒绝 H_2 则需拒绝 H_2 所有的交集假设,即拒绝 H_2、H_{12}。多阶段合并采用加权合并,公式为:

$$C(p_{1,J}, p_{2,J}) = 1 - \Phi\{w_1\Phi^{-1}(1-p_{1,J}) + w_2\Phi^{-1}(1-p_{2,J})\}$$

J 对应不同假设;$w_s(s=1,2)$ 表示权重:$w_1 = \sqrt{N_1/(N_1+N_2)}$、$w_2 = \sqrt{N_2/(N_1+N_2)}$;多剂量组比较采用 Bonferroni 校正,$P_{1,1}=3.2763\times10^{-4}$,$P_{1,2}=1.8997\times10^{-10}$,$P_{2,2}=4.9723\times10^{-11}$ 则 $P_{1,12}=2\times1.8997\times10^{-10}=3.7994\times10^{-10}$,由于 80mg 剂量组被淘汰,故 $P_{2,12}=P_{2,2}$。根据合并统计量公式估计 $C(P_{1,12},P_{2,12})<0.001$、$C(P_{1,2},P_{2,2})<0.001$,满足分割原理拒绝 H_2 假设条件,最终结论为 120mg 非布索坦疗效优于别嘌呤醇,不良事件发生率控制在 0.75 以内。

Q26.3 什么是肿瘤病人生存质量 "FACT" 量表?

FACT 量表系列是由美国芝加哥 Rush-Presbyterian-St.Luke 医学中心的 Cella 等研制出的癌症治疗功能评价系统(Functional Assessment of Cancer Therapy,FACT)。该系统是由一个测量癌症病人生命质量共性部分的一般量表(共性模块)FACT-G 和一些特定癌症的子量表构成的量表群。FACT-G(第 4 版)由 4 个维度 27 个条目构成:生理状况(7 条)、社会 / 家庭状况(7 条)、情感状况(6 条)和功能状况(7 条)。其中,每一部分的最后一个条目都是患者对该部分的一个总的评价(作为总评价和加权计分用),在计算各部分的得分时均不包括这些条目。

特定癌症的量表则由共性模块(FACT-G)加各自的特异模块构成。包括肺癌(FACT-L)、乳腺癌(FACT-B)、膀胱癌(FACT-BL)、脑瘤(FACT-Br)、宫颈癌(FACT-Cx)、结肠癌(FACT-C)、头颈癌(FACT-H&N)、卵巢癌(FACT-O)、前列腺癌(FACT-P)等。

癌症治疗功能评价系统—乳腺癌生存质量测评量表(FACT-B)由一个测量癌症受试者生存质量共性部分的一般量表(FACT-G)和一个乳腺癌特异子量表(BCS)构成。FACT-B(第 4 版)共分:身体状况(7 条)、社会 / 家庭状况(7 条)、情感状况(6 条)、功能状况(7 条)和其他因素(乳腺癌特异条目,10 条)等 5 个维度,表 26-5 给出了第 4 版本的 FACT-B 量表的计分方法(去除乳腺癌特异模块部分即为 FACT-G)。研究证明其有较好的信度、效度和灵敏度，是一个简明、可靠的乳腺癌生存质量测量工具。

表 26-5　FACT-B(第 4 版)的各领域及其计分方法

领域	条目数	得分范围	计分方法(相应条目得分相加)
身体状况	7	0~28	GP1~GP7
社会 / 家庭状况	7	0~28	GS1~GS7
情感状况	6	0~24	GE1~GE6
功能状况	7	0~28	GF1~GF5
乳腺癌特异模块	9	0~36	B1~B9

(1) 条目得分

FACT-B 的 36 个条目均为等级条目,分为:根本不(0)、有一点(1)、有些(2)、相当(3)、非常(4)五个等级。在评分时正向条目直接计 0~4 分,逆向条目(即分值越大,生命质量越差)则反向计分,根本不(4)、有一点(3)、有些(2)、相当(1)、非常(0)。其中,GP1~GP7、GE1、GE3~GE6、B1~B3、B5~B8 为逆向条目,其余均为正向条目。

(2) 领域及总量表得分将各个领域所包括的条目得分相加即可得到该领域的得分,各领域的得分相加得到总量表的得分。

(3) 试验结局指数(trial outcome index,TOI)表示身体状况、功能状况及特异模块 3 个领域的合计。

(4) 缺失值处理:若条目的回答上有缺失值(未回答),则该调查对象的该条目得分也为缺失值(未计算得分)。对缺失值可以采用统计方法进行填补,例如:可根据所有调查对象的已回答的该条目平均分作为缺失值得分,也可以采用多重填补法。

Q26.4　如何考评一个量表使其用于临床试验结果的评价?

一个量表能否用于临床试验结果的评价,取决于该量表的效度、信度以及可接受性。

1. 效度(validity)分析

效度是量表的有效性和正确性,即准确度。意指量表测定了它所要测定的特质、功能以及测定的程度。一个量表的效度越高,说明该量表的结果越能显示其所测对象的真实特征。效度分析主要包括三个内容:内容效度,结构效度及标准关联效度。

1) 内容效度

测评用的调查表在多大的程度上反映了所测试特征的范畴。常用内容效度评价方法:①专家法。即请有关专家对问卷题目与原来的内容范围是否符合进行分析,作出判断,看问卷题目是否较好地代表了原来的内容。②统计分析法。即从同一内容总体中抽取两套问卷,分别对同一组答卷者进行测验,两种问卷的相关系数就可用来估计问卷的内容效度。计算某个问题与去掉此问题后总得分的相关性情况,分析是否需要被剔除(敏感性分析)。

2) 结构效度

结构效度又称构想效度,是指问卷对某一理论概念或特质测量的程度,也表示测验的实际得分能解释某一特质的程度。如果根据理论的假设结构,通过问卷测验得到答卷者实际分数,经统计检验,结果表明问卷能有效解释答卷者该项特质,则说此问卷具有良好的结构效度。通常采用计算各条目得分与其所属领域得分之间的相关系数及因子分析来评价结构效度。

　　3）标准关联效度

　　标准关联效度也称效标效度，是说明问卷得分与某种外部准则（效标）间的关联程度，用问卷测量得分与效度准则之间的相关系数表示。

　　2. 信度（reliability）分析

　　信度是量表测量结果的可靠性、稳定性和一致性，即精确度。信度分析的方法主要包括三种：重测信度、分半信度和内部一致性信度。

　　1）重测信度

　　在一定时间间隔中采用同一调查表对同一名测试对象进行重复测量所得的信度系数。可以理解为第一次测量与第二次测量所得的相关系数。该法局限性在于前后两次测验结果易受到练习和记忆的影响，即前后两次施测的时间间隔影响信度系数，临床实际操作时需对间隔时间加以认真考虑。

　　2）分半信度

　　将测试条目分成对等的两半，根据每人在这两半测验中的得分，计算其相关系数，这个系数又称内部一致性系数。与重测信度相比，该法只测量一次，使用简便。

　　将一个测验分成两部分时，常用的是奇偶分半法，即将奇数题分为一部分，将偶数题分为一部分。特别是测验题目是按由易到难排列时，这种分法可以将测验分为大致相等的两半，但是，对于速度型的测验，如霍普金斯词汇学习测验 - 修订版（HVLT-R），不适合用奇偶分半法。

　　用分半法求出的测验的信度系数并不能反映整个测验的信度。这是因为信度受测验的长度的影响，测验越长，信度越高，将测验分成两半求得的信度系数，低估了整个测验的信度，因此，需对系数加以校正，校正公式是斯皮尔曼 - 布朗（Spearman-Brown）公式，

$$r = \frac{2r_h}{1 + r_h} \tag{26.1}$$

r_h 是两个分半测验的相关系数，r 是整个试验的信度估计系数。还有其他计算分半信度的方法，Flanagan 公式、Rulon 公式、Kuder-Richardson 公式等。

　　3）内部一致性信度

　　内部一致性信度是分半信度的推广。它无需将条目分为两个部分，而是以条目之间的联系程度对信度做出估计。内部一致性信度的评价指标，Cronbach α 信度系数，

$$\alpha = \frac{K}{K - 1}\left(1 - \frac{\sum S_i^2}{S^2}\right) \tag{26.2}$$

其中，K 为量表中整个调查条目总数，S_i^2 为第 i 个条目得分方差，S^2 为总分方差。

　　通常认为，信度系数应该在 0~1，如果量表的信度系数在 0.9 以上，表示量表的信度很好；如果量表的信度系数在 0.8~0.9，表示量表的信度可以接受；如果量表的信度系数在 0.7~0.8，表示量表有些项目需要修订；如果量表的信度系数在 0.7 以下，表示量表有些项目需要抛弃。α 信度系数根据一次测量即可计算，使用简单，考虑信息充分，因此在实际工作中应用最为广泛。

　　3. 可接受性

　　可接受性是指被测者对量表的接受程度。主要包括以下因素：①调查表具有简单性，条

目少且容易理解。②调查表内容被测试者所熟悉,认为有意义。③调查表内容填写,看完简短的"填表说明"后即知如何完成。④完成调查所需时间少。一般认为 15~20 分钟较适宜,最好在 15 分钟内完成,通常不宜超过 30 分钟。具体可以通过调查表回收率,合格率,调查需平均时间来衡量。

只有通过效度、信度验证,且可操作性好的量表,才能作为临床试验的主要疗效指标。没有经过效度、信度验证的量表,理论上是没有应用价值的。

26.4　统计学评价

本研究设计之初是比较氟维司群低剂量组(125mg)、高剂量组(250mg)与阿那曲唑单剂量对晚期乳腺癌患者的疗效。在低剂量组入组 30 人,随访达 3 个月时进行期中分析,根据期中分析结果,独立数据监察委员会建议 125mg 氟维司群治疗组停止招募新受试者,并对试验设计方案进行修订,属于提前终止无效剂量组的适应性设计。

该文没有给出设计之初的样本量估计结果,以及相应的三组比较的统计分析方法,而是给出了调整后的方案,包括样本量再估计结果、两组比较的统计分析方法等。分析时忽略了已经入组的低剂量组的受试者,甚至在安全性分析时也没有提及。这种做法是不妥当的。

事实上,本研究进行了两次期中分析,一次是在低剂量组入组达 30 例时,另外一次是在疾病进展或死亡事件达 170 例时。但没有交代是否考虑了两次期中分析,也没有交代具体调整检验水准的方法,即 0.0486 是如何得来的。

本研究的初衷是想通过临床试验验证氟维司群优于阿那曲唑,属于优效性设计。而在分析时发现,氟维司群和阿那曲唑的疾病进展率分别为 82.4% 和 83.4%;$HR=0.98$,95.14%CI 为 0.80~1.21,$P=0.84$,差异无统计学意义,转而认为氟维司群非劣效于阿那曲唑。这种做法是错误的,由于样本量的估计是基于优效性设计,且没有事先提出非劣效界值,而是在知道结果后再作出的判断,因此结论的可靠性是令人担忧的。

(刘丽亚　陈　峰)

参 考 文 献

1. Howell A,Robertson JF,Quaresma Albano J,et al. Fulvestrant,formerly ICI 182,780,is as effective as anastrozole in postmenopausal women with advanced breast cancer progressing after prior endocrine treatment. Journal of Clinical Oncology,2002,20(16):3396-3403.

2. Cox DR. Partial likelihood. Biometrika,1975,62:269-276.

3. Osborne CK,Pippen J,Jones SE,et al. Double-blind,randomized trial comparing the efficacy and tolerability of fulvestrant versus anastrozole in postmenopausal women with advanced breast cancer progressing on prior endocrine therapy:Results of a north american trial. Journal of Clinical Oncology,2002,20(16):3386-3395.

4. Cella DF,Tulsky DS,Gray G,et al. The functional assessment of cancer therapy scale:Development and validation of the general measure.Journal of Clinical Oncology,1993,11(3):570-579.

5. Brady MJ,Cella DF,Mo F,et al,Reliability and validity of the Functional Assessment of Cancer Therapy-Breast quality-of-life instrument. Journal of Clinical Oncology,1997,15:974-986.

6. 陈峰. 医用多元统计分析方法,2nd edition. 北京:中国统计出版社,2006.

7. Pocock SJ.Group sequential methods in the design and analysis of clinical trials. Biometrika,1977,64(2):191-199.

8. O'Brien PC,Fleming TR. A multiple testing procedure for clinical trials. Biometrics,1979,35(3):549-556.

9. Lan KKG,DeMets DL. Discrete sequential boundaries for clinical trials. Biometrika ,1983,70(3):659-663.

10. 陆守曾,陈峰.医学统计学. 2nd edition. 北京:中国统计出版社,2007.

11. Kimani PK,Glimm E,Maurer W,et al. Practical guidelines for adaptive seamless phase Ⅱ/Ⅲ clinical trials that use Bayesian methods. Stat Med,.2012,31(19):2068-2085.

12. Food and Drug Administration. Draft FDA Guidance Document:Guidance for Industry Adaptive Design Clinical Trials for Drugs and Biologics. February,2010. http://www.fda.gov/Drugs/GuidanceComplianceRegulatoryInformation/Guidances/default.htm.

13. Xu B. Fulvestrant 250 mg versus anastrozole for Chinese patients with advanced breast cancer: results of a multicentre,double-blind,randomised phase Ⅲ trial. Cancer Chemother Pharmacol,2011,67(1): 223-230.

14. Becker MA,Schumacher HR,Wortmann RL,et al. A twenty-eight-day,multicenter,phase Ⅱ,randomized,double-blind,placebo-controlled,dose-response clinical trial examining safety and efficacy in patients with gout. Arthritis & Rheumatism,2005,52:916-923.

15. Becker MA,Schumacher HR,Wortmann RL,et al. Febuxostat compared with allopurinol in patients with hyperuricemia and gout. The New England Journal of Medicine ,2005,353:2450-2461.

16. Schumacher HR,Becker MA,Wortmann RL,et al. Effects of febuxostat versus allopurinol and placebo in reducing serum urate in subjects with hyperuricemia and gout: a 28-week,phase Ⅲ,randomized,double-blind,parallel-group trial. The New England Journal of Medicine,2008,59:1540-1548.

Case 27

卡培他滨辅助治疗早期乳腺癌
——Bayes适应性设计

年龄是乳腺癌的主要危险因素之一。在美国,乳腺癌的平均诊断年龄约 63 岁,乳腺癌死亡多数发生在 65 岁及以上的妇女当中。辅助化疗可以提高早期乳腺癌患者的生存率,但中老年乳腺癌患者常常违背乳腺癌治疗指南,影响其生存率。一项研究表明,老年妇女乳腺癌化疗方案的耐受程度同年轻患者一样好,中老年患者严重化疗毒副反应并没有影响到辅助化疗的效果。

众所周知,同静脉化疗相比,患者往往比较喜欢口服药物。卡培他滨是一种口服氟尿嘧啶前体药物,已被批准用于治疗转移性乳腺癌患者,有较强的抗肿瘤活性,该药治疗转移性乳腺癌与环磷酰胺、甲氨蝶呤、氟尿嘧啶化疗效果相似,可能是一种潜在的替代标准辅助化疗的药物。

老年女性乳腺癌临床试验研究常被忽视,关于老年女性乳腺癌辅助化疗研究的数据更为罕见。本临床试验是关于 65 岁以上乳腺癌患者比较卡培他滨与标准化疗方案的非劣效研究。该研究是在美国癌症和白血病 B 组(CALGB)的主持下完成,参与协作的单位有:美国国立肿瘤研究所(NCI),西南肿瘤学组,东部肿瘤合作小组,北方中心癌肿治疗组,加拿大国立肿瘤研究所(NCIC)等。

27.1　试验方案简介

27.1.1　试验目的

评价卡培他滨与标准化疗方案治疗 65 岁以上乳腺癌患者的非劣效研究。本试验在 ClinicalTrials.gov 注册,注册号为 NCT00024102。

27.1.2　目标人群

纳入标准:年龄≥65 岁,预期寿命超过 5 年的绝经后女性患者,不考虑纳入健康受试者;NCI 体力状态评分为 0~2;粒细胞计数≥1500/mm³,血小板计数≥100 000/mm³,胆红素不超过正常上限,肌酐清除率至少 30ml/min,左心室射血分数至少下限正常,对激素受体状况和 HER2 突变状态未作规定;组织学证实为腺癌型乳腺癌,并有可操作性,肿瘤直径超过 1cm;过去 12 周行乳房改良根治术或乳房肿瘤切除术;签署知情同意书。

排除标准:存在其他活动性肿瘤或者之前肿瘤的复发风险超过 30% 者。

27.1.3 研究设计方法

本研究为开放、平行组、Ⅲ期 Bayes 适应性设计。

27.1.4 随机分组

患者以相同的概率被随机分配到标准化疗组或卡培他滨组。

标准化疗为环磷酰胺 + 甲氨蝶呤 + 氟尿嘧啶(CMF)或阿霉素 + 环磷酰胺,方案的选择由医生酌情决定。

1. 对照组

(1) CMF 方案,28 天一个周期,共 6 个周期,具体给药方案:

环磷酰胺:口服剂量,每平方米体表面积 100mg,1 天到 14 天;

甲氨蝶呤:静注,每平方米体表面积 40mg,第 1 天和第 8 天;

5- 氟尿嘧啶:静注,每平方米体表面积 500mg,第 1 天和第 8 天。

(2) 阿霉素 + 环磷酰胺方案:21 天一个周期,共 4 个周期,具体给药方案:

阿霉素:静注,每平方米体表面积 60mg,第 1 天;

环磷酰胺:静注,每平方米体表面积 600mg,第 1 天。

2. 试验组

卡培他滨:前 56 例患者,每平方米体表面积 2000mg,连续使用 14 天,共 6 个周期。如前期给药方案无毒副反应,剂量增加至每平方米体表面积 2500mg。

27.1.5 评价指标

1. 主要疗效指标:无复发生存时间,定义为从随机入组到首次发生局部复发,远端转移或任何原因的死亡事件的时间。据以往研究表明标准化疗组 5 年的无复发生存率 60%,卡培他滨组为 53%,假设两组生存时间服从指数分布,估计的两组风险比(HR)为 0.8046,以此作为非劣效界值。

2. 次要疗效指标:包括总生存期,口服化疗药物坚持程度,生活质量及功能状态。

3. 安全性评价:不良事件发生率。

27.1.6 期中分析及早期终止标准

本试验设计为非劣效试验,双侧检验水准为 0.05,HR 为 0.8046,成组序贯设计样本量估计为 600~1800 例,入组 600、900、1200、1500 分别进行 4 次期中分析。基于无信息先验估计 Bayes 预测概率。

第一次期中分析,入组 600 例,如果 $HR<0.8046$ 的预测概率 ≥80%,则无效终止;

第二次期中分析,入组 900 例,如果 $HR<0.8046$ 的预测概率 ≥70%,则无效终止;

第三次期中分析,入组 1200 例,如果 $HR<0.8046$ 的预测概率 ≥60%,则无效终止;

第四次期中分析,入组 1500 例,如果 $HR<0.8046$ 的预测概率 ≥60%,则无效终止;

任何一次期中分析,如果 $HR>0.8046$ 的预测概率 ≥99%,则非劣效终止。

27.1.7　主要统计分析方法

统计分析集:有效性分析采用 FAS 集;安全性分析采用 SS 集。

统计分析方法包括:

(1) Cox 比例风险模型:无复发生存时间、总生存期分析采用 Cox 比例风险模型,模型中校正肿瘤大小,累及的淋巴结数量,激素受体状态。采用 Wald 卡方检验估计每个变量是否有统计学意义。

(2) Post hoc 亚组分析:考虑组别与激素受体状态交互作用。

27.2　主要结果与结论

本临床试验于 2001 年 9 月 15 日启动,2006 年 11 月入组 600 人后进行首次期中分析。疾病复发、远端转移或死亡事件共发生 40 例,其中,标准化疗组 16 例,卡倍他滨 24 例,风险比为 0.53,显然小于 0.8046 的非劣效界值。且估计 $HR<0.8046$ 的预测概率为 96%,超过无效终止的界值 80%。独立数据安全监督委员会建议停止该项临床试验入组,并得到采纳。截止到 2006 年 12 月 29 日,共纳入 633 名患者,2008 年 5 月进行统计分析,中位随访时间为 2.4 年,最长随访时间为 5.6 年。

633 例受试者,标准化疗组 326 人(CMF 方案 133 人,阿霉素 + 环磷酰胺方案 184 人,9 人在治疗方案选择之前退出方案),卡倍他滨组 307 人。随机化后共有 13 例从未接受过本研究任何治疗方案,其中标准化疗组 9 人,卡倍他滨组 4 人。

27.2.1　基线特征

两组患者的基线特征如表 27-1 所示,除肿瘤大小外($P=0.04$),两组患者基线均衡可比。

27.2.2　有效性分析

无复发生存时间:卡倍他滨组与标准化疗组($HR=2.09,P<0.001$)。同时,校正因素肿瘤大小(5cm vs 2cm)($HR=1.47,P=0.05$)、累及淋巴结数量(4 vs 1)($HR=1.35,P=0.004$)、激素受体状态(阴性 vs 阳性)($HR=3.04,P<0.001$)差别均有统计学意义。

总生存期:卡倍他滨组 vs 标准化疗组($HR=1.85,P=0.02$),差别有统计学意义。校正因素除累及淋巴结数量外,肿瘤大小($HR=1.75,P=0.02$)、激素受体状态($HR=2.62,P<0.001$)差别均有统计学意义。

亚组分析:组别与激素受体状态交互作用有统计学意义,是一种 post hoc 亚组分析。激素受体阴性乳腺癌患者亚组分析结果显示,卡倍他滨组复发风险是标准化疗组的 4 倍以上($HR=4.39,95\%CI:2.9\sim6.7,P<0.001$),死亡风险是标准化疗组的 3 倍以上($HR=3.76,95\%CI:2.23\sim6.34,P<0.001$);激素受体阳性乳腺癌患者亚组分析显示差别均无统计学意义。

27.2.3　安全性分析

卡倍他滨组发生两例与药物有关的死亡事件。3 级或 4 级不良反应发生率 CMF 组 70%,阿霉素 + 环磷酰胺组 60%,而卡培他滨组 34%。血液学 3 级或 4 级不良事件发生率

表 27-1　基线特征

特征	标准化疗组（%）n=326	卡培他滨（%）n=307	P	特征	标准化疗组（%）n=326	卡培他滨（%）n=307	P
年龄组			0.90[†]	中	124(38)	132(43)	
65~	112(34)	110(36)		高	130(40)	126(41)	
70~	200(61)	183(60)		缺失值	26(8)	13(4)	
80~	14(4)	14(5)		激素受体状态			0.78[†]
状态评分			0.42[†]	−	106(33)	97(32)	
0 或 1	317(97)	295(96)		+	218(67)	209(68)	
2	9(3)	12(4)		缺失值	6(2)	1(<1)	
种族或民族			0.44[†]	ER /PR 状态			0.37[†]
白人	277(85)	261(85)		ER−,PR−	106(33)	97(32)	
黑人	43(13)	29(9)		ER+,PR−	40(12)	53(17)	
西班牙裔	0	0		ER−,PR+	6(2)	5(2)	
亚裔	2(1)	4(1)		ER+,PR+	171(52)	150(49)	
其他	1(<1)	3(1)		缺失值	3(1)	2(1)	
混血	0	1(<1)		HER2 状态			0.53[†]
缺失值	3(1)	9(3)		−	246(75)	232(76)	
肿瘤大小			0.04[†]	+	35(11)	30(10)	
≤2cm	159(49)	120(39)	0.09[§]	未知	45(14)	45(15)	
2cm~5cm	146(45)	169(55)		手术方式			0.59[†]
>5cm	18(6)	17(6)		切除术和乳腺照射	152(47)	136(44)	
缺失值	3(1)	1(<1)		乳腺切除术	171(52)	167(54)	
阳性淋巴结数量			0.58[†]	缺失值	3(1)	4(1)	
0	90(28)	95(31)	0.42[§]	腋窝淋巴结检查			0.54[†]
1~3	179(55)	156(51)		仅前哨淋巴结活检	60(18)	66(21)	
4~9	39(12)	42(14)		仅腋下淋巴切除术	116(36)	102(33)	
≥10	15(5)	13(4)		活检 + 切除术	147(45)	136(44)	
缺失值	3(1)	1(<1)		无活检、无切除术	1(<1)	1(<1)	
肿瘤分级			0.48[†]	缺失值	2(1)	1(<1)	
低	46(14)	36(12)					

[†] 表示采用列联表卡方检验。

[§] 表示采用 Mann-Whitney 秩和检验。

CMF组52%,阿霉素 + 环磷酰胺54%,而卡培他滨组只有2%。非血液学3级或4级不良事件发生率CMF组41%,阿霉素 + 环磷酰胺25%及卡培他滨组33%。用药依从性,CMF组62%,阿霉素 + 环磷酰胺92%,卡培他滨组80%。

27.2.4 主要结论

老年早期乳腺癌患者接受标准辅助化疗的疗效优于卡培他滨辅助化疗。标准辅助化疗死亡和复发的风险低于卡培他滨辅助化疗,但是其中度至重度不良反应率是卡培他滨的一倍(64% vs 33%)。

27.3 统计学解读

本案例属于 Bayes 成组序贯设计,涉及条件把握度、Bayes 预测概率,终止界值的设定等相关内容。有关成组序贯设计见案例 21 和 22。本节将对条件把握度、预测概率、Bayes 预测概率及 Wald 卡方检验进行详细介绍。

Q27.1 什么是条件把握度?

条件把握度(conditional power,CP)是指基于迄今为止观察数据的条件下,按照目前的趋势,估计试验结束时可以显示主要疗效指标有统计学意义的概率。最常用的是 B 值法(B-value method)。

以两个处理组有效率的比较为例。欲比较 T、C 两个处理组的差异,N_T 和 N_C 分别是两组最终需要观察的病例数。假设到目前为止,每组分别完成了 n_T 和 n_C 个受试者的治疗,其中,T 组已观察到的有效例数为 X_T,$P_T = X_T/n_T$,C 组已观察到的有效例数为 X_C,$P_C = X_C/n_C$。

检验假设为:

$$H_0: \pi_T = \pi_C$$
$$H_1: \pi_T \neq \pi_C$$

检验统计量为:

$$z = \frac{p_T - p_C}{\sqrt{p_T(1-p_T)/n_T + p_C(1-p_C)/n_C}} \tag{27.1}$$

设两样本率之差 $\pi_T - \pi_C$ 为 δ。按最初的设计,双侧检验水准为 α,检验效能为 $1-\beta$ 时,每组需完成 N 例($N_T = N_C = N$),则:

$$\theta = \frac{\pi_T - \pi_C}{\sqrt{\pi_T(1-\pi_T)/N_T + \pi_C(1-\pi_C)/N_C}} = z_{1-\alpha/2} + z_{1-\beta} \tag{27.2}$$

相应的把握度为:

$$1 - \beta = 1 - \Phi(z_{1-\alpha/2} - \theta) \tag{27.3}$$

到目前为止每组分别完成了 n_T,n_C 个受试者的治疗,则目前的信息时间(information time)定义为:

$$\tau = (n_T + n_C)/2N, \quad 0 < \tau < 1 \tag{27.4}$$

$1-\tau$ 称为剩余信息时间。

B 值定义为:

$$B(\tau) = z(\tau)\sqrt{\tau} \tag{27.5}$$

其中,$z(\tau)$为根据目前两组的资料计算的检验统计量。则条件把握度可以用下式进行计算:

$$CP = 1 - \Phi\left\{\frac{z_{1-\alpha/2} - B(\tau)/\tau}{\sqrt{1-\tau}}\right\} \tag{27.6}$$

式中,Φ是正态累积分布函数,$z_{1-\alpha/2}$为标准正态分布的界值,当$\alpha=0.05$时,$z_{1-\alpha/2}=1.96$。$B(\tau)/\tau = B(\tau)+(1-\tau)\theta$为在当前$B(\tau)$的条件下试验终点$B$值即$B(1)$的估计值。

当前的θ估计值为:

$$\hat{\theta} = \frac{B_\tau}{\tau} = \frac{z_\tau}{\sqrt{\tau}} \tag{27.7}$$

可以把θ看做是试验设计之初的发展趋势,而把$\hat{\theta}$看做当前的发展趋势。

以二分类资料为例来说明问题。例如,欲比较T,C两个处理组的差异,N_T和N_C分别是两组最终需要观察的病例数。假设到目前为止,每组分别完成了n_T和n_C个受试者的治疗,其中,T组已观察到的有效例数为X_T,C组已观察到的有效例数为X_C。

例如,在本案例中,在入组600例后(假设每组各300例),试验组复发人数为24例,复发率为4%;对照组为16例,复发率为2.67%。第一次期中分析时的信息时间:

$$\tau = 600/1800 = 1/3$$

第一次期中分析时得到两样本率比较的统计量:

$$z_\tau = \frac{0.0400 - 0.0267}{\sqrt{0.04 \times 0.96/300 + 0.0267 \times 0.9733/300}} = 0.9078$$

则:$B_{1/3} = z_{1/3}\sqrt{1/3} = 0.5241$。

假设试验按当前趋势发展,则

$$\hat{\theta} = \frac{B_\tau}{\tau} = \frac{0.5241}{1/3} = 1.5724$$

由此代入公式27.6得:

$$CP = 1 - \Phi\left\{\frac{1.96 - 1.5724}{\sqrt{1-1/3}}\right\} = 1 - \Phi\{0.4747\} = 0.3175$$

本例根据第一次期中分析的结果(条件)得出在试验最后可以显示两组复发率有统计学差异的概率(把握度)仅为31.75%。

对非劣效检验,当率为高优指标(如有效率,治愈率等),即越大越好,则:

$$H_0: \pi_T \leq \pi_C - \delta$$
$$H_1: \pi_T > \pi_C - \delta$$

检验统计量为:

$$z = \frac{p_T - p_C + \delta}{\sqrt{p_T(1-p_T)/N_A + p_C(1-p_C)/N_A}} \tag{27.8}$$

当率为低优指标(如死亡率,复发率等),即越小越好,则:

$$H_0: \pi_T \geq \pi_C + \delta$$
$$H_1: \pi_T < \pi_C + \delta$$

检验统计量为:

$$z = \frac{p_C + \delta - p_T}{\sqrt{p_T(1-p_T)/N_A + p_C(1-p_C)/N_A}} \tag{27.9}$$

均为单侧检验。条件概率为：

$$CP = 1 - \Phi\left\{\frac{z_{1-\alpha} - B(\tau)/\tau}{\sqrt{1-\tau}}\right\} \tag{27.10}$$

在本案例中，主要疗效指标为复发率，属于低优指标。非劣效界值为试验组与对照组的复发率之比大于 0.8046，因此，在 $\tau=1/3$ 时，$\delta=(1-0.8046)\times0.0267=0.00522$。取单侧 $\alpha=0.025$，$z_{1-\alpha}=1.96$，则

$$z_{1/3} = \frac{0.0267 + 0.00522 - 0.04}{\sqrt{0.04 \times 0.96/300 + 0.0267 \times 0.9733/300}} = -0.551$$

则：$B_{1/3} = z_{1/3}\sqrt{1/3} = -0.3184$，

$$CP = 1 - \Phi\left\{\frac{1.96 + 0.3184/(1/3)}{\sqrt{1-1/3}}\right\} = 0.00018$$

可见，本案例根据第一次期中分析的结果得出：预期在整个试验结束时，可以显示试验组非劣于对照组的概率不到 0.0002，几乎不可能。故可提前终止试验。

在采用适应性设计时，应当确定当 CP 达到多大时可以认为试验效果非常好而可以终止试验，得出成功的结论；或者当 CP 小到什么程度可以认为试验没有希望得出有效的结论而可以终止试验。条件把握度常用于后者，对把握不大的试验药进行探索。这种试验称为失败分析（failure analysis）。

Q27.2　什么是预测概率？

预测概率法是根据期中分析的数据，计算出当试验结束时，一种处理优于另一种的概率。就是观察以后可能的所有结果，把所有可以导致每一种结果的概率加起来。其方法分为频率法（frequentist approach）和 Bayes 法（Bayesian approach）。

仍以有效率为例并沿用上述符号。T 表示试验，C 表示对照组，N_T 和 N_C 分别是两组最终需要观察的病例数。假设到目前为止，每组分别完成了 n_T 和 n_C 个受试者的治疗，其中，T 组已观察到的有效例数为 X_T，$P_T=X_T/n_T$，C 组已观察到的有效例数为 X_C，$P_C=X_C/n_C$。记 Y_T 是表示 T 组将来可能观察到的有效例数，Y_C 是表示 C 组将来可能观察到的有效例数，显然，$0 \leq Y_T \leq N_T-n_T$，$0 \leq Y_C \leq N_C-n_C$。Y_T 和 Y_C 可能出现不同的组合，所有的组合共有 $(N_T-n_T+1)\times(N_C-n_C+1)$ 种，每种组合出现的概率为：

$$P(Y_T = y_T, Y_C = y_C | X_T, X_C) = P(Y_T = y_T | X_T) \times P(Y_C = y_C | X_C) \tag{27.11}$$

其中，

$$P(Y_T = y_T | X_T) = \binom{N_T - n_T}{Y_T} \frac{B(X_T + Y_T + a_T, \ N_T - X_T - Y_T + b_T)}{B(X_T + a_T, n_T - X_T + b_T)} \tag{27.12}$$

$$P(Y_C = y_C | X_C) = \binom{N_C - n_C}{Y_C} \frac{B(X_C + Y_C + a_C, \ N_C - X_C - Y_C + b_C)}{B(X_C + a_C, n_C - X_C + b_C)} \tag{27.13}$$

这里，$B(\cdot)$ 为 Beta 函数，有效率的先验概率函数为 Beta(a,b)，a 和 b 通常可以由历史资料得到。当没有先验信息时，取无信息先验，即均匀分布。此时：$a=b=1$。

对每一种组合 (Y_T, Y_C)，有：

$$p_T = \frac{X_T + Y_T}{N_T}, \quad p_C = \frac{X_C + Y_C}{N_C}, \quad p_c = \frac{X_T + Y_T + X_C + Y_C}{N_T + N_C}$$

若 T,C 两组的总体有效率分别为 π_T, π_C，则检验假设 $H_0: \pi_T = \pi_C$ 时的检验公式为：

$$Z = \frac{p_T - p_c}{\sqrt{p_c(1 - p_c)\left(\frac{1}{N_T} + \frac{1}{N_C}\right)}}$$

有三种可能的结论：(1)$Z \geq z_{1-\alpha*/2}$，结论为 $\pi_T > \pi_C$；(2)$Z \leq z_{\alpha*/2}$，结论为 $\pi_T < \pi_C$；(3)$z_{\alpha*/2} < Z < z_{1-\alpha*/2}$，尚不能认为 π_T 与 π_C 不同。其中 α^* 为检验水准。

将对应于不同结论的组合出现的概率相加，得到不同结论的预测概率。这就是预测概率的频率法。

例如，$\pi_T > \pi_C$ 的预测概率是所有 (Y_T, Y_C) 组合中作出 $\pi_T > \pi_C$ 结论的概率的总和，即：

$$P(\pi_T > \pi_C \mid X_T, X_C) = \sum_{(y_T, y_C)} P(Y_T = y_T \mid X_T) P(Y_C = y_C \mid X_C)[Z \geq z_{1-\alpha*/2}] \tag{27.14}$$

$\pi_T < \pi_C$ 的预测概率是所有 (Y_T, Y_C) 组合中作出 $\pi_T < \pi_C$ 结论的概率的总和，即：

$$P(\pi_T < \pi_C \mid X_T, X_C) = \sum_{(y_T, y_C)} P(Y_T = y_T \mid X_T) P(Y_C = y_C \mid X_C)[Z \leq z_{\alpha*/2}] \tag{27.15}$$

这里的表达式 $[Z \geq z_{1-\alpha*/2}]$ 是布尔表达式，如果 $Z \geq z_{1-\alpha*/2}$ 为真则返回 1，如果为假则返回 0。

本案例，$N_T = N_C = 900$，$n_T = n_C = 300$，$X_T = 24$，$X_C = 16$。各组均有 600 例需要进一步观察。显然，在进一步观察的受试者中，各组可能观察到的复发例数均在 0~600，因此 (Y_T, Y_C) 组合共有 $600 \times 600 = 360\,000$ 种。假设两组的先验概率均为无信息先验。分别计算每一种组合出现的后验概率。

例如，在进一步观察的受试者中，T 组 60 例复发，C 组 50 例复发，即 $Y_T = 60$，$Y_C = 50$，则两组的最终复发率为：

$$p_T = \frac{X_T + Y_T}{N_T} = \frac{24 + 60}{900} = 9.33\%, \quad p_C = \frac{X_C + Y_C}{N_C} = \frac{16 + 50}{900} = 7.33\%$$

合计复发率为：

$$p_c = \frac{X_T + Y_T + X_C + Y_C}{N_T + N_C} = \frac{24 + 60 + 16 + 50}{1800} = 8.33\%$$

且有：

$$P(Y_T = 60 \mid X_T = 24) = \binom{600}{60} \times \frac{B(60 + 24 + 1,\ 900 - 60 - 24 + 1)}{B(24 + 1,\ 300 - 24 + 1)} = 0.0207$$

和

$$P(Y_C = 50 \mid X_C = 16) = \binom{600}{50} \times \frac{B(16 + 50 + 1,\ 900 - 16 - 50 + 1)}{B(16 + 1,\ 300 - 16 + 1)} = 0.0098$$

两者的乘积为 0.000203。这就是该组合 $(Y_T, Y_C) = (60, 50)$ 出现的后验概率。

在该组合时，两组比较，得：

$$Z = \frac{0.07333 + 0.00522 - 0.09333}{\sqrt{0.08333(1 - 0.08333)\left(\frac{1}{900} + \frac{1}{900}\right)}} = -0.43552$$

仿此，分别计算每一种组合出现的后验概率，所有 T 组非劣效于 C 组的组合的后验概率之和即为 T 组非劣效于 C 组的预测概率,为 0.0170。可见,在目前条件下,每组进一步治疗 600 例,则 T 组非劣效于 C 组的预测概率为 0.0170。

有关 Bayes 法预测概率的计算,以及生存时间(time-to-event)的资料分析,读者可以参考美国德州大学 M.D.Tnderson Cancer Center 的 J.Kyle Wathenx 的网站,上面有专题介绍和公开的软件,网址:http://biostatistics.mdanderson.org/SoftwareDownload/。

Q27.3　什么是 Bayes 预测概率?

所谓 Bayes 预测概率就是在计算预测概率时,按照 Bayes 的思想,充分利用先验信息。如,$\pi_T > \pi_C$ 的 Bayes 预测概率是所有 (Y_T, Y_C) 组合中作出 $\pi_T > \pi_C$ 结论的概率的总和,即:

$$P(\pi_T > \pi_C | X_T, X_C) = \sum_{(y_T, y_C)} P(Y_T = y_T | X_T) P(Y_C = y_C | X_C) \left[P(\pi_T > \pi_C | data) > c_0 \right] \quad (27.16)$$

式(27.16)与(27.14)的区别在于增加了 $\left[P(\pi_T > \pi_C | data) > c_0 \right]$ 的判断。其意义是根据现有数据信息 (Y_T, Y_C),采用 Gibbs 抽样获得后验分布 $P(\pi_T, \pi_S | data)$,比较每次保留的 π_T、π_S 样本,计算 $P(\pi_T > \pi_C | data)$,如果满足 $P(\pi_T > \pi_C | data) > c_0$,即可作出 $\pi_T > \pi_C$ 结论。重复上述步骤直至将所有满足 $\pi_T > \pi_C$ 的 (Y_T, Y_C) 组合找出。在经典的统计分析过程中,以往所做的相类似试验的数据被忽略,贝叶斯统计是一种能充分利用先验信息的统计方法,将其应用在临床试验领域的期中分析是解决如何充分利用临床试验先验信息的有效途径。

2006 年美国 FDA 的药品审评和研究中心(CDER)将贝叶斯统计方法列为标准的统计步骤,其批准项目中的 10% 是基于 Bayes 分析。

Q27.4　何时进行期中分析?

经典的成组序贯期中分析是建立在 Neyman-Pearson 理论上,需要在试验过程中,控制 I 类和 II 类错误,并以期中分析所计算的 P 值来决定是否终止试验。而贝叶斯期中分析是基于试验过程中所得到的预测概率,根据事先指定的终止标准,作出是否终止试验的决策。

ICH-GCP 将期中分析定义为:在一个临床试验正式完成之前的任何时间内,为了比较组间的有效性或安全性而进行的分析。依据预测概率(PP)的期中分析,如果小于设定的无效终止界值 ε_0,设定的临界值即 $pp \leq \varepsilon_0$ 则试验无效终止,如果大于设定的有效终止界值 ε_1,即 $pp \geq \varepsilon_1$,则试验有效终止。那么什么时候进行期中分析比较合适呢?

期中分析需要利用试验中期数据,因此,数据信息必须具有代表性,并足以达到稳定性,才能准确地预测试验结束时的结果。过早进行期中分析,数据信息太少,结果不稳定,无法作为总体的一个良好代表。我们的模拟研究结果显示,在试验早期($\tau = 0.1$、0.2 时),由于信息量少,结果不稳定,对后期预测偏差较大;随着信息的不断积累,结果趋于稳定,对后期预测会越来越准确。因此,实际工作中信息时间不能太早。我们建议选择 0.5 的信息时点进行期中分析比较稳妥。如果原计划样本量较大,期中分析的信息时间可以适当提前至 0.25 或 0.33。

Q27.5　什么是 Wald 检验?

Wald 检验是一种参数检验,该检验是统计学家 Wald 提出并以他的名字命名。Wald 检验通常是基于模型的,在任何模型中(线性回归、logistic 回归、Cox 比例风险回归等)估计了变量的回归系数 $\hat{\beta}$ 及其估计误差 $SE(\hat{\beta})$,则 Wald 检验的统计量为:

$$z = \frac{\hat{\beta}}{SE(\hat{\beta})} \sim N(0,1) \tag{27.17}$$

z 近似服从标准正态分布,对应的系数 β 的 $100(1-\alpha)\%CI$ 为,$\hat{\beta} \pm z_{1-2/\alpha} SE(\hat{\beta})$。

常用的基于模型的参数假设检验方法包括三种:Wald 检验、似然比检验和 Score 检验。其中,似然比检验是最常用。由于 Wald 检验没有考虑各因素的综合作用,因此当因素间存在共线性时,该检验的结果不及似然比检验可靠,这时基于 Wald 检验的可信区间也要慎重对待。而 Score 检验最大优势在于计算速度快,但在实际工作应用较少。三种方法系数估计的结论一般情况下一致。如果三种方法的结论存在差别,则似然比检验是最优选择。

以本案例两组(4 vs 1)累及淋巴结数量无复发生存时间比较为例介绍 Wald 检验。$H_0 : \beta = 0, H_1 : \beta \neq 0$。

表 27-2 Cox 回归模型

累及淋巴结数量	系数	标准误	Z值	P	95%CI
4 vs 1	0.3030	0.1060	2.858	0.0043	(0.0952~0.5108)

据公式(4),估计

$$z = \frac{0.3030}{0.1060} = 2.858, \quad P = 0.0043$$

$P<0.05$,拒绝原假设,认为累及淋巴结数量为 4 时的复发风险是 1 的 1.35 倍数(95%CI:1.10~1.67)。

Cox 模型中 Wald 检验 SAS 程序:

```
PROC PHREG DATA=MyData;
    MODEL Stime*Censored(0)=Group;
RUN;
```

27.4 统计学评价

本研究属于非劣效成组序贯设计,应用贝叶斯预测概率指导期中分析决策,选择先验信息为无信息先验。

(刘丽亚 陈 峰)

参 考 文 献

1. Muss HB, Berry DA, Cirrincione CT, et al. Adjuvant chemotherapy in older women with early-stage breast cancer. *The New England Journal of Medicine*, 2009, 360: 20: 2055-2065.

2. Pocock SJ. Group sequential methods in the design and analysis of clinical trials. *Biometrika*, 1977, 64 (2): 191-199.

3. O'Brien PC, Fleming TR. A multiple testing procedure for clinical trials. *Biometrics*, 1979, 35 (3): 549-556.

4. Mark Chang. Adaptive design theory and implementation using SAS and R. Chapman & Hall, 2008.

5. SC Chow. Adaptive design methods in clinical trials. Chapman & Hall, 2008.

6. 谭旭辉 . 贝叶斯期中分析在成组序贯设计中的应用研究 . 南方医科大学博士论文 , 2008.

7. Carlin BP , Chaloner k , Church T , et al.Bayesian Approaches for Monitoring Clinical Trials with an application to toxoplasmic encephalitis prophylaxis. *The StatistiCIan* , 1993 , 42 : 355-367.

8. Parmar MK , Spiegelhalter DJ , Freedman LS.The chart trials : Bayesian design and monitoring in practice.*Stat Med* , 1994 , 13 : 1297-1312.

9. 陈建平 , 魏永越 , 陈峰 , 等 . 期中分析的条件把握度及样本含量再估计 . 中国卫生统计 , 2010 , 27 (4) : 361-363.

10. Cox DR. Partial likelihood. Biometrika , 1975 , 62 : 269-276.

11. Hosmer DW , Lemeshow S. Applied Survival Analysis Regression Modeling of Time to Event Data. 2nd edition. New York : Wiley , 2008.

12. 陈峰 . 医用多元统计分析方法 . *2nd edition.* 北京 : 中国统计出版社 , 2006.

13. 金丕焕 , 陈峰 . 医用统计方法 . *3nd edition.* 上海 : 复旦大学出版社 , 2009.

14. Jung SH , Kang SJ , McCall LM , et al. Sample Size Computation for Two-Sample Noninferiority Log-Rank Test , 2005 , 15 (6) : 969-979.

Case 28

索拉非尼治疗转移性肾细胞癌
——随机撤药试验

目前50%的肾细胞癌(RCC)发现时病灶小且预后好,但也有1/3的患者在诊断时已经发生转移,其中多数为透明细胞型。细胞因子(干扰素 α、白介素-2)一直用于RCC的治疗,但往往效果不佳。此外,RCC还可选择转移灶手术切除、化疗等方案,但5-FU、长春新碱、吉西他滨及激素疗法对转移性RCC的疗效并不理想,因此新疗法亟待开发!

索拉非尼(Sorafenib)是一种多靶点、多激酶抑制剂。该药可抑制VEGFR-1-3,PDGFR-α、β,c-KIT、RET和FLT-3等激酶,从而同时抑制肿瘤细胞增殖和肿瘤血管生成。目前索拉非尼已在欧洲和美国被批准用于晚期RCC的治疗。

这里给出另一个Ⅱ期临床试验评估索拉非尼对晚期肾细胞癌患者的安全性和疗效的结果。

28.1 试验方案简介

28.1.1 试验目的

初步评估索拉非尼对转移性难治性肾细胞癌(RCC)的安全性和疗效。

28.1.2 目标人群

经组织学或细胞学证实的转移性难治性肾细胞癌。开始时,纳入的是转移性结直肠癌(CRC),但也允许有其他实体瘤的患者入组。研究过程中发现,有很多RCC患者肿瘤消退,因此修改了试验方案,将入组人群扩展到RCC而终止了CRC患者的入组。

入选标准:年龄至少18岁;至少有一个可测量的肿瘤病灶;东部肿瘤协作组(ECOG)体能评分为0或1;预期至少12周的寿命;骨髓、肝、肾功能良好。

排除标准:合并其他严重的疾病或中枢神经系统疾病的患者;对于之前所接受的治疗没有限制,但排除曾接受过Ras通路抑制剂治疗的患者。

28.1.3 研究设计方法

本研究采用了随机撤药试验(randomized discontinuation,或 randomized withdrawal)。

28.1.4　治疗方法

口服 Sorafenib 400mg,每日两次。导入期 12 周,随机分组期 12 周。在导入期(头 12 周)内,如果受试者肿瘤缩小 25% 以上,则该受试者继续用药,直至疾病进展或出现毒性反应;如果受试者的肿瘤生长超过 25%,则停止用药;如果肿瘤变化不大,缩小或生长不超过 25%,则对这一批受试者进行随机分组,一组接受索拉非尼治疗,一组接受安慰剂治疗。其中,接受索拉非尼治疗者,如果疾病进展,则停止用药;接受安慰剂治疗者,如果进展,则改用索拉非尼治疗。

28.1.5　评价指标

主要终点指标:所有经随机分组的受试者,在随机分组后 12 周(试验第 24 周)时的疾病进展率。

次要终点指标:经随机分组的受试者的至疾病进展时间(PFS),所有受试者的 PFS,肿瘤客观反应率等。

安全性评价:针对整个试验(导入期和随机分组期)进行的,所有患者只要接受了至少一次试验药物的治疗且有安全性纪录者均用于评价。

28.1.6　样本量估计

采用计算机模拟估计样本量。假设肿瘤的生长是指数分布的,肿瘤增长率是对数正态分布的。如果没有治疗的话,在 12 周后有 43% 稳定(SD),而 57% 进展。如果随机化 12 周后,试验组能够将肿瘤增长率从 90% 降低到 70%,则每组 50 例可以有 81% 的把握度发现这种差别。模拟中没有考虑肿瘤缩小。

28.1.7　主要统计分析方法

对主要疗效指标疾病进展率,按照基线 ECOG 评分分层,采用 Cochran-Mantel-Haenszel 法进行检验,用二项分布法估计疾病进展率的 95%CI。用 Kaplan-Meier 法估计随机化后索拉非尼组和安慰剂组的 PFS,并用 log-rank 检验进行比较。采用加权法估计总的 PFS。

28.2　主要结果与结论

28.2.1　研究流程

共 502 例肿瘤患者入组,其中 RCC 患者 202 例。9 例在 12 周前终止治疗未评估(4%),193 例完成了第一阶段开放治疗。其中 73 例(36%)肿瘤缩小超过 25%,69 例(34%)肿瘤大小变化在 25% 内,51 例(25%)肿瘤生长≥25% 或有其他肿瘤进展的征象。69 例病情稳定者中,2 例因研究者违背方案继续接受索拉非尼治疗;3 人分别因不良反应、采用其他治疗、随机分组时疾病进展退出试验;1 人在 12 周时符合条件,参加随机化。因此,最终有 65 例受试者参加第二阶段随机化研究。其中 32 人接受索拉非尼,33 人使用安慰剂。受试者流向图见28-1。在随机化阶段,性别等其他人口学资料、基线在两组间没有差异。

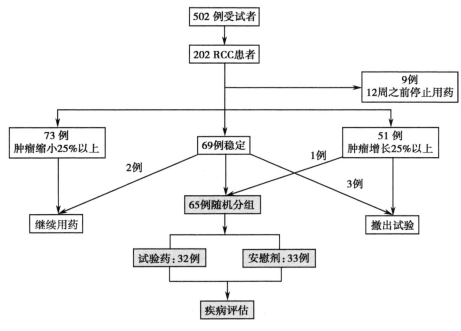

图 28-1 受试者流向图

28.2.2 主要结果

基线特征见表 28-1。

表 28-1 受试者基线特征(部分)

结果	所有受试者(N=202)		随机对照试验部分			
			安慰剂对照组 n=33		试验组 n=32	
	例数	%	例数	%	例数	%
性别						
男	149	74	21	64	26	81
女	53	26	12	36	6	19
年龄(岁)						
中位数	58		60		58	
范围	23~83		23~74		32~76	
ECOG 评分						
0	110	54	18	55	18	56
1	92	46	15	45	14	44
TNM 分期						
I	21	10	3	9	2	6
II	49	24	6	18	11	34
III	49	24	8	24	9	28
VI	68	34	15	45	8	25
缺失	15	7	1	3	2	6

有效性方面,65 例经随机分组的受试者,索拉非尼组 32 例,安慰剂对照组 33 例。12 周后(试验第 24 周),索拉非尼组 16 例(50%)进展,而安慰剂组 27 例(82%)进展,两组比较 P=0.0077。索拉非尼组 PFS 为 24 周,安慰剂组 PFS 为 6 周,P=0.0087。而所有 RCC 受试者的 PFS=29 周。

安全性方面,最常见的治疗相关的不良事件是疲劳(73%),皮疹 / 脱落(66%),手足皮肤反应(62%),疼痛(58%),腹泻(58%)。虽然有 9 例受试者因不良事件终止试验,但这些事件大部分是 1 级或 2 级的。最常见的 3 级 / 4 级的不良事件是高血压(31%)。试验中无患者死亡。

28.2.3　主要结论

索拉非尼对转移性肾细胞癌具有一定疗效,每日使用安全性可以忍受。

28.3　统计学解读

本研究是一个 II 期临床试验,采用了随机撤药试验。

Q28.1　什么是随机撤药试验?

随机撤药试验最早由 Amery W 和 Dony J 于 1975 年提出。该设计是一种改进的安慰剂对照试验设计,主要从伦理学考虑,避免受试者长时间暴露于安慰剂治疗。设计包括两个阶段。在第一阶段是开放的,所有受试者接受一定疗程的试验药物治疗,这个阶段又称为导入期(run-in)。第二阶段分几种情况:如果受试者对治疗有效,则继续使用试验药物治疗;如果受试者病情恶化,则停止使用试验药治疗;而对病情稳定的受试者,将他们随机分为试验组和安慰剂对照组,这个阶段是随机双盲的。

如果一种药物对一部分人有效,而对另外一部分人无效,此时选择可能有效的人群进行临床试验,可以体现出药物的疗效,也可以减少样本量。随机撤药试验设计的目的是在临床试验中选择更同质的(homogeneous)、可能有效的受试者进行随机对照研究。例如,在肿瘤临

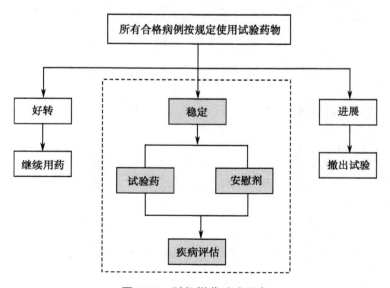

图 28-2　随机撤药试验示意

床试验中,一种试验药物能够使病情发展较慢的受试者中位生存时间从 2.3 个月增加到 4.6 个月,则按 Lakatos 法估计试验组和对照组各 50 例受试者可以有 90% 的把握度可以发现这种差别。但是,如果这 100 例受试者中有 70% 的患者肿瘤生长很快,无论哪种药物都不能使这部分人延长生存时间,此时的检验效能只有不到 20%。因为受试者的不同质,使得药物的效应被稀释了,从而降低了检验效能。随机撤药试验的 run-in 阶段,就是为了寻找更同质的受试者。

当纯粹使用安慰剂对照存在伦理问题时,使用随机撤药试验更容易被接受。这种设计方法已成功地应用于:氨己烯酸(VGB)治疗难治性癫痫的儿童(Chiron C 等,1996);硫酸氨基葡萄糖治疗膝关节骨性关节炎(Cibere J 等,2004);氨甲蝶呤治疗类风湿性关节炎(Gotzsche PC 等,1996);盐酸多奈哌齐治疗阿尔茨海默病的神经精神症状(Holmes C 等,2004);地高辛治疗轻中度慢性充血性心脏衰竭(Uretsky BF,1993)等。与一般的安慰剂平行对照设计相比,随机撤药试验改善了伦理学问题。

Q28.2　如何分析随机撤药试验资料?

在随机撤药试验中涉及两部分人群,一是全部受试者,一是经随机化分组的受试者,后者是前者的一个子集。所有分析都可以基于这两种人群而确定的数据分析集。随机对照试验部分的资料用于对比分析,研究的主要结论也来自于此;全部受试者的资料主要用于安全性分析,描述性分析为主。由于主要疗效指标是针对随机对照试验而设计的,因此,研究的结论只能由主要疗效指标基于经随机化分组的受试者而确定的数据分析集来推断。

随机撤药试验通过选择部分患者进行对比分析,能够说明药物是否起作用,但难以估计在全部患者中的效应。

Q28.3　如何评价随机撤药试验?

随机撤药试验所估计的药物效应是有偏的,应用和解释时需要谨慎。

首先,对经随机化分组的受试者人群,由于对照组的受试者在 run-in 阶段也使用了试验药物,可能有潜在的滞后效应,此时估计的试验药物的效应不等于真正的试验药物与安慰剂相比的效应,结果是有偏的。但是,这种偏倚是偏于保守(安慰剂组的效果可能被高估),符合药品审评的原则。

其次,相对于全部受试者人群,随机部分的受试者只是全部受试者的一个子集,缺乏代表性,基于随机部分所估计的试验药物的效应不等于在全部受试者人群中所能观察到的效应。当随机部分可能是最能显示药物疗效的一部分,此时药物的效应可能被高估。因此,随机撤药试验常用于 Ⅱ 期探索性研究,为进一步的验证性研究提供设计参数。

28.4　统计学评价

本研究是一个 Ⅱ 期临床试验,采用了随机撤药试验。管理上尚需提高,文中对第二阶段受试者的流向交代不清,以至于无法准确定义各类情况人数。

随机撤药设计样本量的估计,首先估计第二阶段随机化分组所需样本量,再根据第一段受试者进入第二阶段的比例来估计进入第一阶段筛选期的样本量。当第一阶段的受试者中,好转或进展的受试者比例较高,而进入随机分组的受试者比例较少时,在第一阶段需要更多的受试者参与,以确保有足够的受试者进入随机分组阶段。本研究估计第二阶段需每组50例。而假设用药12周后有43%稳定,57%进展。按此估计,进入第一阶段的受试者需233例。

(柏建岭　陈　峰)

参 考 文 献

1. Ratain MJ, Eisen T, Stadler WM, et al. Phase Ⅱ placebo-controlled randomized discontinuation trial of sorafenib in patients with metastatic renal cell carcinoma. J Clin Oncol, 2006, 24(16): 2505-2512.

2. Schiller JH, Larson T, S H Ou SH, et al. Efficacy and Safety of Axitinib in Patients With Advanced Non-Small-Cell Lung Cancer: Results From a Phase Ⅱ Study. J Clin Oncol, 2006, 27(23): 3836-3841.

3. Rosner GL, Stadler W, Ratain MJ. Randomized discontinuation design: Application to cytostatic antineoplastic agents. J Clin Oncol, 2002, 20(22): 4478-4484.

4. Amery W, Dony J. A clinical trial design avoiding undue placebo treatment. J Clin Pharmacol, 1975, 15(10): 674-679.

5. Freidlin B, Simon R. Evaluation of randomized discontinuation design. J Clin Oncol. 2005, 23(22): 5094-8.

6. Chiron C, Dulac O, Gram L. Vigabatrin withdrawal randomized study in children. Epilepsy Res, 1996, 25(3): 209-215.

7. Cibere J, Kopec JA, Thorne A, et al. Randomized, double-blind, placebo-controlled glucosamine discontinuation trial in knee osteoarthritis. Arthritis Rheum, 2004, 51(5): 738-745.

8. Gotzsche PC, Hansen M, Stoltenberg M, et al. Randomized, placebo controlled trial of withdrawal of slow-acting antirheumatic drugs and of observer bias in rheumatoid arthritis. Scand J Rheumatol, 1996, 25(4): 194-199.

9. Holmes C, Wilkinson D, Dean C, et al. The efficacy of donepezil in the treatment of neuropsychiatric symptoms in Alzheimer disease. Neurology, 2004, 63(2): 214-219.

10. Kopec JA, Abrahamowicz M, Esdaile JM. Randomized discontinuation trials: Utility and efficiency. J Clin Epidemiol, 1993, 46(9): 959-971.

11. Uretsky BF, Young JB, Shahidi FE, et al. Randomized study assessing the effect of digoxin withdrawal in patients with mild to moderate chronic congestive heart failure: Results of the PROVED trial—PROVED Investigative Group. J Am Coll Cardiol, 1993, 22(4): 955-962.

Case 29

阿立哌唑辅助抗抑郁治疗
——随机序贯安慰剂平行对照试验

尽管有许多的治疗选择,重症抑郁仍是个极具挑战且消耗性的疾病。50%~60% 的重症抑郁患者接受抗抑郁治疗不能获得满意的疗效,2/3 的患者得不到及时缓解。最近一篇 meta 分析证实了在临床实践中可以用非典型的抗精神病药作为辅助药物来增强抗抑郁治疗的效果,尽管优势比(odds ratio,OR)从 2.43(为期 4 周的试验)降至 1.50(为期 8 周的试验),提示了在这些复合物的长期试验中信号检测值减弱的可能性。此 meta 分析里的大部分增强研究都是双臂试验,在抗抑郁治疗进行过程中加入抗精神病药物与安慰剂对照。该法的限制性在于,由于缺乏 2×2 析因设计,我们不能排除这些复合物可能有抗抑郁作用。

阿立哌唑(2~15mg/d)是 FDA 首批通过的对抗抑郁治疗反应不佳的重症抑郁患者的辅助药物,这是基于三个双盲研究,共包括了 1085 个患者,其结果显示抗抑郁治疗联用阿立哌唑治疗(34%,32%,47%)比抗抑郁治疗联用安慰剂治疗(24%,17%,19%)有更高的反应率[Montgomery-Asbery 抑郁量表(MADRS)评分下降≥50%]。阿立哌唑和安慰剂的终点 MADRS 评分的差值平均分分别是 3.0、2.8、3.7,在前两个研究中报道的效应值为 0.39 和 0.35。对这三个试验中的安全数据进行合并,阿立哌唑的 4 个中枢神经系统副作用比安慰剂更为常见:静坐不安(22% *vs.* 4%),坐立不安(12% *vs.* 2%),失眠(8% *vs.* 3%),疲劳(8% *vs.* 4%)。

但是这些研究均没有对重症抑郁实际治疗中常用的低剂量(2~5mg/d)进行研究,因此本研究采用序贯平行对照设计评估抗抑郁治疗联用低剂量(2mg/d)阿立哌唑治疗重症抑郁的有效性和耐受性,此设计旨在使治疗间的差异可能性最大化。这是第一个利用序贯平行对照设计完成的研究,可在同一个研究中两次分析治疗的差异,且第二次仅在事先定义的对安慰剂无反应者中评估。

29.1 试验方案简介

29.1.1 试验目的

评价抗抑郁治疗(ADT)联用低剂量阿立哌唑治疗 ADT 反应不佳的重症抑郁(MDD)患者的疗效。

29.1.2　目标人群

入选标准：①性别不限，年龄在 18~65 岁，签署知情同意书；②远程独立的评估者采用 SAFER 标准访谈，经美国精神障碍诊断与统计手册（DSM）重度抑郁发作（MDE）定式临床检查确诊的病人；③在筛选和基线访视期，抑郁症状快速自评量表评分 >15；④在当前发作期病人接受至少 8 周足够剂量的选择性羟色胺再吸收抑制剂（SSRIs）或羟色胺和去甲肾上腺素再吸收抑制剂（SNRIs）治疗，相同足够剂量持续 4 周并贯穿整个研究；⑤在一个、两个、三个抗抑郁药物试验（包括当前的试验）中重度抑郁发作期时反应不佳史（非复发），反应不佳被定义为在当前或当前发作期的任一时点，远程独立的评估者采用麻省总医院抗抑郁治疗反应问卷（ATRQ）评估抑郁症状严重度减轻 <50%；⑥经临床医生在筛选和基线访视期，远程独立的评估者在筛选期确认，病人在筛选期末 17 项汉密尔顿抑郁评定量表的得分≥18 的符合入组要求。

两阶段均接受安慰剂治疗或Ⅰ阶段接受安慰剂治疗，Ⅱ阶段接受阿立哌唑治疗的病人中，仅在Ⅰ阶段末符合无反应标准者被加到Ⅱ阶段的主要疗效样本：①安慰剂无反应定义为访视 3 时病人的 MARDS 评分 <50%；②访视 3 时病人的 MARDS 评分 >16。

排除标准：①从筛查期到基线访视期，病人的抑郁症状减轻 >25%；②孕妇及哺乳期妇女；③在 4 个或以上的抗抑郁治疗试验（包括当前试验）中，病人在重度抑郁发作期间无充分应答；④在当前重度抑郁发作期间病人服用辅助抗精神类抗抑郁药超过 2 周；或者终生服用阿立哌唑；⑤筛选期 4 周内，病人因重度抑郁发作住院；⑥在当前发作期，病人接受电休克治疗、迷走神经刺激术或者颅磁刺激；⑦病人当前患有痴呆症、精神病、双向障碍；⑧有临床意义诊断的人格障碍（如患者严重病态行为）或经美国精神障碍诊断与统计手册（DSM）定式临床检查过去的 6 个月里有明显的物质使用障碍，或尿液药物筛查阳性；⑨筛选期 6 周内或在试验的任何时点接受新发心理治疗；⑩病人有自杀倾向或者有不稳定的疾病；⑪病人有甲状腺疾病（除非 >3 个月的稳定期）；⑫病人有癫痫、恶性综合征 / 羟色胺综合征史；⑬在试验期间禁止合并用药（包括精神药物和锂），当氯羟安定达到 2mg/d 和唑吡坦达到 10mg/h（或化学当量），且保持稳定（至少 2 周）除外。

29.1.3　研究设计与随机分组

这是一个多中心、随机双盲、序贯 2 周期、安慰剂平行对照研究设计（sequential parallel comparison design，SPCD）。

试验被分为 2 个周期，每个周期 30 天，每 10 天进行一次评估。试验设 3 个处理组为：药物 / 药物组（DD）、安慰剂 / 药物组（PD）和安慰剂 / 安慰剂组（PP）。经筛选后符合条件的受试者以 2∶3∶3 的比例被分配到 DD 组、PD 组和 PP 组。

DD 组：受试者在第Ⅰ阶段使用 2mg/d 阿立哌唑，第Ⅱ阶段阿立哌唑剂量升至 5mg/d；

PD 组：受试者在第Ⅰ阶段使用安慰剂，第Ⅱ阶段用阿立哌唑 2mg/d；

PP 组：受试者在第Ⅰ阶段和第Ⅱ阶段都使用安慰剂。

所有受试者均使用原有的稳定的抗抑郁治疗。试验期间不得调整剂量，任何不能耐受最低剂量治疗的病人将不再继续进行试验。

29.1.4 评价指标

主要疗效指标：有效率。定义为蒙哥马利抑郁量表（MADRS）总得分下降至少50%。

关键的次要终点指标：缓解率（MADRS 总得分小于11分），MADRS 相对于基线的绝对变化值，麻省总院认知和身体状况问卷（CPFQ），临床改善的全印象（CGI-I）和严重程度评分（CGI-S）、症状问卷（SQ）和9项病人健康问卷（PHQ-9）。

在研究的两个30天周期内，每10天（±3天）评估一次疗效。在筛查期和第6次访问时（或终点）进行一次体检。在基线期和第30、60、90、120和150天（或终点）时分别记录一些消费习惯（吸烟、饮酒、饮用含咖啡因的饮料）。在每一次访问时都要记录不良事件和合并用药。

29.1.5 主要统计分析方法

分析集的定义如下：①包括所有的随机化病人；②安全数据集包括至少接受一种剂量且有纪录的双盲试验药物剂量，集中在阿立哌唑 2mg/d 的药物组与安慰剂组的比较；③主要疗效分析集定义为安全集中至少有一次疗效评估的受试者，包括所有的Ⅰ阶段数据和搜集的在Ⅰ阶段无反应的 PD 或 PP 组的Ⅱ阶段数据（MADRS 总评分下降未达到50%，在Ⅰ阶段结束时的评分超过16分，且至少参加了一次Ⅱ阶段疗效评价的病人）。

P 小于等于 0.05 时，被认为差异有统计学意义。所有的分析都用 SAS8.2 完成。主要疗效指标采用 LOCF 法估计缺失值后再分析（称为 LOCF 分析），同时给出不填补缺失值（observed case）的分析结果（称为 OC 分析）。

主要分析比较了安慰剂与阿立哌唑两组的Ⅰ、Ⅱ阶段的合并 MADRS 有效率，即Ⅰ阶段安慰剂和阿立哌唑组的 MADRS 有效率，以及在Ⅰ阶段对安慰剂无应答并且Ⅱ阶段被分配到安慰剂组和阿立哌唑组的 MADRS 有效率。有效率的差异比较采用二分类结果重复测量的模型，考虑了Ⅰ、Ⅱ两期受试者数据的相关性。该模型采用到 SAS 中 Genmod 过程步（恒等链接、二分类重复测量），模型中同时纳入研究的阶段、处理组以及他们的交互作用，中心用分类变量控制。如果中心变量无统计学意义，则不放在模型中，分析方法采用 Fava 等提出的统计量。如果中心变量有统计学意义，则被保留在模型中，主要分析根据模型对两阶段有效率的加权平均进行比较（contrast）。

用广义估计方程模型（SAS Genmod 过程）分析 MADRS 相对于所在研究阶段基线的变化值，并以 MADRS 基线值、处理和它们的交互作用作为协变量，如果中心有统计学意义则保留在模型中基线校正。缓解率的分析用二分类结果重复测量回归模型进行分析的。

类似于 MADRS 评分的变化值，SQ、PHQ-9、CPFQ 和 CGI-S 评分的变化值也用广义估计方程模型（SAS Proc Genmod）方法来分析，其中基线得分、处理、Ⅰ阶段基线症状严重程度作为协变量，缺失数据不填补。

DD 组与 PP 组的 MARDS 评分的改变值的比较用单因素协方差分析（oneway ANCOVA），调整基线评分。

不良事件发生率用描述性统计。采用三种不同的不良事件数据展示的方法。第一，不良事件根据人-阶段发生情况进行总结，每个不良事件归因于每个人，然后依据最初发病日期归于不同阶段。如果不良事件的严重程度或者其他特征在两个阶段发生改变，可以在两个阶段计数。第二，考虑在Ⅰ阶段对安慰剂无效的受试者，他们在Ⅱ阶段接受的治疗所导致的不良事件。第三,比较在整个试验中仅接收安慰剂(PP)与仅接受药物治疗(DD)组别间的不良事件。

29.2 主要结果与结论

29.2.1 入组和基线特征

来自美国 21 个中心 225 名患者被随机分组。分入 DD 组与分入(PD、PP)的受试者分别为 56 和 169 例,其人口统计学和基线特征均衡。分到 DD 组的受试者 56 例,48 例(85.7%)完成了研究,没有临床显著不良事件的受试者,有 5 例(8.9%)失访。在被分到 PD、PP 组(第一阶段安慰剂)的受试者 169 例中,152 例(89.9%)完成了研究,也没有临床显著不良事件的受试者,有 5 例(3.0%)失访。

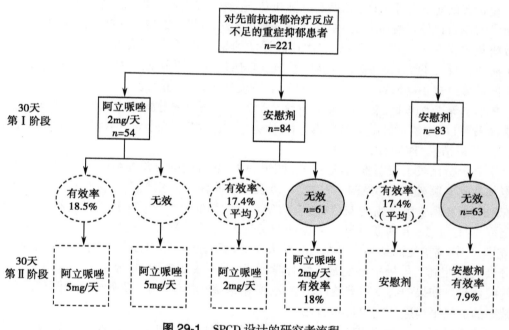

图 29-1 SPCD 设计的研究者流程

29.2.2 疗效数据

在 I 阶段 225 例受试者中,阿立哌唑组有 2 例退出,安慰剂组有 2 例退出。221 例受试者符合主要疗效集的定义。LOCF 分析中,在 I 阶段,阿立哌唑 2mg/d 的 MARDS 有效率为 18.5%,在 II 阶段的有效率为 18.0%,但是 I 阶段安慰剂组的有效率为 17.4%,在 II 阶段安慰剂组的反应率为 7.9%,合并 I 、II 阶段加权平均,药物与安慰剂组之差:5.6%,$P=0.18$,差异无统计学意义。在 OC 分析中,两组 MARDS 加权平均之差值为 4.2%($P=0.32$),缓解率之差值为 2.3%($P=0.50$),均无统计学意义。

作为次要分析,LOCF 分析中,I 阶段阿立哌唑 2mg/d 的 MARDS 平均变化值为 -8.5,II 阶段的平均变化值为 -5.8;而 I 阶段安慰剂组的 MARDS 平均变化值为 -8.1,II 阶段的平均

变化值为 –3.3,权重相等时加权变化值之差为 –1.51,P=0.065,差异无统计学意义。Ⅰ阶段的药物 - 安慰剂差异为 –0.45(效应值为 0.06),而Ⅱ阶段的药物 - 安慰剂差异为 –2.48(效应值为 0.38)。调整基线后,Ⅱ阶段 MARDS 的差值有统计学意义(P=0.04)。

DD 组与 PP 组的比较,DD 组(阿立哌唑 2~5mg/ 天,第Ⅰ、Ⅱ阶段合计)MDARS 有效率为 37.3%,而 PP 组为 32.9%,相差 4.34%,P=0.6。

其他次要指标,如 CGI-S,SQ,PHQ-9,CPFQ 的类似分析,均无统计学意义。

29.2.3　耐受性和安全性

在Ⅰ阶段的随机化的 225 个受试者中,阿立哌唑 2mg/d 组有 2 个退出,安慰剂组有 2 个退出。221 例完成第Ⅰ阶段观察。此外,在Ⅰ阶段对安慰剂无反应的 138 个受试者中,有 14 例在Ⅱ阶段退出:9 例在阿立哌唑 2mg/d 组,5 例在安慰剂组。便秘和口干在阿立哌唑药物组更为常见。一些诸如坐立不安、静坐不能、疲劳和失眠等不良事件发生率均未发现有统计学差异。在研究过程伴随使用安眠药、收缩压的变化、舒张压的变化、脉搏变化、平均体重增长值等均无统计学差异。

29.2.4　结论

本研究显示对抗抑郁治疗反应不足的重症抑郁患者,低剂量阿立哌唑具有良好的耐受性,并显示一定的边缘效应。

29.3　统计学解读

Q29.1　什么是序贯安慰剂平行对照设计?

随机双盲安慰剂对照被视为临床试验设计的金标准。然而,安慰剂效应的存在使得很多临床试验失败,导致本可以上市的药物夭折在临床试验阶段,尤其是在治疗精神障碍的临床试验中。有调查表明(Walsh 等,2002),在 1981—2000 年开展的 75 项治疗重度抑郁症的双盲临床试验中,安慰剂的有效率平均为 30%,范围在 12%~50%,且有逐年增加之趋势。考虑到一些阴性结果没有发表,作者估计重度抑郁症临床试验中安慰剂效应在 35%~45%。由于安慰剂效应较高,试验药物的效应与安慰剂效应之差就小,因此,要确证试验药物有效需要更大的样本,或者根本就做不出来。

在有些试验中,先设计一个导入期(run-in phase),在导入期所有受试者均接受安慰剂治疗。导入期后对治疗无效者进行随机分组,一组接受试验药物,一组接受安慰剂。这样就剔除了安慰剂效应。但是,这种设计可能需要更多的患者参与,且试验所得到的效应是在特殊人群(安慰剂短期无效者)中的评价效果,不能代表一般人群。

多中心、随机双盲、序贯 2 周期、安慰剂平行对照研究设计(SPCD)就是在这样的背景下产生的。试验分两个阶段进行。在第一个阶段,筛选合格的受试者按(1–2a)∶a∶a 的比例分配到试验药物 / 药物组(DD)、安慰剂 / 药物组(PD)和安慰剂 / 安慰剂组(PP)。其中 DD 组在第Ⅰ阶段接受试验药物治疗;PD 和 PP 组在第Ⅰ阶段均接受安慰剂治疗,相当于导入期。在第二阶段,PD 组在第一阶段无效者接受试验药物治疗,而 PP 组在第一阶段无效者继续接受安慰剂治疗。PD 和 PP 组第一阶段有效者将退出试验,或继续接受试验药物的治疗,

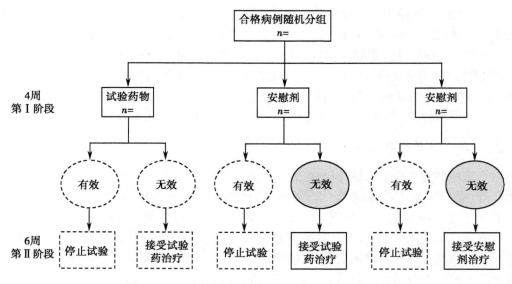

图 29-2　一个戒烟试验的 SPCD 设计的受试者流程

第二阶段数据不参与有效性评价。

　　在该试验中,受试者只接受一次随机化分组。在第Ⅱ阶段是停止试验还是继续以及用什么药,在试验一开始就决定好了。SPCD 的另外一种设计是两次随机化(re-randomization)。第一次随机是在第一阶段,将受试者随机分为试验药组和安慰剂对照组;第二次随机是在第二阶段,对第一阶段安慰剂组中无效的受试者进行随机分组。见图 29-3。

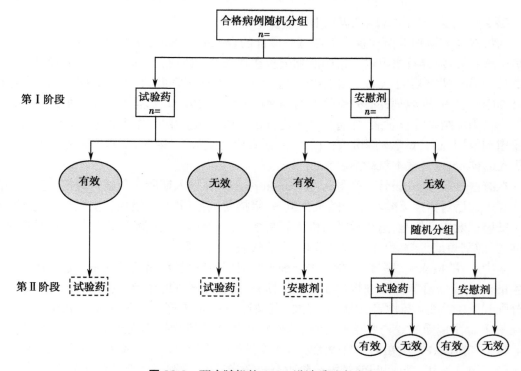

图 29-3　两次随机的 SPCD 设计受试者流程

SPCD 设计已经由美国麻省总医院（Massachusetts General Hospital，MGH）注册，使用这种设计需要得到许可。

Q29.2　如何分析序贯安慰剂平行对照试验资料？

假设受试者分配入 DD、PD、PP 组的比例为：$1-2a,a,a$。设 p_1,p_2 分别是试验药物在第 I 阶段、第 II 阶段的有效率；q_1,q_2 分别是安慰剂在第 I 阶段、第 II 阶段的有效率。见表 29-1。

表 29-1　SPCD 试验结果

分组	是否有效	频数	概率
安慰剂 - 安慰剂（PP）	否 - 是	$n_{1,1}$	$(1-q_1)\cdot q_2$
	否 - 否	$n_{1,2}$	$(1-q_1)\cdot(1-q_2)$
	是	$n_{1,2}$	q_1
安慰剂 - 试验药（PD）	否 - 是	$n_{2,1}$	$(1-q_1)\cdot p_2$
	否 - 否	$n_{2,2}$	$(1-q_1)\cdot(1-p_2)$
	是	$n_{2,3}$	q_1
试验药 - 试验药（DD）	是	$n_{3,1}$	p_1
（第 II 阶段数据不参与分析）	否	$n_{3,2}$	$1-p_1$

试验组与对照组疗效的差别定义为：

$$h = w(p_1 - q_1) + (1-w)(p_2 - q_2)$$

则 h 的抽样误差为：

$$V(h) = \sqrt{\frac{\begin{aligned}&-2(-1+2a)p_2(-1+w)^2 + 2(-1+2a)p_2^2(-1+w)^2 - 2(-1+2a)\\&q_2(-1+w)^2 + 2(-1+2a)q_2^2(-1+w)^2 + (-1+q_1)[(-1+q_1)q_1 +\\&2a(-p_1+p_1^2+q_1+q_1^2)]w^2\end{aligned}}{2a(-1-2a)(-1+q_1)}}$$

对 h 进行近似正态检验即可。

试验设计和分析时，a 和 w 的选择使得试验把握度最大。a 常取 0.3~0.4。在安慰剂效应比较大时，w 取 0.8；在安慰剂效应比较小时，w 取 0.3。

在第 I 阶段，DD 组使用试验药，PP 和 PD 组使用安慰剂，因此，第 I 阶段的比较是 DD 组与（PP+PD）组的比较，等价于试验组与安慰剂组的比较。

在第 II 阶段，由于 PD 组与 PP 组在第 I 阶段因使用安慰剂无效的受试者，分别使用了试验药和安慰剂，他们具有可比性。他们之间的比较排除了安慰剂效应，应该是该设计的主要分析内容之一。

此外，由于每个受试者均历经了第 I、II 两个阶段的处理，可以看成是重复测量，因此，当联合第 I、II 阶段数据进行分析时，需要考虑同一受试者两个阶段观测值间的内部相关性，因此，往往采用广义估计方程或多水平模型进行分析。这是该设计的主要分析内容。

对安慰剂的分析，既可以考虑不同阶段，也可以将不同阶段合并考虑；既可以考虑不良反应发生率，又可以考虑与剂量或使用时间之间的关系。

Q29.3　如何评价序贯安慰剂平行对照设计？

SPDC 设计是一种很好的排除安慰剂效应的设计方法。该设计联合第 Ⅰ、Ⅱ 阶段的数据，可以估计试验药的效应、安慰剂的效应以及试验药效应与安慰剂效应之差值，利用广义估计方程或多水平模型进行估计和分析，设计效率高于单纯的用安慰剂作为第 Ⅰ 阶段（run in phase）的设计。

关键分析之一的 PD 与 PP 组在第 Ⅰ 阶段因使用安慰剂无效的受试者，在第 Ⅱ 阶段，他们分别使用了试验药和安慰剂，由于他们具有可比性，因此可以对他们直接进行分析，结论也是直接的。但该分析属于亚组分析，样本量不大，尤其是安慰剂效应较大时，该亚组样本量更小。同时，该分析所得到的效应是在安慰剂短期无效者中的评价效果，不能代表一般人群。结论解释时需要谨慎。

DD 组与 PP 组的分析也是关键内容。如果 DD 组第 Ⅱ 阶段试验药的用法用量与第 Ⅰ 阶段相同，则可以直接进行比较；如果用法用量不同，则需要考虑其影响。

该设计虽然是二阶段的，但由于第 Ⅰ 阶段结束后没有进行假设检验，也没有因有效而提前终止试验的考虑，因此，无需校正 Ⅰ 类错误。

29.4　统计学评价

关于数据集的定义。用于分析的数据集的定义应该有两层含义，其一是包含什么样的受试者？其二是按什么来分组？在定义数据集时要注意。本案例的第一个定义是所有随机化的受试者，这里只交代了数据集定义的一个方面，至于按什么分组没有交代。其实，ITT 和 as random 都是按照原先随机分组的结果去分组；而 as treated 是按照实际接受的处理去分组。

PD 和 PP 组第 Ⅰ 阶段有效者将退出试验，或均接受试验药物的治疗，但第 Ⅱ 阶段数据不参与有效性评价。如果第 Ⅱ 阶段接受试验药物的治疗，需要参与安全性评价。

SPCD 设计中，PD 和 PP 的第 Ⅱ 阶段受试者都是安慰剂无效的人群，彼此是可以比较的，其结果是药物在安慰剂无效人群中的效果，这个效果可能比一般人群中大，因此，不能直接推广到一般人群。

SPCD 设计中关于 a 和 w 的选择是使得检验把握度最大，因此 a 和 w 的取值需要在试验设计时确定，尤其是 w。事后确定可能增加了 Ⅰ 类错误。

一般情况下，以二分类结果为因变量的广义线性模型中，联接函数往往考虑 logit，或者 probit，很少用恒等联接。本研究采用了恒等联接。也许针对这种资料是可以的，但当有效率接近 0 或 100% 时，恒等联接可能导致有效率的估计值小于 0，或大于 100%，显然不符合实际。因此，不要盲目效仿。

本研究主要目的是探讨低剂量阿立哌唑（2mg/ 天）对抗抑郁治疗反应不足的重症抑郁患者的疗效和耐受量。除个别分析有统计学意义，其余均无统计学意义。但是，结论为"本研究显示低剂量阿立哌唑对抗抑郁治疗反应不足的重症抑郁患者具有良好的耐受性，并显示一定的边缘效应"（编者注：这里的"边缘"指的是 $P=0.04$，接近 0.05）。该结论存在两个问题，第一，并未事先给出耐受性的评价标准，设计时并非针对耐受性，因此，"具有良好的耐受性"的结论是事后的，且缺乏统计学支持；第二，主要分析没有统计学意义，而次要分析中个别结论有统计学意义，报道有"一定的边缘效应"似乎很牵强。

（柏建岭　陈　峰）

参 考 文 献

1. Fava M, Mischoulon D, Iosifescu D, et al. A double-blind, placebo-controlled study of aripiprazole adjunctive to antidepressant therapy among depressed outpatients with inadequate response to prior antidepressant therapy（ADAPT-A Study）. *Psychother Psychosom*, 2012, 81（2）:87-97.

2. Walsh BT, Seidman Sm, Sysko R, et al. Placebo response in studies of major depression: variable, substantial and growing. *JAMA*, 2002, 287（14）:1840-1847.

3. Fava M, Evins AE, Dorer DJ, et al. The problem of the placebo response in clinical trials for psychiatric disorders: culprits, possible remedies, and a novel study design approach. *Psychother Psychosom*, 2003, 72（3）: 115-127.

Case 30

替卡格雷减少急性冠脉综合征患者的心血管事件——亚组分析

血小板在动脉血栓形成、动脉粥样硬化病变过程中扮演着重要角色，抑制血小板聚集可有效改善急性冠脉综合征症状。替卡格雷（ticagrelor）通过阻滞 P2Y12 受体而抑制 ADP 诱发的血小板聚集，与氯吡格雷（clopidogrel）的作用机制相似。但不同的是，替卡格雷对 P2Y12 受体的抑制作用是可逆的，停药后 1~3 天血小板的功能就可恢复，此时需要进行冠状动脉旁路移植术（CABG）或其他手术的患者能削弱输血引起的血栓效应，明显降低心血管疾病患者的死亡率。替卡格雷的另一特点是口服后起效迅速。与噻吩吡啶类药物不同，替卡格雷不需要在肝脏中经过代谢激活，故可有效降低药物间的相互作用。在多种动物模型中，替卡格雷均显示出对血小板聚集的调节作用。

替卡格雷的临床试验包括：41 个 I 期临床试验；4 个 II 期临床试验（其中药代 / 药效动力学临床试验 2 个、剂量选择的临床试验 2 个）；1 个已完成的 III 期临床试验（PLATO，the study of platelet inhibition and patient outcomes）及 1 个正在研究的关于评估利益与风险关系的 III 期临床试验。本研究介绍替卡格雷的 III 期临床试验（PLATO）。

30.1 试验方案简介

30.1.1 试验目的

评价替卡格雷治疗急性冠脉综合征（acute coronary syndromes，ACS）患者疗效是否优于氯吡格雷。

30.1.2 目标人群

纳入标准：对非 ST 段抬高型 ACS 患者而言，入选标准不少于以下标准中的 2 项：①两个或以上连续导联 ST 段压低或一过性抬高至少 1mv；②心肌梗死标志物阳性（如肌钙蛋白 T 或 I 或者 CKMB（creatine inase-MB）浓度高于正常上限）；③或存在以下危险因素之一：年龄≥60 岁；既往有心肌梗死或 CABG（coronary artery bypass grafting）史；患有冠心病且至少两支冠状动脉狭窄≥50%；既往缺血性卒中病史，入院诊断为短暂性脑缺血发作，颈动脉狭窄≥50%，或曾行脑血管血运重建；糖尿病；外周动脉病；或慢性肾功能不全（肌酐清除率 <60ml/min）。

对 ST 段抬高型心肌梗死患者而言,入选标准为:两个或以上连续导联 ST 段持续抬高至少 0.1mv,或新出现的左束支传导阻滞,以及需行直接 PCI(percutaneous coronary intervention)。

排除标准:氯吡格雷禁忌证,随机化前 24 小时内应用溶栓药物,需口服抗凝药物,急性 PCI 并发症(索引事件),索引事件之后但首剂研究药物之前行 PCI 者,心动过缓事件风险增加,同时应用强效 CYP3A 抑制剂或诱导剂。对所有入选患者,有创性治疗计划需在患者接受交互式随机化分配前由研究人员认定。

30.1.3 研究设计

本研究为国际多中心、随机、双盲双模拟、阳性药物平行对照Ⅲ期临床试验。本试验在 ClinicalTrials.gov 注册,注册号为 NCT00391872。

30.1.4 随机分组

试验组:替卡格雷,起始剂量 180mg、维持剂量 90mg,每天给药 2 次;

对照组:氯吡格雷,起始剂量 300~600mg、维持剂量 75mg,每天给药 1 次。治疗 12 个月。

随机化方案由阿斯利康制药公司 GRAND 系统产生,患者由交互式语音应答系统进行随机化分配,区组大小为 4,按 1:1 的比例随机分配替卡格雷或氯吡格雷治疗组。这一方案的产生与所有权由一个独立的小组控制,该小组不直接参与研究。

随机化阶段的治疗需持续 6~12 个月。研究随访设定在入院后 1、3、6、9、12 个月时;治疗结束后的 1 个月进行安全性随访。

30.1.5 评价指标

(1)主要疗效指标

复合事件,即血管原因所致死亡,或心肌梗死,或卒中,任一事件发生,为终点事件。

(2)次要疗效指标

包括:全因死亡、心肌梗死或卒中,任何一个事件发生;血管原因所致死亡、心肌梗死、卒中、严重再发心肌缺血、再发心肌缺血、短暂性脑缺血发作或其他动脉栓塞事件,任何一个事件发生;主要终点事件的各个组分;所有原因造成的死亡;支架内血栓形成;血管原因所致死亡指心血管和脑血管事件相关死亡,或其他尚无证据证明为非血管原因的任何死亡。

(3)安全性评价

大出血事件。

30.1.6 样本量估计、期中分析

试验参数设定:样本量的估计基于主要终点事件发生率。据 CURE(clopidogrel in unstable angina to prevent recurrent events)临床试验得知氯吡格雷的 0.9 年死亡率为 9.3%,估计 1 年死亡率为 11%。根据相对风险比降低(RRR,relative risk ratio)13.5%,估计替卡格雷 1 年死亡率为 9.5%。$\alpha=0.05$,把握度规定为 90%。估计需要主要终点事件发生数为 1780,推算出需要总的样本量为 18 000 左右。

本案例研究设计要求当主要终点事件数达到 1200 例时进行一次期中分析,采用 Peto 法对 α 进行校正,期中分析的 α 为 0.001,最终分析的 α 为 0.0497。

30.1.7　分析方法

统计分析数据集:主要终点及次要终点分析均采用 FAS 集分析;出血事件及其他不良事件均采用 SS 集分析。

统计分析方法:

(1) Fisher 确切概率法:需输血的出血事件、其他不良反应。

(2) Cox 比例风险模型:主要终点事件、出血事件(无须校正基线)。

(3) 采用 Kaplan-Meier 曲线:主要终点事件、出血事件。

(4) 固定顺序检验方法:次要终点事件。

(5) 亚组分析:按照人群基线特征划分亚组,包括 5 个前先计划的亚组分析及 8 个 post hoc 亚组分析。无需校正多重比较。

30.2　主要结果与结论

本研究始于 2006 年 10 月,结束于 2009 年 3 月。该试验在 43 个国家的 862 个中心进行,共纳入 18 624 例 ST 段抬高型或非抬高型 ACS 患者,经随机分组后替卡格雷组 9333 例,氯吡格雷组 9291 例。

两组受试者基线特征平衡良好(表 30-1)。

两组受试者用药开始时间($P=0.89$)及中位用药时间($P=0.11$)差别均无统计学意义。停药原因如下:不良事件(1246,6.7%)、不愿意继续服用研究药物(1805,9.7%)、其他原因(1134,6.1%)。替卡格雷不良事件的停药率较高(7.4% vs 6.0%,$P<0.001$),两组差别有统计学意义。替卡格雷不愿意继续服用研究药物的停药率也较高(10.1% vs 9.2%,$P=0.04$),两组差别有统计学意义。其他原因的停药率组间比较无统计学差异。

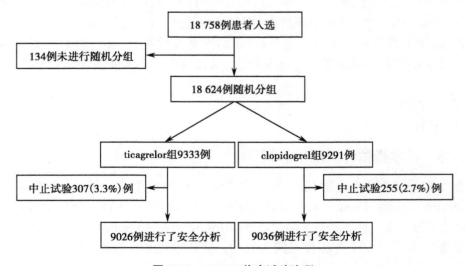

图 30-1　PLATO 临床试验流程

表 30-1 患者部分基线特征情况

基线特征	ticagrelor 组 n=9333	clopidogrel 组 n=9291	基线特征	ticagrelor 组 n=9333	clopidogrel 组 n=9291
年龄（岁）	62	62	入组 ECG 表现		
年龄≥75 岁	1396（15.0）	1482（16.0）	ST 段持续抬高	3497（37.5）	3511（37.8）
女性	2655（28.4）	2633（28.3）	ST 段下移	4730（50.7）	4756（51.2）
体重（kg；R）	80（28-174）	80（29-180）	T 波倒置	2970（31.8）	2975（32.0）
体重 <60（kg）	652（7.0）	660（7.1）	入组肌钙蛋白 I 检测阳性	7965（85.3）	7999（86.1）
BMI（M，IQR）	27（13~68）	27（13~70）	ACS 最终诊断		
种族			ST 段抬高型心肌梗死	3496（37.5）	3530（38.0）
白人	8566（91.8）	8511（91.6）	非 ST 段抬高型心肌梗死	4005（42.9）	3950（42.5）
黑人	115（1.2）	114（1.2）	不稳定性心绞痛	1549（16.6）	1563（16.8）
亚洲人	542（5.8）	554（6.0）	其他诊断或缺失的数据	283（3.0）	248（2.7）
其他	109（1.2）	112（1.2）	ST 段抬高型心肌梗死的危险因素		
心血管危险因素			心功能分级 >2	25（0.7）	41（1.2）
烟民	3360（36.0）	3318（35.7）	TIMI 风险评分≥3	1584（45.3）	1553（44.0）
高血压	6139（65.8）	6044（65.1）	非 ST 段抬高型心肌梗死的危险因素		
血脂异常	4347（46.6）	4342（46.7）	肌钙蛋白 I 测试	4418（79.5）	4455（80.8）
糖尿病	2326（24.9）	2336（25.1）	ST 段下移 >0.1mV	3141（56.6）	3182（57.7）
			TIMI 风险评分≥5	1112（20.0）	1170（21.2）

30.2.1 主要终点指标分析

Cox 比例风险模型显示,两组的主要终点事件发生率分别为 9.8% 和 11.7%（HR=0.84，P<0.001）见图 30-2,替卡格雷组的主要终点事件发生率较低,相对风险降低 16%。进一步分析显示,1~30 天替卡格雷和氯吡格雷两组的主要终点事件发生率分别为 4.8%、5.4%（HR=0.88，P=0.045）。除按体重（交互作用 P=0.04）、是否服用降脂药物（交互作用 P=0.04）、地区（交互作用 P=0.045）划分亚组估计结果存在异质性外,其余异质性均无统计学差异。

30.2.2 次要终点指标

分级测试顺序分析结果显示（见表 30-2）:替卡格雷组全因死亡、心肌梗死致死或卒中致死复合事件的发生率,血管原因所致死亡、心肌梗死、卒中、严重再发心肌缺血、再发心肌缺血、短暂性脑缺血发作或其他动脉栓塞事件的发生率,心肌梗死率及心血管死亡率均低于氯

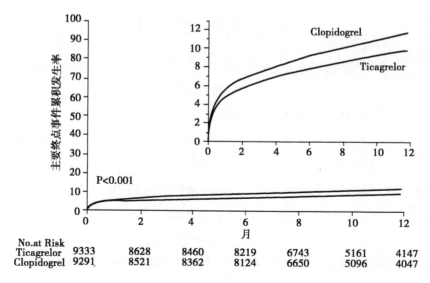

图 30-2　主要终点事件发生率(Kaplan-Meier)估计

吡格雷组,且有统计学意义。

30.2.3　安全性分析

　　Cox模型分析显示,据PLATO研究定义的大出血、据TIMI定义的大出血、需输血的出血、按研究标准定义的致命性大出血及按TIMI标准定义的大出血与轻微出血事件合并后,组间差异均无统计学意义。但是,按研究标准定义的大出血与轻微出血事件合并后,两组间差异有统计学意义(替卡格雷组为16.1%、氯吡格雷组为14.6%,$HR=1.11$,$P=0.0084$)。按研究标准和TIMI定义的与CABG有关大出血率,两组间差异均无统计学意义。但替卡格雷组发生按研究标准定义或据TIMI定义的CABG无关大出血率均较高。除按BMI划分的不同亚组外(交互作用$P=0.05$),其余亚组分析组间大出血差异均无统计学意义,也无异质性。

　　尽管替卡格雷组不良反应发生率高于氯吡格雷组(72.7% vs 69.6%),但是敏感性分析表明这将不会影响到替卡格雷的临床净收益。排除出血反应的两组不良反应发生率,替卡格雷组仍高于氯吡格雷组(68.6% vs 66.6%),不良反应终止试验的发生率替卡格雷组高于氯吡格雷组(7.4% vs 5.4%),但严重不良反应发生率替卡格雷组与氯吡格雷组(20.2% vs 20.3%)相差不大,并且致死性严重不良反应的发生率替卡格雷组低于氯吡格雷组(2.4% vs 3.1%)。

表 30-2　替卡格雷与氯吡格雷疗效比较

终点事件	ticagrelor 组(N=9333)	clopidogrel 组(N=9291)	HR 95% CI	P
主要疗效终点事件,n(%)				
心血管死亡 + 心肌梗死 + 卒中	864(9.8)	1014(11.7)	0.84 (0.77~0.92)	<0.001
次要终点事件,n(%)				

续表

终点事件	ticagrelor组(N=9333)	clopidogrel组(N=9291)	HR 95% CI	P
全因死亡 + 心肌梗死 + 卒中	901(10.2)	1065(12.3)	0.84 (0.77~0.92)	<0.001
心血管死亡 + 心肌梗死 + 卒中 + 严重再发心肌缺血 + 再发心肌缺血 + 短暂性脑缺血发作 + 其他动脉血栓形成事件	1290(14.6)	1456(16.7)	0.88 (0.81~0.95)	<0.001
心肌梗死	504(5.8)	593(6.9)	0.84 (0.75~0.95)	0.005
心血管死亡	353(4.0)	442(5.1)	0.79 (0.69~0.91)	0.001
卒中	125(1.5)	106(1.3)	1.17 (0.91~1.52)	0.22
缺血性卒中	96(1.1)	91(1.1)		0.74
出血性卒中	23(0.2)	13(0.1)		0.10
原因不明卒中	10(0.1)	2(0.02)		0.04

表 30-3　替卡格雷与氯吡格雷安全性比较

安全事件	ticagrelor 组(N=9235)	clopidogrel组(N=9186)	HR 95% CI	P
主要安全事件,n(%)				
研究标准定义大出血	961(11.6)	929(11.2)	1.04(0.95~1.13)	0.43
TIMI 标准定义大出血	657(7.9)	638(7.7)	1.03(0.93~1.15)	0.57
需输血的出血事件	818(8.9)	809(8.9)	1.00(0.91~1.11)	0.96
危及生命、致命性出血	491(5.8)	480(5.8)	1.03(0.90~1.16)	0.70
致命性出血	20(0.3)	23(0.3)	0.87(0.48~1.59)	0.66
非颅内致命性出血	9(0.1)	21(0.3)		0.03
颅内出血	26(0.3)	14(0.2)	1.87(0.98~3.58)	0.06
致命性	11(0.1)	1(0.01)		0.02
非致命性	15(0.2)	13(0.2)		0.69
次要安全事件,n(%)				
研究标准定义与 CABG 无关大出血	362(4.5)	306(3.8)	1.19(1.02~1.38)	0.03
TIMI 标准定义与 CABG 无关大出血	221(2.8)	177(2.2)	1.25(1.03~1.53)	0.03
研究标准定义与 CABG 有关大出血	619(7.4)	654(7.9)	0.95(0.85~1.06)	0.32
TIMI 标准定义与 CABG 有关大出血	446(5.3)	476(5.8)	0.94(0.82~1.07)	0.32
研究标准定义的大出血或微量出血	1339(16.1)	1215(14.6)	1.11(1.03~1.20)	0.008
TIMI 标准定义的大出血或微量出血	946(11.4)	906(10.9)	1.05(0.96~1.15)	0.33

30.2.4　美国亚组的分析

由于本品需要在美国上市，因此需要对美国的资料进行单独分析，并分析疗效的地区差异性。将数据分为美国及非美国两亚组进行亚组分析，美国主要终点事件的 HR 为 1.27，非美国主要终点事件的 HR 为 0.81，而根据所有国家估计的 HR 为 0.84，地区与组别交互作用（$P=0.045$）有统计学意义。见表 30-4。美国估计的风险比同非美国及所有国家估计结果相反。

表 30-4　美国及非美国主要终点事件比较

地区	N	Ticagrelor (n/N)	Clopidogrel (n/N)	HR	95%CI
美国	1413	11.9%（84/707）	9.5%（67/706）	1.27	0.92~1.75
美国以外地区	17 211	9.0%（780/8626）	11.0%（947/8585）	0.81	0.74~0.90
合计（PLATO）	18 624	9.3%（864/9333）	10.9%（1014/9291）	0.84	0.77~0.92

显然，这个结果递交到美国食品和药品管理局（FDA）是不可能获得批准的。事实上，欧洲批准替卡格雷上市后，FDA 并没有马上批准在美国上市，而是要求申办方进一步分析原因。

进一步探索地区差异的原因。

首先从入组时的基线特征入手。两组部分基线特征及用药情况见表 30-5。

采用 Cox 比例风险模型。先固定协变量，包括组别（替卡格雷 vs 氯吡格雷）、地区（美国 vs 非美国）以及组别 × 地区交互作用项，见模型（30.1）。

$$\lambda(t)=\lambda_0(t)\exp(\beta_1 group+\beta_2 region+\beta_3 group*region) \tag{30.1}$$
$$\lambda(t)=\lambda_0(t)\exp(\beta_1 group+\beta_2 region+\beta_3 group*region)+\beta_4 x+\beta_5 x*group \tag{30.2}$$

依次考虑上述 37 个协变量及其与组别的交互作用项，逐一将他们放入模型（30.2），观察比较两个模型中组别与地区的交互作用项的系数。如果加入这个协变量后，组别与地区的交互作用项的系数（模型 30.2 中 β_3）变化较大，甚至没有统计学意义了，则此协变量可能是引起组别与地区交互作用的原因，需要对这个协变量进行深入分析。

分析显示，将受试者服用阿司匹林中位剂量作为协变量纳入到模型中，组别 × 地区交互作用项的系数 β_3 改变最多，提高了 80%~100%。提示阿司匹林可能是引起组别与地区交互作用的主要原因。如果将四天高剂量阿司匹林作为协变量纳入到模型中，组别与地区交互作用项的系数 β_3 改变也最多，提高接近 40%。说明阿司匹林可能是引起地区差异的主要原因。

进一步分析对美国及其他国家受试者应用阿司匹林的情况做深入分析。美国受试者应用阿司匹林的平均剂量（220mg）高于其他国家的受试者（100mg）。近一半的美国受试者阿司匹林的伴随用药量达到 325mg，少数低于 81mg。而其他国家的受试者绝大部分阿司匹林的伴随用药量低于 100mg，少数高于 300mg。

按阿司匹林用量分层，见表 30-6，分为：小于等于 100mg，大于 100mg 但小于等于 300mg，大于 300mg 三个层。亚组分析结果显示：阿司匹林剂量小于等于 100mg 组，美国 HR 的估计值为 0.73（0.40，1.33），其他国家 HR 的估计值为 0.78（0.69，0.87）；而阿司匹林剂量大于等于 300mg 组，美国 HR 的估计值为 1.62（0.99，2.64），非美国 HR 的估计值为 1.23（0.71，

2.14)。说明无论是在美国还是在其他国家,只要阿司匹林的剂量大于等于 300mg,估计的风险比都大于 1;只要阿司匹林的剂量小于等于 100mg,估计的风险比都小于 1。由于美国受试者应用大剂量阿司匹林的人数比例较高,故其总的风险比大于 1。从而找到了美国的结果区别于其他国家结果的原因。

表 30-5　美国与非美国基线特征情况

基线、用药情况	美国 (n=1413)	非美国 (n=17 211)	基线、用药情况	美国 (n=1413)	非美国 (n=17 211)
年龄(年),M(IQR)	61(53~70)	62(54~71)	心血管病家族史,n(%)	742(52.7)	5207(30.3)
女性,n(%)	406(28.7)	4882(28.4)	充血性心力衰竭,n(%)	106(7.5)	944(5.5)
种族,n(%)			外周动脉疾病,n(%)	130(9.2)	1014(5.9)
白人	1262(89.3)	15 815(91.9)	STEMI,n(%)	222(15.7)	6804(39.6)
黑人	137(9.7)	92(0.5)	Killip 分级,n(%)		
亚洲	9(0.6)	1087(6.3)	Ⅰ	1361(96.5)	15 645(91.1)
其他	5(0.4)	216(1.3)	Ⅱ	45(3.2)	1357(7.9)
体重(kg),M(IQR)	87(75~100)	80(70~89)	Ⅲ - Ⅳ	5(0.3)	167(1.0)
BMI,M(IQR)	29.1	27.3	持久性ST段抬高,n(%)	217(15.4)	6791(39.5)
	(25.7~33.1)	(24.7~30.2)	ST 段降低(≥1mm),	450(32.0)	9036(52.6)
高血压,n(%)	1000(70.8)	11 183(65.0)	n(%)		
血脂异常,n(%)	957(67.7)	7732(44.9)	T 波倒置,n(%)	342(24.3)	5603(32.6)
心绞痛,n(%)	575(40.7)	7783(45.3)	肌钙蛋白,n(%)		
心肌梗死,n(%)	387(27.4)	3437(20.0)	阳性	11 76(83.2)	13 913(80.8)
PCI,n(%)	415(29.4)	2077(12.1)	阴性	171(12.1)	2797(16.3)
冠状动脉旁路移植术,n(%)	236(16.7)	870(5.1)	缺失	66(4.7)	501(2.9)
非特异性慢性阻塞性肺病,n(%)	178(12.6)	907(5.3)	收缩压(mmHg),n(%)	131	133
吸烟情况,n(%)				(116~146)	(120~150)
非吸烟	416(29.5)	6840(39.8)	舒张压(mmHg),n(%)	75(66-86)	80(70~90)
已戒烟	481(34.1)	4195(24.4)	心率,n(%)	71(62~80)	74(65~84)
吸烟	515(36.5)	6163(35.8)	β 阻滞剂,n(%)	1142(80.9)	12 169(70.7)
糖尿病,n(%)	472(33.4)	4190(24.4)	事件发生到用药时间,	16.7	10.8
哮喘,n(%)	100(7.1)	432(2.5)	n(%)	(8.8~23.0)	(4.6~19.4)
呼吸困难史,n(%)	359(25.4)	2411(14.0)			

表 30-6　替卡格雷与氯吡格雷主要终点事件比较（分层分析）

地区	ASA 剂量分层	替卡格雷		氯比格雷		HR(95%CI)
		总人群	事件数	总人群	事件数	
美国	≥300	324	40	352	27	1.62(0.92,2.64)
	100~	22	2	16	2	Ref
	≤100	284	19	263	24	0.73(0.40,1.33)
非美国	≥300	140	28	140	23	1.23(0.71,2.14)
	100~	503	62	511	63	1.00(0.71,1.42)
	≤100	7449	546	7443	699	0.78(0.69,0.87)

综上所述，替卡格雷可使 ACS 患者的心血管事件发生率降低 11.7%，30 天内病情即可得到明显的改观，并持续到整个研究期间，而氯吡格雷组相应发生率为 9.8%。第 12 月时，替卡格雷组和氯吡格雷组的复合终点事件发生率分别为 9.8% 和 11.7%（HR=0.84，95% 置信区间为 0.77~0.92），心血管死亡率分别为 4.0% 和 5.1%（P=0.001），心肌梗死率分别为 5.8% 和 6.9%（P=0.005），全因死亡率分别为 4.5% 和 5.9%（P<0.001），主要出血率分别为 11.6% 和 11.2%，与 CABG 无关的主要出血率分别是 4.5% 和 3.8%，差异均有统计学意义。

此外，替卡格雷组其他常见不良反应有呼吸困难、缓慢心律失常，但多数发作不超过一周，仅有少量患者（0.9%）因不良反应停止治疗。

最终，2011 年 7 月 20 日，FDA 心血管和肾药顾问委员会以 7:1 建议批准替卡格雷上市的申请。这是美国 FDA 在 2 次推迟后作出的最终决定，但在批准的同时也附加了黑框警告：替卡格雷与 100mg/d 以上剂量的阿司匹林同时使用将降低治疗效果。

30.3　统计学解读

Q30.1　什么是亚组分析？

所谓亚组（subgroup, or sub-population）是指临床试验中所有受试者的一个子集（subset）。临床试验中的亚组分析（subgroup analysis）是指对根据受试者某个基线特征定义的亚组进行统计分析。例如：不同年龄组，不同性别，是否抽烟，是否有某种并发症，适应证的亚型等。亚组分析包括两种情况：预先计划的分析（prespecified analysis）和事后分析（post-hoc analysis）。

（1）预先计划的亚组分析

预先计划的亚组分析往往是对整个亚组的疗效进行确证性统计推断，其分析结果有可能成为药物上市的依据。因此，这类亚组分析需在研究目的中声明，并在方案中明确定义亚组人群，指定相应的原假设和统计分析策略。

（2）事后亚组分析

事后亚组分析属于无预先计划的分析，属探索性分析，其主要目的通常包括但不限于：评估整个临床试验结论的敏感性（sensitivity analyses）或稳健性（robustness），试验内部的一致性（consistency），探索影响疗效或预后的影响因素，以期寻找疗效更好的适应人群。这类分析往往是在某种分析结果的提示下进行的,没有在试验方案中明确。

Wang R 等 2007 年在新英格兰医学杂志上撰文,探讨临床试验中的亚组分析。他们分析了新英格兰医学杂志 2005 年 7 月至 2006 年 6 月一年内发表的 97 篇临床试验的文章,其中有 59(61%)篇有亚组分析的报道。而其中只有 19 篇(32%)是明确有计划的亚组分析,其余 40 篇(68%)没有明确是否有计划。

Q30.2 如何正确看待亚组分析的结果?

一般来说,对药物的评价都是基于整个研究人群的。诚然,不同特征的人群治疗效果可能不同,这就是所谓的治疗效果的异质性(heterogeneity)。根据不同特征将研究人群划分成不同的亚组(subset),对亚组进行检验,可提炼更为丰富的信息。

评估不同亚组人群间治疗效应的一致性通常是药品管理当局关心的一个问题,也是亚组分析最常见的一类运用。引起异质性的因素包括年龄、性别、种族、地区、疾病的不同亚型、伴发疾病等基线情况,关注药物在不同人群中的疗效有助于对药物全面了解。

(1)确证性亚组分析必须事先定义

预先计划的亚组分析可用于药物批准上市,需满足的要求包括:事先明确定义、设计亚组;考虑亚组分析的检验效能;根据亚组进行分层随机化;考虑多重比较的Ⅰ类错误校正,常见方法如 Bonferroni 校正;制定恰当的统计分析计划。

例如:一项关于吉非替尼(iressa,易瑞沙)治疗非小细胞肺癌的随机双盲安慰剂对照Ⅲ期临床试验 ISEL。先前该药物的一项Ⅱ期临床试验探索性研究结果显示,该药物在铂类及多西他赛均耐受的受试者,女性、非白种人、不吸烟或很少吸烟的几个亚组人群中,易瑞沙显示出更优越的客观肿瘤缓解率(女性 vs 男性 =25.0% vs 5.3%,非白种人 vs 白种人 =40.0% vs 11.5%,非吸烟者 vs 吸烟者 =38.1% vs 2.2%)。在探索性研究结果线索下,ISEL 研究中针对上述亚组人群设计了易瑞沙确证性亚组研究,结果显示在全人群中易瑞沙的生存优势无统计学意义,但在亚裔人群亚组分析显示中位生存时间为 9.5 个月 vs 5.5 个月($HR=0.66$,95%CI 为 0.48~0.91,$P=0.01$),对 375 例非吸烟者亚组分析显示中位生存时间为 8.9 个月 vs 6.1 个月($HR=0.67$,95%CI 为 0.49~0.92,$P=0.01$)。易瑞沙在亚裔人群和不吸烟患者中显示出生存优势,最终根据亚组分析结果使得易瑞沙在亚洲国家上市。

(2)事后亚组分析结论不可靠,不能作为药物上市申请的依据

事后的亚组分析可能存在:

1)样本量不够,把握度较低。由于没有考虑到亚组分析,研究设计时样本量的估计是基于整个受试者人群的。此时,选择不同的亚组进行统计分析,样本量是不够的,当然把握度也不高。

2)亚组人群缺乏随机性。非计划的亚组分析,亚组人群不能维持随机性,从而统计推断缺乏理论基础。如果事先已经计划的亚组分析,则在随机分组时,可以考虑分层随机分组。

3)假阳性高,结论不可靠。由于是探索性分析,分析的亚组定义、数量没有事先考虑,比较随意,也几乎不校正多重性,因此,面对众多的潜在的亚组人群的定义和分析,总能找到一些阳性结果,而报道时又往往报喜不报忧,选择阳性结果报道,导致报告假阳性增加。即使控制了Ⅰ类错误,但是,小样本时得到的结论仍然不能排除偶然性,导致结果不可靠。

　　例如:在阿莫地平用于治疗充血性心衰的 PRAISE-I 的临床试验中,事后将受试人群分为缺血性和非缺血性进行亚组分析。结果显示,阿莫地平用于非缺血性患者亚组人群时具有很好的疗效,且有统计学意义($P<0.001$),而对缺血性亚组人群的心衰症状无改善作用。于是,研究者另外设计了一个临床试验 PRAISE-II,只纳入非缺血性心衰患者,专门用于验证PRAISE-I 中亚组分析的结果。但是,最后的结果显示阿莫地平用于非缺血性患者人群时,其疗效与安慰剂相似。否定了 PRAISE-I 中亚组分析的结果。

　　又如,国际心肌梗死生存试验 -2(ISIS-2)结果明确显示了阿司匹林的重要治疗作用,17 187 名受试者中,阿司匹林能使血管性死亡减少 23%,更能使非致死性再梗及非致死性卒中减少近 50%,且治疗期间无大出血并发症(包括出血性卒中或需要输血的出血)的发生,并且,这种临床获益在 10 年的随访期间持续存在。负责研究的统计人员闲来无事,按星座来进行亚组分析,则双子座和天秤座出生的受试者,安慰剂的效果优于阿司匹林。这是亚组分析的一个经典的警示案例。

　　由此可见,对临床试验资料的深入探索性分析固然重要,但是,由于亚组分析可能不能维持随机性、样本量不够、把握度不高、假阳性率增加等原因,在亚组分析中发现的阳性结论,往往具有偶然性,需要审慎解读。一般作为进一步临床试验的依据,而不能作为临床证据。

　　(3)关于亚组分析的四种结果

　　整个受试者人群的分析和亚组分析,可能出现如下 4 种情况。

　　1)整个目标人群结果有统计学意义,各亚组分析的结果和总体一致。总体疗效被证实,亚组分析的结果支持对总体疗效结果,对药物上市不产生影响。

　　2)整个目标人群结果没有统计学意义,亚组分析疗效也没有统计学意义。

　　3)整个目标人群结果有统计学意义,各亚组之间的结果不一致,甚至某个亚组发现方向相反的结果。如果该现象无法解释,或者其他的信息也证实这种情况的存在,那么在药物批准时这个亚组人群可能被排除在外。

　　4)整个目标人群结果没有统计学意义,但某个亚组分析的疗效有统计学意义。除非亚组是事先计划的,否则不能根据探索性亚组分析阳性结果批准该药在这个亚组人群中使用,但亚组分析的结果可以为下一个临床试验提供依据。

　　本案例亚组分析结果属于上述第三种情况,与氯吡格雷相比,替卡格雷治疗急性冠状动脉综合征人群复合终点事件发生率降低,但在美国、非美国亚组分析显示,美国人群研究结果与全人群结果相反。究其原因,是美国亚组人群合并应用阿司匹林的剂量大于等于300mg 的受试者所占比重较大,而阿司匹林的用量对药物疗效产生影响,从而找到了原因,不一致的现象得以解释。因此,美国 FDA 批准该药在美国上市时附加了黑框警告:即替卡格雷与 100mg/d 以上剂量的阿司匹林同时使用将降低治疗效果。

Q30.3　进行亚组分析有哪些统计学考虑?

　　进行亚组分析,从统计学角度需要考虑如下几个共性问题。

　　(1)研究目的:亚组分析有验证性的和探索性的。对于验证性研究,如果亚组分析是临床试验中的主要目标之一,尤其是作为上市依据,则需事先定义亚组,指定亚组的分析方法。而探索性研究,目的可能是评估整个临床试验结论的敏感性、稳健性、内部的一致性(consistency)等,或探索影响药物疗效的因素。这类分析是事后的,不可能在试验方案中明确。

替卡格雷减少急性冠脉综合征患者的心血管事件
——亚组分析　Case 30　331

(2) 随机性:要维持亚组的随机性,最好的办法是在设计时将亚组作为一个因素,进行分层随机,以确保亚组的随机性,尤其是在确证性亚组分析时。从这个角度来讲,亚组不宜太多,否则实际操作有一定难度。

(3) 样本量估计:通常,样本量的估计都是基于整个受试者人群的。但是,如果计划要进行亚组分析,且是确证性亚组分析,此时,要保证亚组分析有足够的把握度,需要针对亚组进行样本量估计。为此,需正确估计整个受试者人群中亚组人群的比例,并按比例放大,从而得到较为合理的样本量估计。

(4) 多重性校正:进行亚组分析都要考虑多重性校正,以控制I类错误的膨胀。有关多重性校正的问题见案例 5。

(5) 亚组人群与全部受试者人群的基线特征:将亚组人群的基线特征与全部受试者人群、除亚组外的其他受试者人群的基线特征进行比较分析,从亚组人群基线的特殊性可能可以找到导致结果不一致的原因。

(6) 亚组的分析:单个亚组某指标的分析,往往采用与整个受试者人群对应的指标相同的分析方法。对于多个亚组间的对比分析,实际上是异质性分析。

(7) 异质性分析与交互作用:异质性分析实际上是分析同一特征变量不同水平特征(例如,不同的年龄组)的亚组间结论的一致性。这可以用带有交互作用项的模型进行分析。例如,欲检验抗肿瘤药物的疗效在初发和复发患者中是否有差异,生存分析用 Cox 模型,则模型中包含组别(Trt=1 试验组,Trt=0 对照组)、是否复发(Rec=1 复发,Rec=0 初发)以及两者的交互作用($Trt \times Rec$),则根据交互作用的参数估计值和可信区间可以判断在初发和复发两个亚组中药物的疗效是否有差异。

(8) 亚组分析结果的表达:如果亚组比较多,列出不同亚组试验效应的估计值及其可信区间,将便于分析和比较,从中找出共性和特殊性。用森林图将这些结果表达出来,就更直观了。

Q30.4　如何规范报告亚组分析的结果?

Wang R 等分析的 59 篇有亚组分析的论文,发现关于亚组分析结果的报道往往是不全面的,且缺乏统一的规范。由此提出了规范发表亚组分析的一个指南。大意如下:

(1) 在摘要中

只报道预先计划的、作为主要研究目的的亚组分析结果,并对所有计划的亚组分析结果进行总体性解释。

(2) 在方法的描述中

说明预先计划多少个亚组分析,报道了多少。事先定义特别感兴趣的亚组分析。评价不同亚组分析结果的一致性,并指定评价亚组间异质性的统计分析方法。

说明对多少个亚组进行了事后分析,报道了多少。评价不同亚组分析结果的一致性,并指定评价亚组间异质性的统计分析方法。详细的表述可以放在文章的附件中。

需要明确说明由于多次进行亚组分析导致的I类错误(假阳性)膨胀,并详细描述控制I类错误的方法。

(3) 在结果中

如果可能,亚组间药物效应的异质性用交互作用来表示,并给出相应的参数估计值及其可信区间。森林图(forest plot)可以较好地表达这类分析的结果。

（4）在结论中

避免过度解释或高估亚组间的差异。正确评价亚组结论的可靠性、局限性，说明这些结论与其他研究结论（如果有的话）之间的异同。

30.4　统计学评价

本案例设计严谨，考虑缜密，实施严格。试验搜集信息齐全，后期分析思路清晰，通过探索性分析，找出影响美国试验结果的协变量，运用亚组分析找出影响美国试验结果的原因，从而成为非计划的探索性亚组分析被美国 FDA 批准的一个典型案例。体现了美国 FDA 尊重事实，不拘陈式，以开放的心态对待药品审批。

这个案例也提示我们，严谨周密的设计至关重要。事实上，如果设计之初没有考虑搜集受试者使用阿司匹林的信息，或后期分析思路不清晰，则不能得到阿司匹林剂量对结果的影响，也就不会在美国上市。

当然，本案例按照病人的特点进行亚组划分，属于 post hoc 亚组分析，主要目的是评估不同亚组人群间治疗效应的一致性，研究共分析了 37 个协变量对应的亚组，但未考虑多重性校正，因此，结论不排除偶然性。目前的结论是否真正成立，还需临床考验。

（刘丽亚　陈　峰）

参 考 文 献

1. Wallentin L, Becker RC, Budaj A, et al. Ticagrelor versus clopidogrel in patients with acute coronary syndromes. N Engl J Med, 2009, 361:1045-1057.

2. Steg PG, James S, Harrington RA, et al. Ticagrelor versus clopidogrel in patients with ST-elevation acute coronary syndromes intended for reperfusion with primary percutaneous coronary intervention: A Platelet Inhibition and Patient Outcomes (PLATO) trial subgroup analysis. Circulation, 2010, 122 (21):2131-2141.

3. Assessment report for Brilique European Medicines Agency. Australian Public Assessment Report for Ticagrelor. 2011 http://www.astrazenecaclinicaltrials.com/drug-products/drugproducts/？itemId=8595850.

4. James S, Akerblom A, Cannon CP, et al. Comparison of ticagrelor, the first reversibleoral P2Y(12) receptor antagonist, with clopidogrel in patients with acute coronary syndromes: rationale, design, and baseline characteristics of the PLATelet inhibition and patient Outcomes (PLATO) trial. Am Heart J, 2009, 157 (4):599-605.

5. Shein, CC.Multiple Testing Problems in Pharmaceutical Statistics. Chapman & Hall. 2010.

6. Mahaffey KW, Wojdyla DM, Carroll K, Becker RC, Storey RF, Angiolillo DJ, Held C, Cannon CP, James S, Pieper KS et al: Ticagrelor compared with clopidogrel by geographic region in the Platelet Inhibition and Patient Outcomes (PLATO) trial. Circulation 2011, 124 (5):544-554.

7. James S, Åkerblom A, Cannon CP, Emanuelsson H, Husted S, Katus H, Skene A, Steg PG, Storey RF, Harrington R et al: Comparison of ticagrelor, the first reversible oral P2Y12 receptor antagonist, with clopidogrel in patients with acute coronary syndromes: Rationale, design, and baseline characteristics of the PLATelet inhibition and patient Outcomes (PLATO) trial. American Heart Journal 2009, 157 (4):599-605.

8. Baigent C, Collins R, Appleby P, et al. ISIS-2:10 year survival among patients with suspected acute myocardial infarction in randomized comparison of intravenous streptokinase, oral aspirin, both, or neither . BMJ, 1998, 316

(7141): 1337-1343.

9. Wang R, Lagakos SW, Ware JH, et al. Statistics in medicine—reporting of subgroup analyses in clinical trials, 2007, 22 [357(21)]:2189-2194.

10. CookDI, Gebski VJ, Keech AC. Subgroup analysis in clinical trials. Med J, 2004, 180(6): 289-291.

11. 王玉珠, 王骏, 黄钦. 亚组分析在药物临床试验中的运用. 中国临床药理学杂志, 2012, 28(6): 477-480.

12. CCTS 工作组. 临床试验中多重性问题的统计学考虑. 中国卫生统计, 2012, 29(3):445-450.

Case 31

静注钙/镁减少奥沙利铂诱发的感觉神经毒性
——试验的早期终止

奥沙利铂是辅助、姑息治疗结直肠癌(CRC)的一个不可缺少成分,常与滴注氟脲嘧啶(FU)和亚叶酸(LV)构成 FOLFOX 方案。在一个研究奥沙利铂/5-FU/LV 辅助治疗结肠癌的国际多中心的Ⅲ期试验中,FOLFOX 对于Ⅲ期结肠癌切除患者的无病生存期和总生存期明显优于 FU/LV。奥沙利铂最相关的毒性是感觉神经毒性,表现为一种急性的、主要是冷触发的感觉神经病变,以及慢性的感觉神经毒性,包括麻木和刺痛,影响手和脚。

2004 年,Gamelin 等在一项回顾性分析中报道,以奥沙利铂为基础治疗的 161 例 CRC 晚期患者,按不同的治疗方案分组。其中 96 例患者在接受奥沙利铂治疗前后分别给予 1g 葡萄糖酸钙和 1g 硫酸镁,其余 65 例患者为对照组。钙/镁组奥沙利铂中位累积给药剂量是 910mg/m^2,而对照组只有 650mg/m^2。接受钙/镁的患者中只有 4% 的患者因神经毒性而停止化疗,而对照组为 31%($P<0.001$)。对照组中有 9% 的咽喉感觉异常,而钙/镁组则没有。同样,3 级神经毒性在钙/镁组少于对照组(8% vs 20%,$P = 0.003$),更多的患者在化疗九个月后仍保持着钙/镁治疗(15% vs 9%)。在这个回顾性分析中,抗肿瘤治疗的疗效并未受到钙/镁的影响,相反,患者可以长期保持治疗,从而获得长期疗效。随后,许多肿瘤学家包括静脉注射钙/镁作为临床实践中用于接收患者 FOLFOX 方案的一部分。

基于以上数据,本试验是为了确定 Ca/Mg 输注是否能:预防和/或减轻奥沙利铂引起的慢性、累积性神经毒性,提高无慢性神经毒性的奥沙利铂的最大累积剂量,改善奥沙利铂引起急性神经损伤所造成的任何不良事件。

31.1 试验方案简介

该研究是因另一个试验的初步报告提示而被提前终止的多中心、随机、双盲、安慰剂对照临床试验。

31.1.1 试验目的

研究静脉内注射钙/镁与减少奥沙利铂诱导的感觉神经毒性(Cumulative sensory neurotoxicity,sNT)的关系。

31.1.2 目标人群

患有 Ⅱ 期或 Ⅲ 期结肠腺癌的成年患者,接受以奥沙利铂为基础的辅助化疗方案 FOLFOX4 治疗 6 个月,包括每两周注射 $85mg/m^2$ 奥沙利铂,允许患者接受贝伐单抗或西妥昔单抗与 FOLFOX 联合使用(改良 FOLFOX6)。血清总胆红素,肌酐,钙离子浓度小于正常上限的 1.5 倍。有生育能力的妇女妊娠试验需阴性。入组前患者没有任何等级的周围神经病变;患者需要签署知情同意书。

31.1.3 研究设计方法

本研究采用:多中心、随机、双盲、安慰剂对照设计。

31.1.4 随机分组及治疗方法

采用按年龄(<65 岁或 ≥65 岁)、性别、化疗方案(FOLFOX4 或改良 FOLFOX6)进行分层随机。

试验组:奥沙利铂 + 静脉注射葡萄糖酸钙 + 硫酸镁

对照组:奥沙利铂 + 安慰剂。

31.1.5 评价指标

主要疗效指标:在治疗过程中或结束时的 2 级及以上慢性感觉神经毒性的患者的百分比。

次要疗效指标:急性神经性事件患者的百分率,2 级及以上感觉神经毒性的发作时间,神经病相关症状评分。

31.1.6 样本量估计

根据 MOSAIC 试验,接受 FOLFOX 的 32% 和 12% 的患者分别有 2 级和 3 级的感觉神经毒性。则每组 150 名受试者,用 χ^2 检验有 80% 的效率检验出 2 级及以上的感觉神经毒性的发生率的 15% 的差异(25% vs 40%):

$$n=\frac{(1.960+0.842)^2(0.25 \times 0.75+0.4 \times 0.6)}{(0.40-0.25)^2} \approx 150$$

因此本研究原计划每组 150 例。

因为这项研究被提前终止,实际完成例数分别为 50 例和 52 例,据此有 80% 的效率检验出 2 级及以上的感觉神经毒性中的发病率的 27% 的差异(13% vs 40%)。

31.1.7 主要统计分析

两组出现 2 级及以上慢性感觉神经毒性的患者比例的比较采用 χ^2 检验。如果该数据缺失,则认为没有发生 2 级及以上慢性感觉神经毒性反应。

2 级及以上感觉神经毒性发作时间比较采用 Kaplan-Meier 生存曲线和 log-rank 检验。与神经毒性有关的其他连续性测量指标在时间区间上的综合统计量用曲线下面积(AUC)表示,并用 Wilcoxon 秩和检验进行组间比较。

31.2 主要结果与结论

试验从 2006 年 1 月开始,计划入组 300 例。试验进行到 2007 年年中,一项名为 CONcePT 的试验,采用 2×2 析因设计,将受试者随机分配到四个平行组之一:接受钙／镁治疗＋连续使用奥沙利铂,接受钙／镁治疗＋间隙使用奥沙利铂,接受安慰剂＋连续使用奥沙利铂,接受安慰剂＋间隙使用奥沙利铂。该研究的独立数据监察委员会在计划的期中分析发现,接受钙／镁治疗患者的有效率低于安慰剂组,从而 CONcePT 试验提前终止。鉴于这个原因,本研究也提前终止了。这里报道的是已经入组的受试者的结果。

直至 2007 年 6 月,共随机 104 名受试者,其中 2 例在开始试验前终止,最终分析集为 102 名受试者,其中试验组 50 人,对照组 52 人。入组时的基本情况见表 31-1,两组入组时的基本情况是均衡的。

表 31-1 试验组和对照组入组时的基本情况

观察指标	试验组（n=50）		对照组（n=52）		P
	n	%	n	%	
年龄					0.78
<65 岁	33	66	33	63	
性别					0.83
男性	27	54	27	52	
种族					0.57
白	48	96	50	96	
黑或非洲	1	2	1	2	
印第安或阿拉斯加	0	0	1	2	
不详	1	2	0	0	
治疗方案					0.96
FOLFOX4	3	6	3	6	
改良 FOLFOX6	47	94	49	94	

主要观察指标见表 31-2。其中按 NCI CTCAE 分级标准,试验组 2 级及以上神经毒性发生率为 22%,低于对照组的 41%（P=0.038）;按照奥沙利铂的特定标准,试验组 2 级及以上神经毒性发生率为 28%,低于对照组的 51%（P=0.018）。

表 31-2 试验组和对照组感觉神经毒性发生率情况

观察指标	试验组（n=50）		对照组（n=52）		P
	n	%	n	%	
CTCAE					
0~1	39	78	30	50	0.038
≥2	11	22	21	41	
奥沙利铂的标准					
0~1	36	72	25	49	0.018
≥2	14	28	26	51	

主要结论：静脉注射 Ca/Mg 可减轻奥沙利铂引起的慢性、累积性感觉神经毒性，与奥沙利铂相关的急性肌痉挛显著减少。但对急性的、冷刺激诱发的 sNT 无效。静注 Ca/Mg 也没有发现明显的不良反应。研究支持静脉使用 Ca/Mg 是结肠癌辅助化疗中一个有效的神经保护剂，可对抗奥沙利铂诱导的积累性 sNT。

31.3　统计学解读

这里讨论临床试验的早期终止。

Q31.1　什么时候可以早期终止临床试验？

早期终止（early stopping, early termination）临床试验是指按计划对临床试验资料进行期中分析，一旦试验结果达到早期终止的标准，则终止临床试验。早期终止临床试验一般是针对有效性。对于安全性，无论是有计划还是无计划，一旦发现试验药物出现安全性问题，则随时终止试验。对于无计划的因安全性而终止的临床试验称为提前终止。

2005 年 Montori VM 针对因有效而早期终止的 143 项临床试验进行了分析，发现从 1975 年起至 2004 年，每 5 年的因有效而早期终止的论文占总的临床试验论文的比例分别为：0.01%，0.008%，0.05%，0.05%，0.08% 和 0.10%，虽然比例不高，但呈增长趋势，且大部分集中在顶尖医学期刊上。

临床试验进行期间或期中分析如果出现以下情况，可以考虑早期终止临床试验：

（1）出现非预期的不良反应或严重不良反应，或有外部证据说明试验组的安全性有问题，应及时终止临床试验。称为因安全性而早期终止或提前终止。

（2）期中分析时发现试验组主要终点指标不比对照组好（优效性试验），或明显比对照组差（非劣效、等效性试验），即使继续进行临床试验，其条件把握度很小（例如小于 50%），达到早期终止的标准；或有外部证据说明试验组不可能达到预期效果，可考虑提前终止临床试验。称因无效而早期终止。

（3）期中分析时发现试验组主要终点指标明显优于对照组，并达到期中分析的统计学界值及早期终止的标准，可考虑提前终止临床试验。称因有效而早期终止。

对于可能因有效而早期终止的临床试验，必须设计在先，执行在后。事先制定严密的期中分析计划和早期终止标准，包括统计学标准和临床标准，并在试验方案中详细描述。期中分析最好由独立的第三方统计中心承担，由独立的数据监察委员会（iDMC）提出建议，由试验执行委员会（steering committee）最终裁决。

Q31.2　早期终止临床试验有哪些优缺点？

因安全性或无效而早期终止临床试验，从伦理上和科学上均无可非议。故这里仅限于讨论因有效而提前终止临床试验的优缺点。

当试验药的疗效明显优于对照药时，早期终止临床试验的优点是很明显的：首先，符合伦理，并且那些原先接受疗效相对较差的对照组治疗的受试者可以及时转到试验组治疗；其次，患者受惠，尽快公布结果可以使得医生尽早采用更有效的方法治疗患者；再者，节约经费和资源。

但是，早期终止临床试验的缺点也不得不慎重考虑：

（1）首先，申办者和投资方都愿意接受早期终止的结果，因为这样既可以节约资金，又可以使药物尽快上市,从中盈利,收回成本,回报投资者和股民;而杂志出版社也乐意发表激动人心的结果。但是,所有这些均可能影响决策者的最终决策,导致不恰当的早期终止。

(2) 学术上希望得到一个大样本、长期观察的结果来验证试验药的有效性和安全性,而早期终止就无法也可能是永远得不到药物的长期效果和安全性的明确答案。

(3) 由于试验例数少,且期中分析时的Ⅰ类错误控制得很小,一旦得出有统计学意义的结论,试验的疗效往往是很大的,此时往往高估试验药的疗效。2005年Montori VM针对因疗效显著而提早终止试验这一问题在JAMA上发表了一篇系统综述,在评价了143项因有效而早期终止的临床试验发现,出现事件(即引起试验提前终止的终点事件)越少的试验,对治疗效应的估计就越高。

(4) 由于试验例数少,可能低估甚至无法发现发生率不高的严重不良反应。事实上,对于1/1000的不良反应发生率,100例受试者中发生至少1例的可能性只有9.5%;200例中发生至少1例的可能性只有为18%;500例中发生至少1例的可能性只有39%。可见,对于发生率比较低的不良反应在样本量不大时,发现的概率不大。

(5) 即使不终止试验,一旦公布期中分析的结果,可能对后续的试验结果的观察产生影响,导致偏倚,且无法度量或估计这种偏倚。

综上所述,虽然早期终止临床试验或提早公布试验数据可以让患者尽快获取看似效果更好的治疗,但是,这样做有可能会以牺牲科学合理性为代价。这一点,研究工作者必须清楚地认识到。

2009年12月,一项纳入了568例患者的多发性骨髓瘤研究,试验虽未终止,但提前公布了早期试验数据,数据显示在干细胞移植术后接受了口服药来那度胺(lenalidomide)维持治疗的患者无进展生存期较安慰剂组患者更长。作为这项试验的实施者,癌症与白血病协作组B(CALGB)主席Richard Schilsky博士说:一方面,如果试验的确得到的是阳性结果,那么提早公布这些信息对于医学界和患者确实很重要。另一方面,如果提早公布了试验数据,但这些数据却经不起时间的考验,那么这样做也是有风险的。

Q31.3　早期终止临床试验有哪些统计学考虑?

允许早期终止的临床试验,必须有严密的设计,且设计在先,执行在后。从统计学角度,除了一般临床试验需要考虑的问题外,还需考虑:什么情况下进行期中分析? 按完成人数还是按事件数计算? 由谁来执行期中分析? 如何控制Ⅰ类错误? 临床上早期终止试验的标准是什么? 统计学上相应的早期终止的标准是什么? 如何计算条件把握度或预测概率? 早期终止临床试验由谁来建议? 谁最终决定是否早期最终临床试验? 终止试验后,原来入组的受试者怎么办? 等等。

笔者认为,早期终止临床试验弊大于利。因此,除非有充足的证据和足够的把握,一般不宜早期终止临床试验。并有如下建议:

(1) 如果是因安全性问题而早期终止临床试验的,则应及时停止入组,同时,入组的受试者应该停止使用试验药物,并继续观察其长期的不良反应。

(2) 如果是因无效而早期终止临床试验的,则应及时停止入组,入组的受试者也应停止使用试验药物,并继续观察其长期的有效性和不良反应。同时,应计算条件把握度或预测概率,以确认继续进行临床试验也无法得到阳性结论,或可能性很小。

(3) 对于探索性试验,一般不进行期中分析。但是,如果安排了期中分析,或采用了多阶段设计(参见案例 23、24),并在期中分析时发现试验组明显优于对照组,达到有效终止的标准,此时可以提前开始确证性试验的准备工作,但不建议终止临床试验。因为,只有继续做完试验,才能获得较为可靠的有效性证据,为下一个确证性试验提供更为准确的设计参数(例如,主要终点指标的估计值),以确保确证性试验的可靠性和科学性。对于采用替代终点的临床试验,更要尽可能多地获得主要终点指标的信息。

(4)对于确证性试验,如果期中分析时发现试验组明显优于对照组,达到有效终止的标准,此时可以提前准备和递交注册申请材料。同时,建议试验继续进行,以期获得在大样本、长期观察的有效性和安全性的证据,除非有另外的确证性临床试验已经获得大样本、长期观察的有效性和安全性的证据。当然,此时可以考虑调整分组概率,以便使更多的受试者进入有效率高的试验组。

(5)对于进口药物,如果国外临床试验提供了有效性和安全性的证据,在国内进行进口注册申请的临床试验,期中分析时获得了与国外一致甚至更好的结果,此时可以考虑提前准备和递交注册申请材料,同时,建议试验继续进行,以期获得在我国使用的大样本、长期观察的有效性和安全性的证据。同样,可以考虑调整分组概率,以便使更多的受试者进入有效率高的试验组。

(6)如果有已有临床试验证明试验药物的有效性和安全性,期中分析时获得了一致的结果,此时可以考虑早期终止临床试验,停止入组,或停止按方案用药,而不必将试验做完。

(7)如果确证性试验本身采用了替代指标,则不建议早期终止临床试验。

31.4 统计学评价

CONcePT 的最初报告是基于研究者自己对受试者的观察评价,报告显示:钙／镁的静注会使疗效下降,但分析数据未经独立的结果评价委员会的确认。而确认后的结果表明,静注钙／镁并未使 FOLFOX 导致的 2 级及以上的神经毒性反应发生率降低,也没有增加或减少 FOLFOX 的治疗效果。与最初的结果不一致。说明早期终止临床试验应该慎重。

在本项研究因为 CONcePT 试验的中期报告而提前终止,虽然本研究最后统计结果显示:静注钙／镁可使 FOLFOX 导致的 2 级及以上的神经毒性反应发生率降低,但是因为只有 102 例受试者参与试验,尽管结果有统计学意义,但试验的结论仍然有不确定性,研究者也没有信心推广其研究成果。同样,本试验的另一个目标是分析因感觉神经毒性的影响而使 FOLFOX 减少剂量或停药的比例,但是由于试验的早期终止,没有足够的数据支持此结论。可见,早期终止临床试验并不能给研究者足够的信心,相反使得研究问题变得更复杂。

为了回答"静注钙／镁是否使 FOLFOX 导致的 2 级及以上的神经毒性反应发生率降低"?"钙／镁的静注是否会使 FOLFOX 的治疗效果下降"? 仍然需要大样本的临床试验确证。该研究的负责人美国 Mayo Clinic 癌症中心肿瘤内科学家 Loprinzi 教授又重新设计了一个大样本的临床试验:N08CB/Alliance。在 2013 年 JCO 上的报告显示,该双盲试验中,共有 353 人因结肠癌接受了 FOLFOX 辅助性化疗,他们被随机分入:①化疗前后立即静脉使用葡萄糖酸钙＋硫酸镁治疗(各 1 克)组($n=118$);②化疗前接受钙镁治疗,而在化疗后接受安慰剂组的治疗($n=116$);③化疗前、后全部接受安慰治疗($n=119$)。主要终点是累积的神经毒性,其测量由 EORTC QLQ-CIPN20 量表的感觉评分量表得出。三组发生 2 级以上的神经毒性率分别是：43%、46% 和 45%，差异无临床意义，也无统计学意义，且发生 2 级以上的神经病出现的时间，从临床角度评估没有差别（$P=0.338$ for trend）。对于急性神经病（在每次奥沙利铂治疗 5 天内发生），有关触碰冷的物体时的敏感性、吞咽冷的液体时的不舒适感觉、肌肉痉挛等，也没有显示出治疗获益，但对于减少喉部不适感方面有获益（$P=0.036$ for trend）。关于潜在的钙离子毒性，如腹泻、便秘、胃痉挛、肠道问题或是检验参数异常方面，在治疗组中没有明显不同。研究者总结：不支持使用钙／镁治疗奥沙利铂诱导的神经毒性。由此否定了 NCCTG N04C7 试验原先的结论。可见，早期终止临床试验，由于样本量不大，所获得的结论不一定可靠。

从 2004 年 Gamelin 的回顾性分析，到 2007 年 CONcePT 的早期终止，到 2013 年 N08CB/Alliance 的大样本研究，对这个问题一直争论不休，先后有 10 多项临床试验试图回答这个问题。Loprinzi 教授说：回顾过去的 10 年中有关奥沙利铂与钙镁合剂的研究，就像过山车一样，给了我们很多经验教训。

（娄冬华　陈　峰）

参 考 文 献

1. Grothey A，Nikcevich DA，Sloan JA，et al. Intravenous calcium and magnesium for oxaliplatin-induced sensory neurotoxicity in adjuvant colon cancer：NCCTG N04C7. *J Clin Oncol*，2011，29：421-427.

2. Gamelin L，Boisdron Celle M，Delva R，et al. Prevention of oxaliplatin-related neurotoxicity by calcium and magnesium infusions：A retrospective study of 161 patients receiving oxaliplatin combined with 5-Fluorouracil and leucovorin for advanced colorectal cancer. *Clin Cancer Res*，2004，10：4055-4061.

3. Montori VM，Devereaux PJ，Adhikari NKJ，et al. Randomized Trials Stopped Early for Benefit，A Systematic Review. *JAMA*，2005，294：2203~2209.

4. Bassler D，Briel M，Montori VM，et al. Stopping randomized trials early for benefit and estimation of treatment effects：systematic review and meta-regression analysis. *JAMA*，2010，303：1180~1187.

5. Casazza G，Casella F. Can we trust in trials stopped early for benefit？ *Intern Emerg Med*，2012，7：559－561.

6. Jitlal M，Khan I，Lee SM，et al. Stopping clinical trials early for futility：retrospective analysis of several randomised clinical studies. *British Journal of Cancer*，2012，107，910－917.

7. Wachter K. Stopping trials early：Are results clear-cut or clouded？ www.OncologyReport.com.

8. Loprinzi CL，Qin R，Dakhil SR，et al. Phase Ⅲ randomized，placebo-controlled，double-blind study of intravenous calcium and magnesium to prevent oxaliplatin-induced sensory neurotoxicity（N08CB/Alliance）. *J Clin Oncol*，2013.

Case 32

2型糖尿病患者的健康教育和自我管理程序的有效性
——群随机对照试验

　　2型糖尿病是一种在慢性高血糖症的基础上的严重进行性疾病,在全球范围内其患病率不断增加。在短期内,2型糖尿病可能会导致患者体质虚弱,长期严重的并发症,包括失明、肾衰竭以及截肢。此外,30%的2型糖尿病患者死于心血管疾病。传统的治疗方法主要集中于使用药物来稳定血糖和控制心血管危险因素,包括血压和血脂,防止随着时间的推移出现相关的症状和降低血管并发症的风险。英国一项前瞻性糖尿病研究的长期随访资料显示患者干预的成功性,然而代谢控制随着时间的推移逐渐加重,因此,需要探索2型糖尿病患者的长期控制管理方法。

　　糖尿病患者都需管理自己的病情,如饮食控制、体力活动及坚持药物治疗。近年来,自我管理教育已成为医疗人士关注的焦点。在全球范围内,自我管理教育是2型糖尿病患者管理的一个重要元素,美国糖尿病协会提出它应该从诊断时开始。在英国开展了同样的工作,2008年 NICE(National Institute for Health and Clinical Excellence)为糖尿病患者管理制定了指导原则。

　　为了评估单纯靠病人教育来进行自我管理对于新确诊的2型糖尿病患者来说是否能取得更好的预后,英国莱斯特大学健康科学系的 Kamlesh Khunti 教授与糖尿病患者教育和自我管理项目的研究者们一起,开展了一项为期3年的多中心随机对照群组研究(diabetes education and self management for ongoing and newly diagnosed,DESMOND)。DESMOND 是由103个包括英国、直布罗陀、爱尔兰及澳大利亚卫生机构组成,拥有735名受过训练的培训师。从2004年10月到2006年1月,招募824例受试者,评价结构化的自我管理教育项目的有效性。经过12个月的随访观察,结果显示:相对于标准治疗,参与者在改善体重、戒烟、疾病信念、抑郁症、心理测量等方面得到了有效的干预。该方案已经被证明是符合成本效益的[2-3]。但是,这些收益是否具有长期有效性?为此,该小组继续观察,对 DESMOND 的3年有效性继续评估。

32.1　试验方案简介

该研究由英国糖尿病协会资助,英国莱斯特大学和莱斯特大学医院联合小组开展研究。

32.1.1　试验目的

评价对于新近诊断的2型糖尿病患者采取专门的健康教育和自我管理干预是否在3年

内持续有效。

32.1.2 目标人群

18岁以上在6周内新诊断的2型糖尿病患者。

32.1.3 研究设计方法

本研究采用:多中心、群随机对照(cluster randomized control trial,cRCT)试验设计。

32.1.4 随机分组及治疗方法

采用群随机化分组方法。
试验组:在社区提供6小时教育指导;
对照组:常规护理。

32.1.5 评价指标

主要疗效指标:糖化血红蛋白 HbA_{1C} 水平的变化。
次要疗效指标:血压、体重、血脂水平、吸烟状况、体力活动、生活质量、战胜疾病的信念、抑郁、情绪对糖尿病的影响以及三年内药物的使用情况。
在研究开始时及第4、8、12个月以及三年进行随访,搜集患者的生物医学、生活方式和社会心理学数据。

32.1.6 样本量估计

假定 HbA_{1C} 的标准差为2%,群内相关系数(intra-cluster correlation coefficient)$\rho=0.05$,平均每18个参与者构成一个群,$\alpha=0.05$,$\beta=0.90$,要想在12个月后观察到两组存在1%的差异,每组需要315例。假定有20%筛选失败(不符合条件或拒绝参加)以及20%的脱落率,两组共需1000例参与者(每组500例)。

32.1.7 主要统计分析方法

统计分析采用意向性分析。为调整群内相关性,采用广义估计方程(generalized estimating equations,GEEs),内部相关采用等相关结构(exchangeable correlation structure),对二分类变量假设为二项分布,并采用logit变换;对连续性变量假设为正态分布,且采用恒等变换。所有模型均考虑了基线值的调整。假设数据的缺失是完全随机的,这里不对缺失数据进行估计或填补。α 取0.05。所有分析采用STATA(ver 10.0)软件进行。

32.2　主要结果与结论

32.2.1 研究流程

从2004年10月到2006年1月,在英格兰和苏格兰的13个初级保健站中选择了207个群样本。随机分配到干预组和对照组。在初筛的207个群中筛选了824例参与者(干预组 437 例, 对照组 387 例)。743 例(90.2%)(笔者注: 应该是 731 例 88.7%)受试者符合进行 3 年随访的条件, 最终有 604 例受试者完成了三年随访, 获得生物医学数据(干预组 332 例, 对照组 272 例), 有 536 例完成问卷调查(干预组 299 例, 对照组 237 例)。

32.2.2 主要结果

表 32-1 给出了 3 年中两组医学指标的变化值及 95%CI, 结果显示所有指标两组间比较均无统计学意义。主要疗效指标 HbA$_{1C}$ 经过调整基线和群特征变量后, 两组差值均值为 −0.02(95%CI: −0.22~0.17), HbA$_{1C}$ 的群内相关系数为 0.02(95%CI: 0.00~0.08)。

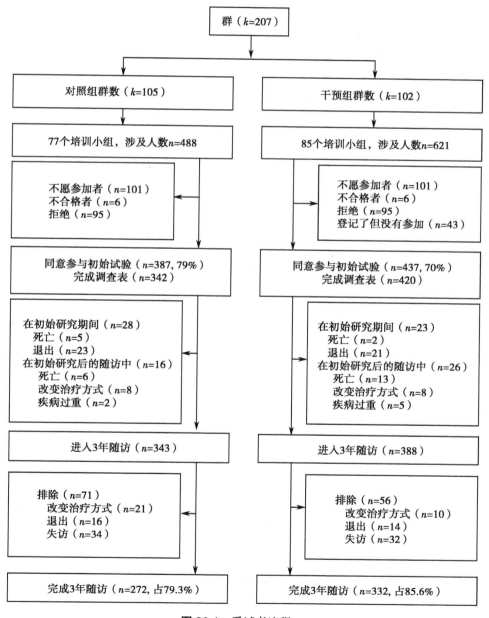

图 32-1 受试者流程

表 32-1　3 年生物医学指标的变化

指标	n	变化值(95%CI)		模型参数(95%CI)	P
		干预组	对照组		
HbA$_{1C}$(%)	585	−1.32(−1.57,−1.06)	−0.81(−1.02,−0.50)	−0.02(−0.22,0.17)	0.81
体重(kg)	592	−1.75(−2.48,−1.03)	−1.44(−2.42,−0.45)	−0.20(−1.33,0.93)	0.73
TC(mmol/L)	589	−1.20(−1.35,−1.05)	1.07(−1.22,−0.91)	−0.03(−0.19,0.12)	0.68
HDL(mmol/L)	367	0.01(0.002,0.11)	0.07(0.03,0.11)	0.02(−0.04,0.09)	0.51
LDL(mmol/L)	248	−0.92(−1.12,−0.72)	−0.84(−1.05,−0.63)	−0.08(−0.28,0.13)	0.47
TG(mmol/L)	490	−0.37(−0.94,−0.40)	−0.37(−0.56,−0.18)	−0.06(−0.27,0.15)	0.56
SBP(mm Hg)	595	−7.88(−10.15,−5.62)	−6.58(−8.65,−4.52)	−1.07(−3.42,1.28)	0.37
DBP(mm Hg)	595	−6.03(−7.27,−4.79)	−4.45(−5.81,−3.10)	−0.68(−2.20,0.83)	0.38
腰围(cm)	264	−1.03(−2.43,0.37)	−0.96(−3.62,1.70)	−0.38(−4.43,3.66)	0.85
体重指数 BMI	586	−0.61(−0.87,−0.36)	−0.54(−0.90,−0.18)	−0.03(−0.45,0.39)	0.88
UKPDS 10 年冠心病风险评分	322	−7.80(−9.80,−5.80)	−6.49(−8.62,−4.36)	−1.67(−3.91,0.57)	0.14
UKPDS 10 年心血管疾病风险评分	322	−5.91(−8.10,−3.72)	−4.42(−6.89,−1.95)	−1.89(−5.17,1.39)	0.26

　　在 12 个月的非吸烟比例上,干预组与对照组有统计学差异,但在整个 3 年中并无差异,两组体力活动方面也无差异,详见表 32-2。

表 32-2　3 年生活方式的情况

变量	干预组	对照组	OR(95%CI)	P
非吸烟	253(91.0)	183(86.7)	2.07(0.76,5.66)	0.16
体力活动水平	236(92.9)	197(91.2)	1.22(0.60,2.48)	0.58

　　表 32-3 显示了心理测量的结果,调整基线和集群因素后,4 个疾病信念得分(持续性、时间表、个人责任和严重性)方面两组有差别,干预组高于对照组。

表 32-3　疾病信念、焦虑和抑郁评分

指标	n	$M(Q_L,Q_U)$		模型参数(95%CI)	P
		干预组	对照组		
疾病的持续性	409	20(16~20)	19(15~20)	0.93(0.20,1.65)	0.01
时间表	414	22(20~25)	20(19~25)	0.87(0.24,1.49)	0.01
个人责任	412	24(23~27)	24(23~26)	0.49(−0.004,0.99)	0.005
影响力	413	13(12~15)	13(12~15)	0.22(−0.33,0.77)	0.44

续表

指标	n	$M(Q_L, Q_U)$		模型参数(95%CI)	P
		干预组	对照组		
严重性	414	17(15~19)	16(15~18)	0.77(0.23,1.30)	0.01
抑郁症	465	2(1~5)	2(1~6)	−0.29(−0.74,0.15)	0.19
糖尿病问题评分	461	10.0(3.8~20.0)	8.8(2.5~21.3)	−0.69(−3.45,2.07)	0.63

表32-4为3年中口服1种或2种降糖药或注射胰岛素以及其他用药情况的分析。

表32-4 3年使用药物的情况

药物	干预组	对照组	P
降压药	235(70.8)	206(76.9)	0.09
降脂药	266(80.1)	209(78.0)	0.52
抗抑郁药	24(8.9)	18(9.2)	0.90
口服降糖药			
单药治疗	188(56.6)	107(39.3)	0.32
双药治疗	59(17.8)	45(16.5)	0.69
胰岛素	10(3.0)	7(2.6)	0.75

32.2.3 研究结论

两组患者的HbA_{1C}均有下降,调整了基线和群内相关后发现组间的差异无统计学意义,两组间的其他生化指标、生活方式、用药情况、抑郁分数和生活质量评分无差异;在治疗早期(12个月内)时取得的心理健康收益能持续到3年。这些结果意味着对于新确诊的2型糖尿病患者,DESMOND所设计的自我管理教育系统并未取得预期的长期效果。

32.3 统计学解读

Q32.1   什么是群随机对照试验?

群随机对照试验是将研究对象以一群(或一组)受试者为单位进行随机抽样,一个单位称为一个群(cluster),并以群为单位分配到不同处理组进行干预试验的一种设计方法。例如,以社区、班级、家庭、车间等为单位。随机化是以群为单位进行的,如果一个群被分配到试验组,则该群的所有受试者接受试验药的治疗或干预。在大型的疫苗临床试验、社区干预试验等研究中,以群为单位进行抽样和分配便于组织实施。

由于同一个群内个体可能在某些方面趋于相似,因此,他们不是独立的样本。例如,同一个班级的学生,可能在认知上有相同;同一个家庭的成员饮食习惯相似性较高;同一个车间的工人作业环境相同等,从而导致结果变量间可能有一定相关性。传统的统计分析方法,要求个体间是独立的,而群随机样本是非独立的(non-independent)。因此,不能简单地套用传统的统计分析方法,需要专门的分析方法来处理。

　　临床试验中另外一种资料——重复测量资料,也属于非独立数据。事实上,大部分临床试验中都涉及重复测量的问题。

　　可以用多水平结构来理解非独立数据的结构。对于群随机对照试验来说,群为二水平单位(level 2 unit),个体为一水平单位(level 1 unit);对于重复测量资料来说,受试者为二水平单位,每个时间点上的测量值一水平单位。重复测量试验与群随机对照试验的处理方法类似,不同的是:①群随机试验中,一个群中的个体数(群的大小)可能比较多,且各群的大小不一,而重复测量试验中,每个个体的测量次数往往是相等的;②群内相关相对较小,而重复测量值间的相关相对较大。

　　对这类资料,常用的分析方法是广义估计方程和多水平模型。有关多水平模型的介绍见案例16。这里简单介绍广义估计方程。

Q32.2　基于群随机样本的研究如何估计样本量?

　　群随机对照试验中,样本量的估计需要考虑群内相关系数。试验组和对照组的均数比较所需群数为:

$$m=\frac{\left[1+(k-1)\rho\right]}{k}\frac{2\times(z_{1-\alpha/2}+z_{1-\beta})^2\sigma^2}{\delta^2} \tag{32.1}$$

这里 m 是所需要的群数,k 是每个群的人数;则每组所需的总人数为 $n=m\times k$;ρ 是群内相关系数;记 N 为简单随机抽样时,两样本均数比较每组所需样本量。因此,群随机对照试验与简单随机对照试验样本量间的关系为:

$$mk=\left[1+(k-1)\rho\right]N \tag{32.2}$$

由公式可知,如果群内相关为 0,即个体间是完全独立的,则所需样本量等于简单随机对照试验估计的样本量;如果群内相关为 1,即个体间是完全相关的,则所需群数等于简单随机对照试验估计的样本量,而不管群内有多少样本。可见,只要群内相关大于 0,群随机试验所需总样本量大于简单随机试验。

　　本案例中假设 HbA$_{1C}$ 的标准差为 2%,则差值的标准差为 2.83%,群内相关系数 $\rho=0.05$,平均每 18 个参与者构成一个群,$\alpha=0.05$,$\beta=0.90$,要想在 12 个月后观察到两组存在 1% 的差异,则每组所需试验群数为:

$$m=\frac{\left[1+(18-1)\times0.05\right]}{18}\frac{2\times(1.96+1.282)^2\times0.0283^2}{0.01^2}=17.3\approx18$$

由此估计每组所需要的受试者人数为:$18\times18=324$ 人。文献中报道的样本量 315 不是 18 的倍数。

　　关于群随机对照研究的另外一种样本量估计方法见案例33。

Q32.3　什么是广义估计方程?

　　广义估计方程由 Liang & Zeger(1986)提出,在广义线性模型的基础上发展起来的,起先是专门处理纵向观察数据、重复测量资料的统计模型,现可以拓展到非独立数据(non-independent data),目前已广泛应用于医学、生物学等研究领域。

　　广义估计方程(GEE)可以对符合正态分布、二项分布、Poisson 分布等多种分布的结果变量拟合相应的统计模型,解决了群随机试验中应变量间相关的问题,得到稳健的参数估计值。GEE 模型与广义线性模型类似,所不同的是对随机部分的假设。

1. 模型的基本构成 假设 Y_{ij} 为第 i 个群的第 j 个受试者结果变量($i=1,\cdots,m; j = 1,\cdots, k$),$Y_i=(Y_{i1},Y_{i2},\cdots,Y_{ik})'$,$X_{ij}=(X_{ij1},\cdots,X_{ijp})'$,为对应与 Y_{ij} 的 $p\times 1$ 维解释变量向量,这些变量可能是个体的特征,也可能是群的特征。模型如下:

指定 Y_{ij} 的边际期望(marginal expectation)是协变量 X_{ij} 线性组合的已知函数

$$E(Y_{ij})=\mu_{ij}, g(\mu_{ij})=\beta_0+\beta_1 X_{ij1}+\beta_2 X_{ij2}+\cdots+\beta_j X_{ijp}$$
$$Y_{ij}=\mu_{ij}+e_{ij} \tag{32.3}$$

式中:$g(\cdot)$ 称为联接函数,$\beta=(\beta_1\cdots\beta_p)'$ 是模型需要估计的参数向量。

例如,连续性结果变量的线性广义估计方程模型为:

$$Y_{ij}=\beta_0+\beta_1 X_{ij1}+\beta_2 X_{ij2}+\cdots+\beta_j X_{ijp}+e_{ij}$$

二分类结果变量的 logistic 广义估计方程模型为:

$$P(Y_{ij}=1)=\frac{\exp(\beta_0+\beta_1 X_{ij1}+\beta_2 X_{ij2}+\cdots+\beta_j X_{ijp})}{1+\exp(\beta_0+\beta_1 X_{ij1}+\beta_2 X_{ij2}+\cdots+\beta_j X_{ijp})}+e_{ij}$$

计数结果变量的 Poisson 广义估计方程模型为:

$$Y_{ij}=\exp(\beta_0+\beta_1 X_{ij1}+\beta_2 X_{ij2}+\cdots+\beta_j X_{ijp})+e_{ij}$$

从形式上看,GEE 模型与广义线性模型类似,特别是固定部分。所不同的是对随机部分 e_{ij},对于同一个群(i 相同时),e_{ij} 间是相关的;对于不同的群(i 不同时),e_{ij} 间是独立的。

2. 作业相关矩阵 作业相关矩阵(working correlated matrix)是广义估计方程中的一个重要概念,表示结果变量观测值间的相关性的大小。在群随机试验中,常假设群与群是相互独立的,即不同群的个体间是独立的,而同一个群内的个体间是等相关的。例如,一个群内有 4 个个体,则其群内相关结构为:

$$\boldsymbol{R}_{CS}=\begin{bmatrix} 1 & \rho & \rho & \rho \\ \rho & 1 & \rho & \rho \\ \rho & \rho & 1 & \rho \\ \rho & \rho & \rho & 1 \end{bmatrix} \tag{32.4}$$

这种相关结构又称为可交换的或等相关结构(exchangeable correlation 或 compound symmetry)。在群随机对照研究中,等相关结构是最常用的组内相关结构形式。

作业相关矩阵是模型中残差 e_{ij} 分差-协方差矩阵的基本结构,是模型的重要组成部分,在拟合 GEE 模型之前应该预先设定好,模型拟合完毕时会计算出具体的相关矩阵。

对于重复测量资料,假设 Y_{ij} 为第 i 个个体的第 j 次测量的应变量($i=1,\cdots,m; j=1,\cdots,k$)。其作业相关矩阵的形式除了等相关还有如下几种形式:

自相关(autocorrelation):即相关与间隔次数有关,相邻的两次观察值间相关为 ρ,相隔次数越长,相关关系越小,以 4 次重复测量为例,其组内相关结构为:

$$\boldsymbol{R}_{AR(1)}=\begin{bmatrix} 1 & \rho & \rho^2 & \rho^3 \\ \rho & 1 & \rho & \rho^2 \\ \rho^2 & \rho & 1 & \rho \\ \rho^3 & \rho^2 & \rho & 1 \end{bmatrix} \tag{32.5}$$

这种相关称为 1 阶自相关（first order autocorrelation）。或更广义地，其相关系数表达为：

$$R_{AR(1)} = \begin{bmatrix} 1 & \rho^{t_2-t_1} & \rho^{t_3-t_1} & \rho^{t_4-t_1} \\ \rho^{t_2-t_1} & 1 & \rho^{t_3-t_2} & \rho^{t_4-t_2} \\ \rho^{t_3-t_1} & \rho^{t_3-t_2} & 1 & \rho^{t_4-t_3} \\ \rho^{t_4-t_1} & \rho^{t_4-t_2} & \rho^{t_4-t_3} & 1 \end{bmatrix} \tag{32.6}$$

即两次观察值间的相关与观察时间间隔成反比，时间间隔越长，相关性越小。

稳态相关（stationary correlation）或 Toeplitz 相关：即只有相邻的观察值之间相关，又称相邻相关。以 4 次重复测量为例，1 阶平稳和非平稳相邻相关的组内相关结构分别为：

$$R_{TRH(1)} = \begin{bmatrix} 1 & \rho & 0 & 0 \\ \rho & 1 & \rho & 0 \\ 0 & \rho & 1 & \rho \\ 0 & 0 & \rho & 1 \end{bmatrix}, \quad R_{TP(1)} = \begin{bmatrix} 1 & \rho_1 & 0 & 0 \\ \rho_1 & 1 & \rho_2 & 0 \\ 0 & \rho_2 & 1 & \rho_3 \\ 0 & 0 & \rho_3 & 1 \end{bmatrix} \tag{32.7}$$

不确定型相关（unstructured correlation）：即不预先指定相关的形式，让模型根据资料特征自行估计。此时，非对角线上元素不一定相等。

广义估计方程有一个非常优良的特性就是只要联接函数正确，总观测次数足够大，即使对作业相关矩阵指定不合理，各变量的效应估计的可信区间以及模型的其他统计量的估计仍然是稳健的。因而作业相关矩阵的选择对固定部分参数估计的影响不大。

Stata 软件中的 xtgee 命令，以及 SAS 软件中的 GENMOD 过程，都可以根据要求设置群内相关结构和模型，得到参数估计和假设检验。以下是二分类结局变量 logistic 回归 GEE 的 SAS 程序：

```
PROC GENMOD;
    CLASS ID Center Gender Group;
    MODEL Y=Center Gender Group/DIST=BINOMIAL LINK=Logit;
    REPEATED SUBJECT=ID/TYPE=AR(1);

RUN;
```

其中，DIST 用于指定结局变量所服从的分布，BINOMIAL 为二项分布。LINK 用于指定连接函数的类型。若为连续性变量，则指定 DIST 为 NORMAL，LINK 为 Identity。其他类型资料，可视情况修改相应参数设置。

32.4　统计学评价

本研究最终结果是主要效果指标 HbA_{1c} 的改变在干预组和非干预组中没有统计学差异，在调整了基线和分组后，两组差别为 -0.02%，95% 可信区间为 $(-0.22\%, 0.17\%)$，属于阴性结果。作者在讨论中认为，是因为检验效能不够（underpower），而可能产生 Ⅱ 类错误。事实上，没有统计学意义可能有两种情况，一种是样本量不够，缺乏足够的检验效能；二是组间本身没有差别或差别不大。

从本研究实际情况来看，设计时假设：HbA_{1c} 的标准差为 2%，群内相关系数 $\rho=0.05$，平均每 18 个参与者构成一个群，则所估计的样本量有足够的把握度发现两组存在 1% 的差异。

实际情况是：HbA_{1C} 的标准差在 2% 左右，可见，在设计时对该参数的估计是正确的，群内相关系数 ρ=0.02，平均每个群只有 8 个左右参与者，群内相关系数、平均每个群的人数的些许下降，更有利于提高检验效能。那么，是什么因素导致没有统计学意义？是组间没有差别！设计时希望干预组比非干预组的平均 HbA_{1C} 多下降 1%，而实际上只有 0.02%。此时，即使增加样本，检出了有统计学意义，而 0.02% 的差别在临床上也还是没有意义的。因此，这个结论不能用样本量不够或检验效能低来解释，只能认为干预措施无效！

本文讨论中提到的另外一个缺点是由于检验效能低，无法发现两组死亡率和心血管事件的差别。事实上，一方面 2 型糖尿病患者的心血管疾病死亡率和发病率的干预性研究需要更长时间的随访，同时也需要专门估计样本量。而到底是检验效能低还是干预无效，需要具体数字来说话，不能妄下结论。

此外，本研究中随访到 3 年的患者达到 80% 以上，但是有些指标（腰围、LDL 等）的完整率只有 30%。而且，血脂指标中，TC 的完整率有 79%，TG 有 66%，而 HDL 只有 49%，LDL 只有 33%。这些同时检测的指标，为什么缺失比例相差如此之大，令人费解。关于生活方式的改变的分析方法也值得商榷。

（娄冬华　陈　峰）

参 考 文 献

1. Khunti K, Gray LJ, Skinner T, et al. Effectiveness of a diabetes education and self management programme (DESMOND) for people with newly diagnosed type 2 diabetes mellitus: three year follow-up of a cluster randomised controlled trial in primary care. *BMJ*, 2012, Apr 26: 344-355.
2. Davies M, Heller S, Skinner T, et al. On behalf of the Diabetes Education and Self Management for Ongoing and Newly Diagnosed Collaborative. Effectiveness of the diabetes education and self management for ongoing and newly diagnosed (DESMOND) programme for people with newly diagnosed type 2 diabetes: cluster randomised controlled trial. *BMJ*, 2008, 336: 491-495.
3. Khunti K, Skinner T, Heller S, et al. Biomedical, lifestyle and psychosocial characteristics of people newly diagnosed with type 2 diabetes: baseline data from the DESMOND randomized controlled trial. *Diabet Med*, 2008, 25: 1454-1461.
4. 陈峰. 非独立数据的统计分析方法. 见方积乾, 陆盈主编. 现代医学统计学. 北京: 人民卫生出版社, 2002, 25-60.

Case 33

Vi伤寒疫苗的有效性和安全性
——群随机对照试验

伤寒,由肠炎血清型沙门菌引起,估计每年造成21.6万~60万人死亡,而且几乎都发生在发展中国家。在注册的新一代伤寒疫苗中,可注射的 Vi 多糖疫苗具有许多好的特性,在发展中国家很受欢迎。单剂量的 Vi 疫苗售价低至50分,而且该疫苗是由两个国际化的制造商和多个发展中国家的制造商共同生产的,并得到了上市许可,可用于2岁及以上人群中。

尽管世界卫生组织推荐其使用,但是在发展中国家的公共卫生项目中该 Vi 疫苗很少被使用。在这些背景下,Vi 疫苗的限制使用部分是由于对 Vi 疫苗在公共卫生项目中的灵活性和有效性产生质疑,以及该疫苗是否对2~5岁儿童具有保护作用和是否会对群体也产生保护作用。为了弄清这些不确定性,在印度的伤寒流行严重的加尔各答地区我们进行了一个大样本的整群随机对照临床试验。

33.1 试验方案简介

33.1.1 试验目的

Vi 多糖疫苗是否对2~5岁儿童具有保护作用和是否会对群体也产生保护作用。

33.1.2 目标人群

2岁及以上,没有发热,腋窝体温不超过37.5℃,未怀孕或者哺乳的居民。

33.1.3 研究设计方法

本研究采用群随机对照设计。试验针对贫民窟的2岁及以上儿童,并根据地理集群,按随机分组结果接受单剂量 Vi 疫苗或失活的甲肝疫苗。每个试验组中包含40个整群,受试者随访两年。

按地区(Ward 29 区和 Ward 30 区)、18岁及以下居民人数(<200人和≥200人)、18岁以上居民人数(<500人和≥500人)进行分层整群抽样,共分为8层,每层抽10个群,共80个群。统计学家利用随机数字表,对80个群进行了分层整群随机化分组,分配到试验组(Vi 疫苗)和对照组(甲肝疫苗)。各群内符合条件的居民,一半接种了相应的疫苗,一半

没有接种。

33.1.4　干预方法

试验组为 Vi 疫苗(Typherix,葛兰素史克),含 25μg 的 Vi 多糖。对照组为失活的甲肝疫苗(Havrix,葛兰素史克),含 720IU 或 1440IU 的失活甲肝病毒。720IU 的疫苗用于 2~18 岁儿童,1440IU 的疫苗用于成人。

疫苗在 2004 年 11 月 27 日至 12 月 31 日使用。所有受试者或他们的监护人提供了书面的知情同意书。每个整群专门设立一个特殊接种中心,由 20 个团队负责,每个团队在整个研究期间只负责接种一种疫苗。在临床试验结束后,符合年龄条件的居民又都接种了另一个试验组所使用的疫苗。

33.1.5　评价指标

主要效果指标:是直接保护力或保护力(total vaccine protection),定义为 Vi 疫苗组伤寒新发感染率与甲肝疫苗组的比值:

直接保护力= 1-Vi 疫苗组伤寒新发感染率 / 甲肝疫苗组伤寒新发感染率

次要效果指标:为间接保护力(indirect vaccine protection)和整体保护力(overall vaccine protection):

间接保护力= 1-Vi 疫苗社区非干预人群伤寒新发感染率 / 甲肝疫苗社区
非干预人群组伤寒新发感染率

整体保护力= 1-Vi 疫苗社区所有伤寒新发感染率 / 甲肝疫苗社区
所有伤寒新发感染率

33.1.6　样本量估计

在对照组中伤寒风险大约是每 1000 个受试者有 2 例,群之间的变异系数是 CV=0.5。计算出每个组约有 20 000 个受试者和 40 个整群,足以在双侧的 0.05 的检验水平下,以 80% 的检验效能检测出总体的疫苗保护力至少为 60%。

33.1.7　主要统计分析方法

对个体水平上的变量的比较,使用广义估计方程(GEE)校正群内个体相关性,对二分类变量使用 logit 联接函数,对连续变量使用恒等联接函数。对群水平上的变量,使用 student's t 检验对连续性变量进行了比较,对分类变量使用卡方检验。

为分析疫苗保护情况,采用 Cox 比例风险模型,并根据模型中疫苗变量的系数估计接种疫苗的保护效果,此时,疫苗的直接保护力=$[(1-RR)\times 100\%]$。

只对群随机设计的设计效率(deff)进行了调整的分析称为简单分析,而对其他基线变量进行了调整的分析称为调整分析。

所有的 P 值和 95% 置信区间都是在双侧检验条件下计算得到的。

33.2 主要结果与结论

33.2.1 研究流程

在印度加尔各答东部的 29 区和 30 区进行临床试验,这是一个合法注册的拥有 60 000 多居民的城市贫民窟。在疫苗接种前,对该研究地区的所有家庭和居民开展了一项人口普查,得到了其社会经济状况、水资源状况以及每个家庭的卫生保健情况。普查中每个家庭和居民都有一个独一无二的用于研究的识别码。并根据该地区地理位置定义了 80 个相邻的整群。基线中,80 个整群中包含了 62 756 名居民,根据参加临床试验的年龄标准其中有 61 280 名居民是符合条件的。试验组的 40 个整群其人口数均数 ± 标准差为(777 ± 136)人,而对照组则为(792 ± 142)人。共有 37 673 个受试者接种了单剂量的疫苗:Vi 疫苗组 18 869 人,甲肝疫苗组 18 804 人。Vi 疫苗集群的平均疫苗覆盖率为 61%,而甲型肝炎疫苗集群为 60%。

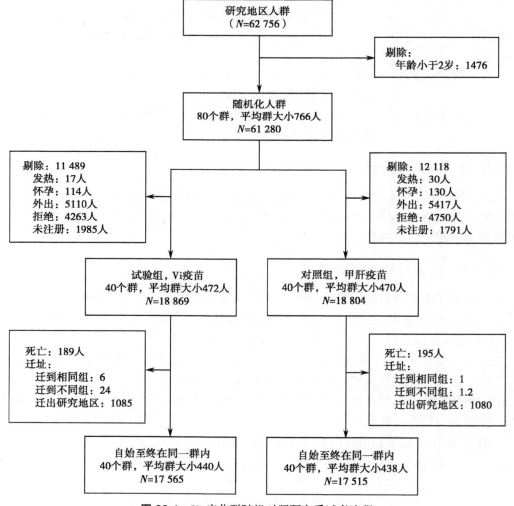

图 33-1 Vi 疫苗群随机对照研究受试者流程

在随访的两年内,2549 名接种者(7%)死亡或者移居到研究地区以外,和 44 个接种者 (0.1%)移居到另一个在研究地区内的整群中。所有接种者均正确接受了所分配的疫苗。两个组在个体和整群水平上都比较均衡,见表 33-1。

表 33-1　个体和群的基线特征

变量	Vi 疫苗组	甲肝疫苗组
个体		
年龄(岁)	28.5 ± 18.0	27.9 ± 17.8
男性,n(%)	9876(52)	9920(53)
印度教教徒,n(%)	12 335(65)	10 825(58)
家庭成员数	7.1 ± 3.9	7.0 ± 3.7
户主具有读写能力,n(%)	13 980(74)	13 099(70)
家庭月花费大于 500 印度卢布,n(%)	7795(41)	7636(41)
家庭至少有一件奢侈品,n(%)	4131(22)	3918(21)
家庭饮用水是自来水,n(%)	2711(14)	1824(10)
家庭有抽水马桶,n(%)	905(5)	577(3)
居家有专门的垃圾放置地点,n(%)	18 547(98)	18 429(98)
距疫苗接种中心距离大于中位数,n(%)	8900(47)	9935(53)
群		
年龄组:2~18 岁,n/ 群	256 ± 118	273 ± 115
18~ 岁,n/ 群	503 ± 84	500 ± 93
群内所有居民(岁)	29.0 ± 5.0	28.5 ± 4.6
平均每群家庭数	142 ± 27	146 ± 36
平均每群接种人数	472 ± 103	470 ± 104
试验前一年内伤寒病例数,1/1000	1.54 ± 1.40	1.38 ± 1.38
人口密度,人 /100m^2/ 群	18.4 ± 17.8	22.2 ± 20.1
每群疫苗接种覆盖率(大于 2 岁人群),%	61 ± 11	60 ± 12

33.2.2　主要研究结果

(1) 总体保护力

在随访期间,Vi 疫苗组中有 34 名受试者诊断为伤寒,甲肝疫苗组有 96 名受试者诊断为伤寒,Vi 疫苗组的保护力是 61%(95%CI:41% ~75%;在调整模型中 $P<0.001$)。

调整模型中疫苗接种按年龄进行估计:Vi 疫苗组在 5 岁以下接种儿童中的有效保护力为 80%(95%CI:53%~91%),在 5 岁到 14 岁接种儿童中为 56%(95%CI:18%~77%),在大于

15 岁的接种人群中为 46%（95%CI：-43%~79%）。

在 Vi 疫苗组中有 54 名受试者被诊断为副伤寒，而甲肝疫苗组中有 49 名被诊断为副伤寒，在简单分析中 Vi 疫苗组的保护力为 -10%（95%CI：-65%~27%；$P=0.66$）；在调整分析中为 -15%（95%CI：-70%~22%；$P=0.47$）。

（2）间接和整体保护力

在调整模型中，Vi 疫苗为未接种疫苗人群提供了重要的间接地对伤寒的保护，间接保护力为 44%（95%CI，2%~69%；$P=0.04$）。此外，无论是否接种过疫苗，调整后的模型在 Vi 疫苗集群中显示出 57% 的整体保护水平（95%CI，37%~71%；$P<0.001$）。

（3）血清学反应

在随访期 6 周和 2 年的血液测试中，血清抗 Vi 的 IgG 抗体几何平均滴度在甲型肝炎疫苗组保持稳定，而在 Vi 疫苗组，在接种后 6 周几何平均滴度为 2505.3EU/ml，接种 2 年后为 843.6EU/ml（两个时间点组间比较 $P<0.001$）。

（4）不良事件

在第一次注射后 30 分钟内，Vi 疫苗组记录了 3 个不良事件，甲型肝炎疫苗组记录了 1 个事件。所有都为晕厥或眩晕，并没有被认为是严重不良事件。对 Vi 疫苗组的 92 名受试者和甲肝疫苗组的 110 名受试者，要求在接种疫苗后 3 天内进行主动随访，除 1 例外，所有受试者都每天随访。甲肝疫苗组比 Vi 疫苗组高发的不良事件包括：局部红斑明显（22%，4%，$P<0.001$），注射部位疼痛（55%，18%，$P<0.001$），至少 37.5 摄氏度的腋窝温度（7%，1%，$P=0.04$），疲劳（18%，4%，$P=0.04$）。未见 Vi 疫苗组有不良事件高于对照组。

疫苗接种后的第一个 30 天内，有 18 人死亡（10 个在 Vi 疫苗组和 8 个在甲肝疫苗组）和 1 个非致命性严重不良事件（蛛网膜下腔出血，甲型肝炎疫苗组）。11 人的死亡是由于心血管疾病，以及由于糖尿病、烧伤、中毒、疟疾、肺结核，和上消化道出血各有 1 个人死亡；还有 1 人的死亡原因未知。所有事件都被认为与接种疫苗无关。

33.2.3　结论

Vi 疫苗在儿童中具有保护的效果，同时也保护了那些 Vi 疫苗接种者的邻居，虽然他们并未接种该疫苗。Vi 疫苗潜在的直接和间接的保护作用在将来会受到进一步的重视，可将该疫苗运用到伤寒流行的地区。

33.3　统计学解读

本研究是一个疫苗的群随机对照试验。

Q33.1　疫苗临床试验的特点是什么？

相比其他药物临床试验，疫苗的临床试验有其特殊性。主要表现在：

（1）受试者往往是正常人，且婴儿和儿童居多。因此，在设计和实施过程中需要特别关注避免或者减少不良反应的发生。对目标人群为儿童和婴幼儿的疫苗，由于儿童和婴幼儿对不良反应的耐受力低，应严格按照先成人、后儿童、最后是婴幼儿的顺序进行。出于安全性的考虑，临床试验应该按照 Ⅰ、Ⅱ、Ⅲ、Ⅵ期的顺序推进，不鼓励 Ⅱ/Ⅲ期联合或同时开展试验。

(2) 疫苗的临床试验往往是以社区人群为基础开展的。临床试验开始前应获得可靠的疫苗拟用人群的流行病学以及相关传染病疫情监测资料,目的是确定疾病的发病率、感染与发病之比例、临床表现、诊断标准、高危人群(年龄、性别、种族或人群、地理、社会特征及季节等有关因素)等。在此基础上进一步确定试验所在地区、适应人群、组织管理、抽样方法以及样本量等。

(3) 以社区为基础的疫苗临床试验,往往需采用复杂抽样方法,例如多阶段分层整群抽样。相应的样本量的估计、统计分析方法需要考虑抽样的复杂性和终点事件的非独立性,例如,广义估计方程、多水平模型等。

(4) 如果是以保护力为终点指标的临床试验,则在整群抽样中被抽到的群里,有一部分人参加免疫接种,而另外一部分人不参加免疫接种,但参加最终免疫人群效果(间接保护效果、整体保护效果)的评价。参加免疫的人数常在 40%~60%。

(5) 关于受试者入选和排除标准,除了一般临床试验需要考虑的因素外,还需考虑受试者的疫苗接种史,是否过敏体质、免疫缺陷、免疫抑制、免疫机制不成熟者,并控制影响免疫应答的因素(如年龄、烟、酒史等);排除一些具有心、肾衰竭指征,疑患进行性神经性疾患、癫痫 / 婴幼儿痉挛,或在 1~2 周内接种过其他疫苗及长期使用抗生素者。此外,受试者在试验观察期内要求住地固定、试验期间尽可能不要离开试验地区。

(6) 疫苗来源于活生物体,其成分复杂,需建立特定的检测方法,以保证疫苗的质量和批间质量的均一性。尤其是减毒后的活疫苗,要防止衍生病例,监测病毒毒力是否有返祖现象。

(7) 疫苗上市后是否推广全民接种,需要进行成本效益分析。成本效益是指接种疫苗所取得的效益与其成本的比较与分析。采取的分析方法主要有成本效益分析(cost-benefit analysis)、成本效果分析(cost-effectiveness analysis)和成本效用分析(cost-utility analysis)。这里的效益需要考虑患者、家庭效益,尤其是社会效益。

Q33.2 疫苗人群试验的研究指标是什么?

疫苗是用于疾病预防的,因此,对疫苗的评价主要从疫苗保护效力角度。当短期内得不到保护效力指标时,也可采用免疫学检测指标作为替代终点。

(1) 疫苗保护效力指标

疫苗保护效力又称免疫效力,包括:直接保护力(total vaccine protection)、间接保护力(indirect vaccine protection)和整体保护力(overall vaccine protection)。

直接保护力:直接对受试者进行评价,根据试验中所有受试者的结果计算得到。反映的是:相对于对照组,试验组人群中有多大比例的受试者是因为使用了试验疫苗而免于罹患疾病的:

$$直接保护力 = 1 - \frac{试验组发病率}{对照组发病率} = 1 - RR \qquad (33.1)$$

间接保护力:通过观察试验所在地区所有非受试易感人群是否患病,间接评价疫苗的保护效果。反映的是:相对于对照组所在地区的非试验易感人群,试验组所在地区的非试验易感人群有多大的比例是因为该地区使用了试验疫苗而免于罹患疾病的:

$$间接保护力 = 1 - \frac{试验组所在地区非干预人群发病率}{对照组所在地区非干预人群发病率} \qquad (33.2)$$

整体保护力:通过观察试验所在地区所有易感人群(包括受试者和非受试者)是否患病,评价疫苗的保护效果。反映的是:相对于对照组所在地区的所有易感人群,试验组所在地区的所有易感人群有多大的比例是因为该地区使用了试验疫苗而免于罹患疾病的：

$$整体保护力 = 1 - \frac{试验组所在地区人群发病率}{对照组所在地区人群发病率} \qquad (33.3)$$

由此可见，对疫苗的评价不仅仅是针对受试者，还要针对非受试者。因此，在研究设计时，除了像其他临床试验关注受试者外，也要考虑试验所在地区的非受试者人群。这就需要严格的流行病学调查设计。

当然，对疫苗的安全性评价只需针对受试者。

由于保护力指标都与 RR 有关，关于保护力指标的区间估计可以借助 RR 的估计方法，在求出 RR 的可信区间后，用 $1-RR$ 的可信区间，就得到了保护力的可信区间。显然，借助 RR 的估计方法，考虑协变量的保护力的影响以及保护力的分层分析，就变得非常简单了。

(2) 替代指标

正如病死率指标是肿瘤临床试验评价的最佳指标一样，保护力指标是疫苗临床试验评价的最佳指标。但有些情况下短期内无法得到保护力指标，只能退而求其次，采用免疫学检测指标作为替代终点进行评价。此时，替代指标必须是经过流行病学确证的、与保护力指标有高度相关、且有免疫学证据。

例如，在 20 世纪 50 年代，美国科学家 Sabin 发明了口服脊髓灰质炎减毒株活疫苗(OPV)，该疫苗的应用使包括中国在内的世界三分之二国家消灭了脊髓灰质炎，生产脊髓灰质炎减毒活疫苗的毒株称为 Sabin 株。但是活苗总是有风险，且这种风险与疫苗直接相关，在免疫缺陷或免疫低下的孩子中风险会大大增加。为了防止 OPV 疫苗毒株在人体中引起的疫苗衍生病例和病毒毒力返祖，国际上建议在脊髓灰质炎野毒株在全球消灭后停止使用 OPV，采用脊髓灰质炎灭活疫苗(IPV)来维持无脊髓灰质炎状态。在 OPV 研制之初，脊灰猖獗，采用保护力作为临床试验的评价指标是可行的。但是现在，脊髓灰质炎在中国几乎灭绝，在 Sabin IPV 的临床试验中，如果再考虑用保护力指标，则临床试验的可行性就成问题了。因为发病率小于百万分之一，要得到稳定的保护力指标，需要非常大的人群样本，这是几乎不可能的。此时，可以考虑采用血清中抗体浓度作为替代终点。

Q33.3　什么样的指标可以作为替代指标？

替代指标(surrogate)是指在直接终点指标(true endpoint)难以得到或不可能得到时，用于间接反映临床效果的观察指标。一个指标能否作为替代指标取决于：①该指标是否与试验目的在生物学上具有相关性；②在流行病学中替代指标对临床试验是否有预测价值；③从临床试验中获得的药物对替代指标的影响程度与药物对临床试验结果的影响程度相一致。

例如，在宫颈癌疫苗的临床试验中，采用 HPV 6 个月的持续感染作为宫颈癌发病风险的替代指标，基于如下理由：①生物学上，HPV 感染是宫颈癌的必要致病条件，基本上 100% 的宫颈癌病例均由 HPV 感染引起。2008 年诺贝尔医学奖授予德国科学家 Harald zur Hausen，他首先发现了 HPV 导致宫颈癌，而且进行了深入的研究，证明没有 HPV 感染就没有宫颈癌；②临床流行病学研究表明，HPV 16/18 相关的 6 个月的持续感染，与癌前病变 CIN 2 及更严重病变之间的敏感度到达 97%，特异度为 91%，阳性预测值为 10.3%，阴性预测值为 100%；③临床试验表明，以 HPV16/18 相关的 6 个月持续感染为临床终点，其观察到的宫颈癌保护力为 96.2%(95%CI：92.9%~98.2%)，以 CIN2 及更严重病变为临床终点观察到的宫颈癌保护力为 96.6%(95%CI：76.2%~99.9%)。鉴于以上理由，在宫颈癌疫苗临床试验中采用 HPV 6

个月的持续感染作为宫颈癌发病风险的替代指标是合理的。

　　需要特别注意的是,并非与直接终点有一定相关就可以作为替代终点,生物学上的证据更为重要。下面的例子是模拟的,但是能说明这一点。

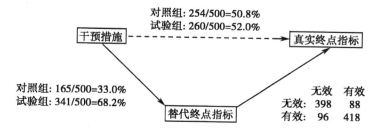

图 33-2　替代终点指标与真实终点指标结果不一致的情况

　　对替代指标,试验组有效率为 68.2%,而对照组为 33.0%,试验组优于对照组。且此时替代指标的有效性与真实疗效间有一定相关,其列联相关系数为 0.632。然而,对于真实终点指标来说,试验组与对照组的有效率并无不同。

　　在有些肿瘤临床试验中,肿瘤缩小,PFS 延长,并不等于生存期延长。可见,选择替代终点需从生物学上、流行病学上,以及临床试验效果上综合评断。因此,选择替代指标时需谨慎,并及时与监管部门沟通。

Q33.4　基于群随机样本的研究如何估计样本量?

　　群随机对照试验中,如果已知群间的变异系数 CV,则两个发病率比较样本量的估计为:

$$m=1+\frac{(z_{1-\alpha/2}+z_{1-\beta})^2 \times \left[\pi_0(1-\pi_0)/k+\pi_1(1-\pi_1)/k+CV^2(\pi_0^2+\pi_1^2)\right]}{(\pi_1-\pi_0)^2}\tag{33.4}$$

这里 m 是所需要的群数,k 是每个群的人数;则每组所需的总人数为 $n=m \times k$。显然,如果群间没有变异,则所需样本量与简单抽样方法所得结果一致。

　　本案例中,对照组中伤寒风险大约为 2/1000,疫苗保护力至少为 60%,则试验组伤寒风险大约为 0.8/1000。假设群的平均大小为 500 人,群之间的变异系数是 $CV=0.5$。则在双侧 0.05 的检验水准下,以 80% 的检验效能检测出总体的疫苗保护力至少为 60%,每组所需群数为:

$$m=1+\frac{(1.96+0.824)^2 \times \left[0.002 \times 0.998/500+0.0008 \times 0.9992/500+0.5^2(0.002^2+0.0008^2)\right]}{(0.002-0.0008)^2} \approx 38$$

可见,每组 40 个群约 20 000 人可以达到 80% 以上的检验效能。

Q33.5　流行病学调查在疫苗群随机试验中有何作用?

　　由于疫苗临床试验的特殊性:研究对象是易感、正常人;研究的地点大多是社区现场,而不是医院。因此,要特别重视流行病学调查在疫苗临床试验中的作用。①首先要通过长期的调查和监测,弄清楚拟开展试验的地区所研究的疾病发生率、患病率情况,用于估计试验所需样本量。②通过对研究地区全部易感人群的基线调查,获取基本信息;③通过主动监测获得全部确诊病例;④通过多次普查或调查获得研究期内人口流动的情况。

　　传染性疾病的疫苗临床试验中,除了要评价直接保护力,还要评价间接保护力,和整体保护力。后两个指标均涉及试验地区的非接种人群,用于间接评价疫苗的保护效果。因此,临床试验中不仅仅要观察和监测受试者,即接种人群,还需观察和监测非接种人群。可见,流行病学在疫苗临床试验中是非常重要的。

33.4　统计学评价

本研究采用了严格的流行病学调查和监测方法,确保了试验质量。例如,为了查明在研究期内那些离开研究地区的、搬到另一个整群的、或因任何原因死亡的居民,本研究随访期内按计划进行了两次人口普查,以第一次普查于 2005 年 10~11 月进行,第二次则在 2007 年 1~2 月。每个死亡事件都会在社区卫生工作者的每月随访期间被记录下来,并由一位研究医师在 3 个月以内入户采访,查阅相关资料,以弄清死因。再如,对伤寒的监测,建立了 5 个研究诊所(3 个在 29 区和两个在 30 区)来进行发热性疾病的监测以及为患有严重疾病的病人提供医院护理。辖区内的医院急诊室、门诊和住院病房以及私人医院,都参与对可能的发热性疾病患者进行主动监测,确保不遗漏可疑的病例。

本研究主要目的是探讨 Vi 多糖疫苗是否对 5 岁以下儿童(实际 2~5 岁)乃至全人群是否具有保护作用。但是在研究设计时并没有特别关注 2~5 岁儿童组,仅仅是在分层时考虑了 18 岁以下及 18 岁以上的人群。2~5 岁年龄组的保护效果只是在统计分析时才考虑。这是不妥当的。因为样本量的估计并不是基于 2~5 岁年龄组估计的,而是基于 2 岁以上人群估计的。当预先估计的保护力(这里是 60%)没有达到预期时,检验效能可能不足。本研究 2~5 岁的直接保护力达到了 80% 以上,因此,有足够的把握度。这是运气,不宜效仿。

(陈　峰)

参 考 文 献

1. Sur D,Ochiai RL,Bhattacharya SK,et al. A cluster-randomized effectiveness trial of Vi typhoid vaccine in India. *N Engl J Med*,2009,361(4):335-344.

2. Hayes RJ,Bennett S. Simple sample size calculation for cluster-randomized trials. *Int J Epidemiol*,1999,28:319-326.

3. Hudgens MG,Gilbert PB,Self SG. Endpoints in vaccine trials. *Statistical Methods in Medical Research*,2004,13:1~26.

4. Genser B,Cooper PJ,Yazdanbakhsh M,et al. A guide to modern statistical analysis of immunological data. *BMC Immunology*,2007,8:27.

5. EMEA. Note for guidance on the clinical evaluation of vaccines. 2005.

6. Plikaytis BD,Carlone GM. Statistical considerations for vaccine immunogenicity trials Part 1:introduction and bioassay design and analysis. *Vaccine*,2005,23:1596-1605.

7. Plikaytis BD,Carlone GM. Statistical considerations for vaccine immunogenicity trials Part 2:non-inferiority and other statistical approaches to vaccine evaluation. *Vaccine*,2005,23:1606-1614.

Case 34

氢氟烷抛射剂加压计量吸入器治疗哮喘
——器械的临床试验

据估计,全世界有80%的哮喘病人使用加压计量吸入器(pressurized metered-dose inhaler,pMDI),它们小巧、轻便、易用。过去的统计数据表明,有相当数量的病人对此非常熟悉。另一方面,现代化的干粉吸入器(dry power inhaler,DPI)在各制造厂设计时逐渐发生变化,各有各的操作准则和说明。虽然患者经过培训可以保证合理操作设备,但调查表明,最短2周设备操作就可能出现问题,从而需要进行定期随访和再培训。

吸入给药的关键技术是药物定量释放,其中抛射剂是最重要的辅料。有证据表明,病人更喜欢使用易操控的加压计量吸入器,但医生推荐使用具有可增加药物剂量功能的干粉吸入器。但是,目前加压计量吸入器使用氯氟烃(chlorofluorocarbon,CFC)作为抛射剂,根据联合国《蒙特利尔公约》逐步淘汰消耗臭氧层物质的提议,氯氟烃被禁止使用。这就需要寻求新的设计,将pMDI和DPI的优势结合起来。新的吸入器应该拥有更好地操控喷雾特性,一方面要保证更合理的药物剂量,同时具有便捷的、良好的操控性能。新技术采用氢氟烷-134a(hydrofluoroalkane-134a,HFA-134a)代替传统的氯氟烃。目前市售的DPI是用延胡索酸福莫特罗(formoterol fumarate)配方,新的HFA pMDI也考虑用福莫特罗配方。

本次试验的目的是验证以氢氟烷为抛射剂的加压计量吸入器(HFA pMDI)用福莫特罗治疗中重度持续性哮喘非劣于干粉吸入器(DPI)。

34.1 试验方案简介

34.1.1 试验目的

评价新的氢氟烷-134a为抛射剂的加压计量吸入剂和传统的干粉吸入器对成年中重度稳定持续性哮喘病人,用福莫特罗进行日常治疗的临床非劣效性检验,次要目的是评价长期使用的安全性。

34.1.2 目标人群

入选病人为根据全球倡议对哮喘严重程度定义的平稳持续性中重度等级的18岁到70岁的男性和未怀孕女性。平稳哮喘指用同一治疗方法病情保持稳定至少4周。所有病人基线水平最大呼气量为预测正常值的40%~80%。同时也需要两年内有记录的对可逆性试验的阳性反应(使用舒喘宁干预后 15 分钟最大呼气量提高 12% 和 200ml)。若无记录,则随机化前要先测试。对未使用过长效 β_2 激动剂的病人,只有在接受至少一个月每天吸入高剂量糖皮质激素和每天用短效 β_2 激动剂和 / 或前几周发生哮喘症状多于 3 次的才可入选。

排除标准:重度吸烟者(吸烟指数 >10pack-year);在入组前 30 天已经参加其他临床试验;无法忍受或对 β_2 激动剂的禁忌证;或对试验中使用的吸入器部件过敏。使用过吸入性糖皮质激素、抗组胺药物,鼻腔吸入糖皮质激素,吸入色甘酸钠和奈多罗米钠,茶碱,白三烯拮抗剂的病人,在试验期间使用剂量有可能发生变化,故均被排除。前 3 个月内口服或静注过糖皮质激素、单胺氧化酶抑制剂、抗胆碱药、三环类抗抑郁药和 β 受体阻滞剂的治疗也不允许。前 4 周内有证据认为因哮喘发作入院或呼吸道感染症状被诊断为季节性或偶发性的哮喘和 / 或囊性纤维化或有支气管扩张病史等也应当排除。患有并发症的病人经调查者确认有后遗症和 / 或对试验结果有影响的相关治疗的也被排除。

按照赫尔辛基宣言和临床试验管理规范,所有病人均提供书面知情同意书。

34.1.3　研究设计方法

本研究是在 8 个欧洲国家进行的多中心、随机、双盲双模拟、平行对照Ⅲ期临床试验。

34.1.4　随机分组方法

满足条件的病人,在经过 2 周的导入期后,按 1:1 随机分到试验组和对照组,用药 12 周。

试验组:HFA pMDI 吸入福莫特罗 +DPI 吸入安慰剂;

对照组:HFA pMDI 吸入安慰剂 +DPI 吸入福莫特罗。

34.1.5　评价指标

主要疗效指标:在治疗结束时的晨间用药前最大呼气流速(PEFR),该值是治疗阶段最后 2 周内得到的最后 7 个值的平均数。

次要疗效指标:包括夜间用药前最大呼气流速、每天 PEFR 的变异、短效 β_2- 激动剂使用,以下在晨间测出的呼吸量变化值:最大呼气量 FEV_1、用力肺活量(EVC)、FEV_1/ EVC 比值、25% 用力呼气量(FEF_{25})、25%~75% 用力呼气量($FEF_{25\%\sim75\%}$)等。

34.1.6　样本量估计

假设估计两种治疗的差别为 0,主要疗效指标的标准差等于 60L/min,非劣效界值为 20L/min。在这些条件下,单侧检验水准 α = 2.5%,样本量为每组 191 名病人以保证 90% 的检验把握度。

$$n= \frac{2\,(z_{1-\alpha}+z_{1-\beta})^2\sigma^2}{\delta^2}=\frac{2\times(1.96+1.28)^2\times60^2}{20^2}=190$$

估计每组样本量为 191 例,总样本量 382 例。

34.1.7　主要统计分析方法

使用描述性统计学来评估病人的基线特征。

主要疗效指标和次要疗效指标都用以基线值、中心或虚拟中心为协变量的协方差分析

(ANCOVA),用最小二乘法(LS)估计所相应的95%可信区间。对于正态分布资料使用参数检验进行统计推断;但对于非正态分布,即使已做了对数转换,也采用非参数 Hodges-Lehman 法估计可信区间(参见案例10)。

晨间、晚间最大呼气流速(PEFR)的非劣效界值为 −20L/min,而最大呼气量(FEV_1)的非劣效性界值为 −0.2L,其他指标的非劣效界值为 −10%。

使用 χ^2 检验(必要时用 Fisher 确切概率检验)来比较每个治疗组病人不良反应发生率。其他的安全指标用描述性统计。

资料分析时定义了三个分析人群:意向性分析集(ITT)定义为治疗期间至少接受一剂研究药物并至少记录了一次观察结果的随机化病人,缺失数据使用末次观察结转(LOCF)法替代;符合方案分析集(PP)是 ITT 中没有严重违背方案的受试者;安全性分析集(SS)由所有至少接受一剂研究药物的受试者组成。

34.2　主要结果与结论

34.2.1　基线与依从性分析

448 名病人按 1∶1 随机分配,其中试验组 227 名,对照组 221 名。其中 3 名患者随机化后(2 名在试验组,1 名在对照组)由于缺乏疗效数据,未包含在 ITT 集中,但包含在安全性分析集中。试验组有 19 名病人退出,其中,严重违反协议(6 人)、撤销同意书(3 人)、不良事件(8 人)和其他原因(2 人);9 名受试者违背方案被排除在 PP 试验外。对照组有 9 名病人退出,其中严重违反协议(2 人)、撤销同意书(1 人)、不良事件(3 人)和其他原因(3 人);有 16 名受试者违背方案被排除在 PP 集之外。

表 34-1 是意向人群的基线统计资料,可见,两个组是均衡的。

表 34-1　基线特征(ITT 集)

指标	试验组(n=225)	对照组(n=220)
男性,n(%)	122(54.2%)	109(49.5%)
女性,n(%)	103(45.8%)	111(50.5%)
年龄(范围),年	44.0(19~74)	46.2(18~70)
病程(范围),年	15.2(0.3~62.1)	14.4(0.1~68.1)
吸烟史,n(%)		
从不吸烟	149(66.2%)	159(72.3%)
曾经吸烟	64(28.4%)	47(21.4%)
目前吸烟	12(5.3%)	14(6.4%)
吸烟指数(SD),pack-year	5.33(2.93)	5.64(2.87)
收缩压(SD),mmHg	124.09(13.33)	125.50(13.34)
舒张压(SD),mmHg	77.63(8.35)	77.95(8.69)
心率(SD),次/min	74.76(8.46)	73.75(7.82)
QTc 间距(SD),ms	405.38(20.87)	403.73(20.60)

另外,大部分病人从治疗开始阶段就每天两次使用 12 微克福莫特罗;试验组有 17 名受试者、对照组有 11 名受试者使用了 24mg。两周后在试验组有 30.9%、对照组有 33.6% 有剂量增加,两组每日剂量的增加相似,主要原因是每日最大呼气流速变化率最少达 20%。

34.2.2　有效性分析

表 34-2 是最大呼气流速的结果比较。疗后最后两周试验组和对照组相比,ITT 分析集的平均差值估计为 −0.88L/min,95% 可信区间下限是 −11.64L/min,不小于非劣效性界值 −20 L/min,因此,可认为福莫特罗使用氢氟烷加压计量吸入器的主要疗效非劣于使用干粉吸入器。PP 人群也显示出类似的结果,平均差值为 −3.16L/min,95% 可信区间下限为 −14.44L/min,不小于非劣效性界值 −20L/min。结论一致。

表 34-2　清晨 PEFR 结果比较

清晨 PEFR,l/min	试验组	对照组	差值	95%CI
ITT 分析集				
基线 Mean(SD)	342.89(119.40)	332.94(112.89)		
疗后原始值 Mean(SD)	345.77(124.72)	338.69(113.95)		
疗后估计值 Mean(SE)	343.69(4.21)	344.56(4.19)	−0.88	−11.64,9.89
PP 分析集				
基线 Mean(SD)	342.34(121.12)	330.65(111.63)		
疗后原始值 Mean(SD)	344.23(124.67)	338.75(114.87)		
疗后估计值 Mean(SE)	341.47(4.48)	344.63(4.43)	−3.16	−14.44,8.12

次要疗效指标基于 ITT 集分析,两组晚间 PEFR 的差值为 −0.26(5.83)L/min,95% 可信区间为 (−11.72~11.19)L/min,下限不小于非劣效性界值 −20L/min;FEV_1 差值为 −0.06(0.05)L,95% 可信区间为 (−0.14~0.03)L,不小于非劣效性界值 −0.2L。即次要疗效指标亦显示福莫特罗使用氢氟烷加压计量吸入器的非劣效于使用干粉吸入器。但次要疗效指标每日最大呼气流速变化这一个参数未能显示非劣效性。

表 34-3　晚间 PEFR、FEV_1 结果比较(ITT 集)

指标	试验组	对照组	组间	95%CI
晚间 PEFR				
Mean(SD)	346.71(4.48)	346.98(4.47)	−0.26(5.83)	−11.72,11.19
FEV_1				
基线 Mean(SD)	2.19(0.66)	2.10(0.66)		
疗后原始值 Mean(SD)	2.44(0.84)	2.41(0.87)		
疗后估计值 Mean(SE)	0.26(0.48)	0.30(0.47)	−0.06(0.05)	−0.14,0.03

34.2.3　安全性分析

安全性分析的结果表明试验组和对照组在不良事件方面无差异。大部分反应都是轻度或中度的。正如预期的，最常发生受影响身体系统是呼吸道（和潜在疾病的症状一样）。最常见的呼吸道反应是咽炎，各组中大约 6% 的病人都有发生，还有支气管炎，两组的发生率分别为 6.4% 和 4.5%。其他常见不良反应有：类似流感症状（加压计量吸入器 5.3%、干粉吸入器 3.6%）和头痛（4.0%、4.5%）。

不良事件至少有 1% 的发生率，与处理因素有确切的、很可能的、有可能的或不确定的关系。在 448 例受试者中，有 6 例在 12 周试验中发生与治疗相关的手颤（1.3%）。

两组都没有报道发生药物相关的严重不良事件，除了与氢氟烷加压计量吸入器相关的中度支气管炎。每组 2 例发生严重不良反应被认为是与试验药物有关；氢氟烷加压计量吸入器组 1 例房颤和 1 例哮喘加重，干粉吸入器组 1 例哮喘加重和 1 例阵发过敏性咳嗽。

总的来说，因不良反应而不能继续试验的病人数量很少。除了一个氢氟烷计量吸入器使用者反生严重血糖升高，没有发生血钾、血糖或 QT 间期等临床指标明显异常。

临床试验期间，受试者肝功能指标、血液指标和生命体征指标保持稳定。

34.2.4　主要结论

12 周对平稳的中重度持续性哮喘成年患者的试验结果证实，以氢氟烷为抛射剂的加压计量吸入器非劣效于干粉吸入器。非劣性检验通过晨间和夜间最大呼气流速和用力呼气量来验证，同时这两种试验吸入器对其他肺功能的检验也表现出类似的结果。两种剂型都长期（3 个月）良好耐受，并有相似的安全性。

34.3　统计学解读

本研究属于医疗器械的临床试验。本章前面的案例都是化学药物或生物制品的临床试验。案例 34 和案例 35 是医疗器械的临床试验。

Q34.1　什么是医疗器械？

医疗器械是指：单独或者组合使用于人体的仪器、装置、工具、机械、器具、材料、植入物、体外试剂，或其他相似或相关物品，包括零部件或所需软件。其使用目的是：疾病的预防、诊断、治疗、监护或者缓解；损伤或残疾的诊断、治疗、监护、缓解或者补偿；解剖或生理过程的研究、替代或者调节，包括妊娠控制。其用于人体体表及体内的作用不是用药理学、免疫学或代谢的手段获得，但可能有这些手段参与并起一定辅助作用。

根据风险管理等级，医疗器械通常分为三大类，第一类：风险最低，通过常规管理（general control）足以保证其安全性、有效性的医疗器械，如医用病床、基础外科手术用剪、钳、镊子等。第二类：产品机理已取得国际国内认可，技术成熟，安全性、有效性必须加以控制（special control）的医疗器械，如体温计、血压计、听诊器、临床检验仪器、心电图机等。第三类：风险最高（high risk），植入人体，或用于生命支持，或技术结构复杂，对人体具有潜在危险，安全性、有效性必须加以严格控制的医疗器械（the most stringent regulatory control），如一次性使用无菌注射器、一次性使用无菌输液器、心脏起搏器、血液净化设备、人工晶体、人工血管等。

Q34.2 医疗器械上市前也要进行临床试验吗?

第三类医疗器械与药品一样,申请上市前必须经临床试验确证受试者是可以获益方可得到上市许可(premarket approval,PMA)。医疗器械的临床试验必须遵循《医疗器械临床试验质量管理规范》。开展医疗器械临床试验,申办者应当按照试验用医疗器械的不同类别、风险、预期用途等特性组织设计,制定科学、合理的临床试验方案。第一类和第二类医疗器械的上市免临床试验。

Q34.3 医疗器械临床试验中有哪些统计学考虑?

与药品临床试验一样,器械临床试验中需要考虑如下统计学问题:设计方法,主要疗效指标和次要疗效指标,比较的类型、期中分析、终止试验的标准、各研究指标的统计分析方法、I类错误的控制、样本量估计、数据的质量控制和管理、受试者依从性的评价、分析数据集的定义、缺失数据的估计等。事实上,医疗器械的临床试验要求与药物的临床试验要求是一样的。

医疗器械的临床研究设计常用随机平行对照设计、随机交叉对照设计等,在无法实施同期平行对照时也可采用无对照单组目标值设计(见案例35)。试验也应尽量采用双盲,在双盲不可行的情况下可以考虑单盲或非盲设计。医疗器械的随机对照临床研究中也同样需考虑比较的类型,即优效性、等效性和非劣效性比较。医疗器械的临床试验中关于样本量的要求与药品临床试验是一致的。

很多医疗仪器设备都会有升级换代产品,因此,早期的临床试验资料为新一代产品的临床试验评价提供了先验信息,因此,Bayes统计方法在医疗器械临床试验评价中比较常用。为此,美国FDA医疗器械和辐射危害评价中心专门出台了医疗器械临床试验中的Bayes统计技术指南。

34.4 统计学评价

本研究将主要疗效指标定义为:治疗最后2周内得到的最后7个晨间用药前最大呼气流速(PEFR)值的平均数,与该患者疗前基线的差值。用平均数作为某指标的定义在临床试验中并不罕见,例如,用三次测量值的平均作为血压的测量值。这主要是从测量值的稳定性来考虑的。

但是,在应用中,我们必须清楚,将多次测量结果的平均值作为分析指标,其变异是缩小了,而且测量次数越多,平均后指标的变异就越小。假设某指标 x 的方差为 $Var(x) = \sigma^2$,当测量值相互独立时,k 个测量值的平均数的方差是原观测值方差的 $1/k$:

$$Var(\bar{x}) = Var\left(\frac{x_1 + x_2 + \cdots + x_k}{k}\right) = \frac{1}{k^2}[Var(x_1) + Var(x_2) + \cdots + Var(x_k)] = \frac{\sigma^2}{k}$$

一般来说,同一个体的测量值间往往有一定相关性,称为内部相关,或个体内相关。如假设同一个体不同测量值间的内部相关为 ρ,且常有 $\rho > 0$,则 k 个测量值的平均数的方差为:

$$Var(\bar{x}) = Var\left(\frac{x_1 + x_2 + \cdots + x_k}{k}\right) = \frac{1}{k^2}Var(x_1 + x_2 + \cdots + x_k) = \frac{1 + (k-1)\rho}{k}\sigma^2$$

可见,只要 $\rho \neq 1$, $Var(\bar{x}) < Var(x) = \sigma^2$。因此,在方案设计之初估计样本量时,需要考虑到这一点。

平均值忽略了指标间的变异，且用平均测量值作为观察指标，如果遇到缺失值就计算不出来，此时，就需要估计缺失数据。当缺失值较多时，此方法就存在问题。

其实，处理这类资料不一定要用平均值来代替，可以用重复测量资料的方差分析、混合线性模型或混合广义线性模型来处理，此时，即使数据中有缺失值，也没有关系。而且充分利用了各个体在各时间点测量值的信息。

（柏建岭　陈　峰）

参 考 文 献

1. Dusser D, Vicaut E, Lefrancois G, et al. Double-blind, double-dummy, multinational, multicenter, parallel-group design clinical trial of clinical non-inferiority of formoterol 12 microg/unit dose in a b.i.d. regimen administered via an HFA-propellant-pMDI or a dry powder inhaler in a 12-week treatment period of moderate to severe stable persistent asthma in adult patients. Respiration, 2005, 72 (Suppl) 1:20-27.
2. CFDA. 医疗器械临床试验质量管理规范（征求意见稿）. 2012.
3. FDA CDRH. Statistical Guidance for Clinical Trials of Non Diagnostic Medical Devices, 1996.
4. FDA CDRH. Guidance for the Use of Bayesian Statistics in. Medical Device Clinical Trials, 2010.
5. LeBlond D. FDA Bayesian Statistics Guidance for Medical Device Clinical Trials—Application to Process Validation. Journal of Validation Technology, 2010, 16 (4): 24-33.

Case 35

颈动脉支架术联合栓塞保护性治疗的上市后研究
——单组目标值法

颅外颈动脉狭窄已成为缺血性脑卒中的主要原因之一。随着腔内介入治疗的发展，经皮颈动脉支架成形术（carotid artery angioplasty and stenting，CAS）已经成为除颈动脉内膜剥脱术（carotid endarterectomy，CEA）之外的颈动脉狭窄的一种重要治疗手段。

SAPPHIRE 试验结果表明，对高危患者，经验丰富的医师熟练地进行颈动脉支架术联合末梢栓塞保护性治疗后的患者 3 年后的安全性并不比 CEA 组差。所谓"高危患者"的定义为符合下列条件之一者：①临床明确患有心脏疾病，包括充血性心力衰竭、心脏负荷试验异常或需心脏手术者；②严重的肺部疾病；③对侧颈动脉闭塞；④对侧喉神经麻痹；⑤既往接受过颈部外科治疗或放疗；⑥颈动脉内膜剥脱术后再狭窄；⑦年龄超过 80 岁。结果显示：30 天主要不良事件（包括卒中、死亡、心肌梗死）发生率在 CEA 组为 12.6%，CAS 组为 5.8%；其中 30 天卒中/死亡率，CEA 组为 5.4%，CAS 组为 4.8%。研究表明：对于 CEA 高危患者，采取 CEA 或 CAS 治疗后，两组患者近期死亡率和卒中发生率相当。

颈动脉支架术联合栓塞保护性治疗（carotid artery stenting with emboli protection surveillance，CASES）经美国 FDA 条件批准，CASES-PMS（CASES post-marketing study）是相应的上市后监测研究。SAPPHIRE 试验中的医师都是经过严格培训、具有丰富经验的。CASES 推广后，绝大多数的医师在 CAS 操作方面虽经培训，但还没有丰富的经验。CASES-PMS 试验想说明，在广泛使用后，CASES 的安全性和有效性与 SAPPHIRE 研究结果相似。

35.1 试验方案简介

35.1.1 试验目的

CASES 的安全性和有效性非劣于 SAPPHIRE 研究。

35.1.2 目标人群

研究对象的纳入标准与 SAPPHIRE 试验的标准类似。

入组标准：由超声和血管造影术确诊的 18 岁以上初发动脉粥样硬化者，或动脉内膜切除术后在原来的颈动脉处再狭窄损伤的患者，伴有大于等于 50% 的症状性颈动脉狭窄，或者伴有大于等于 80% 以上的无症状性的颈动脉狭窄。此外，纳入研究的病例要求至少有 1

个解剖或者生理学上的危险因素提示手术的高风险性。

　　排除标准:急性或近期卒中(小于 48 小时),腔管内的血栓,颈总动脉闭塞,心门常见颈动脉损伤,颅内肿块,动静脉畸形,目标动脉之前放置过支架,对侧颈动脉支架放置 30 内,参考段直径小于 4mm 或者大于 9mm,颅内动脉瘤直径大于 9mm,期望寿命小于 1 年,对支架或栓塞保护性治疗方案中的措施或处理敏感,动脉进入与经皮穿刺困难。

35.1.3　研究设计方法

本研究是单组无对照设计,采用目标值法。

35.1.4　评价指标

　　本次研究的主要终点事件是 30 天内的主要不良反应事件(major adverse events,MAE)的发生率,30 天 MAE 定义为:30 天内的死亡、心肌梗死或脑卒中,属于复合事件。

　　次要观察指标:1 年 MAE 定义为:30 天内的死亡、心肌梗死或脑卒中,以及 30 天到 1 年内的全因死亡和发生的同侧性脑卒中。

35.1.5　样本量估计

本文给出了样本量估计所需的参数,但是没有报导样本量的计算结果。

35.1.6　主要统计分析方法

　　将主要疗效指标——30 天的 MAE 发生率与目标值(objective performance criterion,OPC)进行比较。根据 SAPPHIRE 的随机和非随机试验结果估计,30 天的 MAE 发生率为 6.3%,以此为靶值。按 FDA 推荐的 50% 法则,即对照组有效率的 50%,确定非劣效界值为 3%。由此,如果 30 天的 MAE 发生率的 95%CI 上限小于 9.3%(目标值),则认为本试验是有效的。

　　作为描述性分析,对分类变量计算频数和频率,对连续性变量计算均数和标准差。分别用 Fisher 确切概率法和 t 检验对分类变量和连续性变量进行比较分析。而在 1 年随访期里不良事件累计发生率和其他的不良事件的分析采用寿命表法。此外生存曲线之间的差异采取 Wilcoxon 检验和 log-rank 检验。360 天的 MAE 发生率采用多元回归方法,并估计优势比及其 95% 可信区间。

　　并对以下亚组进行比较:医院类别(学术与非学术),地理区域(中西部、东北部、南方),以及医生的水平。虽然是预先确定的亚组分析,但由于样本量太小的原因,检验效能是不够的。

　　所有统计分析采用 SAS(SAS Institute,Cary,North Carolina)8.2 版本进行分析。

35.2　主要结果与结论

35.2.1　研究流程

　　在 2003 年 8 月至 2005 年 10 月,来自 73 个中心总共 1492 例确诊病例纳入研究。这些研究对象与参加 SAPPHIRE 试验支架术和动脉内膜切除术队列患者的基线特征进行比较(表35-1)如前所述。CASES-PMS 研究中的病例与 SAPPHIRE 研究中的病例相比,患者有更高的糖尿病发生率、年龄更大些。而 SAPPHIRE 中的患者因对侧颈动脉栓塞或同时共存的严重心脏和颈动脉疾病，需要进行开心和颈动脉血管重建手术的发生率更高。管腔狭窄的平均百分比是 $(85.6 \pm 8.6)\%$。

表 35-1　三组的基线人口学和病灶特征

特征	CASES-PMS (n=1492)	SAPPHIRE Carotid Stent (n=167)	SAPPHIRE CEA (n=167)
年龄（岁）	73.4 ± 9.5	72.5 ± 8.3	72.3 ± 9.1
男	62.7%（936/1492）	66.9%（111/166）	67.1%（108/161）
有症状的	21.8%（322/1480）	29.9%（50/167）	27.7%（46/166）
肾功能不全（肌酐 >2.5mg/dl）	6.5%（97/1490）	6.0%（10/166）	7.5%（12/160）
高血压史	90.3%（1345/1490）	85.5%（141/165）	85.1%（137/161）
糖尿病	35.4%（528/1492）	25.3%（42/166）	27.5%（44/160）
心肌梗死史	35.6%（516/1448）	29.7%（46/155）	35.2%（54/153）
既往 PCI	36.9%（534/1448）	34.8%（56/161）	23.4%（37/158）
既往 PTA	3.5%（52/1492）	1.2%（2/164）	3.1%（5/160）
既往 CEA	29.9%（446/1492）	28.3%（47/166）	26.7%（43/161）
TIA 史	27.4%（401/1463）	31.1%（50/161）	34.0%（53/156）
卒中史	26.3%（390/1485）	27.1%（45/166）	23.8%（38/160）
参考血管直径（mm）	5.91 ± 1.15	6.48 ± 1.26	—
目标病灶狭窄度 %	85.59 ± 8.58	70.1 ± 11.6	—
目标病灶长度（mm）	19.14 ± 9.17	15.7 ± 6.8	—
支架置入的总长度（mm）	34.84 ± 8.63	—	—
病灶偏心率	61.8%（921/1490）	40.9%（61/149）	—
血栓	1.1%（16/1490）	14.8%（22/149）	—
溃疡型	35.3%（526/1490）	35.6%（53/149）	—
术后目标病灶管径狭窄 %	7.90 ± 10.96	17.2 ± 11.3	—

注：PCI，经皮冠状动脉介入治疗；PTA，经皮血管内支架成形术；CEA，颈动脉内膜剥脱术；TIA，短暂性脑缺血发作。

　　研究获得了全部 1492 例患者的基线和出院信息，完成了对 99.2% 患者的 30 天随访；一年的随访率达到 95.2%。

35.2.2　主要结果

　　主要终点 30 天 MAE 发生率是 5%（95%CI：3.9%~6.2%），可信区间上限小于 9.3%。

　　用 Kaplan-Meier 分析，1 年 MAE 的累计发生率为 12.5%，与 SAPPHIRE 支架队列的 12.2% 很接近。其中 1 年的死亡率为 8.1%；30 天的所有的卒中（同侧和对侧）加上在 31~360 天的同侧卒中的发生率是 5.4%，相近于 SAPPHIRE 试验的 4.9%；在 31~360 天的同侧卒中相对比较罕见,为 1.0%。

表 35-2　不同的医师训练水平的 360 天 MAE

安全性和 360 天其他临床事件	训练		
	水平 1(n=918)	水平 2(n=352)	水平 3(n=223)
MAE	11.1%(102/918)	12.2%(43/352)	13.9%(31/223)
死亡	7.1%(65/918)	8.2%(29/352)	9.0%(20/223)
心肌梗死(Q 波和非 Q 波)	3.7%(34/918)	2.0%(7/352)	3.1%(7/223)
卒中	5.6%(51/918)	6.5%(23/352)	5.4%(12/223)
同侧大卒中	1.7%(16/918)	2.3%(8/352)	1.3%(3/223)
非同侧大卒中	0.5%(5/918)	1.1%(4/352)	0.4%(1/223)
同侧小卒中	2.2%(20/918)	2.3%(8/352)	3.6%(8/223)
非同侧小卒中	1.4%(13/918)	1.4%(5/352)	0.9%(2/223)

　　对所有的观察者进行分析,发现在不同的医师训练水平(表 35-2)、颈动脉支架术数量不同的地区(表 35-3),不同特征的中心(学术中心相比非学术中心以及地理位置,表 35-4)之间,颈动脉支架术的 1 年安全和有效率结果并没有统计学差异。尽管没有统计学差异,但是如果医师的经验少以及在颈动脉支架术量较少的地区,不良反应事件会有轻微的升高。然而在低支架术数的地区的卒中仅仅为轻型,而支架术数量更高的区域的卒中患者包括轻型和重型。在高风险的一个亚群如 80~89 岁组,由水平 1 和水平 2 的医师进行治疗的小于等于 80 岁的年龄组与大于 80 岁的年龄组在 1 年不良反应事件率方面存在着显著性的差异。而这种现象在接受更多的训练课程的水平 3 的医师治疗的患者中并没有出现(水平 1 :9.6%相比 15.6%,$P=0.0180$),(水平 2 :9.2% 相比 18.8%,$P=0.0172$),(水平 3 :13.5% 相比 13.4%,$P=1.000$)。值得一提的是,这些数据是由观察直接得来的,亚组还没有足够的效能来下结论。

表 35-3　不同的手术数量的 360 天 MAE

安全性和 360 天其他临床事件	数量		
	高(n=429)	中(n=819)	低(n=201)
MAE	12.1%(52/429)	11.2%(92/819)	12.9%(26/201)
死亡	7.9%(34/429)	7.4%(61/819)	8.5%(17/201)
心肌梗死(Q 波和非 Q 波)	3.0%(13/429)	3.3%(27/819)	3.0%(6/201)
卒中	5.1%(22/429)	6.2%(51/819)	5.0%(10/201)
同侧大卒中	2.1%(9/429)	2.1%(17/819)	0.0%(0/201)
非同侧大卒中	0.7%(3/429)	0.7%(6/819)	0.0%(0/201)
同侧小卒中	1.9%(8/429)	2.3%(19/819)	3.5%(7/201)
非同侧小卒中	0.7%(3/429)	1.6%(13/819)	2.0%(4/201)

　　原先的对 30 天的死亡与卒中的危险分析显示,在症状性狭窄(5.6%,322 人中有 18 人)与无症状性狭窄(4.2%,1157 人中有 49 人,P=0.2917)的患者间 30 天死亡与卒中的风险没有统计学差异。具体地说,在症状性患者中有纯粹解剖学上危险的死亡和卒中(2.6%,76 人中有 2 人),症状性患者有纯粹生理学上危险的死亡和卒中(7.4%,149 人中有 11 人,P=0.2276),在无症状性患者中有纯粹解剖学上危险的死亡和卒中(2.7%,258 人中有 7 人),在无症状性患者中有纯粹生理学上危险的死亡和卒中(5.8%,428 人中有 25 人,P=0.0635),也都没有统计学差异。

表 35-4　学术和非学术中心的 360 天 MAE

安全性和 360 天其他临床事件	学术中心(n=801)	非学术中心(n=692)
MAE	12.7%(102/801)	10.7%(74/692)
死亡	8.1%(65/801)	7.1%(49/692)
心肌梗死(Q 波和非 Q 波)	4.0%(32/801)	2.3%(16/692)
卒中	5.9%(47/801)	5.6%(39/692)
同侧大卒中	2.1%(17/801)	1.4%(10/692)
非同侧大卒中	0.6%(5/801)	0.7%(5/692)
同侧小卒中	2.7%(22/801)	2.0%(14/692)
非同侧小卒中	0.7%(6/801)	2.0%(14/692)

　　1 年的 MAE 累计发生率在伴有纯粹的解剖或生理学风险的有症状性患者与伴有纯粹的解剖或生理学风险的无症状性患者之间也没有显示差异趋势。360 天不良预后的预测因素有高龄、肾功能不足、充血性心脏病史(包括Ⅲ级心力衰竭、需要进行冠状动脉旁路移植、年龄大于 80 岁、心律失常、主动脉或二尖瓣的狭窄史、心肌梗死史以及神经系统症状。新发卒中预测因素有年龄大于 80 岁,原先有脑血管疾病或者短暂性脑缺血发作。

35.2.3　研究结论

　　随着在研究中应用正规的治疗方案,拥有不同经验的医师在颈动脉支架术的近期和远期效果方面可以与在 SAPPHIRE 试验中经验丰富的研究者取得相近的效果。CASES-PMS 的 1 年结果中神经系统疾病的发生率与死亡率较之前报道的 30 天稍微提高了些。在伴有解剖学和生理学危险因素的症状性和非症状性狭窄的患者中,两者在 1 年卒中或死亡率方面无统计学差异。

35.3　统计学解读

医疗器械的临床试验常因无法采用同期的平行对照,而采用单组目标值设计。

Q35.1　什么是靶值? 什么是单组目标值?

　　在无对照的单组医疗器械的临床试验中,常常要事先给定主要终点指标的一个参照值,这个参照值实际上是一个界值。当主要终点指标是高优指标(例如,有效率),则假设该医疗器械的主要终点指标的总体参数大于等于该界值;当主要终点指标是低优指标(例如,病死率),则假设该医疗器械的主要终点指标的总体参数小于等于该界值。这个界值称为靶值(performance goal,PG)。在靶值接近 100% 或 0 时,要通过临床试验验证需要非常大的样本,有时无法实施。目标值(objective performance criteria,OPC)是有临床意义的、便于实际操作的另外一个界值,其中引用了非劣效的概念。因此,目标值又可以理解为靶值与非劣效界值的一个组合。例如,当主要终点指标是有效率时,靶值为 π_{PG},如果非劣效界值为 δ,则目标值常定义为 $\pi_{PG} \geq \pi_{OPC} \geq \pi_{PG} - \delta$。当主要终点指标的 97.5% 单侧下限大于 π_{OPC} 时,则认为该医疗器械的主要终点指标达到设计要求。同理,当主要终点指标是不良事件发生率,靶值为 π_{PG},非劣效界值为 δ,则目标值常定义为 $\pi_{PG} + \delta \geq \pi_{OPC} \geq \pi_{PG}$。当主要终点指标的 97.5% 单侧上限小于 π_{OPC} 时,则认为该医疗器械的主要终点指标达到设计要求。实际应用中有时不严格区分靶值和目标值,当只指定一个值时,这个值往往是目标值,尽管在有些文献中也称为靶值,阅读文献时请加以区别。

美国 FDA 对目标值的定义为:从大量历史数据库(如,文献资料或历史记录)的数据中得到的一系列可被广泛认可和接受的标准,作为某类器械的替代指标或临床终点安全性或有效性评价的依据。事实上,靶值的确定也需同样的要求。在有些指导原则中,同时指定了靶值和目标值,而有些指导原则中只指定了目标值。例如,美国 FDA 关于心脏消融导管在心律失常领域应用的指导文件规定:射频消融导管的即刻成功率为 95%(靶值),可信区间的下限大于 85%(目标值);三个月随访时的成功率为 90%(靶值),可信区间的下限大于 80%(目标值);7 天的 SAEs 发生率为 2.5%(靶值),可信区间的上限小于 7%(目标值)。再如,CFDA 颁布的医用 X 射线诊断设备(第三类)产品注册技术审查指导原则中提出:受试者的影像质量达到"临床诊断要求符合率"至少为 95%(目标值);受试者影像质量为"不可见"的比例不得超过 2%(目标值)。

Q35.2　单组目标值试验中如何估计样本量?

目标值试验中,假设检验为单侧的,可信区间也是单侧的。对有效率,假设目标有效值为 π_0,估计试验有效率 $\pi = \pi_0$,非劣效界值为 δ($\delta > 0$),把握度为 $1-\beta$,则试验组有效率的 $(1-\alpha)$100% 可信区间下限大于 $\pi_0 - \delta$ 时可判断为试验有效,相应的样本量估计为:

$$n = \frac{\left[u_{1-\alpha} + u_{1-\beta} \right]^2 \pi_0(1-\pi_0)}{\delta^2} \tag{35.1}$$

对均数(以高优指标为例),假设目标值为 μ_0,指标的标准差为 σ_0,估计试验组均数 $\mu = \mu_0$,标准差亦为 σ_0,非劣效界值为 δ($\delta > 0$),把握度为 $1-\beta$,则试验组有效率的 $(1-\alpha)$100% 可信区间下限大于 $\mu_0 - \delta$ 时可判断为试验有效,相应的样本量估计为:

$$n = \frac{\left[u_{1-\alpha} + u_{1-\beta} \right]^2 \sigma_0^2}{\delta^2} \tag{35.2}$$

注意,这里的 $u_{1-\alpha}$、$u_{1-\beta}$ 都是单侧的。

SAS 中针对均数的样本量估计程序为:

```
PROC POWER;
    ONESAMPLEMEANS        /* 指定单样本均数比较 */
        TEST=T            /* 采用差异性 T 检验 */
        MEAN=3            /* 非劣效界值 */
```

```
        STDDEV=8          /* 标准差 */
        ALPHA=0.025       /* 检验水准 */
        SIDES=1           /* 单侧检验 */
        POWER=0.90        /* 把握度 */
        NTOTAL=.;         /* 待估参数 */
    RUN;
```

例如,本案例中,30 天 MAE 的目标值 6.3%,非劣效界值为 3%,按单侧 0.025 检验水准,90% 的把握度,估计所需样本量为:

$$n=\frac{\left[z_{1-\alpha}+z_{1-\beta}\right]^2 \pi_0 (1-\pi_0)}{\delta^2}=\frac{\left[1.96+1.282\right]^2 \times 0.063 \times 0.937}{0.03^2} \approx 690$$

SAS 中针对率的样本量估计程序为:

```
PROC POWER;
    ONESAMPLEFREQ              /* 指定单样本率比较 */
        TEST=Z                 /* 采用正态近似法 */
        METHOD=NORMAL          /* 采用正态近似法 */
        PROPORTION=0.063       /* 目标发生率 */
        NULLPROPORTION=0.063   /* 目标发生率 */
        MARGIN=0.03            /* 非劣效界值 */
        VAREST=SAMPLE          /* 指定计算方差方法 */
        ALPHA=0.025            /* 检验水准 */
        SIDES=1                /* 单侧检验 */
        POWER=0.90             /* 把握度 */
        NTOTAL=.;              /* 待估参数 */
RUN;
```

Q35.3　什么时候采用单组设计?

单组设计常用于探索性研究、无法设置同期对照的研究,以及上市后研究。

(1) 在探索性研究中,常采用二阶段设计、三阶段设计,目的是初步探明试验组的疗效,为进一步研究提供设计参数。见案例 23、24。

(2) 有些研究无法设置同期对照研究,例如:出于伦理学考虑,对于具有严重危害性的研究,采用安慰剂对照或其他对照往往难以执行。这种设计常见于医疗器械的临床试验中。

(3) 在上市后研究中,往往是以安全性评价为主,同时也进一步确证药物在真实世界广泛使用后的有效性,样本量通常比较大。有些上市后研究中,会有一部分受试者是采用单组设计,以评价安全性为主;另外一部分采用随机对照研究,以进一步探索合适的用法用量、合并用药、疾病的不同亚型、或伴发不同疾病的受试者的有效性。此时,药物的安全性可以分别评价,也可以将单组设计和随机对照研究中的结果进行综合评价。

需要注意的是,单组设计试验结果常与历史资料或理论值相比较,理论值也是依据历史资料以及研究者的经验来确定的。由于当前的研究与之前的研究背景不同,包括研究者对于疾病的认识、诊断水平、对结果的评价标准和水平、纳入和排除标准、受试者疾病的严重程度、疾病亚型的构成、伴发疾病、基础或合并用药等,如果时间相差较远或地区不同,受试人群间可能存在社会、文化、生活方式的差异等,所有这些均不可避免地给研究带来或多或少的偏倚,结果解释时需谨慎。

在美国 FDA 对医疗器械审评中,目标值法在某些医疗器械临床试验中的应用已被认可,并作为无法开展同期对照研究时的一种替代方法。当然,采用单组目标值法进行临床试验,美国 FDA 要求申办方提供详尽的文献资料,并阐述理由。

Q35.4 如何对 OPC 进行统计推断?

单组目标值法的统计分析实际上等价于样本统计量与总体参数的比较,属采用单侧检验。用单侧可信区间来分析更容易理解。

检验水准一般用单侧 0.025,可信区间采用单侧 2.5% 或 97.5% 可信度。

Q35.5 单组目标设计方法需要注意哪些问题?

(1) 首先,能设立对照的,一律采用随机对照试验。只有在无法设立对照时,才采用单组目标值法。无法设立对照需要给出足够的理由。

(2) 目标值法由于没有对照组,因此无法与市场同类产品相比,不能得到临床实践的广泛认可,因此仅适用于低风险产品,在试验进行前和进行过程中,需要反复与 CFDA 及临床专家、统计专家进行论证。

(3) 目标值的确定需要获得充分的支持。临床试验应用单组目标值法的关键是确定目标值。目标值应由大样本数据汇总得到,有足够多的文献数据的支持,且单侧可信区间界限值应被临床业界广泛认可和接受,必须为国内 / 国外公认的疗效 / 安全性评价标准(如 FDA/SFDA 指导原则、ISO 标准、国标或部标等规范或指南)。

(4) 目标值法不设立对照组,无法调整非处理因素对结果的影响,所以在解释上带来一定的困难。研究结果的解释必须限定在某些特定条件之下。如受试者的入选标准和排除标准必须明确,如果年龄、性别、疾病严重程度发生改变,临床试验结果也会随之改变;医院的医疗水平及护理水平的高低也会对试验结果造成一定影响。这不仅要求临床试验的质量控制要严格,也要求确定目标值时要充分考虑到各种因素的影响。

35.4 统计学评价

(1) 用外部资料确定界值

本研究为单组无对照研究,研究结果需要与事先确定的目标值(OPC)进行比较。而OPC 的确定是根据 SAPPHIRE 试验的结果来确定的。SAPPHIRE 试验是一项多中心、随机试验,比较使用颈动脉支架置放术加上远程保护装置与 CEA 对于颈动脉狭窄患者(症状性颈动脉狭窄 >50% 或无症状性颈动脉狭窄 >80%- 对动脉内膜切除术的高危患者)的疗效。2000 年 8 月至 2002 年 7 月,在 29 家医院招募 747 名患者,其中筛选了 334 名被随机分配到CAS 与 CEA 组,另外 413 名患者没有被随机分组,其中 7 名接受外科手术治疗,而另外 406名进入 stent registry。研究结果发表在 2004 年 10 月 7 日的 NEJM 上。

本文同时给出了本研究人群和历史研究人群的基线情况,这对于解读研究结果是有益的,值得推荐。

(2) 界值的确定用 50% 规则。50% 规则是 FDA 推荐的一种确定非劣效界值的方法,阳性对照药疗效的 95% 可信区间下限的一半作为非劣效界值。这种做法得到的界值相对较为保守,而且这种做法会导致较高的假阴性率(Ⅱ型错误),即降低检出非劣效的把握度。

(3) 本研究中 MAE 是一个复合指标,由死亡、心肌梗死和卒中 3 个事件组成,发生其中任何一个则为所观察的事件发生。当复合指标有统计学意义时,再对三个成分分别进行统计分析,无需校正 alpha 水准。

(4) 由于样本量的估计是基于整个研究,而不是亚组,因此,即使亚组分析是事前确定好的,由于样本量不够,把握度低,所得结论也只能是提示一些信息,不能得出令人信服的结论。

(柏建岭　陈　峰)

参 考 文 献

1. Schreiber TL, Strickman N, Davis T, et al. Carotid artery stenting with emboli protection surveillance study: outcomes at 1 year. J Am Coll Cardiol, 2010, 56(1): 49-57.

2. Katzen BT, Criado FJ, Ramee SR, et al. Carotid artery stenting with emboli protection surveillance study: thirty-day results of the CASESPMS study. Catheter Cardiovasc Interv, 2007, 70(2): 316-323.

3. Yadav JS, Wholey MH, Kuntz RE, et al. Protected carotid-artery stenting versus endarterectomy in high-risk patients. N Engl J Med, 2004, 351(15): 1493-1501.

4. Gurm HS, Yadav JS, Fayad P, et al. Long-term results of carotid stenting versus endarterectomy in high-risk patients. N Engl J Med, 2008, 358(15): 1572-1579.

5. 吕德良, 李雪迎, 朱赛楠, 等. 目标值法在医疗器械非随机对照临床试验中的应用. 中国卫生统计, 2009, 26(3): 258-260.

6. FDA Center for Devices and Radiological Health. The Least Burdensome Provisions of the FDA Modermization Act of 1997: Concept and Principles. Final Guidance for FDA and Industry, 2002.

7. FDA Center for Devices and Radiological Health. Cardiac Ablation Catheters Generic Arrhythmia Indications for Use; Guidance for Industry, 2002.

8. CFDA. 医用 X 射线诊断设备(第三类)产品注册技术审查指导原则. 2010.

9. FDA Center for Devices and Radiological Health. Clinical Study Designs for Catheter Ablation Devices for Treatment of Atrial Flutter. Guidance for Industry and FDA Staff, 2008.

Case 36

体外膜肺氧合对严重H1N1甲型流感患者的疗效
——非随机对照试验

体外膜肺氧合(extracorporeal membrane oxygenation, ECMO)技术,是一种持续体外生命支持疗法的手段,是将血液从体内引到体外,经膜式氧合器(膜肺)氧合,排除二氧化碳,再用泵将氧合的血液灌入体内,替代或部分替代人的心、肺功能,可进行较长期的心肺支持,期间心脏和肺得到充分休息,使全身氧供和血流动力学处于相对稳定状态,从而增加肺病治愈及功能恢复的机会,它是体外循环(CPB)的延伸和扩大。

在 2009 年甲型流感(H1N1)大流行期间,少数病例病情进展迅速,可出现呼吸窘迫综合征(ARDS),伴多器官功能障碍(MODS),导致死亡。由于严重呼吸衰竭,一些患者采用了 ECMO 支持。

在澳大利亚和新西兰的一个病例研究(case series)(Davies A 等,JAMA,2009)中,对 2009 年 6 月 1 日至 2009 年 8 月 31 日在澳大利亚和新西兰的 15 个 ICU 接受 ECMO 支持治疗的 68 名 ARDS 患者中,有约 70% 的患者生存,高于未接受 ECMO 支持治疗的患者。但是,由于该研究是一个观察性的研究,选择偏倚不可避免,混杂因素复杂,这些都会影响患者的预后。因此,ECMO 支持治疗对 ARDS 患者的疗效还不确定。

但是,甲型流感(H1N1)大流行后,少有病例,要进行这样的临床试验几乎不可能。因此, ECMO 支持治疗是否对甲型 H1N1 流感引起的 ARDS 患者有效,目前只能通过现有资料进行评价。

36.1   试验方案简介

36.1.1   试验目的

比较 ECMO 支持治疗与非 ECMO 治疗对 H1N1 相关 ARDS 患者的疗效。

36.1.2   资料来源

利用 2009 年 9 月 3 日至 2010 年 1 月 31 日的 SwiFT Study 相关数据。数据库中共有来自 193 家医院的 1756 份病例资料,其中,80 例(来自 4 个 ECMO 中心)是接受 ECMO 治疗的,其余 1676 例未接受 ECMO 治疗。

36.1.3　研究设计

本研究是对现有观察性研究资料的分析,属于非随机对照研究,因此,采用病例匹配(matching)的方式,来构建具有可比性的 ECMO 治疗组与非 ECMO 治疗组。

36.1.4　分组

ECMO 治疗组:即为疑似或确诊急性呼吸衰竭,且可以申请、接受或转运至 ECMO 治疗中心者。

非 ECMO 治疗组:即为疑似或确诊急性呼吸衰竭,但无法申请、接受或转运至 ECMO 治疗中心者。但需剔除:年龄小于 16 岁或大于 70 岁,无法机械通气治疗,吸氧分数 FIO$_2$ 大于 0.7,和 / 或氧分压(partial pressure of Oxygen)PaO$_2$ 与吸氧分数 FIO$_2$ 之比值未低于 100mmHg,合并慢性呼吸功能衰竭影响存活者,在非规定的 ECMO 中心治疗,数据缺失者。

36.1.5　主要疗效指标

住院病死率。

36.1.6　主要分析方法

由于是观察性研究,接受和未接受 ECMO 治疗的两个组,在很多方面是不具有可比性的。因此,本文采用了三种匹配分析法,即单独匹配、区组匹配、多元匹配,对接受 ECMO 治疗的每个患者,在未接受 ECMO 治疗的患者中寻找一个合适的匹配,匹配后的资料组间均衡性得到改善,从而基于匹配后资料(匹配集)再进行生存分析,得到结论。

基于匹配集的两组生存率的比较,由于资料是配对的,因此本研究采用了配对资料的条件 Poisson 回归,或称分层 Poisson 回归,其中,每个匹配的对子为一层;标准误的估计采用 Bootstrap 方法。

为了评价匹配因素的选择是否影响结果,本研究进行了敏感性分析,分别从匹配因素中剔除:①吸氧分数 FIO$_2$ 小于 1.0;②转运至 ECMO 治疗中心但未采用 ECMO 支持者;③疑似患者;④同时剔除上述三个因素。重新进行分析,考察不同情况下结果的稳定性。

36.2　主要结果与结论

数据集中共有来自 193 家医院的 1756 份病例资料,其中,80 例(来自 4 个 ECOM 中心)接受 ECMO 治疗;1676 例未接受 ECMO 治疗,筛选后符合条件的共 195 例。

为接受 ECMO 治疗的每个病例,在筛选后的 195 例未接受 ECMO 治疗的病例中选择一个匹配。采用个体匹配得到 59 对,采用倾向分数匹配得到 75 对,采用 GenMatch 匹配也得到 75 对。匹配前后主要指标的比较摘录如表 36-1。从分析结果来看,匹配后各指标达到了均衡。

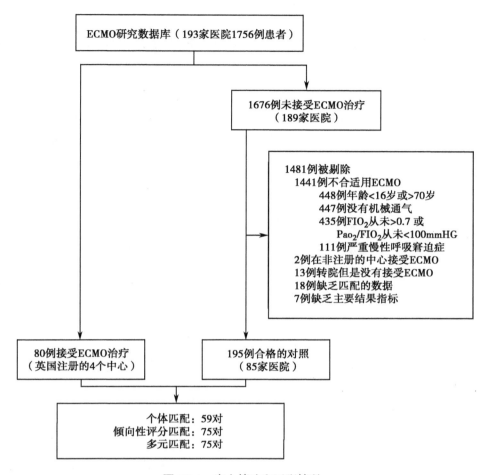

图 36-1　病人筛选和匹配情况

表 36-1　接受和未接受 ECMO 治疗者匹配前后的特征值比较（部分）

	接受 ECMO	未接受 ECMO	D 统计量	P
年龄（岁）		均数 ± 标准差		
匹配前	36.5 ± 11.4	42.8 ± 13.4	0.2	<0.001
PS 匹配	36.5 ± 11.4	38.5 ± 13.0	0.1	0.40
多元匹配	36.5 ± 11.4	37.1 ± 12.5	0.1	0.64
个体匹配	38.6 ± 11.1	37.6 ± 11.2	0.1	0.84
Pao_2/F_{IO2} mmHg		均数 ± 标准差		
匹配前	54.9 ± 14.3	68.4 ± 16.9	0.4	<0.001
PS 匹配	54.9 ± 14.3	54.9 ± 13.9	0.1	0.44
多元匹配	54.9 ± 14.3	55.2 ± 11.5	0.1	0.42
个体匹配	53.2 ± 13.5	53.0 ± 11.6	0.1	0.57
F_{IO2} =1.0		No.（%）		
匹配前	60（80.0）	168（34.6）	0.5	<0.001

续表

	接受 ECMO	未接受 ECMO	D 统计量	P
PS 匹配	60 (80.0)	63 (84.0)	0	0.41
多元匹配	60 (80.0)	60 (80.0)	0	>0.99
个体匹配	48 (81.4)	48 (81.4)	NA	NA

分别对这三个匹配集进行分析。ECMO 治疗组与非 ECMO 治疗组的住院病死率比较：个体匹配 23.7% vs 53.5%（P=0.006）；倾向分数分析 24% vs 46.7%（P=0.008）；多元匹配 24% vs 50.7%（P=0.001）。结果见表 36-2。

表 36-2　不同匹配法的分析结果

匹配法	接受 ECMO	未接受 ECMO	RR (95% CI)	P
	死亡数 / 患者数 (%)			
个体匹配	14 / 59 (23.7)	31 / 59 (52.5)	0.45 (0.26 ~ 0.79)	0.006
PS 匹配	18 / 75 (24.0)	35 / 75 (46.7)	0.51 (0.31 ~ 0.84)	0.008
多元匹配	18 / 75 (24.0)	38 / 75 (50.7)	0.47 (0.31 ~ 0.72)	0.001

敏感性分析表明，减少一些匹配因素，结果是一致的。

结论：分析结果表明 ECMO 能够降低 H1N1 相关 ARDS 患者的住院病死率，且三种统计分析方法结果一致，增加了结论的可靠性。

36.3　统计学解读

由于本研究是观察性研究，缺乏事先的设计，对比组（接受 ECMO 治疗组与未接受 ECMO 治疗组）间缺乏可比性。因此，本文分别运用了个体匹配、倾向指数匹配和多元匹配方法，为接受 ECMO 治疗组的个体匹配相应的未接受 ECMO 治疗的个体，以提高对比组的均衡性。

事实上，这类资料的分析思路就是：①尽可能使对比组间达到均衡，本文所用的 3 种匹配法都是使对比组间达到均衡；②对不均衡进行分层或校正，例如根据 PS 的值进行分层，或在多元回归模型中将 PS 作为协变量进行校正。

Q36.1　什么是个体匹配?

个体匹配（individual matching）思路简单，即将所有因素完全相等或相近的个体作为一对。本研究中考虑了 7 个因素，分别是：连续机械通气的天数（最大相差不超过 2 天）；吸氧分数 FIO_2（1.0 或者 0.70~0.99）；PaO_2 与 FIO_2 比值；序贯器官衰竭评估分数（最大绝对值不超过 3 分）；年龄（最大不超过 10 岁）；妊娠状态（怀孕、怀孕前 42 天内、或没有怀孕）；体重指数 BMI（偏瘦 BMI<18.6，正常、超重和肥胖 BMI，18.6~39.9；病态肥胖 BMI >=40）。

对每一个接受 ECMO 治疗的患者 T_i，从对照组中选择 7 个因素均相等（或最接近）的个体 C_i，作为其对照。如果有多个个体符合条件，则随机选择一个作为对照。

显然，这种匹配方法使得两个相比较的组在所控制的因素上是完全均衡的，或非常接近的。但是，由于匹配条件苛刻，匹配效率不高，尤其在匹配因素较多时。

Q36.2 什么是倾向指数匹配?

倾向指数(propensity score,PS)的概念由 Rosenbaum 和 Rubin 于 1983 年首次提出。它是多个协变量的一个函数,表示多个协变量的共同作用。基于倾向指数的不同方法,例如:倾向指数匹配法、倾向指数分层法、倾向指数校正法,均能不同程度地提高对比组间的均衡性,从而削弱或平衡协变量对组间效应的影响。

倾向指数是根据已知协变量的取值(X_i)而计算的第 i 个体分入研究组的条件概率:

$$e(X_i)=P(G_i=1/X_i) \tag{36.1}$$

不妨用 G 表示组别,$G=1$ 表示该个体在研究组,$G=0$ 表示该个体在对照组;协变量用 X 表示。假定个体 i 所在组别与协变量无关,即分组变量 G 与协变量 X 相互独立,则倾向指数可以用传统的 logistic 回归方法计算得到,即以组别 G 为因变量,以所要控制的因素为自变量建立模型:

$$\text{logit}\left[P(G_i=1/X_i)\right]=\alpha+\beta_1X_{1i}+\cdots+\beta_mX_{mi} \tag{36.2}$$

将每个个体的协变量取值代入模型中,即可估计得到该个体的倾向指数:

$$P(G_i=1/X_i)=\frac{e^{\alpha+\beta_1X_{1i}+\cdots+\beta_mX_{mi}}}{1+e^{\alpha+\beta_1X_{1i}+\cdots+\beta_mX_{mi}}} \tag{36.3}$$

本文倾向指数模型中,除了个体匹配中的 7 个因素,另外还考虑了 H1N1 诊断(确诊或疑似),是否用过一氧化氮吸入、高频振荡或俯卧位,是否辅助心血管支持、辅助肾功能支持、抗病毒治疗,以及年龄等因素。

在完全随机化情况下,研究对象的分组与自身协变量取值无关,因此,在分为两组时,每个病例的倾向指数均为 0.5。

但是,对于观察性研究,由于某些因素的影响,一些受试者更倾向于进入研究组或对照组。倾向指数的研究方法认为,如果两个受试对象进入研究组的倾向指数相同,即使拥有不同的协变量特征,也可认为该倾向指数代表的多个协变量的综合影响对他们是相同的。如果将倾向指数相同或相近的研究对象在不同的组间进行匹配,则在总体上组间各特征变量的分布是均衡的。也就是说,不同组之间混杂因素的不均衡性对研究结果的干扰被抵消了。这就是倾向指数匹配法(propensity score matching)。

直接按倾向指数相等从对照组中寻找个体进行匹配,是很难匹配成功的,尤其是需匹配的因素很多时。因此,通常按照倾向指数最近来匹配,将研究组中的每个个体,在对照组中寻找与其最接近的个体进行匹配,直到研究组中每个个体都找到匹配,称为最近匹配(nearest available neighbor matching)。如果在最近匹配的基础上加一个限制条件,即两个个体的倾向指数差值在事先设定的某范围[称为卡钳值(caliper)]内才能进行匹配,称为卡钳匹配(caliper matching)。卡钳值的设定直接影响到最终匹配集的样本量,卡钳值越大,能够匹配成功的个体越多,匹配集就越大,但是对比组间的均衡性可能较差;反之,卡钳设置过小,虽然提高了对比组间的均衡性,但匹配成功率降低,匹配集中样本量减少。Austin 的 Monte Carlo 模拟结果表明,最合适的卡钳值是取两组倾向指数标准差的 20%,或者取两组间倾向指数绝对差值(卡钳值)为 0.02 或 0.03。

Q36.3 什么是多元匹配法?

多元匹配实际上是计算多个协变量之间的马氏距离(Mahalanobis distance),然后按照距离最近原则匹配。如果 X 是协变量矩阵,个体 i 与个体 j 间的马氏距离定义为:

$$D_M(X_i, X_j) = \left\{ (X_i - X_j)^T S (X_i - X_j) \right\}^{\frac{1}{2}} \tag{36.4}$$

这里，S 是协 X 变量的方差 - 协方差矩阵。根据距离最近原则为每个试验组个体匹配一个或多个对照组个体。

一般的欧氏距离定义为：

$$D_M(X_i, X_j) = \left\{ (X_i - X_j)^T (X_i - X_j) \right\}^{\frac{1}{2}} \tag{36.5}$$

因为考虑了变量间的相关性，因此马氏距离优于一般的欧氏距离。

马氏距离的一个扩展是加权马氏距离：

$$D_G(X_i, X_j) = \left\{ (X_i - X_j)^T S^{-1/2} W S^{-1/2} (X_i - X_j) \right\}^{\frac{1}{2}} \tag{36.6}$$

这里，W 是权重矩阵，通常取对角线矩阵，非对角线元素为 0。当 W 是单位矩阵时，D_G 就是 D_M。$S^{-1/2}$ 是方差 - 协方差矩阵 S 的 Cholesky 分解。按照加权马氏距离匹配称为 GenMatch。应用该法的一个问题是如何选择权重矩阵 W。

如果将倾向得分也作为一个协变量一起计算加权马氏距离，这样得到的结果既保留了倾向得分法的优点，又利用了加权马氏距离的优点。是一个值得推荐的方法。

Q36.4 什么是倾向指数分层法？

匹配法的最大缺点是，匹配后因为排除了无法匹配的样本而减少了样本量，如果对照组间样本量不大，可能会造成匹配集样本占原始样本的比例过小，从而改变样本特征，降低估计处理效应的准确性。因此，通常要求对照组的样本量是研究组的数倍或数十倍，以保证匹配集的样本量。但是，匹配后的样本是否还具有代表性，分析时需要加以说明。

倾向指数除了直接用于匹配外，也可以作为分层变量，将受试者按照倾向指数的大小分为若干区间，视区间为层，进行分层分析。所有的研究组和对照组中研究对象均参与分析，此时，层内组间协变量分布认为是均衡的，当层内有足够样本量时，可以直接对单个层进行分析。也可以对各层效应进行加权平均，作分层分析。根据文献研究，如果协变量为连续性变量，按倾向指数把样本平均分为五层，能减少 90% 以上的偏倚。

当两组的 PS 评分分布偏离较大时，可能有的层中只有对照组个体，而有的层只有试验组的个体。此时，这些层不能提供信息。

Q36.5 什么是倾向指数校正法？

倾向指数校正法就是将倾向指数直接作为一个新的协变量进行模型校正。即在回归分析模型中，以结局变量为应变量，以分组变量为自变量，倾向指数作为唯一协变量，来构建模型，估计组间效应。

Rubin 研究表明在暴露组和对照组间协变量方差不齐的情况下，协变量调整法可能会增加偏倚，而组间协变量方差不齐在观察性研究中很常见，所以单纯用协变量调整法要谨慎运用。

也可以将倾向指数和协变量一起进行模型校正，来构建模型，估计组间效应。但由于 PS 是根据多个协变量估计出来的，因此，模型中增加协变量时，要考虑协变量的重复控制。

需要注意的是，使用倾向指数法时，分组变量 G_i 和特征变量 X_i 必须是相互独立的。这一点需要注意，因为在临床试验中，接受哪一种处理往往是根据患者当时的状态决定的。因此，当分组与特征变量依赖较大时，倾向指数校正法就不合适了。

倾向指数分层法和协变量调整法的优势是无需匹配，因此没有丢失样本，而是充分利用了所有样本,最大限度地保留了原有信息。当暴露组和对照组的 PS 分布位置相同,或稍微偏离时,采用倾向指数校正可以得到较好的效果;但是,当两组的 PS 分布相互偏离较大时,将倾向指数作为协变量进行调整是不合适的,因为此时的调整可能产生错误的估计值。

无论采用哪种方法,患者的基本信息和重要信息均不得缺失。缺失了任何一个信息,该患者的资料就无法参与分析。尽管有一些方法可以对缺失数据进行填补,但仅限于极少量的缺失情况,当缺失数据较多是,任何人都无回天之力。因此,尽管是观察性研究,或者是事后的回顾性研究,及时、全面搜集患者的信息,并小心维护信息库,是非常重要的。

Q36.6 非随机对照临床试验有哪些统计学考虑?

其实,基于非随机对照的临床试验,在统计方面的考虑,与在随机对照临床试验时考虑的一致的。只是有一个问题需要特别关注,就是两组基线的可比性。即,如何尽可能保证基线齐同可比? 基线不同时如何处理? 本案例所述的几种方法,是处理基线可比性的方法。基线的齐同可比是非随机对照研究结论的可靠性的前提。

为此,在设计时尽可能采取措施,使各对比组间齐同可比;在搜集资料时,尽可能包含所有可能影响预后的因素;在统计分析时,采用匹配法、分层法或校正法处理基线的不一致。

此外,匹配后的样本对总体的代表性是一个非常主要的问题,必须认真分析。

Q36.7 发表非随机对照研究有哪些要求?

没有专门针对临床试验的非随机对照报告的规范,但是美国疾病预防控制中心(CDC)针对公共卫生现场干预研究发布了一个《非随机对照设计报告规范》(transparent reporting of evaluations with nonrandomized designs),简称 TREND 规范或声明,其核对清单(check list)见表 36-3。

表 36-3 TREND 清单

内容与主题	条目	描述
标题和摘要		
	1	①研究对象如何分配到各干预组;②使用结构化摘要;③研究对象或抽样的相关信息
前言		
背景介绍	2	①科学背景与理论的阐述;②行为干预设计中的理论依据
方法		
研究对象	3	①入选标准;②征集受试者的方法;③征集背景;④数据收集的背景和地点
干预	4	各组干预的细节以及何时、如何实施
目标	5	设定的目标和假说
结局	6	明确定义主要和次要结局指标,描述收集数据的方法和提高数据质量的方法,以及与测量工具有效性相关的信息,如对心理和生物学特性的测量
样本大小	7	样本量如何确定,必要时详述期中分析和终止试验的条件
分组方法	8	①分组单位;②分组方法;③为减少因非随机化而可能出现的潜在偏倚所采取的措施
盲法	9	研究对象、干预实施人员、结局评估人员是否不知晓分组情况? 如果是,盲法是否成功,如何评价?

续表

内容与主题	条目	描述
分析单位	10	①描述用于干预措施效果评价的最小分析单位;②如果分析单位与分组单位不同,需要使用恰当方法来进行校正
统计方法	11	①比较各组主要结局指标使用的统计学方法,包括对非独立数据相关性校正的复杂分析方法;②其他分析方法,如亚组分析和调整分析;③如涉及到,还应考虑到缺失数据的填补方法;④统计软件或程序

结果

内容与主题	条目	描述
研究对象的流动	12	各阶段研究对象的流动情况,如登记、分配、实施干预、随访、分析,强烈推荐使用流程图
征集研究对象	13	征集和随访的时间范围
基线数据	14	①各组基线人口学特征和临床特征;②与特定疾病预防研究有关的每个研究状况基线特征;③总体和研究人群中失访人群与在访人群基线情况的比较;④基线研究人群与关注的目标人群的比较
基线一致性	15	各研究组基线一致性的数据,和用于控制基线差异的统计方法
分析的数字	16	①纳入每个分析组的研究对象数目(分母),尤其是对不同结局其分母可能会发生变化,尽可能用绝对数来表达结果;②是否进行了意向性分析(intention-to-treat),如果没有,应说明分析中如何处理不依从的研究对象数据
结局和估计	17	①对每个主要和次要结局,报告各组综合结果,估计效应大小,使用可信区间描述估计精度;②列出无效和阴性结果;③如有其他干预的因果通路,还需附加列入
辅助分析	18	总结其他分析结果,包括亚组分析和调整分析,阐明哪些分析是预先设定的,哪些是探索性的
不良反应事件	19	各个干预组所有重要的不良反应事件或副作用

讨论

内容与主题	条目	描述
解释	20	①结合研究假设、潜在偏倚的来源,测量的不精确性以及多重性分析的风险,对结果进行解释;②关于结果的讨论,应考虑干预措施起作用的机制(因果通路)或可选的机制及解释;③讨论实施干预的成功和阻碍,干预的真实性;④对研究、计划或决策建议的讨论
可推广性	21	试验结果的可推广性(外部有效性)
证据总体	22	结合现有的证据,对结果进行全面解释

　　美国 CDC 的 HIV/AIDS 综合防治研究(PRS)小组在总结 HIV 行为干预研究的 RCT 和非随机研究时发现,不同的研究报告风格各异,缺乏统一的规范,很多报告甚至未能包含研究的基本信息。为提高艾滋病防治行为干预研究的综合能力,该小组于 2003 年 7 月 24~25 日在亚特兰大召开了 CDC 下属期刊编辑会议。来自 18 个相关期刊的编辑和代表参加了此次会议。会议的主要目的是:①讨论制定报告规范的用途和重要性;②就行为干预的报告规范达成共识;③提出指导作者和期刊评审的报告规范核对清单;④为报告标准制定传播策略。尽管会议原先的动议是关注 HIV 行为干预,但会议讨论的规范延伸到一般的公共卫生干预研究。与会者达成共识,认为更清晰和标准的研究评价报告不应只包括随机设计,还应扩展到非随机设计,由此,参照随机对照的 CONSORT 声明,提出了非随机对照设计报告规范。

尽管 TREND 声明是针对公共卫生非随机对照干预试验的一个报告规范,但是,对非随机临床试验同样有重要的参考价值。

36.4 统计学评价

随机对照试验(RCT)被认为是临床试验的标准设计,可以有效控制选择偏倚,使试验组和对照组在已知的和未知的影响因素上具有可比性。但是,由于受到伦理、时间、经费、样本的限制,RCT 不可能适用于所有情况,且参与试验的受试者需要经过纳入、排除标准的筛选,所得结论与真实世界仍有一定差距。大样本的观察性研究是 RCT 的有益补充。观察性研究虽然接近真实世界,但是选择偏倚的存在,重要的预后因素在组间分布的不均衡性,甚至一些重要的因素被忽略,都是困扰观察性研究的主要问题。

本研究原始资料就是来自一个观察性研究,由于缺乏事先的设计,对比组(接受 ECMO治疗组和未接受 ECMO 治疗组)间缺乏可比性。因此,只能用适当的匹配方法重新构建新的对比组,使其在已知的并且有详细记录的影响因素上具有可比性。

本文使用了三种匹配方法(个体匹配、倾向指数匹配、多元匹配),为 ECMO 治疗组中每个观察对象,从非 ECMO 治疗组中选择一个条件相等或相近的观察对象作为匹配对象,使得匹配后的资料(匹配集)中 ECMO 治疗组(研究组)与非 ECMO 治疗组(对照组)具有可比性,再基于匹配集进行统计推断。

R 软件提供了 Match,MatchBalance 和 GenMatch 程序包可以进行不同匹配方法的分析。

需要特别说明的是,本案例所用方法,无论是个体匹配法,倾向指数法,还是多元匹配法,仅仅均衡了已知因素。从理论上来说,如果倾向指数模型纳入了所有影响结果的因素,则通过匹配后得到的结果与经过随机化得到的结果性质应该是相同的。但实际上,这是不可能的,也无法证明。所以,这些方法只是不得已而为之的权宜之计,提供了在现有条件下能够做到的最好途径。事实上,随机化是统计推断的基础,对于非随机对照试验,其统计学推断的"结论"也只有参考意义。

(陈　峰)

参 考 文 献

1. Noah MA,Peek GJ,Finney SJ,et al. Referral to an extracorporeal membrane oxygenation center and mortality among patients with severe 2009 influenza A(H1N1). JAMA,2011,306(15):1659-1668.

2. Rosenbaum PR,Rubin DB. The central role of the propensity score in observational studies for causal effects. *Biometrika*,1983,70:41-55.

3. Austin PC. Some methods of propensity-score matching had superior performance to others:results of an empirical investigation and Monte Carlo simulations. *Biomet J*,2009,51:171-184.

4. Rubin DB,Thomas N. Matching using estimated propensity scores:relating theory to practice. *Biometrics*,1996,52:249-264.

5. 王永吉,蔡宏伟,夏结来,等.倾向指数——第一讲:倾向指数的基本概念和研究步骤.中华流行病学杂志,2010,31(3):347-348.

6. 王永吉,蔡宏伟,夏结来,等.倾向指数——第二讲:倾向指数常用研究方法.中华流行病学杂志,2010,31

(5):584-585.

7.　王永吉,蔡宏伟,夏结来,等.倾向指数——第三讲:应用中的关键问题.中华流行病学杂志,2010,31(7):823-825.

8.　Sekhom JS. Multivariate and propensity score matching software with automated balance optimization:the matching package for R. Journal of statistical software,2011,24(7):1-52.

9.　罗晓敏,詹思延.如何撰写高质量的流行病学研究论文:第六讲 非随机对照试验研究报告规范——TREND介绍.中华流行病学杂志,2007,28(4):408-410.

10.　http://www.trend.statement.org.

附录

附录一

案例原文PubMed文献编号一览表

案例编号	PMID	案例编号	PMID
1	18890300	19	22356132
2	21343579	20	18048574
3	14679270	21	8955654
4	18387931	22	8960472
5	17398308	23	19597027
6	7038157	24	20160718
7	12435254	25	15570070
8	22920930	26	12177099
9	20609968	27	19439741
10	9863784	28	16636341
11	11231744	29	22286203
12	20004464	30	21060072
13	22521071	31	21189381
14	15247338	32	22539172
15	22515513	33	19625715
16	19996400	34	15915009
17	22458601	35	20620717
18	21990298	36	21976615

样本量估计方法索引

样本量估计方法	案例编号
平行组设计均数的比较	
两样本均数优效性检验所需样本量	2,9
两样本均数等效性检验所需样本量	11
两样本均数非劣效性检验所需样本量	12,13
平行组设计率的比较	
两样本率优效性检验样本量估计	3,7
两样本率等效性检验样本量估计	11
两样本率非劣效性检验样本量估计	12,14
交叉设计均数的比较	
两样本均数优效性检验所需样本量	15
两样本均数等效性检验所需样本量	15
两样本均数非劣效性检验所需样本量	15
交叉设计率的比较	
两样本率优效性检验所需样本量	15
两样本率等效性检验所需样本量	15
两样本率非劣效性检验所需样本量	15
生存时间的比较	
两样本生存率(HR)优效性检验所需样本量	5
两样本生存率(HR)等效性检验所需样本量	12
单组无对照多阶段设计	
单阶段率的检验所需样本量	23
二阶段率的检验所需样本量	23
三阶段率的检验所需样本量	24
单组目标值法	
单组目标值法率的检验所需样本量	35
群随机试验设计	
已知群内相关时所需样本量	32
已知群间变异时所需样本量	33

ICH E9：临床试验统计学指导原则

1. 引　言

1.1　背景与目的

　　药品的有效性和安全性需要由临床试验来论证。而临床试验需遵循 ICH 在 1996 年 5 月 1 日通过的"临床试验质量管理规范（Good Clinical Practice，GCP）（ICH E6）。虽然统计学在临床试验设计与分析中的作用要点已经在 ICH 的质量管理规范中阐明，但是随着统计学研究在临床试验中的不断发展，以及新药审批和健康保健要求的不断提高，制定临床试验统计方法的指导性文件十分必要。本指导原则的主要目的是为了规范（在欧洲、日本和美国三地）为上市申请所实施的临床试验中统计方法的应用原则。

　　本指导基于医疗制品专利委员会（Committee for Proprietary Medical Products，CPMP）题为《医药制品上市申请临床试验中的生物统计学方法》（Biostatistical methodology in clinical trials in applications for marketing authorizations for medicinal products）1994 年 12 月，总的指导意见，并参照了日本健康与福利部的《临床研究统计分析指南》（1992 年 3 月），以及美国食品与药品管理局（Food and Drug Administration，FDA）的《新药申请中临床与统计部分的内容与格式指南》（1988 年 7 月）的有关内容。涉及统计学原理与方法的内容可在下列 ICH 指导文件中找到。本指导中包含的原文细节部分将在不同章节中说明。

　　E1A：临床安全性评价的人群范围。

　　E2A：临床安全性数据管理：快速报告的定义和标准。

　　E2B：临床安全性数据管理：安全性个案报告的数据要素。

　　E2C：临床安全性数据管理：上市药品的定期安全性更新报告。

　　E3：临床试验报告的结构和内容。

　　E4：药品注册所需的剂量反应关系资料。

　　E5：影响接受国外临床资料的种族因素。

　　E6：临床试验质量管理规范。

　　E7：特殊人群的支持研究：老年医学。

　　E8：临床试验的一般原则。

　　E10：临床试验中对照组的选择。

M1:医学术语的标准化。

M3:进行药品人体临床试验所需的非临床安全性研究。

本指导旨在为申办者就所研究药物在整个临床试验中如何进行设计、实施、分析和评价提供指导,亦有助于负责准备申请书和负责评价有效性和安全性的工作者(一般在后期研发的临床试验,即Ⅲ期或Ⅳ期)。

1.2　范围与说明

本指导专门论述统计学原则,不涉及具体的统计步骤或方法。制定具体的实施步骤以保证原则的正确实施,是申办者的职责。本指导对临床试验中资料的完整性亦作了讨论,但不作为重点。有关数据处理及临床试验监察方面的原则及步骤已在ICH指南的其他部分论述,在此不再赘述。

本指导可作为临床试验工作人员的参考。临床试验管理规范(ICH E6)中指出,所有与临床有关的统计工作需由有资质且有经验的统计专家负责。在与其他临床试验专家的合作中,统计专家的作用和职责是确保新药临床试验中统计学原理的正确应用。因此,临床试验的统计专家应受过良好的培训,并具有丰富的经验,才能正确执行本指导中的原则。

在每一个为上市申请而做的临床试验中,有关试验的设计、实施和拟采用的统计分析方法的主要特点等内容均应在试验开始前在试验方案中阐明。遵从试验方案,及事先确定主要分析计划将有助于提高最终结果和试验结论的可信度。试验方案的制订及修改必须经项目申办者,包括试验统计专家的同意。参与研究的统计专家需保证试验方案及修订方案中所涉及的统计学问题均描述得清晰、准确,并使用专业术语。

本指导所阐述的原则主要用于研发后期的临床试验,大多数是疗效的确证性试验。除有效性指标外,确证性后期临床试验的主要指标还可包括安全性指标(不良事件、实验室指标、心电图结果等),或药效或药代动力学指标。某些确定性的结论需综合整个研究结果得出,本指导有这类情况的处理原则。在早期药物试验阶段,虽然本质上是探索性临床试验,但仍需应用统计学原理,因而,本指导的内容尽可能适用于临床试验的各个阶段。

本指导中所阐述的很多原理涉及减小偏倚(bias)和提高精度(precision)。偏倚一词在本指导中是指临床试验的设计、实施、结果分析与解释中的任何原因所导致的处理值与真实值偏离的系统性误差。偏倚的存在将严重影响临床试验结论的正确性,因此应尽可能全面识别偏倚来源,以便事先采取措施控制偏倚,这一点十分重要。

有些偏倚源于试验的设计,例如:某些分配方案会将病情较轻的受试者分配到同一个组。其他偏倚来自临床试验的实施过程和资料的分析,例如:违背试验方案,或在分析过程中,根据已知结果剔除受试者,均可使处理效应的估计产生偏倚。偏倚常在不知不觉中发生,且难以直接测量,因而试验结果和主要结论的稳健性就显得很重要。稳健性(robustness)的概念是指总的结论对于数据、假设分析方法的各种局限性所表现出的敏感程度。稳健意味着用不同的假设条件或用不同的分析方法,对处理效应和试验的主要结论均没有实质性的影响。对处理效应和处理间比较的统计学评价应考虑偏倚对 P 值、可信区间或统计推断的潜在影响。

由于在试验设计和分析时通常选用频率学派的统计学方法(frequentist statistical methods)(见词汇),本指导原则在提及假设检验和 / 或可信区间时亦多指该方法。这并不意味其他方法不能用，如理由充分，且所得结论稳健，则贝叶斯方法（Bayesian approaches，见词汇）及其他方法亦可考虑。

2. 整个临床试验中需考虑的问题

2.1　试验内容

2.1.1　开发计划

新药临床试验的主要目标是寻找是否存在风险 - 效益比可接受的、用法与用量安全有效的药物，同时也要确定该药物受益的特定对象及使用适应证。

为满足这一总体目标，需要制定临床试验的流程，并且每一步均需指定一个目标（参见 ICH E8）。这需要在一个或一系列临床试验方案中阐明有待决策的具体目标或问题，并且随着信息的不断积累，作出适当调整。每一个上市申请均需清晰地描述开发计划的主要内容，以及每个试验的作用。对整个试验解释和评价需综合每个试验的结果（见 7.2）。若能保证在每次试验中采用统一标准，如标化医学术语、标化主要变量的定义与测量时间、标化处理偏离试验方案的方法等，将有助于各次试验的综合。当多个试验中都涉及同样的医学问题时，则统计学上的概括、总结或 meta 分析（meta analysis，见词汇）将提供更丰富的信息。应尽可能预先在试验方案中明确定义每一个试验，并说明其设计的共同特点。可能影响所计划试验的其他主要统计学问题（如存在）亦需在方案中陈述。

2.1.2　确证性试验

确证性试验（confirmatory trial）是一种事先提出假设，并用有对照组的试验对其进行确证性检验，常用于证明有效性和安全性。在这类试验中，根据试验的主要目的，提出并事先定义假设，在试验完成后对假设进行检验。准确预估疗效并达到一定精度要求，在一个确证性试验中同样十分重要。

确证性试验主要是对所提出的假设提供坚实的论据，因而坚持试验方案及标准操作步骤尤为重要。对试验中无法避免的方案变更需给予解释并提供书面材料，且须检查由此所产生的影响。试验设计的合理性、重要的统计方法（如分析计划的主要原则等），均需在试验方案中陈述。每个试验只验证少数几个问题，不应考虑太多问题。

寻找有力的证据支持所提出的假设，需要用确证性试验，以说明所开发的药物对临床是有益的。因而，确证性试验必须就所提出的有关安全性及有效性的每一个关键性的临床问题给予充分的回答。重要的是，把结果推论到所研究的病人总体的依据要合理且易解释，这会影响到所需的中心数目或中心类型（例如：专科医院或综合性医院）。另外，确证性试验的结果必须稳健。在某些情况下，单一确证性试验可提供充分依据。

2.1.3　探索性试验

确证性试验的合理性和试验设计几乎总是基于之前实施的一系列探索性临床试验。与所有的临床试验一样，这些探索性研究也应有清晰明确的目标。但与确证性研究相比，探索性试验的目的并不总是对预先提出的假设进行简单的检验。探索性试验有时需要一个更加灵活的设计，以便随着数据的积累而作出适当的调整，而对数据的分析又能帮助探索的深化。探索性试验中也可能有假设检验，但假设的选择往往是基于数据的，而并非都是事先设定的。探索性试验(的结果)虽然是所有相关证据的一部分,但它们不能成为疗效证明的直接证据。

每个试验往往同时包括探索和确证两方面。例如:在大多数的确证性试验中,常对资料进行探索性分析,作为解释和支持已有发现,且为后续研究提出进一步的假设。试验方案中须明确区分探索和确证这两方面的内容。

2.2　研究范围

2.2.1　总体

在药物开发的早期阶段,临床试验研究对象的选择在很大程度受到一种主观愿望的影响,这种愿望是希望最大可能地观察到期望的临床疗效,因此,研究对象往往是病人总体中很局限的、最容易显示疗效的一小部分。但在确证性试验阶段,试验对象须更具代表性。因此在这类试验中,在保持研究对象同质性的前提下,尽可能地放宽入选和排除标准。由于地理位置、研究的时间,以及特定的研究者和医疗机构的临床经验等因素的影响,没有一个单一的临床试验可望能完全代表将来的使用者。尽管如此,我们应尽可能减少上述因素的影响,并在对试验结果的解释中加以讨论。

2.2.2　主要变量与次要变量

主要变量又称目标变量(target variable)、主要终点(primary endpoint),是能够就试验的主要目的提供与临床最有关且可信证据的变量。通常主要变量只有一个。因大部分确证性试验的主要目的是验证有效性,所以通常主要变量是一个有效性变量。安全性与耐受性也可以是主要变量,而且常常是一个重要考虑的内容。有关生活质量和卫生经济的测量值也可以是进一步考虑的主要变量。主要变量的选择应考虑相关研究领域已有的公认的准则和标准。建议使用在早期的研究中或在已发表的文献中报道过的、已积累有试验经验的可靠且有效的变量。所选主要变量要有充分的证据说明其在满足入选标准和排除标准的受试人群中,能高效且可靠地反映临床疗效。主要变量应用于样本含量估计。

大多数情况下,受试者结局的评价方法并不是简单的、直接的、一目了然的,需仔细考虑确定。例如:将死亡率选作主要变量而无进一步的说明是不合适的,因为对死亡率的评价可以比较某时点尚存人数的比例,也可以比较某时段的生存时间的分布。另一个常见的例子是复发事件,疗效指标可以是简单的二分类变量(任何指定时段内的复发),也可以是第一次复发的时间、复发率(在单位观察时间内的复发数)等。在慢性病的疗效研究中,治疗过程中功能状态的评价又给选择主要变量提出了新的要求,这类评价方法种类繁多,可比较开始和结束时机体的功能状态,可比较整个试验期内所有观察结果计算出的斜率,可比较超过或低于指定界值的受试者的比例,或者比较基于不同方法的多次测量值等。由于主要变量将用于统计分析,因此,为避免因事后定义所引起的复杂性,在设计方案中确切定义主要变量显得至关重要。另外,对所选的特定主要变量的临床相关性和测定过程的有效性均需在试验方案中明确说明。

主要变量及其选择理由均应在设计方案中加以说明。在揭盲后重新定义主要变量是不可取的,因为由此所产生的偏倚很难判断。当主要临床疗效指标不止一种测定方法时,根据实际情况,在设计方案中应根据测量方法的临床相关性、重要性、客观性和/或其他相关特性确定一种测量值作为主要变量。

次要变量是与主要目的相关的、支持性的指标，或与次要目的相关的疗效指标。在设计方案中需对次要变量进行事先定义，并对其在解释试验结果时的作用及其相对重要性加以说明。次要变量的数目应当是有限的并且应当与试验中要回答的问题相关。

2.2.3　复合变量

如果在与主要目的有关的多种测定结果中不能选出一个单一的主要变量，则可用预先确定的算法来整合或组合多个值，构成一个单一的或"复合变量（composite variable）"。事实上，主要变量有时以多种临床变量相结合的复合变量形式出现（如在关节病，精神障碍及其他疾病中的评分）。该法虽涉及一个多重性问题，但不需对第Ⅰ类错误进行调整。将多种测量结果综合成复合变量，其计算方法应在试验方案中指定，并解释其临床意义。当复合变量被用作主要变量时，组成这个复合变量的每一个变量，如果有临床意义且有效，有时也可进行单独分析。当评分尺度被用作主要变量时，需对其有效性、可靠性及临床意义等加以说明。

2.2.4　全局评价变量

在有些情况下，用全局评价变量（global assessment variable，见词汇）来评价某项治疗总的安全性、有效性和/或实用性，这种变量是客观变量与调查者主观评价的有机结合，往往是一个有序的等级。总体有效性的全局评价方法已经在一些治疗研究领域建立，如神经科和精神科。全局评价变量一般都有一定的主观成分。使用全局评价变量作为主要或次要变量需要在试验方案中作以下说明：

① 全局变量与试验主要目的的相关性。

② 测量尺度的有效性和可靠性的根据。

③ 如何根据各试验对象的试验数据，将其按全局变量划分为某个等级。

④ 有缺失数据的试验对象如何归类，如何评价？

如果研究者在用全局评价变量进行疗效评价时，对客观变量加以考虑，则这些客观变量应作为另外一个主要变量，或至少是重要的次要变量加以考虑。

全局有效性评价是综合疗效与危险因素后得出的，也可反映治疗医师的决策过程，医生在决定用药时必须权衡使用这些药物的利弊。但使用全局有效性评价有时会将疗效和不良反应不同的两种药物判定为等效，例如：判断一种治疗的全局有效性等同或优于另一种治疗时，掩盖了其无效或疗效很差但不良反应较少的事实。因而不主张用全局有效性变量作为主要变量。如果将全局有效性变量作为主要变量，则将其特定的有效性和安全性变量单独作为附加主要变量是必要的。

2.2.5　多个主要变量

有时，需要使用多个主要变量，每一个变量（或其中一部分）均可反映治疗效果，计划中应对这种方法进行详细说明，例如：说明多个主要变量是试验目的所必需的。关于已定义的主要变量的主要假设或者感兴趣的假设与参数（如均数，百分数、分布）应详细说明，并对统计推论方法加以说明。由于可能存在多重性问题，对Ⅰ类错误的影响应加以解释（见 5.6），并应在试验方案中给出控制Ⅰ类错误的方法。在评价对Ⅰ类错误的影响时，主要变量间的相关程度也应加以考虑，如果试验的目的是显示所有指定的主要变量的效果，则不需要调整Ⅰ类错误，但是必须认真考虑对Ⅱ类错误和所需样本量的影响。

2.2.6　替代变量

如果不能通过观测实际临床效果来直接评价受试对象的临床效应，可以考虑替代变量

(surrogate variable,见词汇)。已经有一些替代变量被临床接受,且被认为可反映临床疗效。选用替代变量时需注意两点,第一,它可能并不是所感兴趣的临床结局的真正预测因子,例如:它可能测定了与某特定药理学机制有关的处理效应,但不能提供处理作用的范围与最终疗效的全部信息(无论是正效应还是负效应)。有时替代变量显示处理有高度正效应,但最终结果却被证实对受试对象是有害的;与此相反,有时处理有临床效应,但选用的替代变量却未能显示这种效应;第二,选用的替代变量并不能直接提供与药物不良反应相权衡的临床效果的定量度量指标。

尽管已经提出证实替代变量是否有效的统计学标准,但如何运用这些标准的经验仍然有限。事实上,替代变量所提供证据的强度取决于:①相关的生物学合理性;②替代变量对临床结果预后判断价值的流行病学研究证据;③从临床试验中获得的有关处理对替代变量与处理对临床结果影响程度相一致的证据。如果治疗方式或原理不同,某一产品的临床结果与替代变量之间的对应关系,对于另一种产品并不一定成立,即使是同一适应证。

2.2.7　分类变量

二分类变量,或对连续性变量、有序变量的分类所得到的二分类变量,在临床试验中往往是非常必要的。是否"成功"、"有效"是二分类变量最常见的例子。分类变量对类别的定义要求精确,例如:一个连续变量的最小改善百分数(与基线相比),等于或超过某一阈值(如"好转")的等级分类。舒张压是否减少到低于 90mmHg 也是一个常见的二分类例子。二分类变量如果有明确的临床意义,在临床试验中非常有用。如果已知试验结果再对其进行分类,则分类标准的确定容易产生选择性偏倚。所以在方案中对分类标准应事先做出明确定义和说明。分类通常意味着要损失部分信息,由此导致分析的把握度降低,应当在样本量估算中予以考虑。

2.3　避免偏倚的设计技巧

在临床试验中,避免偏倚(bias)的两个重要设计技巧是:盲法(blinding)和随机化(randomization),也是注册随机对照临床试验的一般特点。大多数临床试验采用双盲法(double-blinding),在这些双盲法试验中,根据产生的随机分配表,事先将药物进行包装,在提供给试验中心的药物上仅标明受试者号码和使用时期。从而使参与试验的每一个人都不知道哪一个受试者使用哪一种药物,甚至不知道分组编码符号。有关该方法的详细内容将在2.3.1 和 2.3.2 中讨论,其他情况在结尾讨论。

为减少偏倚,在试验方案设计初始阶段应对试验过程作特定说明,旨在减少可预见的、影响分析结果的任何情况的发生,包括违反试验方案的各种情况、失访和缺失值。方案中应考虑如何减少此类问题的发生,以及出现此类问题时的处理方法。

2.3.1　盲法

盲法或遮蔽(masking)是为了控制在临床试验的过程中以及对结果的解释时有意或无意产生的偏倚,这些偏倚是由于对治疗的了解,而在受试者的筛选、分组、随后的治疗、受试者对治疗的态度,以及在对终点(end point)的评价、失访的处理、分析中剔除数据等过程中产生影响。盲法的根本目的是通过隐藏临床处理分配方案来减少偏倚。

双盲试验(double blind trial)是所有受试者及所有参与治疗或临床评定的申办者及研究人员均不知道受试者接受的是何种处理,包括筛选受试者的人,评价结局者,或按照试验方案评价依从性者。在整个试验实施过程都要保持盲态。只有当数据整理到能接受的质量水平，方可对适当的人员揭盲。如确需要有不参与治疗和临床评价的人知道处理编码（treatment code）（如生物分析学家、监察员、参与严重不良事件报告的人员等），项目申办人必须制定适当的标准操作规程，以防处理编码不必要地扩散。在单盲试验（single-blind trial）中，研究者（和／或其成员）或受试者中的一方知道采用何种处理。在开放性（open label）试验中，所有人均知道采用的是何种处理。双盲是最优的盲法，这需要试验中所采用的处理方法在用药前或用药时无法从外观、味道等识别出来，且在整个试验均保持盲态。

　　要做到双盲，会遇到很多困难。有时两种处理方法完全不同，如手术治疗和药物治疗；有时两种药物的剂型不同，虽然用胶囊技术可使两者无法分辨，但改变剂型可能会改变药代动力学或药效学的特性，需要建立剂型的生物等效性（bioequivalence）；有时两种药物用法、用量均不同。在这些情况下，要实现双盲法，就要采用双模拟（double-dummy，见词汇）技术，这一技术有时会使用药计划十分特殊，以致对受试者的积极性和依从性产生负面影响，伦理上的困难也会干扰其应用，有时必须进行无用的手术操作。但是，为了双盲的实现必须努力克服这些困难。

　　由于所采用的处理可能会使双盲的实施大打折扣。此时，不让研究者和申办方人员知道某些检验结果（如某些临床实验室结果），盲法可以得到改善。有些治疗效果很特别，以至于无法不让受试者知道，则可考虑开放性试验（见下文），以使偏倚达到最小。

　　如果双盲不可行，则应考虑用单盲。在有些情况下，只有开放性试验才可行或符合伦理。单盲或非盲试验虽具有一定灵活性，但特别重要的是，研究者知道下一个受试者接受哪种处理，不应影响下一个进入研究的受试者的入选，入选受试者最好在随机化分配之前。对这些试验，应考虑用集中随机化方法。如：电话随机化来执行随机处理的分配。另外，进行临床结果评价的医务人员应不参与治疗，而且在试验过程中始终处于盲态。在单盲或非盲试验中，应尽最大努力使已知的偏倚来源达到最小，主要变量尽可能客观，采用不同程度盲法的理由以及通过其他方法使偏倚达到最小的步骤，均应在试验方案中说明。申办人应当有适当的标准操作步骤，以保证在数据分析前的数据库整理过程中，有效地限制工作人员与分组信息（即盲底）的接触。

　　只有当主治医师认为必须了解某受试者所接受的处理时，才可对该受试者一个人进行揭盲（breaking the blind），任何有意或无意的破盲，不管是什么理由，均须在试验结束时给予解释。揭盲的过程及时间亦需在报告中说明。

　　本文件中，数据的盲态审核（blind review，见词汇）是指从试验全部结束（最后一个受试者的最后一次观察）到揭盲前这段时间的数据检查。

2.3.2　随机化

　　随机化是使临床试验中的受试者接受某种处理的机会均等。随机化为后续试验资料的分析提供了定量评价处理效应的坚实统计基础，使影响各处理组的预后因素（已知的和未知的）分布均衡。与盲法合用，随机化有助于避免在受试者的选择偏倚和分组时因处理分配的可预测性导致的偏倚。

　　临床试验的随机分配表是用文件形式列出的对受试者处理的一种随机安排。在最简单的情况下，它是处理（交叉试验中是处理顺序）的序列表，或者是按受试者号的相应编码。有些试验的步骤复杂，如需要筛选受试者，可能会使情况复杂化，但需事先明确受试者的处理分配和处理顺序。不同的试验设计产生随机分配表的过程亦不相同,随机表应具有重现性(reproducible),即在需要时,可重新产生相同的随机分配表。

虽然完全随机化是可行的,但区组随机化(block randomization)法更具优越性。区组随机化有助于增加处理组间的可比性,特别当受试者的某些特性随时间而变化时,比如入选受试者的策略的改变。区组随机化还能保证各处理的样本含量几乎相等。在交叉试验中,区组随机化提供了一个效率较高、更易于解释的平衡设计的方法。在确定区组的大小时需注意:每个区组尽可能地小,以防不均衡;又要足够大,以防对区组中后面一些分组次序的可预测性;研究者及其他有关人员应对区组的大小保持盲态;用两个或两个以上的区组大小,每个区组的大小随机决定,可达到同样目的(理论上,在双盲试验中可预测性是无关紧要的,但药物显示出的药理上的反应常常给聪明的人提供了猜测的机会)。

在多中心试验(multi-centre trials,见词汇)中,应按中心进行随机化分组,建议为每一个中心建立一张单独的随机表,也即按中心分层,或将某几个完整的区组分到一个中心。通常按照基线资料中的重要预后因素(如病症的严重程度,年龄,性别等)进行分层,以提高层内均衡性,这在小型试验中有较大的潜在优势。很少采用多于两个或三个的分层因素,因为分层因素多时,很难达到平衡且操作繁琐。此时可以应用动态分配法(dynamic allocation,详后)以有利于一些分层因素达到平衡。随机化时被分层的因素在之后的分析中应加以说明。

下一个被随机化进入试验的受试者按照随机分配表中(如果是分层随机化,则是相应的层)的下一个数字接受相应的处理。下一个受试者所接受的数字及相应的处理只应在确认该受试者进入试验的随机化时才分配,使人容易预测的(如区组的长度等)随机化的细节不应包含在试验方案中,随机化计划由申办者或一个独立的组织存档以确保整个试验方案按盲法进行。在整个试验中,设定查阅随机表的权限必须考虑在紧急情况下对受试者揭盲,揭盲所采取的步骤、必要的文件、后续的治疗和对受试者的评价均需在试验方案中写明。

动态分配是另一种随机化方法,受试者接受何种处理取决于当前各处理组的平衡情况,分层试验取决于受试者所在层内的平衡情况。应当避免确定性的动态分配法,随机化分配每个受试者,尽一切努力确保试验是双盲的,在分配编码应受控于负责动态分配的试验中心的工作人员,一般通过电话告知。允许对标准的适用性和入组情况的确立进行额外的检查,这在有些多中心试验中具有一定价值。然后可按照双盲试验的方法,事先将药物包装并编号,但不必考虑选用顺序。最好选用一个适当的计算机程序,避免试验中心工作人员知道分配编码。当考虑用动态分配法时,必须仔细评价操作上的复杂性以及对分析的潜在影响。

3. 研究设计中须考虑的问题

3.1　研究类型

3.1.1　平行组设计

最常见的确证性临床试验是平行组设计(parallel group design),即将受试者随机分配到两个或多个组中的一组,每组分别施以不同的处理,这些处理包括药品的一个或多个剂量,一个或多个对照,如安慰剂/或阳性对照。这种设计相对简单,但有些情况会增加分析及解释的难度,例如:协变量、重复测量、设计因素间的交互作用、违背研究方案、脱落(dropout,见词汇)及失访(withdrawal)等。

3.1.2 交叉设计

交叉设计(crossover design)中的每个个体按随机化顺序接受两个或多个处理,是一种自身对照的试验方法。该设计优势在于可用较少的观察例数,达到指定把握度的要求,有时例数减少的幅度还很大。在 2×2 交叉设计中每个个体在相继两个处理期分别接受两种处理,两个处理期间常有一个洗脱期(washout period)。常见交叉设计的扩展是在 $n(>2)$ 个处理期接受 n 种处理。这类设计每个个体都接受了 $n(>2)$ 种处理,易有特殊情况出现,如每个对象只接受了 $n(n>2)$ 种处理中的一部分或者同一个受试者重复接受某种处理。

交叉设计存在很多可能导致结果无效的问题,其中主要的问题是残留效应(carryover),即每个时期的处理对后续的残余影响。在一个相加模型中,残留效应将使处理间的直接比较产生偏倚。在 2×2 设计中,从统计学上不能鉴别是残留效应还是处理与时期的交互作用,因为相应的对比是在个体间进行的,这些都将降低检验效能。这一问题在高阶设计中不敏感,但不能完全消除。

因而进行交叉设计时,最重要的是避免残留效应。最好的方法是在充分了解疾病与新药的相关知识的基础上有选择地精心设计。所研究的疾病应当是慢性病,且病情相对稳定。药物的相应疗效需在处理期内完全发挥出来,洗脱期必须足够长,以使药物的作用完全消退。利用已有信息及资料,在试验前应确定上述条件是否满足。

在应用交叉试验时,还有一些问题需引起密切关注。主要问题是当有受试者失访时,分析和解释将变得复杂,另外,可能的残留效应,会使后续处理期出现的不良事件难以判断是何种处理所致。这一问题以及其他问题在 ICH E4 已有详细的论述,交叉设计一般仅限于预期只有少数失访的情形。

2×2 交叉设计的一个常见且令人满意的应用是验证同一种药物的两种不同配方的生物等效性。应用于健康志愿者时,如果洗脱期足够长,相应的药物动力学变量的残留效应极少出现。然而,在分析时仍需验证在每一个处理期开始时有无药物检出。

3.1.3 析因设计

析因设计(factorial designs)是通过处理的不同组合,对两个或多个处理同时进行评价。最简单的是 2×2 析因设计,将研究对象随机分配到两个处理(如处理 A 和 B)的 4 种组合之一,即只用 A,只用 B,同时用 A 和 B,不用 A 也不用 B。在很多情况下,该设计主要用于检验 A 和 B 的交互作用(interaction)。如果样本含量是基于检验主效应(main effect)计算的,则检验 A 和 B 的联合效应时,检验效能会降低。在检验联合效应,特别是两种处理同时使用时,这一问题需引起注意。

析因设计另一个重要应用是在联合使用处理 C 和 D 时建立剂量反应特性,特别当单独使用某种剂量的疗效已事先确定时,选择 C 的 m 个不同剂量(通常包括 0 剂量,即安慰剂),D 的相似数目的 n 个剂量,整个设计包括 $n×m$ 个处理组,每个处理组接受一种不同的 C 和 D 剂量的组合。剂量反应的估计结果将有助于在临床上确定 C 和 D 的适当的剂量配伍(见ICHE4)。

有时用一组受试者同时评价两种处理的 2×2 析因设计,比单独评价每个处理的平行组设计更能充分利用临床试验受试者样本。已经证实,这一策略对高死亡率的试验非常有效。在处理 A 和 B 没有交互作用时,该方法更高效、更有效。此时,A 和 B 的主效应符合相加模型,故无论是否用 B，A 的效应实际上是一样的。与交叉设计类似，需根据以往的信息和资料在试验前给出能够满足析因设计条件的证据。

3.2　多中心试验

应用多中心试验（multicenter trial）主要有两个理由。

首先，多中心试验是被大家所接受的高效的评价新药的方法，可以在有限时间内搜集足够多的试验样本，原则上，临床试验的各个阶段均可使用多中心试验。多中心临床试验中可能中心数不多，但每个中心均有较多的试验例数，而对罕见病，可能有很多个中心，但每个中心都只有少数几个受试者。

其次，将一个试验设计成多中心（多个研究者）试验，可为研究结果的推广与应用提供良好的依据。因为受试者的总体越大，用药的临床条件越广泛，试验结果则更具代表性。同时因参与研究的人员较多，为新药疗效的广泛临床验证奠定基础。这种试验在药物试验的后期将成为确证性试验，常包含很多研究者和试验中心。有时为使新药的应用更具广泛性（generalisability，见词汇），试验可在不同的国家进行。

要使多中心试验的结论具有可解释性和外推性，研究方案的实施方式必须清晰，在各中心必须一致，并且样本含量与检验效能的计算均假设各中心处理间的差异是相同的、无偏的。制定一个统一的试验方案，并以此指导整个试验，这一点在多中心试验中十分重要。试验方法应尽可能完全标准化，试验前通过召开研究者会议，对人员进行统一培训，试验过程中加强监察，可减少评定标准与方案的不一致，完善的设计应使各中心的各处理组受试者分布均匀，并有相应的管理措施保障这一设计目标。如后期发现各中心处理效应存在异质性，需要进行检验时，应避免各中心样本数相差悬殊以及个别中心的样本数太少，因为不同权重会低估处理效应（这一点不适用于所有中心样本数均很少的临床试验）。若事先忽视这一点，同时又无法确定中心间效应的一致性（homogeneity），就会降低多中心临床试验的价值，甚至会使申办者的结论缺乏信服力。

在最简单的多中心试验中，每个研究者负责一个医院的受试者的收集，这时中心是由研究者或医院唯一确定的。然而，在很多试验中的情况要复杂一些，一个研究者要负责几个医院的受试者收集。一个研究者包括几个医院的一组临床医生（下属研究者），而每个医生负责从各自的医院、诊所或相关的医院收集受试者。方案中（见 5.1）的统计章节需对统计模型中的中心给出明确定义（例如：按研究者、场所或地区），以避免疑问。在大多数情况下，通过调查者定义的中心还是令人满意的，ICH 指南中 E6 提供了指导，如果对中心的定义有疑问，则应以使影响主要变量及处理效应的因素达到均衡为目的来定义中心。若要将各中心合并分析，需证明分析方法的合理性，并需事先在试验方案中明确说明。但无论何时，对中心进行定义时须对处理保持盲态。

用于估计和检验处理效应的统计模型均需在方案中阐述。分析主效应时模型应考虑中心间差异，但不应包含中心与处理的交互作用。中心间处理效应均衡时在模型中包含交互作用项将降低主效应的检验效能。若中心间处理效应不均衡，处理效应的解释则有所不同。

在某些研究中，如大型的以死亡率为主要观察指标的临床试验，每个中心均只有少数几个受试者，无需考虑中心效应对主要变量及次要变量的影响，因为此时中心效应不会影响临床效果。在其他一些研究中，如预计每个医院只有有限的受试者，则不需在统计模型中包含中心效应,并且不必按中心随机化。

如果每个中心均有足够数量的样本,且处理效应是阳性的,这将影响结论的广泛性,一般需检验各中心间处理效应的一致性。用图示或统计分析方法对中心与处理的交互作用进行统计检验,可发现中心间明显的异质性。需注意,如果试验是为验证主效应而设计的,则此类交互作用的检验把握度较低。

若出现处理效应异质性,解释时须非常谨慎,应努力从试验的管理或受试者的特征等方面寻找原因,通常能提示进一步的分析和解释方法。若对处理效应的异质性缺乏证据解释,例如:存在定量的交互作用(quantitative interactions,见词汇),则意味着需要给予各中心不同权重来估计处理效应,以保证结果的稳健性。尤为重要的是,任何定性的交互作用(qualitative interactions,见词汇)显示的异质性,如找不到合理的解释,则需进一步的临床试验,直到处理效应的估计可靠为止。

到目前为止,我们对多中心试验的讨论限于固定效应模型。其实混合效应模型(mixed model)也可用于探索处理效应的异质性,该模型把中心效应及处理与中心的交互作用看做是随机效应,这在中心数较多时特别适用。

3.3　比较类型

3.3.1　显示优效性的设计

优效性可通过安慰剂对照试验(placebo-controlled)、阳性对照(active control)试验,或剂量 - 反应关系来证实,这类试验称为优效性试验(superiority,见词汇),除非有特殊说明,一般情况下,本指导中所述均指优效性试验。

对于严重疾病来说,如果已经由优效性试验证实存在一种有效治疗方案,而采用安慰剂对照就有悖伦理,此时应科学合理地采用阳性对照。因此,选择安慰剂对照或用阳性对照应根据各试验的具体情况来确定。

3.3.2　显示等效或非劣性的设计

在有些情况下,所研究的产品与某处理相比的目的并不是为了证实优效性。这类试验根据研究目的可分为两大类:一是等效性试验(equivalence,见词汇),二是非劣效性试验(non-inferiority,见词汇)。

生物等效性试验(bioequivalence trial)属第一类。进行临床等效性试验有时是因为其他监管原因,例如:在进行非专利产品与市售产品的比较时,若该产品的成分不被吸收,血液中无法检出时,需要用临床等效性来验证。

很多阳性对照的试验,用来说明所研究的药物不比阳性对照差,这属于非劣效性试验。剂量 - 反应关系试验是将试验药品的几个不同的剂量与推荐的剂量相比,或与标准药品的几个不同剂量相比,这种试验的目的是同时显示所研究药物的剂量反应关系,并且将研究的药品与阳性对照进行比较。

阳性对照的等效性或非劣效性试验若同时用安慰剂,可以一举多得。例如:观察其是否比安慰剂有效,从而说明研究设计是合理的;同时可评价与阳性对照药物的有效性与安全性的相似程度。实际工作中存在的困难使应用阳性对照的等效性(或非劣效性)试验不能与安慰剂合用或不能同时使用多个剂量,这与缺乏内部有效性测定(与优效性试验相比)有关,从而使证实外部有效性成为必要。等效性试验(或非劣性试验)本质上并不保守,设计或执行中的许多不足将偏向于得出等效性的结论,这类试验的设计和实施需要特别小心。例如:应尽量减少违反入组标准,减少依从性差、中途退出、失访、数据缺失和其他与设计方案偏离的事件,同时要尽量减少违背方案对数据分析的影响。

阳性对照药物要谨慎选择,一个合适的阳性对照,应当是被普遍使用的。经典的阳性对照药物,需已广泛应用,且对适应证的疗效和用法用量已经良好设计的优效性试验确证,并预期在新的试验中能表现出类似的效果。为了确保阳性对照在新的试验中表现出与以往试验相同的效果,新的试验必须与以往的有效性试验设计相仿(主要变量,阳性对照的剂量,排除和纳入标准等),但新试验要充分考虑临床和统计实践的最新进展。

验证等效性或非劣效性的试验方案中,清晰明了地说明其设计意图是极其重要的,在计划中,必须指定一个等效界值(equivalence margin),这个界值是临床上能接受的最大差别,并且应当小于阳性对照药物的优效性试验所观察到的差异。对阳性对照的等效性试验,需指定上界和下界,对阳性对照的非劣效性试验只需要下界,等效界值的确定需经临床专家认可。

统计分析常基于可信区间法(见 5.5)。对等效性试验应当用双侧可信区间,当可信区间完全落在等效区间之内,则推断为等效。在运作上,这一方法等价于同时进行两个单侧检验(two one-sided tests),检验(复合的)无效假设(即处理效应之差在等效界值之外)和备择假设(即处理效应之差在等效界值之内)。由于两个无效假设不相交,I 类错误(type I error)可以很好地被控制。对非劣效性试验则应当用单侧可信区间。这等价于一个单侧检验,检验无效假设[即处理效应之差(被研究产品与对照之差)小于等于等效界值]和备择假设(即处理效应之差高于等效界值)。I 类错误的选择应当根据单侧或双侧检验分开考虑,样本含量的计算应当根据相应的方法(见 3.5)。

在无效假设为试验药与对照药无差异时,根据差异无统计学意义而推断等效或非劣效的结论是不适当的。在选择分析集时还有一些其他问题,无论是处理组还是对照组,受试者失访或退出意味着试验结果缺失,此时对全分析集的分析将导致偏倚,使结论趋于等效(见 5.2.3)。

3.3.3 显示剂量 - 反应关系的试验

新的研究药物的剂量 - 反应关系是一个在临床试验各期用多种方法(参见 ICH E4)都可得到答案的问题,剂量 - 反应关系的研究有多种目的,其中特别重要的有:确定是否有效;建立剂量反应曲线的形态和位置;估计适宜的初始剂量;确定个别剂量调整的最优决策;确定最大剂量(超过这个剂量无更多益处)。为这些目的,需要有一组不同剂量[有时还需包括安慰剂(零剂量)]的观察资料,在分析剂量 - 反应关系数据时,可信区间和统计图的方法与统计检验同样重要。假设检验常用来检验剂量的自然顺序,或关于剂量反应曲线趋势(如单调性)的一些特殊问题。拟选用的统计方法需在研究方案中详细说明。

3.4 成组序贯设计

成组序贯设计是一种方便进行期中分析(interim analysis,见词汇)的方法(见 4.5),尽管成组序贯设计不是唯一的可用于期中分析方法,但其应用最为广泛。成组序贯设计可在试验过程中的某时间区域对部分受试者的结果进行评价,有时比基于所有受试者的结果更为实用。统计学方法必须事先说明如何获得处理结果和受试者所接受处理(如破盲,见 4.5)等信息，一个独立的数据监察委员会（Independent Data Monitoring committee，IDMC，见词汇）将负责进行期中分析（见 4.6）。该设计已被广泛地应用，并成功地应用于大型、长期的死亡率观察试验或非致命结果的观察，而在其他方面的应用亦越来越广泛。但值得注意的是，试验方案应考虑因安全性原因提前终止试验的正规程序，以满足临床试验安全性监察的要求。

3.5　样本的含量

临床试验中所需受试者数量必须足够大，以确保对试验所提出问题给予可靠的回答。样本大小通常根据试验的主要目标来确定。如根据其他指标确定样本含量，则需明确说明并提供合理的依据。例如：回答安全性问题或重要的次要目标所需样本含量，要比回答主要目标所需样本含量大（见 ICH-Ela）。

常用确定适宜样本含量的方法，需确定如下几项：主要变量、检验统计量、无效假设及所选剂量（包括对所选剂量和所选受试者人群要检出或拒绝的处理差异的考虑）的备择假设、错误的拒绝无效假设之概率（Ⅰ类错误）、错误的不拒绝无效假设之概率（Ⅱ类错误），以及对退出治疗和违背研究方案的处理方法。在有些情况下，事件率是估计把握度的主要指标，可通过假设所需的事件数外推试验最终所需样本含量。

计算样本含量的具体方法，计算时所需的所有统计量的估计值（如方差，均值，反应率，事件率，待检差值）及其依据需在试验方案中给出。需考虑样本含量计算时对估计值偏离的敏感性（sensitivity），一个简单的方法是针对假定的合理的偏离范围提出样本含量的范围。在确证性研究中，样本含量的确定主要依据已发表的资料或预试验的结果。待检差值的估计可基于治疗病人时观察到的具有临床意义的最小疗效或者基于新疗法的预期效果，而后者的可行性较大。通常Ⅰ类错误概率设在 5% 或者更小，多重比较时需作调整。Ⅰ类错误的精确性可受检验假设及期望效果的影响。第Ⅱ类错误概率通常设在 10%~20%，申办者希望这一数字应尽可能低，特别是试验很难或不可能重复时。某些特殊情况下，第Ⅰ、Ⅱ类错误的设定不采用常用概率效果更好。

样本含量的估计需考虑主要分析所需的受试者数。如果用全分析集，则可能所估计出的有效性会低于符合方案集（per protocol set，见词汇）。这是因为全分析集中包括退出处理的受试者及依从性差的受试者，从而掩盖了处理效应。如出现其他的异常情况亦需对样本含量的估计加以修订。

等效性或非劣效性试验（见 3.3.2）的样本含量的估计，通常基于得到处理差异的可信区间这一分析目标，这一可信区间显示的处理效应的差异可为临床上所能接受的最大差异。当等效性试验的检验效能是以真实差别为 0 来估计时，如果差值不为 0，则会低估了达到这一把握度所需的样本大小；当非劣效性试验的把握度是以 0 差值来估计时，若试验药效低于阳性对照，也会低估达到这一把握度所需样本大小。选择或确定"临床上可接受的差值"要考虑到将来对受试者的意义，实际可能小于优效性试验中所确定的"临床上有关的"差值。

成组序贯试验中的样本含量在试验前无法确定，因为其值依赖于机遇的作用，以及终止试验的原则和处理效应的真实差异。在规定终止试验原则时需考虑随之发生的样本含量的变化，常常在期望样本量和最大样本含量之间。

如果事件率比预期低，或处理效应的变异比预期的大，可在尚未揭盲和比较处理效应的情况下重新估计样本含量（见 4.4）。

3.6 资料的搜集及处理

数据的收集和传送,从研究者到申办者可通过多种方式,包括纸质的病例报告表、远程监测系统、医学计算机系统和电子传输器。无论采用何种方式收集数据,资料的形式和内容必须与研究方案完全一致,且应在临床试验开始前确定。

从收集到数据库的最终完成,均需关注实施分析计划所需的数据,包括确定依从性或识别违反方案的数据信息(如与剂量相关的服药时间),缺失值(missing value)需与"0 值"和"未出现该特征"相区别。

从数据获得到数据库完成的整个过程应遵照 GCP(见 ICH-E6 第 5 节)的相关规定。特别是数据记录的及时、可靠,数据错误的更正,补遗,均是建立高质量数据库所必需的步骤。

4. 试验所须考虑的问题

4.1 试验监察和期中分析

严格按照试验方案实施临床试验对结果的可靠性有着重要的影响(见 ICH-E6),认真进行监察能尽早发现问题,并使问题发生和再现的可能性达到最小。

在由制药企业组织的确证性临床试验中,有两种不同的监察方法,一种监察类型是监察整个试验的质量,另一种涉及揭盲及进行处理的比较(即期中分析)。这两种监察人员职责不同,所用数据类型和信息不同,因而用于控制潜在的统计和操作偏倚的原则也不尽相同。

为了解试验的质量,对试验管理的监察应包括:研究是否按计划进行,数据的质量如何,是否达到预期收集目标,设计的假设是否合理,以及受试者完成试验的情况等(见 4.2~4.4)。这类监察既不需要比较处理效应的信息,也不要对数据揭盲,所以,对Ⅰ类错误没有影响。对试验进行监察是试验申办者的职责(见 ICH-E6),可由试验申办者或试验申办者指定的独立小组完成。这种监察一般从研究地点的选定开始,直到完成最后一位受试者数据的收集和整理。

另一类试验监察(期中分析)涉及对处理结果的比较,期中分析需要对指定的处理组(实际处理或分组情况)揭盲,并且比较处理组的主要信息。方案(或初步分析前的修订方案)中需包含期中分析计划。初步分析前应修订方案以防止某些偏倚。这将在 4.5 和 4.6 中讨论。

4.2 入选标准与排除标准的更改

入选标准(inclusion)与排除标准(exclusion)在试验对象选择的全过程中应按试验方案中的定义保持不变,但有时也可做适当修改。例如:在历时较长的临床试验中,从试验外或期中分析中获得的医学知识提示入选标准需进行修改。入选标准的修改要求也可能来自监察人员,他们在监察中发现经常无法按入选标准选择对象或由于太严格的入选标准导致入组率非常低。标准的修改不应造成破盲,所作修改应在修订方案中写明,内容应包括所涉及的统计问题,如:不同事件发生率导致样本含量的调整,或分析方法的修订(如按修改入选标准或排除标准进行分层分析等)。

4.3　入组率

在受试者入组时间较长的试验中，必须对受试者入组情况进行监察。如入组率远低于试验方案中预定的水平，则需查明原因，并采取相应措施，适当放宽入选标准和降低其他方面的要求，确保试验的把握度。在多中心试验中，这些考虑适用于每一个中心。

4.4　样本含量的调整

在历时较长的临床试验中，常有机会对原设计及样本含量计算中所基于的假设进行检查。如试验方案是较为初步的或者建立在不确定的信息之上，这种调整就尤为重要。在不破盲的情况下，对数据进行期中检查，可能发现总反应方差、事件率或生存时间与期望不符，这时应适当修订假设条件，重新计算样本含量，认证其正确性，并写入修订方案及临床研究报告中。在此过程中为控制Ⅰ类错误及其可信区间而采取某些措施以保证盲法需在文件中加以阐述。通常在试验方案中要预计重新估计样本含量的潜在需要（见 3.6）。

4.5　期中分析与提前终止试验

在正式完成临床试验前，任何比较处理组间的安全性或有效性的分析均为期中分析。由于这些比较的次数、方法及结果将对试验结果的解释产生影响，所有期中分析必须预先计划并在试验方案中阐明。特殊情况可能导致在试验开始时并未确定期中分析，此时应在揭盲前在试验修订方案中增加期中分析计划。如果一个期中分析是为决定是否终止试验而设计，则它常采用以统计学监察计划为指导原则的成组序贯设计（见 3.4）。如果所研究处理的有效性已很清楚，或相应的处理效应之差不可能达到，或出现了无法耐受的药物不良反应，期中分析的目的是尽早终止试验。一般来说，相对于安全性而言，因有效性而尽早终止试验需要更多的证据（即更为保守）。当试验方案或监测目标中包含了多个终点，则相应的复杂性也需要加以考虑。

试验方案中应当写明期中分析的日程，或至少有相关安排，例如：如果要用可变动的 α 消耗（alpha spending）函数方法，则需在试验方案或第一次期中分析前的修订计划中写明，试验的终止规则及其特性需在试验方案或修订计划中详细叙述。早期终止试验对其他重要变量分析的潜在影响也应考虑，如果该试验研究有数据监察委员会，则这一材料需由数据监察委员会撰写或批准（见 4.6）。偏离研究方案常可能使结果无效。如试验方案需要改变，则任何相应的统计方法的改变应尽早在修订计划中写明，特别应讨论由于计划改变而对分析或推断所产生的影响，所选方法必须控制总的Ⅰ类错误。

期中分析的执行过程应是一个完全保密的过程，因为它可能包含了揭盲后的数据及结果。所有参与试验的人员必须对期中分析结果保持盲态，因为期中分析结果可能会使他们对试验的态度发生改变，并且导致新入组受试者特征的改变或处理间比较的偏性。除了直接参加期中分析的人员之外，所有研究人员和申办人员所雇佣的人员均需坚持这一原则。研究者仅仅被告知是继续试验、暂停试验或是对试验过程进行修订。

大部分验证安全性和有效性的临床试验，需完成计划的样本量，只有在遇到伦理方面的原因，或把握度不被接受时方可终止试验。尽管如此，在药物开发计划中应考虑申办者因各种理由查阅数据的权限，有时可能要设计另一个试验。另外，对可能出现严重威胁生命或死亡的一些研究,出于伦理学考虑,需对不断积累的疗效进行连续性监察。在以上这些情况中,期中统计分析方案均必须在揭盲之前列入试验设计方案或修订方案,以避免可能产生的统计和操作偏倚。

对许多新药的临床试验,特别是与公众健康关系重大的新药,必须另外指定一个独立的小组负责监察安全性和有效性结果,并明确其职责,这个组织常称为独立数据监察委员会,或数据与安全监察组(Data and Safety Monitoring Board,DSMB),或数据监察委员会(Data Monitoring Committee,DMC)。

当项目申办者担负起监察安全性和比较有效性的职责,并因此可获得非盲态的信息时,需特别注意试验的完整性并适当地管理和限制资料的共享范围。项目申办者必须保证并保留该委员会包括期中分析结果记录在内的决策性会议记录。

任何非计划的期中分析(不管是否导致早期结束试验)可能使结果有误,使所得结论缺乏可靠性。因此,应尽可能避免这种非计划的期中分析。如作了计划外期中分析,在研究报告中必须解释其必要性,必须破盲的程度,判断可能导致的偏倚及其严重程度,并说明对结果解释的影响。

4.6 独立资料监察委员会的作用 (见ICH E6中1.25、5.2节)

数据监察委员会可由项目申办者组建,其主要任务是经常对临床试验的进程、安全性数据、主要疗效指标进行评价,建议项目申办者是继续修订,还是终止试验。IDMC应当有书面的操作规程,并保留每次会议的记录,包括期中结果,在试验结束时可供查阅。IDMC 的独立性旨在它既能控制试验数据的扩散,又能防止因接触试验信息而可能对整个临床试验的完整性所产生的影响。IDMC 是与机构审查委员会(Institutional Review Board,IRB)或独立伦理委员会(Independent Ethics Committee,IEC)相独立的机构,其成员中应有精通包括统计学在内的临床试验专业知识的专家。

当有申办者的代表参与组成数据监察委员会时,这些代表的作用应在委员会的操作程序中加以明确规定(如在关键问题上是否具有投票权)。由于申办者的人员能够获得非盲信息,因此在委员会的操作程序中还应说明如何控制期中试验结果在申办者组织内的散布。

5. 数 据 分 析

5.1 预定的分析计划

在进行临床试验设计时,最终数据的统计分析方法需在试验方案中的统计分析部分加以说明。这一部分需包括主要变量的详细分析方法,及对可能出现的问题的处理原则。对于探索性试验,这一节还可包含一些更常见的原则及思路。

统计分析计划(statistical analysis plan,见词汇)可以在试验方案定稿后单独成文,对试验方案中统计方法的技术细节作更为详细的描述(见7.1)。统计分析计划可包括主要变量或次要变量及其他数据统计分析的详细的执行步骤。在对试验资料进行盲态审核(blind review of data,定义见7.1)后,应在揭盲之前对统计分析方案进行检查和必要的修订。统计分析计划何时定稿以及何时揭盲需要有正式文件记录在案。

如果盲态审核建议更改试验方案中所述的主要原则,需以文件的形式写入修订方案中,另外,盲态审核结果也可以对统计分析计划做出修改建议。只有在试验方案(包括修订方案)中设定的分析结果才可被认为具有验证作用。

在临床研究报告的统计分析一节,必须详细写明统计方法,包括何时作出临床试验统计分析方法决策(见 ICH E3)。

5.2 分析集

用于主要分析的受试者人群(analysis sets)需在试验方案的统计部分明确定义。另外,记录所有将要开始试验(如进入阶段)的受试者信息的文档十分有用,该文件的内容取决于特定试验的详细特点,但应尽可能地收集人口统计学以及病情的基线资料。

如果所有随机化进入临床试验的受试者均符合入组标准,参与了试验的全过程且无失访,并提供了完整的数据记录,则该受试者显然应包括在分析中,试验的设计与执行均应尽可能地达到这一目标。但实际上每次都能完全做到这一点是有困难的。因此,试验方案中的统计部分应有预见性,并写明预期的问题,说明这些问题对用于分析的受试者和数据有何影响。试验方案中还必须说明一些方法,以减少研究过程中可能有损分析效果的不正确做法,包括如何处理违背方案的各种情况、退出及缺失值。既要考虑如何减少这类问题出现的频率,又要考虑在分析资料时对这类问题的处理方法。在盲态审核时,应在补充文件中写明审核时对违背方案的处理方法,需确认任何违背试验方案发生的时间、原因及对结果的影响。违背方案的频率、类型、缺失值,以及其他问题均需写入试验报告中,试验方案中需论述违背方案对试验结果可能产生的影响(见 ICH E3)。

关于分析集的决定,需遵循以下两个原则:①使偏倚达到最小;②控制Ⅰ类错误的增加。

5.2.1 全分析集

意向性分析(intention-to-treat,见词汇)的基本原则是:主要分析应包括所有随机化的受试者。依从这一原则需要完整地随访所有随机化对象的研究结果,但实际情况难以达到,理由将在下面叙述。这里"全分析集(full analysis set)"是指尽可能包含所有受试者的分析集,体现了意向性分析的思想。在分析中维持初始随机化是统计检验的基础,并可防止偏倚。在很多临床试验中,"全分析集"方法相对保守,在许多情况下它对治疗效果的估计更能反映药物随后的实际应用情况。

有少数情况可导致从"全分析集"中剔除已随机化的受试者,包括不满足主要入组标准,没有用过一次药物,以及随机化后无任何数据者。这类排除需证明其合理性。不符合入组标准的受试者可从分析中剔除,只有下列情况不会引起偏倚:

① 在随机化之前已进行入组标准判定。

② 违反入组标准的判定是完全客观的。

③ 所有受试者接受相同的违反入组标准的检查(这在开放的研究很难保证,即使在双盲研究中,为了强调盲法调查的重要性,而在检查之前揭盲是很困难的)。

④ 所有违反特定标准的受试者已被剔除。

有些情况,从所有随机化受试者人群中剔除从未用过试验药物的受试者是合理的,尽管剔除了这些受试者,但仍然保持了意向性治疗的原则,例如:不会因了解受试者的处理安排而影响是否开始治疗的决定。另一种情况,则有必要从所有随机化受试者人群中剔除在随机化后没有数据的受试者。要保证分析的完整性,必须详细说明由于剔除或任何其他原因引起的潜在偏倚。

当用"全分析集"时,在随机化之后违反方案可能对数据和结论有影响,尤其是违背处理方案。从多方面考虑,在分析中纳入这些受试者的数据是恰当的,因其与意向性治疗原则一致。特殊问题在于有的受试者接受一次或多次剂量后退出而此后不再有数据,有的受试者由于其他原因而失访,在"全分析集"中并不包括这些受试者,可能严重削弱这种方法的基础。因而,在受试者失访时以及失访后既定的随访时间点,通过一切可能的方法得到主要变量的测定结果都是有价值的,尤其是当主要变量是死亡率或严重的发病率时尤为重要。但以何种方法意向性收集数据应在设计方案中写明。缺失值填补可采用最后一次观察值结转法(Last Observation Carrying Forward,LOCF)或应用复杂的数学模型。其他用于保证全分析集中每一个受试者测量值的完整性的方法,可能需要对受试者结果做某些假设,或者结果的简单的选择(例如:成功或失败)。任何这些策略的应用需在试验方案的统计部分描述并证明其正确性,且所用数学模型、所基于的任何假定应当清晰地说明。证明分析结果的稳健性同样重要,尤其是当讨论的策略会导致处理效应的估计有偏倚时。

由于某些问题的不可预见性,对试验中所出现的异常情况的处理,建议推迟到试验数据盲态审核后,但这需在试验方案中加以说明。

5.2.2　符合方案集

受试者的"符合方案集",有时称为"有效受试者","效验"样本或"可评价受试者"样本,是全分析集的一个子集。这些受试者对方案更具依从性,并符合以下标准:

① 至少完成了规定的最小疗程。

② 主要变量测定值完整。

③ 没有任何大的违反方案的地方,包括违反入组标准。

将受试者排除在符合方案集之外的确切理由应当详细说明,并在揭盲之前以文件形式记录在案。

使用符合方案集更易使新药在分析中显示出有效,并且能贴切反映方案所基于的科学模型。然而,相应的无效假设的检验和处理效应的估计依据试验不同而可能是保守的或非保守的;由于刻意遵守方案而导致的偏倚可能较为严重,且与处理和结果有关。

从符合方案集中剔除受试者,以及其他对方案的违背等,应当明确阐述并加以总结。违背方案的情况可能包括:药物分配错误,使用了禁止的药物,依从性差,失访和数据缺失。对各处理组上述问题的特点、出现的频率和出现的时间进行分析评价是十分有用的。

5.2.3　不同分析集的作用

一般来说,主要变量的结果对不同分析集不敏感是有利的。在确证性试验中,建议同时用全分析集及符合方案集进行分析,并对它们之间的任何差异进行详细讨论和解释。在有些情况下,最好能用不同的分析集进行结论的敏感性探索,当全分析集和符合方案集得出实质相同的结论时,就增加了试验结果的可信性。但是,如符合方案集中剔除了相当大的比例的受试者时,试验的整体有效性就值得怀疑了。

在优效性试验(为显示研究药物的效果更好)和在等效或非劣效性试验(为显示研究药物与阳性对照药物相近或不差,见 3.3.2)中全分析集和符合方案集起着不同的作用。在优效性试验中全分析集用于主要分析(除了特殊情况),可避免符合方案集对试验效果的过高估计,因为在全分析集中包括的依从性差者会低估处理效应。然而,在等效性或非劣效性试验中,全分析集的应用并不保守,其作用应仔细考虑。

5.3　缺失值及离群值

缺失值是临床试验中偏倚的一个潜在来源,因此,必须尽一切努力完成试验方案中收集资料和数据管理的各项要求。然而事实上,任何试验几乎不可避免地出现缺失值。一个试验,倘若处理缺失值的方法是敏感的,并且处理方法在方案中已预先定义,可认为该试验有效。在盲态审核过程中,可对缺失值处理方法进行改进。遗憾的是,尚无一个通用的处理缺失值的方法可供推荐。研究者必须注意分析结果对处理缺失值方法的敏感性,尤其在缺失值较多时。

除了缺失值,还应当用类似的方法探索离群值(outlier)的影响。统计学上对离群值的定义在某种程度上是主观的,有一定随意性。从医学和统计学上共同判断离群值则更加可信,医学判断常可确定适当的处理方式。任何在方案中或统计分析计划中设定的对离群值处理的步骤应不倾向于任何一个处理组。同样,离群值分析计划也常在资料的盲态审核时进行改进。如果在试验方案中未预先指定处理离群值的方法,则需同时给出包含和剔除离群值的分析结果,并对结果的不一致加以讨论。

5.4　数据的变换

对关键变量是否进行变量变换(data transformation)应在试验设计时确定,最好参照以往类似研究中的做法。拟采用的变换(如平方根变换,对数变换)及其原理需在试验方案中说明,特别是对主要变量。变量变换是为了确保资料满足统计分析方法所基于的假定,变换方法选择的原则在一般教科书中均能找到。在某些特定的临床领域,一些特定变量的变换方法已经得到公认并广泛应用。对一个变量是否采用变换,以及如何变换,常影响到临床解释。

导出的变量亦需作同样考虑,如从基线的改变量,从基线改变的百分数,重复测量资料的“曲线下的面积”,或两个变量之比值。后续的临床上的解释需仔细考虑,所选新变量导出方法需在试验方案说明其正确性。与此密切相关的一些问题已在2.2.2中作了讨论。

5.5　参数估计、可信区间及假设检验

试验方案中的统计部分应当说明为试验的主要目的所要检验的假设和/或估计的处理效应。主要变量(乃至次要变量)的统计分析方法,以及所基于的统计模型需阐述清楚。处理效应的估计需同时有可信区间,并说明其计算方法。如想要使用基线资料以提高估计精度,或对可能的基线差异估计值进行校正,如进行协方差分析,亦需在试验方案中写明。

明确说明所采用的假设检验是单侧的还是双侧的是非常重要的,特别是当要采用单侧检验时,需事先说明其正确性。如果认为假设检验不合适,则需给出其他推断统计结论的方法。关于统计推断用单侧还是双侧是有争议的,在统计文献中可见到不同的观点,通常推荐在设定单侧检验的第Ⅰ类错误时可设为双侧检验的一半,与通常用于估计两种处理间差异的双侧可信区间相一致。

所选择的统计模型应当能反映目前医学和统计学关于变量分析及试验设计的水平。所有在分析中拟合的效应(如在方差分析模型中)应当全面说明。而且如果根据初步结果对模型进行了修改应加以说明,比如对协方差分析(见 5.7)中拟合的协变量集的修改。在选择统计方法时应注意主要和次要变量的统计分布。在选择统计方法时(参数或非参数方法)应估计处理效应的大小及其可信区间(除统计检验外)。

主要变量的主要分析应当与主要或次要变量的附加分析加以区分。除了主要变量和次要变量之外,其他数据的分析总结和报告的方法也应该在方案的统计部分或者统计分析计划中予以描述。另外还应包括一些参考值,以使其所采用的分析与其他临床试验保持一致性,便于相互比较,如安全性数据分析。

建模方法与已知的药理学参数、受试者对方案的依从性,或对其他生物学数据的了解相结合,可以对实际的或可能的效果提供有价值的洞悉,特别是对于处理效应的估计。这类模型所基于的假定应清晰地说明,对结论的局限性也应仔细描述。

5.6　Ⅰ类错误检验水准的调整

当出现多重性(multiplicity)问题时,常用的分析方法是对Ⅰ类错误进行调整。多重性可由以下情况而产生,例如:多个主要变量(见 2.2.2)、处理的多重比较,不同时期的多次评估和 / 或期中分析(见 4.6)。如出现,最好采用避免或减少多重性的方法,如确定一个关键的主要变量(多重变量),对比关键的处理(多重比较),运用综合指标如"曲线下面积"(重复测量时),作了这些处理后,在确证性分析中,如仍有多重性方面的问题,则需在试验方案中确定。此时通常必须考虑调整检验水准,调整的详细步骤应在分析计划中说明,如不必调整也需说明。

5.7　亚组、交互作用及协变量

主要变量常与除处理因素以外的其他因素有关,例如:年龄、性别等协变量。特定的亚组间,如在多中心试验中,不同中心治疗的受试者可能有差异。在有些情况下,对协变量及对亚组效应的校正是分析计划中不可缺少的一部分,亦需在试验方案中陈述。需在试验前深思熟虑地识别可能对主要变量有重要影响的协变量和因素,并且应当考虑如何对其进行分析以提高估计的精度,以及弥补处理组间不均衡所产生的影响。如果在设计中有一个或多个分层因素,在分析中应当包括这些因素。当校正方法可疑时,建议将未经校正的分析结果作为主要依据,而将校正后的分析结果作为参考。特别要注意中心的作用及主要变量的基线值的作用。对随机化分组后得到的协变量进行调整是不可取的,因其可能受处理因素的影响。

处理效应的大小会因亚组或协变量的不同而不同,例如:效应可能会随年龄的增加而减少,或对某一类受试者影响较大。在有些情况下,这种交互作用能预期到或者引起重视(如老年等),此时亚组分析,或包含交互作用的统计模型,都属确证性分析计划的一部分。然而,在大多数情况下,亚组分析和交互作用分析是探索性的,此时应予以明确,应当统一探索所有处理的不同情况。通常,这类分析首先应在所研究的统计模型中添加交互作用项,再补充亚组或协变量作为附加的探索项。在作探索性分析时,对结果的解释必须十分审慎,任何仅基于探索性的亚组分析的关于有效性(或缺乏)或安全性的结论,均不宜被接受。

5.8　资料的完整性与计算软件的正确性

资料分析结果的可信程度依赖于数据处理（数据输入，储存，核查，纠错，检索）和统计学处理的方法和软件（内部程序和基于软件开发的外部程序）的质量及其正确性。因而数据处理须基于完善的、有效的标准操作程序。用于数据管理和统计分析的计算机软件必须可靠，需提供软件验证过程的文件。

6. 安全性与耐受性评价

6.1　评价的范围

在所有的临床试验中，安全性及耐受性（safety and tolerability，见词汇）评价是非常重要的一个方面。在早期阶段的试验中，这一评价主要是探索性的，且只对毒性明显的表现敏感；而在后期，药物的安全性和耐受性的情况由较大样本来更加全面地了解。后期的对照试验旨在用无偏方法探索新的潜在的药物不良反应，尽管这类试验在这一方面的把握度较低。

为了说明在安全性与耐受性方面与其他药物或该药物的其他剂量比较的优效性或等效性，可设计一些试验。这类申请需要相应的验证试验的支持，与有效性验证要求一致。

6.2　变量的选择与资料搜集

在任何一个临床试验中，用于评价一种药物的安全性和耐受性的方法及测量准则取决于一些因素，包括与之密切相关的药物的不良事件的知识，非临床研究或早期临床研究的信息，该药物的药效学及药代动力学（pharmacodynamic / pharmacokinetic）特性、服药方式、受试者特征，以及试验持续时间等。实验室检查（包括临床化学和血液学）、生命体征（vital signs）及临床药物不良事件（疾病，体征和症状），通常构成了安全性与耐受性资料的主体部分。严重不良事件的发生及因不良事件导致治疗终止，在注册过程中尤为关注（见 ICH- E2A 及1CH-E3）。

此外，为便于对不同试验的资料进行合并，建议在整个临床试验中，使用统一的资料收集及评价方法。使用一个通用的不良事件词典是特别重要的。该词典从三个不同的级别对不良事件的进行统一定义，即系统 - 器官分类（system-organ class）、优先术语（preferred term）、收录术语（included term）（见词汇）。通常按照优先术语汇总不良事件，属于同一系统 - 器官类的优先术语常合并分析。

6.3　用于评价的受试者人群及数据的表达

评价安全性与耐受性时，受试者人群常定义为至少接受了一次试验药物。从这些受试者中收集的安全性及耐受性变量应尽可能地全面，包括药物不良事件类型、严重程度、发生及持续时间（见 ICH-E2）。另外，在特定的子人群中，如：女性、老年人（见 ICH-E7）、危重病人或接受了辅助药物治疗的病人，可能需要附加的安全性及耐受性的评价，以说明一些特殊问题（见 lCH-E3）。

所有安全性及耐受性变量在评价中均需十分重视，所用的主要分析方法需在研究方案中指明。所有的不良事件无论是否认为与药物有关均需报告。在评价中,研究人群的所有可用资料均需说明。实验室变量的度量单位及参考值范围必须认真制订,如在同一试验中出现不同的单位及不同的参考值范围(如多个实验室参与研究),需进行恰当的标准化,以便进行统一评价。毒性分级也须事先确定,并说明其正确性。

某不良事件的发生强度通常以出现不良事件的受试者人数与暴露人数之比来表示。然而,如何评价发生强度并不十分明确。例如:可根据不同情况,采用暴露人数或暴露程度(用人年表示)作为分母。无论用于估计危险度还是进行处理组间的比较,定义需在试验方案中写明,这一点十分重要。尤其是对时间较长的治疗,通常退出及死亡比例较大,此时需考虑生存分析,并计算累积不良事件率,以避免低估药物的危险性。

当体征和症状存在较大的外环境影响(background noise)(如精神病的试验)时,在估计不同不良事件的危险时需对此进行说明。有一种方法是运用"紧急处理事件"(treatment emergent,见词汇)的概念,只有当不良事件相对于治疗前的基线出现恶化时才被记录。其他消除外环境影响的方法也可以选用,如忽略轻微的不良事件,或在随访中再次出现才纳入不良事件。这些方法需在试验方案中解释并说明其正确性。

6.4　统计学评价

安全性与耐受性的研究是一个多方面的问题。虽然某些药物不良反应通常可被预计,且对所有药物都进行监测,但药物不良反应的范围很广,新的未预计到的药物不良反应总是有可能发生的。此外,当违背了试验方案,如使用了方案中禁用的药物,出现了不良事件,就可能产生偏倚。这一背景使得药物安全性和耐受性评价出现统计难题,这意味着由确证性临床试验得到的结论可能只是一种特殊情况而并不普遍。

在大多数的试验中,对安全性与耐受性最好用描述性统计方法对数据进行分析,必要时辅以可信区间,更便于解释。不良事件在处理组间及受试者间的情况用图形来描述也是有价值的。

计算 P 值有时也很有用,既可用于评价差别,又可作为一种"特殊标志"应用于大量安全性与耐受性变量,以提示需引起注意的差别。计算 P 值对实验室资料特别有用,其他情况则很难进行适当汇总。建议实验室资料既要做定量分析,如估计处理的均数,又要作定性分析,计算高于或低于某一阈值的受试者人数。

如用假设检验,则在进行多重比较时需进行统计上的校正以控制Ⅰ类错误,但通常更关注Ⅱ类错误的大小。如未对多重比较作修正,则有统计学意义的结果在解释时需特别小心。

在大多数研究中,观察者希望确定与阳性对照药或安慰剂相比,试验药的安全性及耐受性未出现临床上不可接受的差别。对非劣效性或等效性评价,应用可信区间的方法优于假设检验,这样因发生频数较低而造成的不精确性可以清晰地表示出来。

6.5　综合总结

药物的安全性与耐受性特点通常是在药物的开发过程中连续不断地通过试验过程总结出来的,特别是上市申请时。然而,综合总结常依赖于适当的、经严格控制的、数据质量高的个别试验。

药物的总有效性评价通常是一个权衡利弊的问题,即使对利与弊的评价通常是在整个临床试验项目进行总结时才进行(见 7.2.2),但在单一试验中这一观点亦应考虑到。

有关安全性与耐受性报告中所需的更详细的内容见 lCH-E3 中的第 12 章。

7. 研 究 报 告

7.1　评价与报告

正如在引言中所述,临床试验报告的格式与内容是 ICH 指导原则中 E3 的内容。该指导原则已经包括了统计报告的内容,并适当结合了临床及其他方面的材料。本节只作简单讨论。

如第 5 节所述,在试验的设计阶段,分析方法的主要特点必须在研究方案中确定。当试验结束后,数据已收集完整,则可作初步审查,如第 5 节所述,对数据按计划进行盲法审核是很有价值的,这种对处理保持盲态的预分析审查,应包括对下列问题的决策:从分析集中剔除受试者或数据;定义可能需要的变量变换;定义离群值;将其他最新研究中确定的重要协变量增加到模型;重新考虑用参数方法还是用非参数方法。将所做决策写入报告,并与统计专家在知道盲底后所做的决策相区别,因为在盲态所做的决定引起偏倚的可能性较小。参加非盲期中统计分析的统计专家或非盲的其他人员不应当参加盲法审核或统计分析计划的修改。当数据显示处理效应可能威胁到盲法时,盲法审核需更加小心。

许多更详细的表达和列表应当在盲法审核时完成,以确保在实际分析时所有计划的各方面均已包含,包括:受试者的筛选,数据的筛选与修正,资料的汇总与列表,参数估计及假设检验。一旦数据核查完成,则按预定的分析计划进行分析,越遵循分析计划,所得结论的可信度就越大。当实际分析有别于试验方案、修订方案及盲态审核后修订的统计分析计划时,要特别注意,偏离计划的分析必须给予认真详细的解释。

凡进入临床试验的受试者,不论是否参与统计分析,均需在研究报告中说明。所有排除在分析之外的受试者均需写明理由。任何一个包含在全分析集但不包含在符合方案集中的受试者亦需写明其从符合方案集中剔除的理由。同样,所有参与分析的受试者,其所有主要变量的测量值在各随访时间点均需纳入分析。

所有受试者数据缺失、退出处理及违背试验方案等情况对主要变量分析结果的影响必须认真考虑。必须确认受试者的失访、退出治疗,或严重违背试验方案,并对其进行描述性分析,包括退出的理由以及与处理及结果的关系。

描述性分析是研究报告中必不可少的部分。应当用统计图或统计表的形式清晰地描述主要变量、次要变量、主要预后及人口学变量的重要特征。与试验目的相关的主要分析的结果应当是研究报告中特别详细描述的内容。在报告统计学检验结果时,应当报告精确的 P 值(如当"P=0.034"),而不是列出是否高于界值。

尽管临床试验分析的主要目的是回答总目标中提出的问题,但非盲态分析时基于观察数据又会提出一些新的问题,这时就需要用其他的或更复杂的统计分析方法来处理。在研究报告中,这部分的工作必须与方案中计划分析的内容严格区分。

由于机遇(chance)的作用,有时会导致处理组间基线的不均衡,而在计划分析方案中并没有预先定义该基线变量为协变量,对预后会有一定影响。处理这种不平衡因素的最佳方法是用一种附加的统计分析说明在考虑这种不平衡因素后可以得出与原统计分析相一致的结论。但如果得不到一致的结论,就需要讨论这种不均衡对结论的影响。

计划外的分析应尽量少用。如果治疗效果可能随某些因素的改变而改变时,常需要计划外分析,此时可能识别效果特别好的试验对象的某一亚组。但计划外亚组分析结果可能会高估疗效或安全性,这种潜在的危险是众所周知的(参见5.7),应设法避免。也会出现其他类似的问题,如试验药在某个亚组无效或具有不良反应等。应对各种问题出现的可能性做出适当评价并加以报告。

最终的统计学判定与临床试验结果的分析、解释及表达密切相关。因此,临床试验统计专家应当是临床试验报告负责人之一,并批准最终报告。

7.2 临床数据库的总结

在药品上市申请时,需要对多个临床试验的安全性和有效性进行全面总结,并提供综合报告(欧盟提供专家报告,美国提供全面总结,日本提供概要),必要时附上相关的统计学综合结果。

在总结中,应包括如下特定的统计学分析内容:对所有参与临床试验的受试者人口学特征和临床表现的描述;根据多个相关试验(一般是有对照的试验)结果回答有效性的关键问题,且着重说明试验间一致和不一致的程度;总结综合数据库中所有的安全性信息,说明对上市申请有着重要作用的安全性问题。在制定临床试验计划时,必须注重指标的定义及测量值收集方法的一致性,这将有利于随后的一系列试验结果的分析和解释,特别是将几个试验进行联合分析时。必须采用一个通用的标准化词典,用于记录用药详情、病史及不良事件。主要变量与次要变量采用公认的定义,也是后期 meta- 分析的基础。除非有充分理由,否则关键变量的测量方法、随机化或进入试验评价的时间安排、对违背试验方案者的处理方法及对预后因素的定义等必须始终保持一致。

任何用于多个试验数据联合分析的统计方法均须详细描述,同时必须十分关注因试验选择而导致的偏倚、试验结果的齐性以及根据不同的变异来源所建立模型的恰当性。另外,还必须探索结论对于假设及所做选择的敏感性。

7.2.1 有效性资料

每一个临床试验的样本含量都必须足够大,以确保达到预期的目的。其他附加的有价值的信息可能来自于验证关键效应问题的一系列的临床试验,这一系列试验的主要结果应以统一的格式表达,便于比较。通常用表格或图形的方式表达,主要包括估计值和可信区间。用 meta 分析对这些参数进行综合是一个很好的办法,因为该法可为处理效应提供一个更加精确的总体估计,为试验结果提供一个完整而简洁的总结。在某些特殊情况下,meta 分析也可能是最合适或唯一的方法,它通过总的假设检验提供充分的总的有效证据。当为此目的而应用 meta 分析时,也应事先制定相应的方案。

7.2.2 安全性资料

在总结安全性数据时,彻底检查安全性数据库十分重要。应搜寻任何潜在的毒副作用迹象,并通过寻找观察值相关联证据的模式来随访所有迹象。将所有使用药物的人群的安全性资料联合起来分析,是提供信息的重要来源,因为大样本可以检出发生率较低的不良事件,还可能给出发生率的近似估计。但如果没有对照组,就很难对发生率进行评价,因而对照试验的资料就显得特别有价值。应当对采用相同对照组（安慰剂或指定的阳性对照）的试验的研究结果进行综合分析，同时分别给出各试验的研究结果。

探索分析时发现的任何潜在的毒副作用迹象均需报告。对所有潜在的不良反应的真实性的评价需考虑因大量的比较而产生的多重性问题。在评价时也可适当运用生存分析方法分析不良事件的发生率与服药时间及随访时间之间的潜在关系。对已识别的与不良反应相关的危险因素必需适当量化，以便于权衡利弊。

词汇

（1）贝叶斯方法（Bayesian Approaches）

一种数据分析的方法，根据某些参数（如处理效应）的先验概率分布，及观察数据导出参数的后验概率分布，并据此进行统计推断。

（2）偏倚（统计和操作上的）［Bias（statistical & operational）］

与设计、执行、分析和评价临床试验有关的任何因素导致的处理效应估计值与其真值的系统偏离。由于执行不正确造成的偏倚称为"操作"偏倚，上述其他偏倚称为"统计学"偏倚。

（3）盲态审核（Blind Review）

指在试验完成（最后一例受试者的最后一例观察）与揭盲之前这段时期，对数据的审核和评价，以便确定最后的分析计划。

（4）内容有效性（Content Validity）

一个变量（如评分尺度变量）度量了其应该度量的值。

（5）双模拟（double-dummy）

在临床试验中当两种处理不能做到一样时，为使其保持盲态而采用的一种技术。如为处理 A（药物和不能区别的安慰剂）及处理 B（阳性对照药物和不能区别的安慰剂）制备制品，受试者接受两套处理之一：A（阳性药物）和 B（安慰剂），或 A（安慰剂）和 B（阳性药物）。

（6）脱落（Dropout）

临床试验中的受试者由于任何原因不能继续至试验方案要求的最后一次随访。

（7）等效性试验（Equivalence Trial）

一个试验的主要目的是要显示两种或多种处理的差别在临床上无意义。通常以临床上可以接受的等效界值来验证其真正的处理差异。

（8）频率学派的统计学方法（Frequentist Methods）

一种统计学方法，如统计检验和可信区间法，可以用同一试验情况下相同的检验假设条件下某一结果出现的频率来说明。

（9）全分析集（Full Analysis Set）

尽可能接近按意向性原则的理想的受试者分析集。是在所有随机化受试者中以合理的方法，经少量的剔除后的受试者分析集。

（10）可推广性，普遍性（Generalizability，Generalization）

一个临床试验的结果可以可信地由参加试验的受试者外推到广大的患者群体和广大范围的临床环境的程度。

（11）全局评定变量（Global Assessment Variable）

单一变量，通常是把客观变量和研究者对受试者的状况或者状态的改变情况结合起来的有序分类指标。

(12) 独立数据监察委员会(数据和安全监察组,监察委员会,数据监察委员会)(Independent Data Monitoring Committee,IDMC;Data and Safety Monitoring Board,DSMB;Monitoring Committee,MC;Data Monitoring Committee,DMC)

独立数据监察委员会可由申办者建立,定期评定临床试验的进度、安全性数据以及关键性效应的结果,并且向申办者提出是否继续、修改或停止试验的建议的组织或机构。

(13) 意向性处理原则(Intention-To-Treat Principle)

这种原则认为应以意向性治疗(即计划好的治疗)为基础进行评价,而不应以实际给予的治疗为基础进行评价。其结果是分到某一处理组的受试者即应作为该组的成员被随访、评价和分析,不论是否依从计划。

(14) 交互作用(定性的和定量的)[interaction(Qualitative & Quantitative)]

处理间的差异(例如:试验药物与对照药物之间的差异)受某因素(如中心)影响的一种情况。定量的交互作用是指处理间差异的大小在该因素的不同水平上均不同,而定性交互作用是指处理组间差异至少在该因素的一个水平上不同。

(15) 评定者间的可靠性(Inter-Rater Reliability)

不同评定者在不同情况下产生相同结果的性能。

(16) 评定者内的可靠性(Intra-Rater Reliability)

同一评定者在不同情况下产生相同结果的性能。

(17) 期中分析(Interim Analysis)

在正式结束试验之前的任何时期,为了比较有效性或安全性的任何分析。

(18) Meta 分析(Meta Analysis)

对同一个问题的两个或更多的试验的定量指标进行综合评价。通常是将各试验的统计资料进行统计合并,有时也用于对原始数据的合并。

(19) 多中心试验(Multicenter Trial)

由多个研究者参与,按同一试验方案在多个地点同时进行的临床试验。

(20) 非劣效性试验(Non-inferiority Trial)

主要目的是显示研究产品的效应在临床上不劣于对照药物(阳性或安慰剂对照)的试验。

(21) 优先术语和收录术语(Preferred and Included Terms)

在一个分层次的医学词典中,例如:MedDRA 中收录术语(included terms)是词典的最低级别,研究者可根据的词典描述进行编码。优先术语(preferred terms)是将收录术语进行分组的级别,用于报告发生频率。例如:研究者写出的是"左臂疼痛(Pain in the left arm)",收录术语编码为:"关节疼痛(Joint Pain)",在优先术语级别可报告为"关节痛(Arthralgia)"。

(22) 符合方案集(合格病例,有效样本,可评价受试者样本)[Per Protocol Set(Valid cases,Efficacy Sample,Evaluable subjects Sample)]

由充分依从于方案、保证数据会按科学模型而表现出治疗效果的受试者子集所产生的数据集。依从性包括以下事项,如接受治疗,测量有效,且对试验方案没有大的违背等。

(23) 安全性和耐受性(Safety and Tolerability)

医学产品的安全性涉及病人的医学危险性,在临床试验中通常由实验室检查(包括临床化学与血液学)、生命体征、临床不良事件(疾病、体征和症状),及其他特殊检查(例如:心电图、眼科学检查)等来评定。

医学产品的耐受性指病人能忍受明显的不良反应的程度。

(24) 统计分析计划(Statistical Analysis Plan)

统计分析计划是比试验方案中描述的主要统计分析更加详细、包含更多技术细节的文件,包括了对主要和次要变量及其他数据进行统计分析的详细过程。

(25) 优效性试验(Superiority Trial)

主要目的是显示研究产品的效应优于对照药物(阳性或安慰剂对照)的试验。

(26) 替代变量(Surrogate Variable)

在直接测定临床效果不可能或不实际时提供间接测定效果的变量。

(27) 处理效应(Treatment Effect)

在临床试验中归因于处理的效果。在大多数临床试验中感兴趣的处理效应是两个或多个处理间的比较(或对比)。

(28) 紧急处理事件(Treatment Emergent)

在治疗前没有而在治疗时出现的,或治疗前有却在治疗时状况更坏的事件。

(29) 试验统计专家(Trial Statistician)

经过教育或培训、有经验、足以贯彻本指导原则的,并且负责试验的统计分析的专家。

(黄丽红　陈　峰　译)